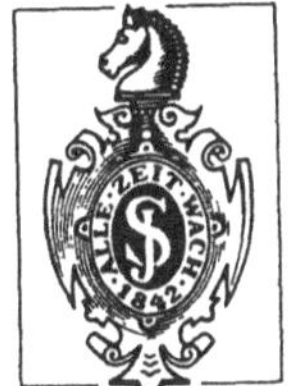

W. G. Nayler

Calcium-Antagonisten

Übersetzt von Margret Schnitzler

Mit 120 Abbildungen

Springer-Verlag
Berlin Heidelberg New York
London Paris Tokyo Hong Kong

Prof. Dr. med. Winifred G. Nayler
Department of Medicine
The University of Melbourne
Austin Hospital
Heidelberg 3084, Victoria
Australia

ISBN-13:978-3-540-51901-0   e-ISBN-13:978-3-642-75233-9
DOI: 10.1007/978-3-642-75233-9

CIP-Titelaufnahme der Deutschen Bibliothek

Nayler, Winifred G.:
Calcium-Antagonisten/W. G. Nayler. – Berlin ; Heidelberg ;
New York ; London ; Paris ; Tokyo ; Hong Kong : Springer,
1990
    ISBN-13:978-3-540-51901-0 (Berlin ...)

*Dieses Buch ist meinem lieben Freund Albrecht gewidmet,
mit dem zu debattieren mir ein großes Vergnügen war,
und meinem Ehemann, der mich dazu ermutigte.*

Vorwort

> My desire to escape from trade, which I thought vicious and selfish, and to enter into the service of science, which I imagined made its pursuers amiable and liberal, induced me to take the bold and simple step of writing to Davey ...
>
> MICHAEL FARADAY, 1812

Der kühne Schritt, den Faraday erwähnt, war natürlich sein Brief an Davey – ein Brief, der Faråday zu einer Position in der Royal Institution und letztendlich in der Geschichte der Wissenschaft verhalf. Der kühne und möglicherweise übereilte Schritt, den ich an dieser Stelle unternehme, besteht in dem Versuch, einen zweckmäßigen Bericht über Calcium-Antagonisten zu liefern, darüber, wie sie wirken und wie vielversprechend sie für die Therapie sind.

Es ist nicht schwierig, die genaue Zeit und den Ort anzugeben, an dem mein Interesse an Calcium-Antagonisten zum ersten Mal erregt wurde. Es war bei einem Symposium auf Capri Mitte der 60er Jahre, und das Thema war die Pharmakologie des Prenylamins. Dieses Treffen war auch aus einem anderen Grunde wichtig, nämlich insofern, als es dort war, daß ich zum ersten Mal Albrecht Fleckenstein traf. Seit jenem Symposium auf Capri habe ich einen großen Teil meiner Zeit dem verstärkten Verständnis über diese Substanzen gewidmet.

Bei der Vorbereitung dieses Buches hatte ich das Glück, Hilfe von meinen Kollegen zu erhalten – insbesondere von J. Dillon, J. Elz, S. Panagiotopoulos und D. Buckley. Ich bin Nita DeBonde zutiefst verpflichtet, die so geduldig und gewissenhaft das Schreibmaschinenmanuskript aus meinen handgeschriebenen Entwürfen angefertigt hat. Jeder, der meine Handschrift kennt, weiß, daß das keine leichte Aufgabe ist. Ich danke dem Department of Medicine der Universität Melbourne dafür, daß ich dieses Buch verfassen durfte.

WINIFRED G. NAYLER

Inhalt

1 Einleitung: Einige historische Betrachtungen ... 1

2 Ionenleitende Kanäle: Natrium und Kalium ... 5

3 Ionenleitende Kanäle: Calcium ... 21

4 Chemie der Calcium-Antagonisten ... 43

5 Identifizierung, Wirkungsweise und Nomenklatur
der Calcium-Antagonisten ... 65

6 Bindungsstellen der Calcium-Antagonisten: Dichte, Größe,
Struktur und Entstehung ... 79

7 Klassifizierung der Calcium-Antagonisten ... 91

8 Gewebeselektivität ... 101

9 Synthetische Calcium-Agonisten ... 117

10 Natürlich vorkommende Calcium-Antagonisten und -Agonisten ... 129

11 Calcium-Antagonisten und Myokardischämie ... 139

12 Calcium-Antagonisten und Angina pectoris ... 159

13 Calcium-Antagonisten und Arrhythmien ... 175

14 Calcium-Antagonisten und die Behandlung der zerebralen Ischämie ... 181

15 Calcium-Antagonisten und die Behandlung der Hypertonie ... 189

16 Calcium-Antagonisten und Arteriosklerose ... 211

17 Calcium-Antagonisten und die Behandlung der kongestiven
Herzinsuffizienz, der hypertrophischen Kardiomyopathie,
des Raynaud-Syndroms und der Migräne ... 223

18 Pharmakologische Wechselwirkungen mit Calcium-Antagonisten ... 233

19 Nebenwirkungen, Tachyphylaxie, Entzugssymptome
und Kontraindikationen ... 249

20 Wie sieht die Zukunft der Calcium-Antagonisten aus? ... 259

Literatur ... 263

Sachverzeichnis ... 293

1 Einleitung: Einige historische Betrachtungen

Die moderne Geschichte der „Calcium-Antagonisten" begann vor ungefähr 20 Jahren, als Albrecht Fleckenstein und seine Mitarbeiter bei der Erforschung der Merkmale zweier neusynthetisierter Koronardilatatoren – Prenylamin und Verapamil – beobachteten, daß zusätzlich zu der Erzeugung der erwarteten koronardilatatorischen Reaktion beide Substanzen einen negativ inotropen Effekt am Herzen ausübten (Fleckenstein 1971). Ganz zufällig entdeckten sie, daß Calcium dieser negativen Inotropie entgegenwirkt, und danach kamen sie mit einer bemerkenswerten und in gewisser Weise beneidenswerten Intuition zu der Schlußfolgerung, daß diese negative Inotropie auf der Fähigkeit dieser Pharmaka beruht, den erregungsinduzierten Calcium-Einstrom zu blockieren – von daher entstand der Terminus „Calcium-Antagonismus". Die fundamentale Rolle, die Calcium bei der elektromechanischen Kopplung im Herzmuskel spielt, war von Ringer etwa 80 Jahre früher festgestellt worden, doch mußte erst die Zeit bis zu den späten 50er und den frühen 60er Jahren unseres Jahrhunderts vergehen, bis verfeinerte Techniken zur Verfügung standen, die man zur Erforschung einer Beteiligung des Calciums Zug um Zug benötigte. Glücklicherweise wurden diese Techniken in Fleckensteins Labor angewandt, und er versäumte keine Zeit, sie dazu zu verwenden, seine anfängliche Annahme hinsichtlich der calciumblockierenden Wirkung von Prenylamin und Verapamil zu erhärten.

In den 70er Jahren sah man eine Flut neuer „Calcium-Antagonisten" – von denen nur einige auf Verapamil und Prenylamin zurückgingen –, und ein Ende ihrer Entwicklung ist immer noch nicht in Sicht. Darüber hinaus wurde erstmals ihr Nutzen als Therapeutikum bei der Behandlung einer breitgefächerten Anzahl kardiovaskulärer und nichtkardiovaskulärer Erkrankungen sichtbar. Mancher wird fragen, warum es soviel Zeit benötigte, bis das klinische Potential dieser Medikamente erkannt wurde – eine Frage, die man sehr leicht formulieren, aber nur schwer beantworten kann. Eine mögliche Erklärung besteht darin, daß es Zeit in Anspruch nahm, bis man die Unzulänglichkeiten der β-Rezeptorenblocker, die unfraglich „die" Substanzen der 60er und 70er Jahre waren, erkannte. Eine weitere plausible Erklärung ergibt sich aus der Tatsache, daß es Zeit und eine große Menge Forschungsarbeit benötigte, um präzise festzulegen, wie der Effekt der Calcium-Antagonisten zustande kommt. Noch heute werden zahlreiche ihrer pharmakologischen Eigenschaften kaum verstanden. Beispielsweise ist unbekannt, warum der AV-Knoten äußerst empfindlich gegen einige, aber nicht alle Calcium-Antagonisten ist, und man hat bisher noch keine zweifelsfreie Erklärung dafür gefunden, warum einige unter ihnen den stärksten Effekt auf die glatten Gefäßmuskelzellen ausüben (Godfraind 1986), oder warum bestimmte vaskuläre Gewebe überempfindlich reagieren. Dies sind nur einige der Fragen, auf die dieses Buch eine Antwort zu geben versucht.

Elektrophysiologen (Reuter 1983, 1984; Lee u. Tsien 1983) spielten eine bedeutende Rolle bei der Feststellung, wie Calcium-Antagonisten die Ionentransporteigenschaften der spannungsempfindlichen ionenselektiven Kanäle verändern, die die Hauptroute für den Ca^{2+}-Eintritt bei der elektromechanischen Kopplung und der Kopplung Erregung–Sekretion darstellten. Da nun jedoch die unterschiedlichen Arten des Verhaltens der Kanäle identifiziert (Hess et al. 1984) und deren Modifikation durch die Calcium-Antagonisten erkannt wurden, sind es die Pharmakologen und Biochemiker mit ihrem Interesse an der Molekularbiologie, die beginnen, sich auf diesem Gebiet hervorzutun. Indem sie kürzlich entwickelte, ausgefeilte Techniken anwandten, haben sie die chemischen Charakteristika der Bindungsstellen (oder der Rezeptoren) dieser Substanzen nachgewiesen (Vaghy et al. 1987a, b; Glossman et al. 1987), Antikörper gegen sie entwickelt (Vandaele et al. 1987) und deren Aminosäureaufbau festgestellt (Nakayama et al. 1987). Sie haben darüber hinaus erfolgreich die Rezeptorproteine erforscht und sie in künstliche Lipidmembranen eingesetzt, wo sie als spannungsabhängige Ca^{2+}-selektive ionenleitende Kanäle (Rosenberg et al. 1986) fungieren. Gleichzeitig fand man Substanzen, die auf entgegengesetzte Weise wirken, nämlich den Ca^{2+}-Einstrom eher verstärken als eindämmen (Schramm et al. 1983a, b). Dies sind die Calcium-Agonisten.

Die Entdeckung der Calcium-Antagonisten war sicherlich aufregend, und heute, da viele dieser Pharmaka in die klinische Praxis Eingang finden, breitet sich ihre Bedeutung weiter aus. Angina pectoris, Hypertonie, Kardiomyopathien, supraventrikuläre Arrhythmien, Ösophagusachalasie, frühzeitige Wehentätigkeit und Raynaud-Syndrom sind einige der Veränderungen, bei denen sie Anwendung finden. Ihr Nutzen hört an dieser Stelle allerdings nicht auf, da dieselben Substanzen nun in großem Rahmen von Physiologen benutzt werden, die die Zwischenschritte beim Ionentransport durch die Membranen, der elektromechanischen Kopplung und der Kopplung Erregung–Sekretion aufdecken wollen. Eine solche Anwendung hat umgekehrt wiederum wertvolle Daten geliefert in bezug auf die grundlegenden Unterschiede, die zwischen den zahlreichen verschiedenen Verbindungen, die man heute als „Calcium-Antagonisten" klassifiziert hat, existieren.

Die wissenschaftliche Forschung in der Medizin ist sehr häufig eine Geschichte von Entdeckung und Wiederentdeckung, und als Konsequenz muß sich der Entdecker einer anscheinend neuen therapeutischen Substanz immer über die Möglichkeit im klaren sein, daß eine solche Substanz natürlich vorkommen kann und sogar in der herkömmlichen Medizin benutzt wurde. So verhält es sich auch mit den Calcium-Antagonisten. Calcium-Antagonisten kommen natürlich vor und sind in der traditionellen Medizin jahrhundertelang eingesetzt worden. Eine solche natürlich vorkommende Substanz ist *Tanshinon* – ein Bestandteil der traditionellen chinesischen Medizin bei der Therapie von Koronarerkrankungen einschließlich der Angina pectoris. Eine weitere ist *Tetrandrin,* die über Jahre von den chinesischen Kräuterkundlern benutzt wurde. Es gibt viele andere natürlich vorkommende Calcium-Antagonisten, darunter einer, der im Bienengift vorkommt. Sonderbarerweise bildeten Bienenstiche eine bedeutende Komponente der europäischen Medizin im Mittelalter. Ohne Zweifel werden rechtzeitig noch viele weitere natürlich vorkommende Calcium-Antagonisten identifiziert werden, doch sind es in der Zwischenzeit die neu synthetisierten Substanzen, die weltweit Aufmerksamkeit erregen – nicht nur von seiten der Pharmakologen und Physiologen, sondern auch der Kliniker.

Zweck dieses Buches ist es, Chemie und Pharmakologie dieser neuen Medikamentengruppe zu beschreiben, genauestens zu besprechen, wie sie den Calciumtransport modifizieren, und die Folgen der Modifikation im Rahmen ihres klinischen Einsatzes zu betrachten. Dieses Buch richtet sich nicht an den pharmakologischen Spezialisten, der bereits ein Experte auf dem Gebiet ist, sondern es ist geschrieben worden für Studenten, Kardiologen, Allgemeinmediziner, Pharmakologen und Physiologen, deren Interesse es ist, einen Einblick in den Aufbau, die Wirkungsweise und den klinischen Nutzen dieser Verbindungen zu gewinnen.

Die ersten Kapitel möchten einen generellen Abriß der Natur und der Größe der wichtigen ionenleitenden Kanäle geben, die die Membranen der erregbaren Zellen durchziehen. Darauf folgt ein Bericht über die Chemie der Calcium-Antagonisten und die Bedingungen, die erfüllt sein müssen, bevor man eine Substanz als Calcium-Antagonist einordnen kann. Vor diesem Hintergrund wird es dann möglich, die Natur der Bindungsstellen (Rezeptoren), mit denen diese Pharmaka in Wechselwirkung treten, die Versuche, die zu ihrer Unterteilung unternommen wurden, und die Grundlage ihrer Gewebeselektivität zu diskutieren. Nachfolgende Kapitel beschreiben die Chemie und den Wirkungsmodus der neuentwickelten Analoga zu den Calcium-Antagonisten, die „Calcium-Agonisten", und die Merkmale der natürlich vorkommenden Antagonisten und Agonisten.

Der zweite Teil dieses Buches konzentriert sich auf die klinische Anwendbarkeit dieser Medikamente, wobei an dieser Stelle die Grundlage ihrer Effizienz bei der Behandlung der Patienten mit Angina pectoris, Hypertonie, Arrhythmien, Kardiomyopathien, zerebraler und kardialer Ischämie, kongestiver Kardiomyopathie und anderen Erkrankungen abgehandelt werden. Die Kap. 18 und 19 behandeln andere interessante Aspekte der Calcium-Antagonisten, wie etwa die fehlende Tachyphylaxie und fehlende Entzugssymptome, und ihre Wechselwirkung mit anderen allgemein eingesetzten Therapeutika. Das letzte Kapitel beschäftigt sich nur mit den möglichen zukünftigen Entwicklungen auf dem Gebiet und unterstreicht die Notwendigkeit von gewebespezifischen, langwirkenden, potenten Calcium-Antagonisten.

2 Ionenleitende Kanäle: Natrium und Kalium

Science is nothing but trained and organized common sense.

T. H. Huxley

Die Membran, die die Grenze der Muskelzellen und anderer erregbarer Zellen definiert und die daher die natrium(Na^+)- und calcium(Ca^{2+})-reiche extrazelluläre Flüssigkeit vom kalium(K^+)-reichen Zytosol trennt (Tabelle 2.1), enthält Tausende „porenartiger" Kanäle. Geschlossen (inaktiv) sind diese Kanäle für Ionen nichtpermeabel, geöffnet (aktiv) jedoch lassen sie zu, daß Millionen von Ionen in jeder Sekunde durch die Membran hindurchtreten (Abb. 2.1 und Tabelle 2.2). Selbstverständlich wird die Richtung der Ionenbewegung durch die Kanäle durch die relativen Konzentrationsgradienten bestimmt, wobei Na^+- und Ca^{2+}-Ionen in die Zelle und K^+-Ionen hinaus in den extrazellulären Raum wandern (Abb. 2.2). Allerdings gibt es eine Besonderheit bei diesem Ionenfluß, da Na^+- und Ca^{2+}-Ionen nach innen durch Kanäle fließen, die vorherrschend selektiv für Na^+- oder Ca^{2+}-Ionen sind, und K^+-Ionen in entgegengesetzter Richtung, doch wiederum durch Kanäle wandern, die vorzugsweise K^+-Ionen hindurchtreten lassen (Abb. 2.2).

Bisher ist es niemandem gelungen, einen K^+-, Na^+- oder einen Ca^{2+}-spezifischen Kanal zu finden, doch besteht kein Zweifel darüber, daß sie existieren. Noch wird

Tabelle 2.1 Ionenzusammensetzung der extra- und intrazellulären Flüssigkeit im Herzmuskel

Ion	extrazellulär (mmol)	intrazellulär (mmol)
Na^+	140	ca. 6
K^+	4	ca. 80
Mg^{2+}	0,60	ca. 0,6
Ca^{2+}	1,25	0,0003–0,001
Cl^-	140	ca. 30

Diese Werte wurden aus Opie (1984) entnommen.
Sie beziehen sich auf die ionisierten Konzentrationen.

Tabelle 2.2 Charakteristika der einwärtsleitenden Ionenkanäle

Eigenschaft	schneller Kanal	langsamer Kanal
Aktivierungsschwelle	$-60\,mV$	-40 bis $-50\,mV$
Aktivierungszeit	5ms	200 ms
max. Depolarisationsrate	$10–100\,V\,s^{-1}$	$1–10\,V\,s^{-1}$
Ionenselektivität	$Na^+>Li^+>K^+\gg Rb^+>Cs^+$	$Ca^{2+}>Ba^{2+}>Sr^{2+}>Na^+$
Ionentransportkapazität	$5\times10^5\,Na^+\,s^{-1}\,Kanal^{-1}$	$3\times10^6\,Ca^{2+}\,s^{-1}\,Kanal^{-1}$

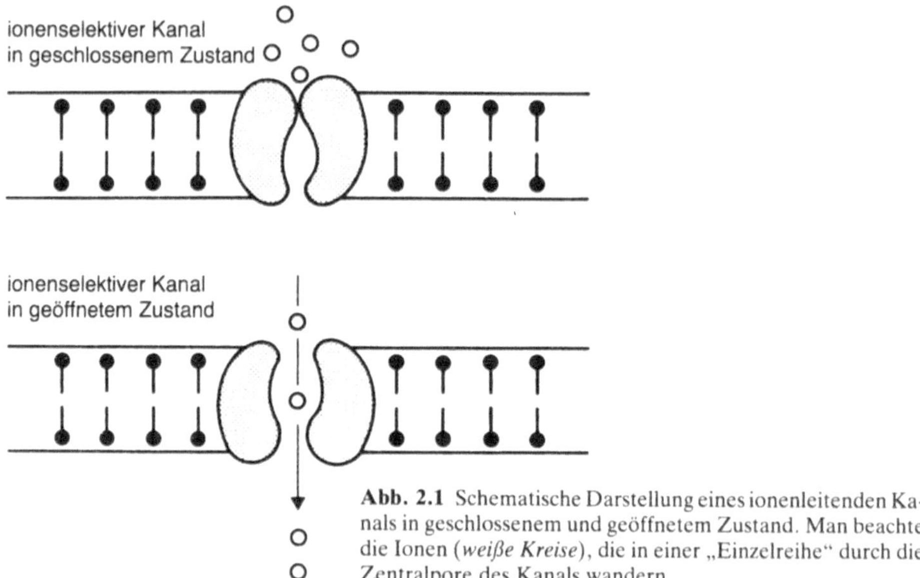

Abb. 2.1 Schematische Darstellung eines ionenleitenden Kanals in geschlossenem und geöffnetem Zustand. Man beachte die Ionen (*weiße Kreise*), die in einer „Einzelreihe" durch die Zentralpore des Kanals wandern

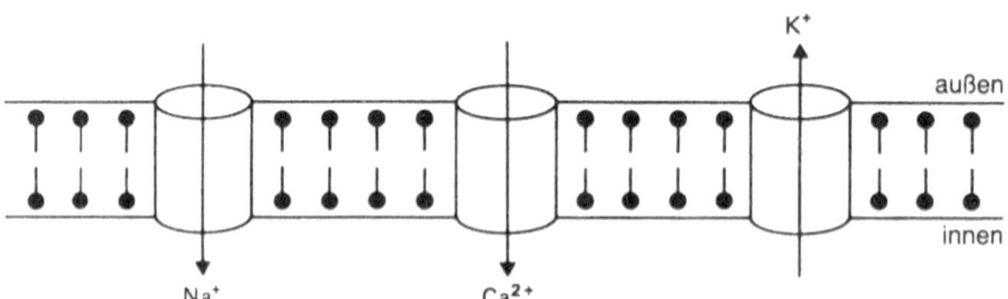

Abb. 2.2 Schematische Darstellung von einwärtsleitenden Na$^+$- und Ca^{2+}- und auswärtsleitenden K$^+$-Kanälen, eingebettet in die Zellmembran

ernsthaft bezweifelt, daß sie „porenähnliche" Strukturen darstellen. Dies muß der Fall sein, da ihre Kapazität des Ionentransports über die lipidhaltige Zellmembran bei weitem diejenige irgendeines anderen bekannten Systems übertrifft (Keynes 1983). Jeder Ca^{2+}-leitende Kanal ist beispielsweise fähig, nicht weniger als 3 Mio. Ca^{2+}-Ionen pro Sekunde zu transportieren (Tabelle 2.2), wobei die natriumleitenden Kanäle etwa genauso rasch Na$^+$-Ionen transferieren (Bekkers et al. 1984). Aufgrund neuerer technologischer Fortschritte ist es heute möglich, die elektrische Aktivität (die als „Türhüter"-Ströme bekannt sind), die mit dem „An-" und „Abschalten" eines einzelnen Kanals in Zusammenhang stehen, sowie den (als „Ionenstrom" bekannten) Strom, der mit der Ionenwanderung durch die Kanäle verbunden ist (Sakmann u. Neher 1984; Reuter 1984), aufzuzeichnen. Neher u. Sakmann (1976) haben zuerst die „Türhüter"-Ströme beschrieben, und sie taten dies, während sie die Eigenheiten der Na$^+$-leitenden Kanäle an kleinen Membranpartikeln untersuchten.

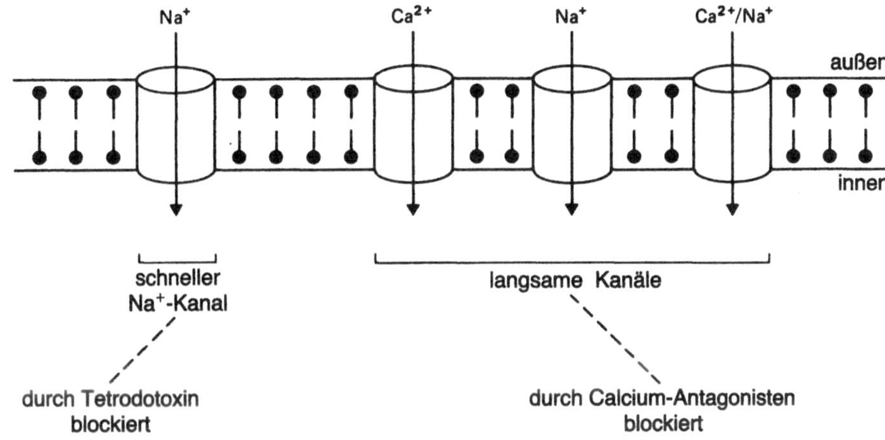

Abb. 2.3 Unterteilung der schnellen und langsamen Einwärtskanäle

Klassifizierung

Es gibt viele Arten, die ionentransportierenden Kanäle zu klassifizieren. Ionenspezifität, Empfindlichkeit gegenüber blockierenden Substanzen und die Aktivierungsgeschwindigkeit sind nur einige der Eigenschaften, die man heranziehen kann, um sie voneinander zu unterscheiden. Zum Beispiel kann man einige Kanäle, die mit dem nach innen gerichteten Ionentransfer zu tun haben, als *„schnelle Kanäle"* klassifizieren (Abb. 2.3), da sie nur einige Millisekunden zur vollständigen Aktivierung benötigen (Tabelle 2.2). Andere werden besser als *„langsame Kanäle"* bezeichnet, da sie zur Aktivierung einige hundert Millisekunden benötigen (Tabelle 2.2), also „langsam" sind im Vergleich zu den „schnellen" Kanälen. Zumindest 2 Faktoren scheinen für die relativ langsame Aktivierung dieser zweiten Art von Kanal verantwortlich zu sein:

a) die tatsächliche *Kinetik* der Kanalaktivierung ist langsam – als ob die „Kontrolltore" sich relativ langsam öffneten, schlössen und erholten; und

b) diese Kanäle können, deutlich im Gegensatz zu den schnellen Kanälen, erst aktiviert werden, wenn die Potentialdifferenz an der Zellmembran bereits von ihrem normalen Ruhewert zwischen -70 und $-90\,mV$ auf etwa $-50\,mV$ abgefallen ist.

Die schnellen Kanäle nehmen vornehmlich Na⁺-Ionen an (Abb. 2.3) und sind dementsprechend gewöhnlich als schnelle *Na⁺-Kanäle* bekannt. Die langsamen Kanäle sind weitaus heterogener (Abb. 2.3). Einige lassen nur Ca²⁺ ein, andere nur Na⁺-Ionen. Die übrigen (Abb. 2.3) lassen Na⁺- und Ca²⁺-Ionen hinein. Die langsamen Kanäle der ventrikulären Muskelzellen beim Erwachsenen akzeptieren beispielsweise sowohl Na⁺- als auch Ca²⁺-Ionen (Schneider u. Sperelakis 1974a, b), während die Vorhofzellen beim Meerschweinchen nur Ca²⁺-Ionen einlassen (Pappano 1970). Auch jene Kanäle, die sowohl Na⁺ als auch Ca²⁺ zulassen, zeigen jedoch gewöhnlich eine 1000fach höhere Präferenz für Ca²⁺ gegenüber Na⁺ (Lee u. Tsien

Tabelle 2.3 Inhibitoren der ionenleitenden Kanäle

Kanaltypus	Inhibitoren
Na^+ (schnell)	Tetrodotoxin, Saxitoxin
Ca^{2+} (langsam)	Co^{2+}, Mn^{2+}, La^{3+}, Verapamil, Nifedipin, Diltiazem
Na^+ (langsam)	Co^{2+}, Mn^{2+}, La^{3+}, Verapamil, Nifedipin, Diltiazem
K^+ (auswärts)	Tetraäthylammonium-Ion, 4-Aminopyridin

1984). Daher muß man aus praktischen Erwägungen die langsamen Kanäle weiterhin als entweder zum *langsamen Na^+*- oder *langsamen Ca^{2+}-Typ* gehörig bezeichnen, während die schnellen Kanäle schnelle Na^+-Kanäle genannt werden. Natürliche Folge davon ist, daß die Na^+-leitenden Kanäle entweder dem schnellen oder dem langsamen Typ angehören können. Zum Glück ist es mit Hilfe von spezifischen Inhibitoren relativ leicht, zwischen schnellen und langsamen Na^+-Kanälen zu unterscheiden. Tetrodotoxin ist z. B. ein potenter Inhibitor der schnellen Na^+-Kanäle (Tabelle 2.3), der aber keinen Effekt auf die langsamen Na^+-Kanäle ausübt. Umgekehrt werden die langsamen, jedoch nicht die schnellen Na^+-Kanäle durch eine ganze Reihe anorganischer und organischer Substanzen blockiert, einschließliche Mangan (Mn^{2+}) und Verapamil (Tabelle 2.3).

Die langsamen Ca^{2+}-leitenden Kanäle und deren Inhibitoren sind es, die das Hauptthema dieses Buches bilden, doch sollte man einige Aufmerksamkeit auch auf die anderen Kanäle richten – wenn auch nur aus dem Grunde, daß ihre Existenz erkannt und ihre Eigenschaften charakterisiert wurden, bevor man sich überhaupt mit dem Vorkommen der langsamen Ca^{2+}-Kanäle befaßt hatte. Selbstverständlich wurden die Techniken, die zur Untersuchung der anderen Kanäle – einschließlich der schnellen Na^+-Kanäle – entwickelt wurden, anschließend zur Identifizierung und Charakterisierung der langsamen Kanäle angewandt. Dieses Kapitel handelt von den schnellen nach innen gerichteten Na^+- und den nach außen leitenden K^+-Kanälen. Die Ca^{2+}-Kanäle werden im einzelnen in den nächsten Kapiteln besprochen.

Schnelle, nach innen gerichtete Natriumkanäle

Ionenselektivität

Es wäre ein Fehler, anzunehmen, daß die Kanäle, die als „schnelle, nach innen gerichtete Na^+-Kanäle" bezeichnet werden, spezifisch nur für Na^+ eingerichtet seien, denn auch andere monovalente Kationen können durch sie hindurchwandern. Lithiumionen (Li^+) dringen beispielsweise genauso leicht durch sie hindurch wie Na^+-Ionen. Andererseits treten K^+-Ionen durch sie nur $\frac{1}{12}$ so leicht wie Na^+-Ionen hindurch, und was die Penetrationsgeschwindigkeit bei Rubidium (Rb^+)- und Caesium(Cs^+)-Ionen angeht, ist sie so langsam, daß man sie nur schwer bestimmen kann. Also lautet die Reihenfolge der Penetration der monovalenten Kationen bei den schnellen Na^+-Kanälen $Na^+ > Li^+ > K^+ >> Rb^+ > Cs^+$ (Tabelle 2.2). Falls man als Einheit die Permeabilität dieser Kanäle für Na^+ zugrunde legt, dann lautet die Reihenfolge der Permeabilität für diese Ionen $1,0:0,98:0,13:0,02:0,008$.

Größe von Pore und äußerer Apertur

Porengröße

Was die Abmessung der schnellen Na^+-Kanäle betrifft, so weiß man bereits seit einiger Zeit, daß Moleküle mit einem Querschnitt von etwa 0,3–0,5 nm (3–5 Å) oder darunter durch sie hindurchtreten können, während etwas größere Moleküle ausgesondert werden (Hille 1970). Man nimmt daher allgemein an, daß die Zentralpore des Kanals (Abb. 2.4) in ihrem Querschnitt etwa 0,3–0,5 nm betragen muß. Allerdings können nicht alle positiv geladenen Ionen (oder Moleküle) der geeigneten Größe durchtreten. Beispielsweise treten Hydroxylammonium($HO\text{-}NH_3^+$)- und Hydrazinium($NH_2\text{-}NH_3^+$)-Ionen leicht hindurch, während Methylammonium-Ionen($CH_3\text{-}NH_3^+$) – die etwa die gleiche Größe besitzen – ausgeschlossen werden (Hille 1970). Offenbar muß also ein weiterer Faktor existieren, der – zusammen mit der Porengröße – die Durchlässigkeit der Kanäle kontrolliert.

Im Falle der schnellen Na^+-Kanäle ist es wohl wahrscheinlich, daß diese einen zentralen flüssigkeitsgefüllten Kanal aufweisen, der in seinem Inneren mit Sauerstoffatomen ausgekleidet ist, unter denen wenigstens eines negativ geladen sein muß. Unter diesen Voraussetzungen gleiten die geladenen Moleküle, die Hydroxyl(OH)- oder Amino(NH_2)-Gruppen aufweisen, durch den Kanal, indem sie Wasserstoff-Sauerstoff-Brücken bilden und sich daher verkleinern. Methyl(CH_3)-Gruppen können andererseits solche Brücken nicht bilden und bleiben dementsprechend zu groß, um hindurchtreten zu können. Es scheint daher, daß es zumindest 2 Faktoren gibt, die darüber bestimmen, ob ein bestimmtes Ion oder Molekül in die Zentralpore eines Na^+-Kanals eindringen kann – *seine Größe und sein chemischer Aufbau.*

Sogar wenn Na^+-Ionen in die Zentralpore des Kanals gelangen, wirbeln sie nicht in zufälliger Manier hindurch. Sie gelangen stattdessen als Einzelreihe hindurch (Keynes 1979). Bevor sie den Kanal wieder verlassen und in den Zytosolspalt eintreten können, müssen sie jedoch noch eine Reihe von Energiebarrieren überwinden, die als Filter fungieren. Dies erfolgt auf folgende Art und Weise: Die Na^+-Ionen treten in die

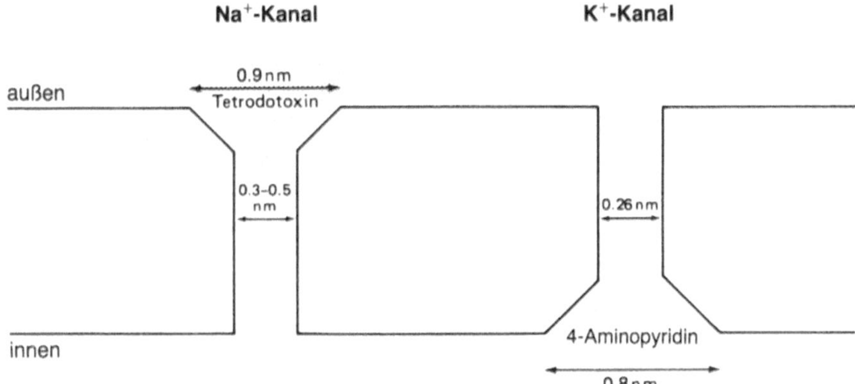

Abb. 2.4 Schematische Darstellung eines Na^+-Einwärts- und eines K^+-Auswärtskanals. Man beachte, daß im Falle des Na^+-Kanals Tetrodotoxin genau in die äußerste Kanalöffnung paßt. Ähnlich paßt 4-Aminopyridin genau in die innere Mündung des K^+-Kanals

Tabelle 2.4 Radien im Kristall der monovalenten Kationen, die die schnellen Na^+-Kanäle durchdringen

Ion	Radius (nm)	
	ohne Hydradationshülle	mit Hydradationshülle
Na^+	0,097	0,193
Li^+	0,068	0,136
K^+	0,133	0,266
Rb^+	0,147	0,296
Cs^+	0,167	0,33

Pore in hydratisierter Form ein (Tabelle 2.4), werfen dann aber ihre Hydratationshüllen ab – in einem Vorgang, der fast sicher eine Wechselwirkung zwischen den Wassermolekülen, die die hydratisierten Na^+-Ionen umgeben, und den ionisierten Carboxyl(COO^-)-Gruppen in der zentralen Kanalauskleidung beinhaltet. Ihrer Hydrathüllen ledig sind nun die Na^+-Ionen klein genug (Tabelle 2.4), um die Energiebarrieren an der inneren Pforte des Kanals zu überwinden. Kaliumionen entledigen sich ihrer wäßrigen Hüllen dagegen mit viel größerer Schwierigkeit und können daher, obwohl sie Zugang zu der Zentralpore des Kanals erhalten, die innersten Barrieren des Kanals nicht leicht durchqueren.

Aperturgröße

Es wurde bereits erwähnt, daß die schnellen Na^+-Kanäle derart blockiert werden können, daß Na^+-Ionen der Zugang zu ihnen verwehrt wird. Eine der Substanzen, die dies vollbringen, ist Tetrodotoxin. Es handelt sich um ein komplexes organisches Molekül (Abb. 2.5), das aus mehreren miteinander verbundenen Ringen besteht. An einer Seite hat es eine positiv geladene Guanidium-Gruppe, deren Ladung diejenige des Na^+ imitiert. Vermutlich erlaubt dies dem Tetrodotoxin-Molekül, die Kanalmündung zu betreten, in der es steckenbleiben kann – nach Keynes Beschreibung (1979) „wie ein dicker Mensch, der auf halbem Wege in einer Türöffnung steckenbleibt". Da Tetrodotoxin in außergewöhnlich niedriger Konzentration (unter 1 ppm) wirksam ist, ist es möglich, daß das Gesamtmolekül genauestens in die äußere Kanalöffnung, wie sie in Abb. 2.4 zu sehen ist, hineinpaßt. Die Bindungsstelle für Tetrodotoxin muß sich

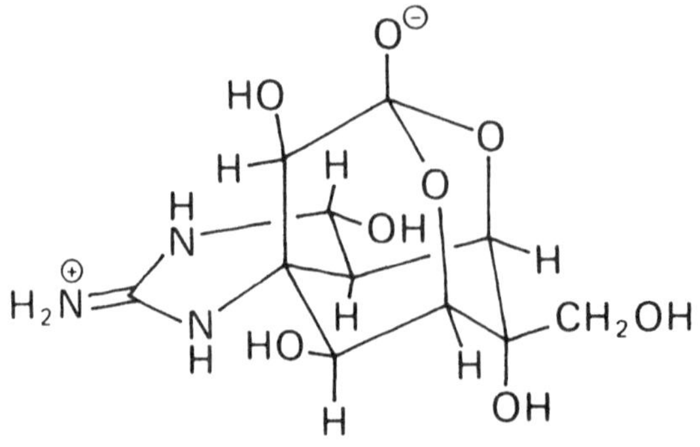

Abb. 2.5 Strukturformel des Tetrodotoxins – ein hochpotenter Blocker der schnellen Na^+-Einwärtskanäle

an der äußeren Oberfläche befinden, denn wenn man es intrazellulär injiziert (sogar beim Einsatz hoher Konzentrationen), übt es keinen Effekt auf die Funktion der Na^+-Kanäle aus (Cachelin et al. 1983). Die Wirksamkeit des Tetrodotoxin kann man ebenfalls unterdrücken, indem man das Gewebe mit carboxylmodifizierenden Reagenzien vorbehandelt (Lazdunski u. Renaud 1982). Offenbar enthält die spezifische Bindungsstelle für Tetrodotoxin daher einen Carboxylatrest. Zusammenfassend besitzt also jeder schnelle Na^+-Kanal wahrscheinlich eine „mundförmige" Öffnung an der äußeren Zellmembranoberfläche. Die Öffnung muß eine Weite von etwa 0,9 nm (9 Å) haben und enthält wahrscheinlich eine spezifische carboxylathaltige Bindungsstelle für Tetrodotoxin (eine pro Kanalöffnung). Diese äußere mundförmige Apertur stellt die Verbindung mit einem zentralen flüssigkeitsgefüllten, kanalähnlichen Durchgang her, der im Querschnitt etwa 0,3–0,5 nm (Abb. 2.4) beträgt und der eine Einzelreihe von Na^+-Ionen zuläßt. An der Innenseite des Kanals existieren eine Reihe von „Selektivitätsfiltern", durch die leicht Natrium, doch nicht Kalium passieren kann.

Verteilung und Dichte der schnellen Na^+-Kanäle

Schnelle Na^+-Kanäle findet man in allen erregbaren Geweben. Da sich nur ein Tetrodotoxin-Molekül (oder das engverwandte Saxitoxin) an einen Na^+-Kanal bindet und diese Bindung für den Kanal spezifisch ist, ist es möglich, durch die Verwendung radioaktiv markierten Tetrodotoxins oder Saxitoxins die Zahl der schnellen Na^+-Kanäle in einem bestimmten Gewebe zu zählen. Mit dem Einsatz dieser Technik waren Ritchie u. Rogart (1977b) in der Lage, nachzuweisen, daß das Gewebe des N. ischiadicus beim Kaninchen etwa 700000 Na^+-Kanäle pro Axon – oder etwa 12000 pro 1 μm^2 der Axonmembran enthält. Die interneurale Membran enthält, wie es scheint, weitaus weniger Kanäle – etwa 25 Kanäle pro 1 μm^2 Membran; das bedeutet, daß für jedes 300000. Phospholipidmolekül der Nervenmembran etwa 1 Na^+-Kanal existiert.

Es gibt andere Verfahren als die Bindung von Tetrodotoxin und Saxitoxin, die man zur Bestimmung der Dichte schneller Na^+-Kanäle anwenden kann. Zum Beispiel kann man auch „Türhüter"-Ströme (ausgelöst durch das An- und Abschalten der

Tabelle 2.5 Dichte der Natriumkanäle

Gewebe	Kanäle pro μm^2 Oberfläche	Literatur
N. ischiadicus		
a) Axongewebe	12000	Ritchie u. Rogart (1977b)
b) interaxonales Gew.	25	
embryonale Herzmuskel- zellkultur	1–2	Cachelin et al. (1983)
isolierte erwachsene Herzmuskelzellen	16	Cachelin et al. (1983)
chromaffine Zellen	5–15	Fenwick et al. (1982)
Neuroblastomzellen	17	Quandt u. Narahashi (1982)
Axon d. Riesentintenfischs	92	Bekkers et al. (1983)

Kontrollsperren) anwenden (Nonner et al. 1975a, b). Die Bestimmung der Kanaldichte ist jedoch annähernd die gleiche, gleichgültig ob sie auf Bindungsstudien oder Strommessungen beruht. Die Verteilung der Kanäle ist allerdings gewebespezifisch. Die Herzmuskelzellen enthalten z.B. etwa 16 schnelle Na^+-Kanäle pro 1 μm^2 Zelloberfläche (Cachelin et al. 1983) und Neuroblastomzellen (Tabelle 2.5) etwa die gleiche Anzahl. Im Gegensatz dazu (Tabelle 2.5) ist Nervengewebe reichlich mit ihnen versorgt. Ungeachtet der Gewebeart kann jedoch jeder einzelne Na^+-Kanal ungefähr 1 Mio. Natriumionen pro Sekunde in die Zelle einschleusen, wenn er geöffnet ist.

Tabelle 2.6 Antiarrhythmika, die die Aktivität der schnellen Natriumkanäle modifizieren

Substanz	Literatur
Amiodaron	Courtney (1980)
Apridin	Verdonck et al. (1974)
Disopyramid	Campbell (1983)
Flecanid	Campbell u. Vaughan Williams (1983)
Lidocain	Payet (1983)
Mexiletin	Hohnloser et al. (1982)
Prenylamin	Ban et al. (1982)
Procainamid	Campbell (1983)
Propafenon	Kohlhardt et al. (1983)
Propranolol	Courtney (1980)
Chinidin	Campbell (1983)
Tocainid	Campbell (1983)

Inhibition der Na^+-Kanäle

Ionenleitende Kanäle sind in lipidreiche Membranen eingebettete Proteine. Ein wichtiger Schritt bei der biochemischen Charakterisierung jedes Kanals ist seine Löslichkeit, und dies wurde bei den schnellen Na^+-Kanälen erreicht (Henderson u. Wang 1972; Benzer u. Raftery 1973). Zu diesem Verfahren gehört ein Detergens – gewöhnlich Triton X 100 – um die Proteinfraktion aufzulösen, die einen spezifischen Marker für den Kanal bindet. Im Falle der schnellen Na^+-Kanäle ist dies normalerweise radioaktiv markiertes Tetrodotoxin oder Saxitoxin. Versuche, bei denen diese Verfahren Anwendung fanden, zeigen an, daß die Bindungsstelle (Rezeptor) für Tetrodotoxin – Saxitoxin komplex gestaltet ist. In einigen Fällen – wie beim elektrischen Organ des Aals, dem *Electrophorus electricus* – ist dies ein großes Polypeptid mit einem Molekulargewicht von 260000 (Lombert et al. 1983). Beim Gehirn der Ratte scheint es sich um eine Kombination aus Polypeptidketten mit Molekulargewichten von 270000, 39000 und 37000 zu handeln (Hartshorne et al. 1982). Ähnlich scheinen beim Skelettmuskel der Ratte mehrere Polypeptidketten beteiligt zu sein (Barchi 1982).

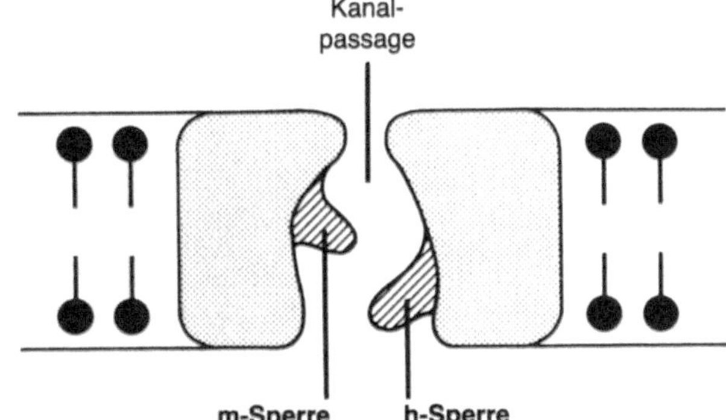

Abb. 2.6 Schematische Darstellung der Sperrkomponenten des schnellen Na$^+$-Kanals. Aktiviert öffnet sich die *m*-Sperre schnell, während sich die *h*-Sperre langsam schließt. Ionen können nur in den Kanal eindringen, wenn *m*- und *h*-Sperre geöffnet sind

Spannungsabhängige Aktivierung

Das Öffnen und Schließen jedes einzelnen schnellen Na$^+$-Kanals wird wahrscheinlich durch 2 spannungsabhängige „Sperren" kontrolliert. Eine Sperre, die *m*-Sperre (Abb. 2.6), öffnet sich rasch bei einer Aktivierung als Reaktion auf eine rasche Membrandepolarisation. Die andere Sperre (die *h*-Sperre in Abb. 2.6) schließt sich langsamer. Natriumionen können nur den Kanal passieren, wenn die *m*-Sperre offen und die *h*-Sperre noch nicht geöffnet ist. Diese Situation scheint für nur 1–2 ms anzudauern, doch in dieser Zeitspanne treten Na$^+$-Ionen mit einer Geschwindigkeit von etwa $(1-5) \times 10^5$/s hindurch. Dies bedeutet, daß jeder Kanal zwischen 100 und 500 Na$^+$-Ionen pro Depolarisationsvorgang hindurchläßt. Die Kanäle im M. sartorius des Frosches lassen z. B. annähernd 100 Natriumionen pro Impuls hindurch, während vergleichbare Kanäle in nichtmyelinisierten Nerven, einschließlich der Nn. vagus und olfactorius, bis zu 400 Natriumionen pro Depolarisationsvorgang hindurchlassen.

Was genau mit dem spannungsempfindlichen Anteil dieser Kanäle (den *m*- und *h*-Sperren der Abb. 2.6) geschieht, wenn ein Erregungsreiz ankommt, ist nicht bekannt. Vermutlich ändern Untereinheiten (Sperrpartikel) des Kanals ihre Konfiguration und lassen es auf diese Weise zu Rissen kommen. Der zeitliche Ablauf dieser Ereignisse ist zwar aufgezeichnet worden (Sakmann u. Neher 1984), man kennt allerdings die zugrundeliegende Biochemie nicht. Doch muß man, wenn ein Sperrmechanismus existiert, vernünftigerweise annehmen, daß zu jedem einzelnen Zeitpunkt der Kanal einen von 3 Zuständen aufweisen kann. Diese sind
a) ein *„Ruhe"-Zustand,* in dem die Membran noch nicht depolarisiert ist;
b) ein *„aktiver" Zustand,* in dem die Membran depolarisiert und der Kanal geöffnet ist; und
c) ein *„inaktiver"* Zustand, in dem der Kanal nicht für den Ionentransfer geöffnet, die Membran aber noch depolarisiert ist.

Wenn sich der Kanal in seinem „Ruhe"-Zustand befindet, dann wird eine plötzliche Änderung der membranabhängigen Potentialdifferenz – so wie diejenige, die bei einer Erregung entsteht – den Kanal dazu bringen, sich in seinen „aktiven" und insofern ionenleitenden Zustand zu konvertieren, währenddessen die *m*- und *h*-

Sperren in ihren geöffneten Zustand angeschaltet sein müssen. Einige Substanzen können nur mit Kanälen in eine Wechselwirkung treten, die sich in ihrem „aktiven" Zustand befinden; andere ziehen „inaktive" Kanäle vor (Hondeghem u. Katzung 1984).

Chemische Inhibitoren der Na^+-Kanäle

Chemische Inhibitoren der schnellen Na^+-Kanäle können entsprechend ihrem Wirkungsort in 2 Kategorien eingeteilt werden. Einige binden sich an Rezeptoren an der äußeren Oberfläche der Kanäle. Andere binden sich an die innere Oberfläche.

Na^+-Kanalinhibitoren, die sich an die äußere Kanalöffnung binden

Tetrodotoxin (Abb. 2.5) gehört dieser Gruppe an. Es ist ein hochpotentes Gift, das man in großen Mengen in den Eierstöcken, der Leber, der Haut und dem Darm der Kugelfische (Familie der *Tetraodontidae*) findet. *Spheroides porphyreus* – in Japan als *Fugu*-Fisch bekannt – gehört zu dieser Gattung und stellt dort eine beliebte Delikatesse dar, vorausgesetzt, er wurde gründlich vorbereitet. Zwei weitere Tiere, die mit den Kugelfischen kaum verwandt sind (von denen es mehr als 50 Arten gibt), enthalten auch Tetrodotoxin – der kalifornische Wassermolch *Taricha torosa* und die australische blaugestreifte Krake *Hapalochlaena maculosa*. Eine nahverwandte Substanz kommt bei dem Frosch *Atelopus chiriquensis*, einem Bewohner Mittelamerikas, vor.

Ein weiterer hochgiftiger Inhibitor der schnellen Na^+-Kanäle, der sich ebenfalls an die äußere Oberfläche des Kanals bindet, ist Saxitoxin. Die Verbindung kommt im Meeresplankton *Gonyarlax* vor und akkumuliert in Muscheln, die sich von diesem Plankton ernähren. Während Tetrodotoxin nur eine Guanidium-Gruppe besitzt, hat Saxitoxin (Abb. 2.7) hiervon zwei. Trotzdem binden sich Tetrodotoxin und Saxitoxin an denselben Rezeptor (Ritchie u. Rogart 1977a), und zwar spannungsunabhängig. Beide sind extrem starke Gifte. Zum Beispiel kann eine Muschel genügend Saxitoxin enthalten, um 50 Menschen zu töten. Die letale Dosis Tetrodotoxin ist ebenfalls äußerst klein. Die Symptome der Tetrodotoxin- und Saxitoxinvergiftung setzen ein mit Taubheit der Lippen, Zunge und Fingerspitzen und erscheinen innerhalb von Minuten nach dem Genuß der betroffenen Muschel oder dem nicht genügend vorbereiteten Fisch. Das Gefühl von Taubheit und Schwäche breitet sich dann über Beine,

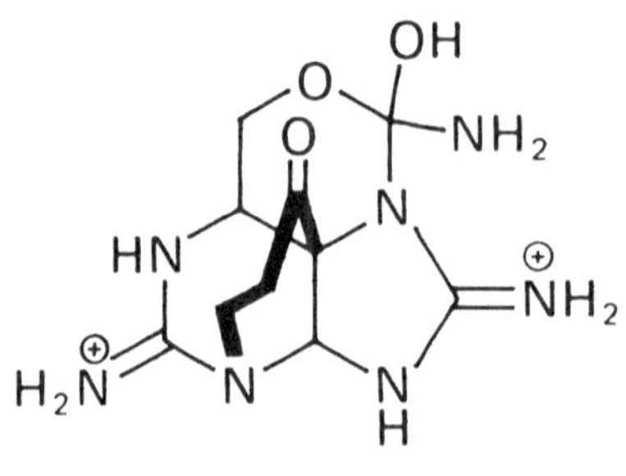

Abb. 2.7 Strukturformel von Saxitoxin – einem potenten Blocker der schnellen Na^+-Kanäle

Arme und Nacken aus und schreitet fort zu einem allgemeinen Verlust der Muskel-koordination und zur Atemlähmung. Einzig bekanntes Antidot ist die künstliche Beatmung.

Das Molekulargewicht der Tetrodotoxin-Saxitoxin-Bindungsstelle beträgt 230 000, entsprechend einem Protein von etwa 8 nm Durchmesser, welches so groß ist, daß es über die Membran hinausragt (Ritchie u. Rogart 1977 b).

Wasserstoffionen können gebundenes Tetrodotoxin und Saxitoxin verdrängen. Tatsächlich sind Wasserstoffionen selbst starke Inhibitoren der Na^+-Kanäle (Camp-bell 1982). Während der Embryonalentwicklung entstehen die Bindungsstellen für Tetrodotoxin und Saxitoxin lange vor der Aktivierbarkeit der schnellen Na^+-Kanäle.

Na^+-Kanalinhibitoren, die sich an die innere Zellmembranoberfläche binden

Substanzen, die in die Funktion der schnellen Na^+-Kanäle eingreifen, indem sie an der inneren Zellmembranoberfläche wirken, sind u. a. viele Lokalanästhetika und Antiarrhythmika. Procain und Lidocain (Abb. 2.8), die chemisch nicht mit Tetrodo-toxin oder Saxitoxin verwandt sind, sollen als Beispiele dafür dienen. Da diese Verbindungen in andere, in der Membran lokalisierte Systeme eingreifen, können sie jedoch nicht als spezifische Inhibitoren der schnellen Na^+-Kanäle eingesetzt werden. Im Gegensatz dazu ist die Hemmung der schnellen Na^+-Kanäle die einzige bekannte Wirkung von Tetrodotoxin und Saxitoxin.

Viele Verbindungen, die in der klinischen Praxis zur Unterdrückung von Herz-rhythmusstörungen benutzt werden, können so funktionieren, weil sie die Aktivität der schnellen Na^+-Kanäle durch eine Aktion modifizieren, die nicht die Bindung an eine Stelle an der äußeren Kanaloberfläche beinhaltet. Einige dieser Medikamente sind lipophil und können daher die Phospholipiddoppelschicht, in der die Kanalpro-teine eingebettet liegen, verzerren und dadurch indirekt die Aktivität der schnellen Na^+-Kanäle modifizieren. Andere können spezifische Bindungsstellen besetzen. Einige von diesen – z. B. Quinidin – weisen eine relativ hohe Affinität zu Na^+-Kanälen auf, sobald diese sich im „aktiven" Zustand befinden (Hondeghem u.

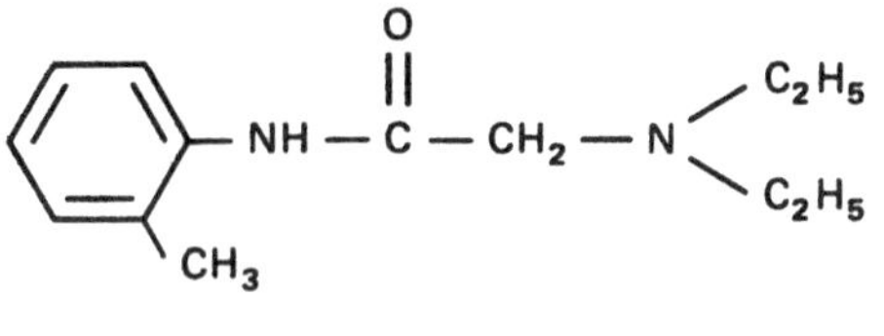

MG 234.33 ($C_{14}H_{22}N_2O$)

Lidocain

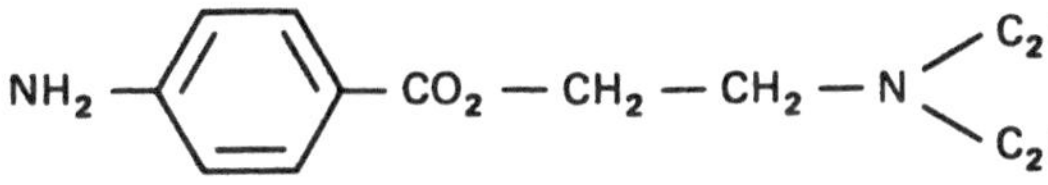

MG 237.50 ($C_{13}H_{21}N_2O_5$)

Procain

Abb. 2.8 Strukturformeln von Pro-cain und Lidocain – Substanzen, die die schnellen Na^+-Kanäle inaktivie-ren, indem sie mit der inneren Mem-branoberfläche in Wechselwirkung treten

Katzung 1984). Andere, wozu Amiodaron, Procainamid und wahrscheinlich Lignocain gehören, treten mit Na^+-Kanälen im „inaktiven" Zustand in Wechselwirkung. Als generelle Regel scheint es, als ob „ruhende" Na^+-Kanäle eine viel geringere Affinität für die Na^+-kanalblockierenden Antiarrhythmika besitzen als Kanäle, die sich entweder im „aktiven" oder „inaktiven" Zustand befinden.

Chemische Aktivatoren der Natriumkanäle

Während Tetrodotoxin und Saxitoxin Na^+-Ionen vom Eintritt in die schnellen Na^+-Kanäle abhalten, zeigen andere Substanzen (Tabelle 2.7) den umgekehrten Effekt insofern, als sie die „Öffnungszeit" der Kanäle verlängern. Viele unterschiedliche Toxine, auch einige Gifte von Skorpionen, Seeanemonen, Meerespflanzen und Korallen, wirken auf diese Weise, und sie erreichen den Effekt, indem sie in den Sperrmechanismus eingreifen, der das Öffnen (m-Sperre) und Schließen (h-Sperre) kontrolliert. Einige dieser Toxine erhöhen auch die relative Permeabilität der Na^+-Kanäle, indem sie sie für andere Ionen – einschließlich Ca^{2+} – durchlässig machen. Gegenüber den Verhältnissen bei Tetrodotoxin und Saxitoxin aber können diese Verbindungen nur an Kanälen, die sich im aktiven Zustand befinden, wirksam werden.

Tabelle 2.7 Substanzen, die die Na^+-Transporteigenschaften der schnellen Na^+-Kanäle verändern

Substanz	Chemie	Quelle
Inhibitoren		
Tetrodotoxin	Guanidin-Derivat (MG 319, 28)	Kugelfisch, Krake, Frosch
Saxitoxin	Guanidin-Derivat (MG 299,30)	Schalentiere, die sich von den *Gonyarlax*-Dinoflagellaten ernähren
Protonen		
Lidocain	2-Diäthylamino-2′ 6′-acetoxylidid (MG 234, 33)	synthetisch
Procain	2-Diäthylaminoäthyl-*p*-aminobenzoat (MG 236, 30)	synthetisch
Aktivatoren		
Batrachotoxin	steroidales Alkaloid (MG 538, 69)	kolumbianischer Frosch (*Phyllobates aurotaenia*)
Varatridin	steroidales Alkaloid (MG 673, 81)	Lilienpflanze (*Veratrum, Zygadenus,* allgemeiner *Stenanthium*)
Aconitin	Alkaloid (MG 654, 72)	*Aconitum napellus*
Grayanotoxine	Diterpenoide (MG 288–316)	Rhododendron u. Leucothoe-Pflanzen
Seeanemonentoxine	Polypeptid (MG 2500–5000)	*Anemonia sulcate*
Skorpiontoxin	Polypeptid (MG 7000)	*Androctonus australis, Bothus eupeus*

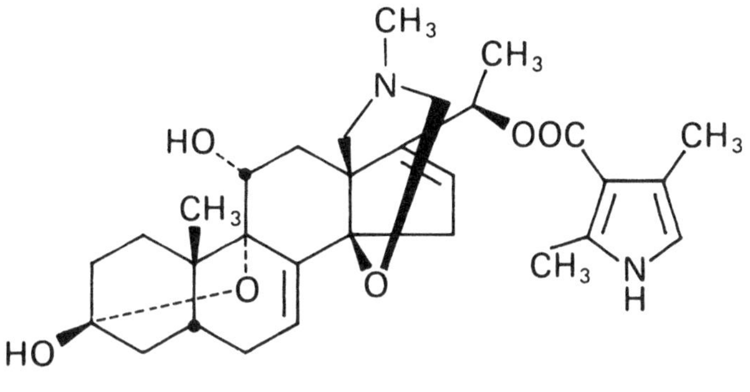

Abb. 2.9 Strukturformel von Batrachotoxin – einem Aktivator des Na^+-Kanals

Batrachotoxin (Abb. 2.9) stellt ein Beispiel für ein Na^+-kanalaktivierendes Toxin dar. Es ist ein bei *Phyllobates aurotaenia* vorkommendes Alkaloid – einem kolumbianischen Frosch, aus dem man Gift zur Beschichtung von Pfeilspitzen gewinnt. Dieses Toxin bewirkt, daß die schnellen Na^+-Kanäle ihre Fähigkeit zur Inaktivierung verlieren, und erreicht dies, indem es die *h*-Sperre (Abb. 2.6) vom Schließen abhält. Es verursacht auch, daß sich die *m*-Sperre bei einem negativeren Potential öffnet und für eine anomal lange Zeit offen bleibt (Mozhayeva et al. 1977). Das Endergebnis besteht aus diesem Grunde darin, daß der Kanal, statt für den Na^+-Transfer nur 1–2 ms geöffnet zu sein, für mehrere hundert Millisekunden geöffnet bleibt. Das Korallentoxin Goniopora wirkt weitgehend in derselben Weise (Fujiwara et al. 1979). Im Gegensatz hierzu verlangsamt ATX 11, das Toxin der Seeanemone *Anemonia sulcate*, einfach die Inaktivierungsrate der Na^+-Kanäle – ein Effekt, der nur die Kinetik der *h*-Sperre betrifft. Das Gift des nordafrikanischen Skorpions *Leiurus quin questriatus* verlangsamt ebenfalls die Kinetik der *h*-Sperre, doch wirken nicht alle Skorpiongifte in dieser Weise; das Gift des amerikanischen Skorpions *Centruroides sculpturatus* ändert beispielsweise die Aktivierungszeit der *m*-Sperre.

Zusammenfassend heißt dies daher, daß viele der Substanzen, die die schnellen Na^+-Kanäle *aktivieren,* dies erreichen, indem sie die Kinetik der *h*- bzw. *m*-Sperre verändern, so daß die Kanäle der Ionenleitung für einen verlängerten Zeitraum zur Verfügung stehen. Einige dieser Substanzen zerstören auch die selektiven Permeabilitätseigenschaften der Kanäle, so daß andere Ionen, die normalerweise weitgehend ausgeschlossen werden, eindringen können. Zusätzlich verschieben einige Na^+-Kanalaktivatoren die Spannungsabhängigkeit der Sperren derartig, daß sie sie bei negativeren Potentialen arbeiten lassen – daher also näher am Ruhepotential. Da diese Aktivatortoxine für die schnellen Na^+-Kanäle spezifisch sind, ist es nicht überraschend, zu sehen, daß die durch sie induzierte Na^+-Kanalaktivierung durch spezifische Inhibitoren dieser Kanäle blockiert wird, darunter auch Tetrodotoxin und Saxitoxin.

Zu den Toxinen, die die schnellen Na^+-Kanäle „aktivieren", gehören einige der stärksten uns bekannten Gifte. Das Endergebnis ihrer Verabreichung besteht in Herzrhythmusstörungen mit nachfolgendem Herzkammerflimmern – vermutlich auf dem Boden eines unkontrollierten Einstroms von Na^+-Ionen durch Na^+-Kanäle, die für Hunderte von Millisekunden geöffnet bleiben. Die normale Öffnungszeit beträgt nur 1 ms.

Die Kaliumkanäle

Während die schnellen Na^+-Kanäle relativ selektiv für Na^+-Ionen sind, sind dies die K^+-Kanäle für K^+-Ionen. Allerdings lassen sie auch, wie ihre Gegenstücke für Na^+, andere Ionen, darunter Rb^+ und NH_4^+ ein. Die relative Rangfolge der Permeabilität lautet hinsichtlich $K^+ : K^+ > Rb^+ > NH_4^+ = 1 : 0,91 : 0,13$. Selbstverständlich wandert K^+ vom Zytosol in die extrazelluläre Flüssigkeit, in der seine Konzentration (Tabelle 2.1) normalerweise nur etwa 1/20 derjenigen im Zytosol beträgt.

Wie bei den Na^+-Kanälen hat die Untersuchung der Permeabilität der K^+-Kanäle für organische und anorganische Ionen unterschiedlicher Größe und Form einige Hinweise auf deren wahrscheinlichen Ausmaße und Eigenschaften geliefert. Es herrscht heute generell Übereinstimmung darüber, daß der K^+-Kanal wie derjenige für Na^+ eine enge flüssigkeitsgefüllte Zentralpore mit einem Durchmesser zwischen $0,26-0,3$ nm ($2,6-3,0$ Å) besitzt. Daher können K^+-Ionen, die einen Radius im Kristall von $0,266$ nm haben, und Rb^+ und NH_4^+, die ähnlich große Radien besitzen, die Pore passieren, während das Tetraäthylammonium-Ion (TEA^+) mit seinem Radius im Kristall von $0,8$ nm (8 Å) ausgeschlossen wird. Andererseits sollten Ionen mit einem Radius im Kristall von unter $0,266$ nm in der Lage sein, die Pore zu passieren –, und doch können dies z. B. Na^+ und Li^+ nicht, trotz ihrer relativ kleinen Radien (Tabelle 2.4). Wahrscheinlich gibt es zwei Gründe dafür, warum bestimmten Ionen der Eintritt in K^+-Kanäle verwehrt wird. Ionen, deren Radien $0,3$ nm (3 Å) übersteigen, können aus sterischen Gründen ausgeschlossen werden. Andere Ionen mit Radien von unter $0,26$ nm ($12,6$ Å) können wegen unerwünschter Wechselwirkungen mit der chemischen Komponente der Kanalwand abgehalten werden.

Dichte und Kinetik der K^+-Kanäle

Im Vergleich mit den schnellen, nach innen gerichteten Na^+-Kanälen weiß man vergleichbar wenig über die nach außen transportierenden K^+-Kanäle. Einige werden durch Spannung aktiviert; andere werden durch erhöhte Spiegel von zytosolischem Ca^{2+} gesteuert (Lattore et al. 1984; Agnew 1984; Hunter et al. 1984). Es scheint etwa 10mal weniger K^+-Kanäle als Na^+-Kanäle zu geben (Keynes 1979), doch soweit die kardiale Muskulatur betroffen ist, haben die einzelnen K^+-Kanäle eine durchschnittliche Öffnungszeit von $50-100$ ms, die in großem Maße jene der schnellen Na^+-Kanäle ($1-2$ ms) übersteigt (Reuter 1984).

Hemmung und Aktivierung der K^+-Kanäle

Wie bei den Na^+-Kanälen verändert eine große Palette von Substanzen die ionentransportierende Aktivität der K^+-Kanäle. Äußerlich angewandt blockieren diese z. B. Caesium und Barium (Stefani u. Chiarandini 1982), doch hemmen sie andere Substanzen – darunter Tetraäthylammonium-Ionen und 4-Amidopyridin (Abb. 2.4) – über einen Effekt an der inneren Membranoberfläche. An dieser Stelle ist es vielleicht erwähnenswert, daß, obwohl Verbindungen auf der Basis des Tetraäthylammoniums häufig benutzt werden, um K^+-Kanäle unter Versuchsbedingungen zu blockieren, die relativ hohe erforderliche Konzentration (> 20 mmol/l) einen inhibitorischen Effekt auf die schnellen, nach innen gerichteten Na^+-Kanäle besitzt – d. h. daß Tetraäthylammonium-Ionen keine spezifischen K^+-Kanalblocker darstellen.

Die gerade beschriebenen Substanzen, Caesium, Barium, Tetraäthylammonium-Ionen und 4-Aminopyridin, verringern allesamt die K^+-Transportaktivität der nach außen gerichteten K^+-Kanäle. Andere Verbindungen, wie etwa Azetylcholin, wirken auf entgegengesetzte Weise, indem sie den K^+-Ausstrom durch die K^+-Kanäle steigern.

Zusammenfassung

Zellmembranen enthalten Myriaden ionenselektiver, spannungsgesteuerter Kanäle, unter denen einige es ermöglichen, daß Na^+- und K^+-Ionen zwischen den intra- und extrazellulären Phasen entsprechend ihrem relativen Konzentrationsgradienten wandern. Diese Kanäle sind, auch wenn sie oft als „porenartige" Strukturen beschrieben werden, außerordentlich komplex, wobei sie „Sperren" besitzen, die die Öffnungs- und Schließungszeiten bestimmen. Ihre charakteristischsten Eigenschaften sind jedoch ihre Ionenspezifität und ihre besondere Empfindlichkeit gegenüber natürlich vorkommenden und synthetisch hergestellten Aktivatoren und Inhibitoren.

Allerdings sind Na^+- und K^+-leitende Kanäle nicht die einzigen in den Zellmembranen vorkommenden Kanäle. Andere Kanäle verhalten sich selektiv für Ca^{2+}-Ionen, und diese sind es, die das Ziel der Calcium-Antagonisten darstellen. Wie man erwarten kann, sind die Ca^{2+}-Kanäle genauso kompliziert, wenn nicht noch komplizierter als ihre Gegenstücke für Na^+ und K^+.

3 Ionenleitende Kanäle: Calcium

> It is a capital mistake to theorize before one has data.
>
> Sir Arthur Conan Diyle

Die Ca^{2+}-Antagonisten (Fleckenstein 1983) entfalten ihren Effekt, indem sie die Wanderung von Calciumionen (Ca^{2+}) durch Ca^{2+}-selektive Kanäle modifizieren, die in den Membranen erregbarer Zellen vorkommen. Dieses Kapitel behandelt die Verteilung, elektrische Aktivität, Ionentransportkapazität und physikalischen Charakteristika dieser Kanäle. Ihre molekularen Eigenschaften werden in Kap. 6 besprochen.

Verteilung der Ca^{2+}-Kanäle

Obwohl die Ca^{2+}-Kanäle erst kürzlich isoliert und in Membrandoppelschichten eingesetzt wurden, wurden die Ströme, die sie transportieren, vor mehr als 30 Jahren identifiziert. Diese frühen Experimente beschäftigten sich mit den Muskeln von Krebstieren (Fatt u. Katz 1953), doch wurden ähnliche Ströme bis heute bei den meisten Spezies gefunden – ausgehend vom Pantoffeltierchen (Naitoh et al. 1972) (wo sie in den Zilien vorkommen) bis zum Menschen (Tabelle 3.1). Ihr Vorhandensein in Protozoen und ihr Auftreten bei höheren Spezies, noch bevor sich die Na^+-abhängigen Ströme entwickeln (Kano u. Shimada 1973), zeigt vermutlich deren frühevolutionäre Entstehung an.

Kriterien der Ca^{2+}-Ströme

Es müssen mehrere Kriterien erfüllt sein, bevor man einen Strom korrekt als einen „Calciumstrom" bezeichnen kann (Hagiwara u. Byerly 1981):
1. Das Überschießen oder die maximale Anstiegsgeschwindigkeit des Aktionspotentials (Abb. 3.1) muß entsprechend der extrazellulären Ca^{2+}-Konzentration variieren.
2. Der Ersatz des extrazellulären Na^+ durch ein großes organisches Kation, wie etwa Sucrose, dürfte weder das Überschießen noch die maximale Anstiegsgeschwindigkeit des Aktionspotentials (Abb. 3.1) verändern.
3. Das Ca^{2+}-abhängige Überschießen müßte durch bestimmte polyvalente Kationen – einschließlich Kobalt (Co^{2+}), Lanthanum (La^{3+}), Cadmium (Cd^{2+}) und Nickel

Tabelle 3.1 Gewebe mit Calcium-Strom-Aktivität

Gewebe	Literatur
Muskeln, Neuronen und Ganglien	
von Wirbellosen	
Protozoen-Zilien (Paramecium)	Naitoh et al. (1972), Satow u. Kung (1979)
Krabbenmuskel	Fatt u. Katz (1953)
Flußkrebsmuskel	Fatt u. Ginsborg (1958)
Muskel d. Gespenstheuschrecke	Ashcroft et al. (1979)
Muskel d. Mehlwurmlarve	Belton u. Grundfest (1961)
Beinmuskel d. Heuschrecke	Washio (1972)
Muskel d. zweischaligen Muschel	
i. Salzwasser	Twarog (1967)
i. Süßwasser	Kidikoro et al. (1974)
Nematodenmuskel	Weisblat et al. (1976)
Tunikatenmuskel	Miyazaki et al. (1972)
Amphioxusmuskel	Hagiwara u. Kidokoro (1971)
Tintenfischaxone	Hodgkin u. Keynes (1957),
	Watanabe et al. (1967 a, b)
Flußkrebsneurone, α-Ganglien	Iwasaki u. Satow (1971)
Schneckenneurone	Kostyuk et al. (1974 a, b)
Weichtierneurone	Kostyuk u. Krishtal (1977)
Neurone d. Küchenschabe	Kleinhaus u. Pritchard (1975)
Muskel, Neurone u. Ganglien	
von Wirbeltieren	
Frosch (zuckender Muskel)	Bianchi u. Shanes (1959)
Kröte, langsamer Muskel	Stefani u. Uchitel (1976)
Skelettmuskel von Hühnerembryonen	Kano u. Shimada (1973)
Herzmuskel	Reuter (1979)
Rückenmarkswurzelganglion d. Maus	O'Lague et al. (1978)
Sympathikusneuron d. Ratte	Moolenar u. Spector (1979)
Purkinjezellen d. Taube	Llinas u. Hess (1976)
Hippocampus d. Meerschweinchen	Schwartzkroin u. Slawsky (1977)
	Kay u. Wong (1987)
Glatte Muskelzellen	Cauvin et al. (1983)
	Cauvin u. van Breemen (1985)
Drüsengewebe	
Pankreasinselzellen d. Maus	Matthews u. Sakamoto (1975)
Hypophysenvorderlappen d. Ratte	Kidokoro (1975)
chromaffine Nebennierenzellen,	Brandt et al. (1976)
Mensch und Gerbillus	
Phäochromozytom-Zellinie (PC 12)	Ritchie (1979)
bei d. Ratte	
Eizellen	
Tunikaten	Hagiwara u. Jaffe (1979)
Echinodermata	Hagiwara et al. (1975)
Andere	
Lymphozyten	Fukushima u. Hagiwara (1985)

Diese Liste wird nur abgedruckt, um die außerordentlich weitreichende Verteilung der Ca^{2+}-Ströme zu demonstrieren. Weitere Beispiele s. Hagiwara u. Byerly (1981)

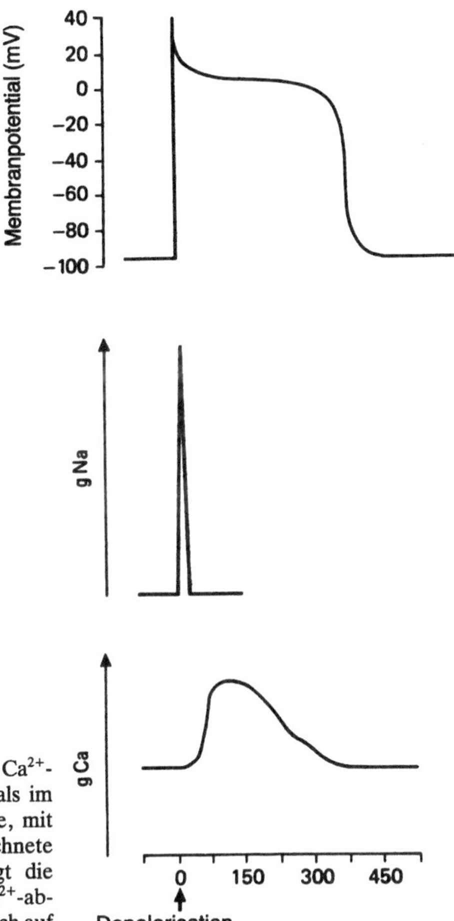

Abb. 3.1 Schematische Darstellung der Na$^+$- und Ca^{2+}-abhängigen Komponenten eines Aktionspotentials im Herzmuskel. Die obere Kurve zeigt das gesamte, mit einer KCl-gefüllten Mikroelektrode aufgezeichnete Aktionspotential. Das mittlere Diagramm zeigt die Na$^+$-Komponente des Stroms, das untere die Ca^{2+}-abhängigen Komponenten. gNa und gCa beziehen sich auf Na$^+$- bzw. Ca^{2+}-Ströme

(Ni^{2+}) – bei $<$ 10 mmol/l sowie durch organische Ca^{2+}-Blocker wie Verapamil, Nifedipin und Diltiazem blockiert werden.

4. Der Ca^{2+}-abhängige Maximalwert muß von jedem der Na$^+$-Kanalblocker, einschließlich Tetrodotoxin, unbeeinflußt bleiben.

5. Der Ca^{2+}-Strom muß persistieren, wenn das extrazelluläre Ca^{2+} durch Barium (Ba^{2+}) oder Strontium (Sr^{2+}) ersetzt wird – wodurch gezeigt wird, daß unter bestimmten Bedingungen diese anderen bivalenten Kationen als Ladungsträger an die Stelle von Ca^{2+} treten können.

Bedeutung der Ca^{2+}-Ströme und -Kanäle

Die Bedeutung der Ca^{2+}-leitenden Kanäle und der Ca^{2+}-Ionen, die durch diese wandern, sollte man nicht unterschätzen, da diese Ca^{2+}-Ionen bei vielen physiologischen Prozessen beteiligt sind, einschließlich der elektromechanischen Kopplung und der Kopplung Erregung–Sekretion, der Nervenaktivität und Impulsausbreitung. Dies ordnet die Ca^{2+}-Kanäle in eine einzigartige Kategorie ein, weil die Ca^{2+}-Ionen, die durch die Ca^{2+}-Kanäle wandern, als chemische Messenger agieren, während die einzige Funktion der Na^+- und K^+-Ionen, die durch die Na^+- und K^+-Kanäle fließen (Kap. 2), der Transport depolarisierender und repolarisierender Ladungen ist.

Bestimmung der elektrischen Aktivität der Calciumkanäle und der Ionentransportkapazität

Neuere technologische Fortschritte ermöglichten detaillierte Studien über isolierte Ca^{2+}-Kanäle, und es ist heute möglich, die elektrische Aktivität, die mit dem Öffnen und Schließen eines einzelnen Kanals in Zusammenhang steht, aufzuzeichnen (Reuter 1983).

Die bisher eingesetzten Techniken umfassen
1. das Einsetzen KCl-gefüllter Mikroelektroden in eine einzelne Zelle (Abb. 3.2);
2. Kontrolle der Membranenpotentialdifferenz (Abklemmen der Spannung), so daß der Zeitverlauf und die Spannungsabhängigkeit der Kanalaktivierung kontrolliert werden kann;

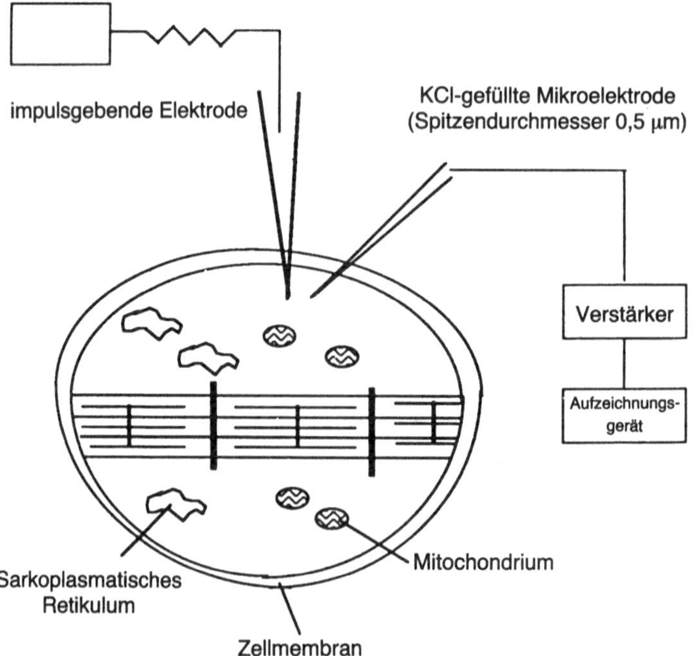

Abb. 3.2 Schematische Darstellung der Methode mit Hilfe einer KCl-gefüllten Mikroelektrode zur Aufzeichnung der Änderung der Membranpotentialdifferenz

3. Aufzeichnung der elektrischen Aktivität aus einem einzelnen Kanal innerhalb eines zellfreien oder zellverbundenen Membranpartikels;
4. Aufzeichnung der elektrischen Aktivität eines einzelnen Kanals, der entnommen und in eine künstliche Lipiddoppelschicht eingesetzt wurde (Curtis u. Catterall 1986).

Patch-clamp-Analyse der Calciumkanäle

Bis vor ganz kurzer Zeit wurden konventionelle Mikroelektroden- und Spannungsabklemmtechniken allgemein angewandt, um die elektrischen Eigenschaften der Calciumkanäle zu untersuchen. Dieselben Techniken wurden von Fleckenstein und seinen Mitarbeitern in ihren früheren Studien eingesetzt, die die Ca^{2+}-Kanäle als den wesentlichen Wirkungsort der Calcium-Antagonisten herausstellten (Tritthart et al. 1973). Danach allerdings kam die meiste Information, die man bezüglich des funktionalen Status, der Spannungsempfindlichkeit und der Ionentransportkapazität der Ca^{2+}-Kanäle erhalten hatte, aus Patch-clamp-Studien (Abklemmen von Membranpartikeln). Das Verfahren muß daher erklärt werden. Die Grundlage der Technik und die erforderliche Ausrüstung wird in Abb. 3.3 schematisch dargestellt. Diese besteht aus einer Glasmikropipette mit einer feinen, polierten Spitze und einem Durchmesser von etwa 2 µm. Die Spitze der Mikropipette wird auf die Zelloberfläche gepreßt, von der man Ca^{2+}-Ströme aufzeichnen kann, so daß, sobald ein negativer Druck angewandt wird, sich ein Membran„bläschen" oder -„partikel" in die Pipette hineinschiebt und damit eine Dichtung mit hohem Widerstand von Gigaohm-Stärke ($10 \times 10^9 \ \Omega$) bildet. Die Pipette wird dann mit einer Salzlösung – gewöhnlich

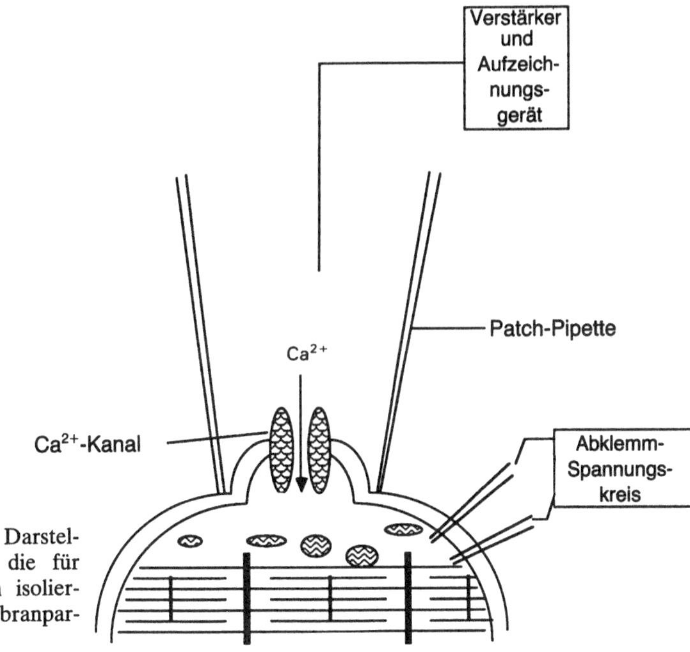

Abb. 3.3 Schematische Darstellung der Ausrüstung, die für Patch-clamp-Studien an isolierten Myozyten oder Membranpartikeln erforderlich ist

110 mmol/l BaCl$_2$ – gefüllt und mit einem Strom-Spannungsverstärker verbunden. Man nimmt Bariumchlorid, da es bei einigen Kanälen einen effektiveren Ladungsträger als Ca^{2+} darstellt. Die Membranpotentialdifferenz im Partikel wird normalerweise auf Null gebracht, indem man es einer isotonischen K$^+$-Lösung aussetzt, für gewöhnlich Kaliumaspartat. „Patchologen" haben durch Erfahrung gelernt, daß die elektrische Aktivität der Partikel, die man in Verbindung mit ihrer Mutterzelle belassen hat, längere Zeit überleben als diejenige der isolierten Partikel – daher die Begriffe „zellverbundener Partikel" und „Partikel-Erschöpfung", die man häufig in der Literatur findet.

Der Hauptvorteil der Patch-clamp-Technik besteht darin, daß das Membrangebiet, das sich in die Mündung der Pipette hineinschiebt – „der Patch" – extrem klein ist, somit die elektrische Aktivität, die mit dem Öffnen und Schließen eines einzelnen Kanals einhergeht, beobachtet werden kann. Im Gegensatz dazu erhält man bei der elektrischen Aktivität, die mit Hilfe der traditionellen KCl-gefüllten Punktatmikroelektroden aufgezeichnet wird, die gesamte elektrische Aktivität aller Ca^{2+}-Kanäle in der entsprechenden Zelle. Dies können bis zu 10000 Kanäle pro Zelle oder mehr sein (Reuter 1983). Auch dies würde nichts ausmachen, wenn alle Ca^{2+}-Kanäle in einer Einzelzelle dem gleichen Typus angehören würden und wenn sie, sobald sie aktiviert sind, sich mit der gleichen Geschwindigkeit öffnen würden, für die gleiche Zeitdauer geöffnet blieben und dieselbe Anzahl von Ca^{2+}-Ionen hindurchließen. Dies ist jedoch

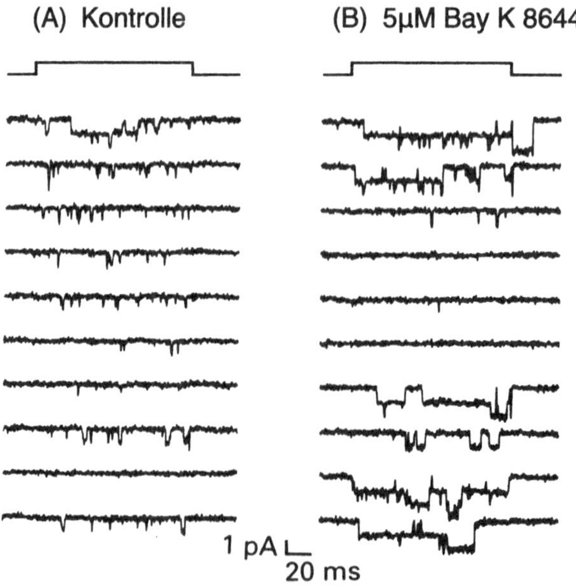

Abb. 3.4 Aufzeichnung der Aktivität eines Kanals vom L-Typ im zellverbundenen Partikel aus einem Ganglion einer Rückenmarkswurzel beim Huhn (*A*) vor und (*B*) nach Zugabe von 5µm Bay K 8644, einem Ca^{2+}-Kanalagonist. Man beachte die Abbildung eines langen Kanalöffnungsvorgangs in der obersten Kurve des Diagramms A, das Fehlen von Öffnungsvorgängen in der untersten Kurve (Diagramm A) und das Vorliegen multipler, langer Öffnungsvorgänge im Diagramm B. Die einzelnen Vorgänge folgen konsekutiv aufeinander: Eine Abweichung nach unten entspricht einer Kanalöffnung (Aus Nowycky et al. 1985a)

nicht der Fall. Wenn man unter Patch-clamp-Bedingungen eine Kanalaktivierung benötigt, werden depolarisierende Signale in Abständen von 2–3 s gegeben, um die Membranpotentialdifferenz aus dem künstlich fixierten Ruhepotential (gewöhnlich -70 mV bei Ca^{2+}-Kanälen) in den Bereich zu bewegen, der zur Kanalaktivierung erforderlich ist. Dies ist gewöhnlich der Fall bei -20 mV. Die Technik ist bisher bei einer ganzen Reihe von Geweben angewandt worden, wie etwa bei glatten Muskelzellen (Klockner u. Isenberg 1986; Mitra u. Morad 1985), Nervenzellen (Nowycky et al. 1985a; Miller 1987; Hescheler et al. 1987) und Herzmuskelzellen (Reuter et al. 1982; Kokubun u. Reuter 1984; Hess et al. 1984). Sie wurde ebenfalls angewandt, um die elektrische Aktivität isolierter Kanäle nach deren Insertion in künstliche Lipiddoppelschichten aufzuzeichnen (Curtis u. Catterall 1986).

Die Abb. 3.4 zeigt den Aufzeichnungstyp, wie man ihn bei einer Patch-clamp-Studie erhält; in diesem besonderen Fall stammt die Aufzeichnung von einem Membranpartikel einer glatten Muskelzelle. Die nach unten gerichtete Ablenkung gibt das Öffnen des Kanals, die nach oben gerichtete Ablenkung das Schließen wieder.

Sobald die Untersucher damit begonnen hatten, die Patch-clamp-Technik anzuwenden, um die Eigenschaften der Ca^{2+}-Kanäle zu studieren, wurde es offensichtlich, daß die Membranen vieler erregbarer Gewebe, einschließlich Herz (Hess et al. 1985b), Schrittmachergewebe und Blutgefäße, mehrere unterschiedliche Typen von Ca^{2+}-Kanäle enthalten (Tabelle 3.2).

Tabelle 3.2 Eigenschaften der Ca^{2+}-Kanäle vom L-, N- und T-Typus

Ca^{2+}-Kanaltypus:	L	N	T
Aktivierungsbereich:	positiv bis -10 mV (starke Depolarisation)	positiv bis -10 mV (starke Depolarisation)	Positiv bis -70 mV (schwache Depolarisation)
Eigenschaften			
Kanalleitfähigkeit (pS)	25	13	9
Empfindlichkeit gegenüber Cadmium	+	+	−
DHP-Empfindlichkeit	+	+	−
Empfindlichkeit gegenüber Tetramethin	−	−	+
Empfindlichkeit gegenüber Ca^{2+}-Agonist (Bay K 8644)	+	−	−
Empfindlichkeit gegenüber Isoprenalin (Isoproterenol)	+	−	−
Empfindlichkeit gegenüber wCgTx L_n	+		
L_m	−	−	−
		0	0
Ba^{2+}-Leitfähigkeit	$Ba^{2+} > Ca^{2+}$		$Ba^{2+} = Ca^{2+}$
Überleben in isolierten Partikeln	schlecht		gut

L_m bezieht sich auf die L-Kanäle in Neuronen, L_m auf diejenigen im Muskel. „+" bedeutet positive Reaktion, „−" fehlende Reaktion und „0" unbekannt. (modifiziert nach Tabelle 1, in Miller 1987). Bay K 8644 ist ein Calcium-Agonist (s. Kap. 9)

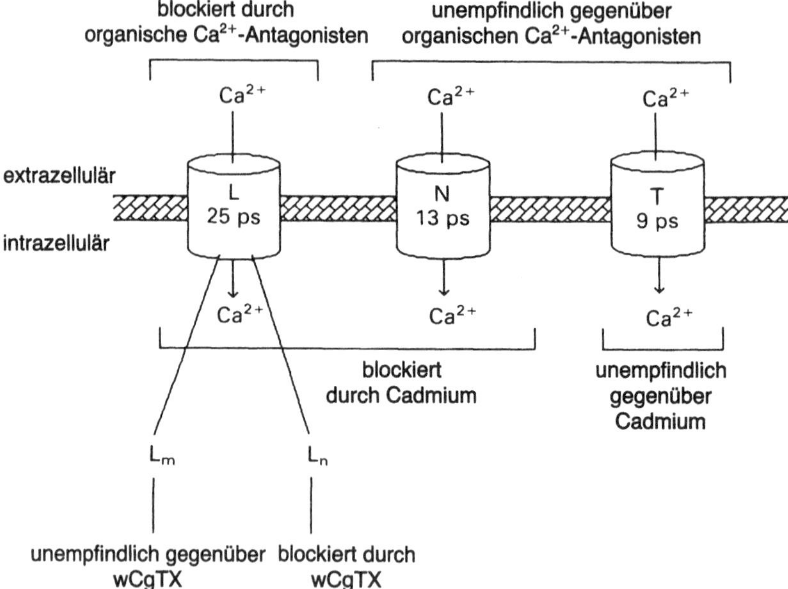

Abb. 3.5 Schematische Darstellung von Ca^{2+}-Kanälen, L-, N- und T-Typ

Heterogenität der Calciumkanäle

Es hat sich eingebürgert, die unterschiedlichen Typen von Ca^{2+}-Kanälen mit L, T und N (Abb. 3.5) zu bezeichnen. L steht für „langdauernde große Kapazität" und T für „vorübergehend" (transitorisch). N stand zu Anfang für „weder T noch L", heute bedeutet es aber „neural" (Spedding 1987). L-, N- und T-Calciumkanäle unterscheiden sich in den folgenden Punkten voneinander (Tabelle 3.2):

a) ihre Aktivierungsschwelle (die Spannung, die zur Öffnung der Kanäle für den Ca^{2+}-Fluß erforderlich ist);
b) die Empfindlichkeit gegenüber Ca^{2+}-Antagonisten, sowohl anorganische als auch organische;
c) ihre Fähigkeit, Ba^{2+} statt Ca^{2+} als Ladungsträger zu akzeptieren;
d) ihre Ca^{2+}-Leitung;
e) ihre Stabilität in isolierten Partikeln;
f) ihre Empfindlichkeit gegenüber natürlich vorkommenden Toxinen;
g) der zeitliche Ablauf ihrer Aktivierung und Inaktivierung.

Verteilung der T-, L- und N-Kanäle

Einige Gewebearten enthalten alle 3 Typen von Ca^{2+}-Kanälen (L, T und N). Dies ist beispielsweise zutreffend für sensorische Neurone der Spinalwurzelganglien (Nowycky et al. 1985). Andere, wie etwa Herzmuskelzellen oder Schrittmacherzellen, enthalten nur die L- und T-Subtypen (Nilius et al. 1986; Hagiwara et al. 1988). N-Kanäle, so scheint es, sind primär in Nervenendigungen lokalisiert (Spedding 1987).

Das Vorhandensein von vielfachen Kanaltypen in einem Gewebe scheint eher die Regel als die Ausnahme zu sein. Beispielsweise enthalten Eier von Seesternen, Tunikaten (Manteltiere) und dem Wurm *Neanthes,* Neuroblastomzellen, Ganglien der Olive, des Hippocampus und der Spinalnervenwurzeln, olfaktorische und sensorische Hirnnervenzellen, Muskelzellen des Herzvorhofs und der Herzkammer, Skelettmuskelzellen, glatte Muskelzellen der Arterien und Venen, Hypophysenzellen, Zellen von Seehasen *(Aplysia)* und die Zilien des Wimpertierchens *Stylonychia* allesamt multiple Typen von Ca^{2+}-Kanälen (McCleskey et al. 1986; Deitmer 1984). Zu den Ausnahmen gehören Hybridome und Typ-II-Astrozyten (McCleskey et al. 1987).

Unterschiede zwischen L-, T- und N-Kanälen

Trotz ihrer Unterschiede besitzen L-, T- und N-Kanäle zumindest 2 gemeinsame Charakteristika: Sie benutzen alle Ca^{2+} als ihren bevorzugten Ladungsträger, und sie sind alle unempfindlich gegenüber den traditionellen Na^+-Kanalblockern (Tetrodotoxin und Saxitoxin). Allerdings unterscheiden sie sich untereinander hinsichtlich ihrer Kinetik, der Schwellenwerte ihrer Aktionspotentiale, der Kapazität, der Empfindlichkeit gegenüber Ca^{2+}-Agonisten und -Antagonisten, ihrer Fähigkeit, Ba^{2+} statt Ca^{2+} als Ladungsträger zu akzeptieren (Tabelle 3.5) und sogar im Rahmen ihrer Stabilität in isolierten Membranpartikeln.

1. Kinetik

Die N-Kanäle zeigen charakteristischerweise Aktivitätsausbrüche nahe dem Depolarisationsbeginn und ausbleibende Öffnungsvorgänge zum Ende (Nowycky et al. 1985b). Im Gegensatz dazu zeigen die T-Kanäle ein kontinuierlich aufflackerndes Aktivitätsmuster – wodurch die Wiederholungssequenzen ihrer Aktivierung und Inaktivierung angezeigt werden. Die L-Kanäle weisen ebenfalls diesen flackernden Typ der „an- und abschaltenden" Aktivierung auf, dieser wird aber von Episoden aufrechterhaltener Kanalöffnung abgelöst (s. Abb. 3.4).

2. Aktivierungsschwelle

Die T-Kanäle (Tabelle 3.2) werden auch bei schwacher Depolarisation aktiviert, während die N- und L-Kanäle starke depolarisierende Signale benötigen und nicht voll funktionsbereit sind, bevor die Membranpotentialdifferenz auf $-10\,mV$ abgefallen ist.

3. Kapazität

Die unterschiedlichen Ca^{2+}-Kanäle unterscheiden sich deutlich in ihren ionenstromleitenden Eigenschaften. Die Leitung der T-Kanäle beträgt etwa 9 Piko-Siemens, und diejenige der N-Kanäle etwa 13 Piko-Siemens. Die L-Kanäle besitzen eine relativ große Ionentransportkapazität von etwa 25 Piko-Siemens (Miller 1987).

4. Barium als Ladungsträger

Die N- und L-, aber nicht die T-Kanäle können Ba^{2+} als Ladungsträger benutzen (Nowycky et al. 1985 a). Unter bestimmten Umständen – wenn z. B. die extrazelluläre Ca^{2+}-Konzentration drastisch vermindert ist – bevorzugen L-Kanäle sogar Ba^{2+}.

5. Empfindlichkeit gegenüber Ca^{2+}-Antagonisten und -Agonisten

L-Kanäle

Diese werden durch die anorganischen (z. B. Cadmium) und organischen (Verapamil, Diltiazem, Nifedipin, Nisoldipin) Calcium-Antagonisten stark blockiert (Nowycky et al. 1985). Andererseits erhöhen die Calcium-Agonisten (Kap. 9) wie Bay K 8644 (Nowycky et al. 1985 a; Hess et al. 1985 a, b) und das β-Sympathomimetikum Isoprenalin (Hagiwara et al. 1988) die Wahrscheinlichkeit, daß sich diese Kanäle im geöffneten Zustand befinden (Tabelle 3.2).

T-Kanäle

Diese sind gegenüber organischen und den meisten anorganischen Calcium-Antagonisten relativ unempfindlich (Nowycky et al. 1985 b), doch werden sie durch mikromolare Konzentrationen von Nickel (40 µmol/l) und Tetramethin (0,1 µmol/l) (Hagiwara et al. 1988) blockiert. Sie sind unempfindlich gegenüber dem Agonisten Bay K 8644 (Hess et al. 1985 a, b).

N-Kanäle

Diese sind gegenüber den organischen Calcium-Antagonisten unempfindlich, werden aber durch Cadmium blockiert (Abb. 3.5).

6. Stabilität in isolierten Membranen

Es gibt noch andere Unterschiede zwischen den T-, L- und N-Typen der Ca^{2+}-Kanäle, sogar in ein und demselben Gewebe. Einer dieser Unterschiede ist für die „Patchologen" von Bedeutung, da er das rasche Verschwinden der L-Kanalaktivität in isolierten Partikeln sowie die relative Persistenz der T-Kanäle betrifft (Rosenberg et al. 1986; Carbone u. Lux 1987 a). In dieser Hinsicht ist der T-Typ der Ca^{2+}-Kanäle den Na^{+}-Kanälen ähnlich, da diese für vergleichsweise lange Zeiträume unter den Patchclamp-Bedingungen in Funktion bleiben (Fenwick et al. 1982). Allerdings fallen die L-Kanäle rasch in ihrer Aktivität ab, insbesondere in isolierten Membranpartikeln.

Bisher fand man noch keine eindeutige Erklärung für diese offensichtliche „Fragilität" der isolierten L-Kanäle, doch gibt es einige Hinweise darauf, daß ein Zytosolfaktor für ihren Erhalt benötigt wird. Aus diesem Blickwinkel ist es interessant, zu beobachten, daß isolierte L-Kanäle eine protease- und phosphatase-empfindliche, cAMP-abhängige Phosphorylierungsstelle auf einer ihrer Untereinheiten (Arm-

strong u. Eckert 1987) besitzen. Es ist daher gut möglich, daß an der „Erschöpfung"
der isolierten L-Kanäle auch ein Dephosphorylierungsprozeß beteiligt ist.

7. Kanalinaktivierung und Erholung

Hier wieder scheinen sich die Kanäle zu unterscheiden. Die Inaktivierung der T-
Kanäle ist spannungsabhängig – ähnlich derjenigen der Na^+-Kanäle (Carbone u. Lux
1987b). Dagegen ist die Inaktivierung der L-Kanäle sowohl spannungs- als auch
Ca^{2+}-abhängig (Lee et al. 1985). Dies bedeutet, daß das Ca^{2+}, das bei Depolarisation
einströmt, sowie die aktuelle Membranpotentialdifferenz irgendwie bei der Signalge-
bung zum Schließen der Kanäle beteiligt sind. Einmal inaktiviert, benötigen die Ca^{2+}-
Kanäle die „Erholung", bevor sie reaktiviert werden können. Über diesen Erho-
lungsprozeß ist vergleichsweise wenig bekannt. Im Falle der L-Kanäle gibt es jedoch
einige Hinweise darauf, daß die Reaktivierung nicht eintreten kann, bevor das Ca^{2+},
das während der letzten Depolarisation eingeströmt ist, dem Zytosol wiederum
entzogen wurde (Ganitkevich et al. 1987). Dies ist eine interessante Möglichkeit,
insbesondere wenn man sie dahingehend betrachtet, daß ein System eines negativen
„Feedback" geschaffen worden ist, das zu einer Zeit den fortdauernden Ca^{2+}-Ein-
strom verhindert, zu der das zytosolische Ca^{2+} außerordentlich hoch ist.

8. Reaktion auf Toxine

T-, L- und N-Kanäle kann man ebenfalls voneinander aufgrund ihrer Reaktion
(Tabelle 3.3) auf bestimmte Toxine unterscheiden – insbesondere auf das Neurotoxin
TaiCatoxin (TCX: T für Taipan, C für Calcium und X für Toxin), das aus dem Gift der
australischen Taipan-Schlange *(Oxyuranus S. Scutellatus)* gewonnen wird (Brown et
al. 1987) sowie das Omega-Conotoxin, das im Gift der fischfressenden Meeresschnecke, *Conus geographus,* vorkommt (McCleskey et al. 1987).

TaiCatoxin (TCX) blockiert kardiale L (mit hoher Schwelle) –, aber nicht T
(niedrige Schwelle)-Kanäle, wobei dies erfolgt, indem sich das Toxin an die extrazelluläre Oberfläche des Kanals bindet (Brown et al. 1987). TCX ist ein Polypeptid. Es
besitzt ein Molekulargewicht von 8000, enthält etwa 65 Aminosäuren und hat eine

Tabelle 3.3 Charakterisierung der Ca^{2+}-Kanäle gemäß ihrer Empfindlichkeit gegenüber Substanzen
der Dihydropyridin-Gruppe, Omega-Conotoxin und TaiCatoxin

	Empfindlichkeit gegenüber		
Ca^{2+}-Kanaltypus	wCgTx	TCX	DHP
T	–	–	–
N	+	0	+
L_n	+	0	+
L_m	–	+	+

wCgTx Omega-Conotoxin, *TCX* TaiCatoxin, *DHP* Dihydropyridine. L_n bezieht sich auf die L-
Kanäle in Neuronen, L_m auf diejenigen in Muskeln. „+" = Hemmung der Ca^{2+}-Transportströme,
„–" = kein Effekt auf Ca^{2+}-Ströme, „0" = Reaktion bisher noch unbekannt

starke Ladung (Brown et al. 1987). Wahrscheinlich kann es daher das Plasmalemm nicht durchdringen. Es verändert weder die Leitung des Kanals noch seine mittlere Öffnungszeit. Offensichtlich stellt TCX einen starken Untersuchungstest für die L-Kanäle dar, insbesondere da sein Effekt auf die L-Kanäle reversibel und spezifisch ist (Brown et al. 1987). Na^+-Kanäle werden davon nicht beeinflußt. Das zweite Toxin, Omega-Conotoxin (wCgTx) ist ebenso interessant wie TCX (Cruz et al. 1987; McCleskey et al. 1987). Darüber hinaus besitzt es den Vorteil, in synthetischer Form verfügbar zu sein (Sano et al. 1987). Das natürlich vorkommende wCgTx enthält 27 Aminosäuren (McCleskey et al. 1987) und bindet sich, wenn es mit $[^{125}I]$-Tyrosin markiert ist, an eine große Proteinuntereinheit (MG 150000) in oder in enger Nachbarschaft von Ca^{2+}-Kanälen vom N- und L-Typ. Den T-Kanälen muß diese verbindende Untereinheit fehlen, da sie sich weder an das Toxin binden noch von diesem beeinflußt werden. wCgTx führt die Blockade ohne Rücksicht auf den Funktionszustand des Kanals durch und unterscheidet zwischen den T-Kanälen einerseits und den L- und N-Kanälen andererseits (indem es letztere, jedoch nicht die erstgenannten blockiert). Zusätzlich unterscheidet es zwischen den in den Neuronen und in den Muskeln lokalisierten L-Kanälen. Die neuronalen L-Kanäle (L_n) werden von wCgTx blockiert, während kardiale und glattmuskuläre L-Kanäle (L_m) unbeeinflußt bleiben (Cruz et al. 1987). Diese Spezifität beruht fast mit Sicherheit auf den Unterschieden in der molekularen Konfiguration der Kanaluntereinheiten, jedoch ohne Berücksichtigung der Ursache zeigt sie an, daß die L-Kanäle – die Kanäle, die Bindungsstellen für die Ca^{2+}-Antagonisten besitzen oder eng mit diesen in Zusammenhang stehen – heterogen gestaltet sind (Abb. 3.5).

Heterogenität der L-Kanäle

Die Tatsache, daß wCgTx die Funktion der Ca^{2+}-Kanäle vom L-Typ im Muskel nicht hemmen kann, und die Empfindlichkeit der L-Kanäle in den Nerven (Miller 1987) weist auf die Existenz von Subtypen der L-Kanäle hin (Abb. 3.5). Andere Nachweise stützen diese Hypothesen. Beispielsweise ist das Leitvermögen der Ca^{2+}-Kanäle vom L-Typ im Skelettmuskel geringer als dasjenige der L-Kanäle im Herzmuskel, die unter denselben Voraussetzungen gemessen wurden (10,8 $\pm$ 0,8 pS bzw. 22,7 $\pm$ 1,1 pS; Rosenberg et al. 1986). Darüber hinaus öffnen und schließen die L-Kanäle im Skelettmuskel 10- bis 100mal langsamer als die L-Kanäle im Herzmuskel (Trautwein et al. 1987), womit angezeigt wird, daß der Sperrmechanismus möglicherweise nicht identisch ist.

Allgemeine Eigenschaften der Calciumkanäle vom L_m-Typ

Die Calcium-Antagonisten hemmen selektiv den Fluß der Ca^{2+}-Ionen durch die Ca^{2+}-Kanäle vom L-Typ, eine Eigenschaft, die man sich von Zeit zu Zeit in Studien zunutze machte, die dazu angelegt waren, die Eigenschaften dieser Kanäle aufzuklären. Da der inhibitorische Effekt dieser Substanzen die Grundlage des therapeutischen Einsatzes darstellt, ist ein detaillierter Bericht über die Eigenschaften der besonderen Ca^{2+}-Kanäle, mit denen sie in Wechselwirkung treten, erforderlich, um ein Hintergrundwissen für die Wirkungsweise (Kap. 5) und die Bindungsstellen (Kap. 6) zu liefern.

Aktivierungsschwelle

Während ein Membranruhepotential von -110 bis -90 mV Na^+-Kanäle zur Aktivierung als Reaktion auf ein ankommendes depolarisierendes Signal vorbereitet, erfordert der L_m-Typ der Ca^{2+}-Kanäle eine Membranpotentialdifferenz zwischen -50 und -10 mV (Reuter 1983) (Tabelle 3.4).

Porengröße

Das größte Kation, das durch einen Ca^{2+}-Kanal hindurchtreten kann, ist Tetramethylammonium, welches einen Durchmesser von 6 Å aufweist. Die Kanäle müssen daher zumindest 6 Å weit sein. Das bedeutet, daß sie weiter als Na^+-Kanäle sind, die einen Porendurchmesser um 3,8 Å aufweisen (Tabelle 3.4).

Tabelle 3.4 Funktionale Eigenschaften der Na^+- und Ca^{2+}-Kanäle (L-Typ) im Herzen

Eigenschaft	Ca^{2+}-Kanal (L-Typus)	Na^+-Kanal
Spannung zur Aktivierung (mV)	-50	-90
Ionenselektivität	$Ca^{2+} \gg Na^+$	$Na^+ \ll Ca^{2+}$
Porendurchmesser (Å)	6,9	3,8
Leitfähigkeit (pS)	25	25
Dichte (μm^{-2})	1	10
Stabilität in isolierten Partikeln	$-$	$+$
Empfindlichkeit gegenüber Saxitoxin	$-$	$-$
Empfindlichkeit gegenüber DHP-Substanzen	$+$	$-$
Empfindlichkeit gegenüber wCgTx	$-$	$-$
Empfindlichkeit gegenüber TCX	$+$	$-$
Spannungsempfindliche Inaktivierung	$+$	$+$
Ca^{2+}-empfindliche Inaktivierung	$+$	$-$

wCgTx ist Omega-Conotoxin aus der fischfressenden Meeresschnecke. TCX ist TaiCatoxin aus dem Gift der australischen Taipanschlange. DHP bezieht sich auf Ca^{2+}-Antagonisten und -Agonisten auf Dihydropyridin-Basis. „+" = Vorhandensein und „–" = Fehlen eines Effekts

Ionenselektivität

Die Na^+-leitenden Kanäle nutzen Na^+ als ihren bevorzugten Ladungsträger. Der L_m-Typ der Ca^{2+}-Kanäle nutzt Ca^{2+} und akzeptiert, falls externes Ca^{2+} vorhanden ist, kein Na^+ (Almers et al. 1986) – trotz der großen nach einwärts treibenden Kraft (Tabelle 3.5) und des kleinen Ionenradius (Tabelle 3.6). Auch gegenüber Ba^{2+}- und Sr^{2+}-Ionen sind die Kanäle relativ impermeabel, falls extern Ca^{2+} vorhanden ist.

Tabelle 3.5 Ionenzusammensetzung der intra- und extrazellulären Flüssigkeit. (Aus Dalby et al. 1981; Marban et al. 1987)

Ion	Konzentration (mmol/l)	
	intrazellulär	extrazellulär
Na^+	6	140
K^+	80	4
Ca^{2+}	0,001	1,3–2,5

Tabelle 3.6 Radius im Kristall und Durchmesser von Ionen und Komplexen, die durch Ca^{2+}-Kanäle eindringen, wenn extrazelluläres Ca^{2+} entfernt wurde. (Aus Palmer 1986)

Ionen	Radius im Kristall (Å)
Li^+	0,68
Na^+	0,97
K^+	1,33
Mg^{2+}	0,66
Ca^{2+}	0,99
Sr^{2+}	1,12
Ba^{2+}	1,34
Hydrazinium	3,0
Methylamin	3,6
Methylguanidium	4,8
Tetraäthylammonium	6,0

Andere polyvalente Kationen, einschließlich Kobalt (Co^{2+}), Cadmium (Cd^{2+}), Nikkel (Ni^{2+}) und Lanthanum (La^{3+}), werden nicht ausgeschlossen, sie verhindern aber auch, daß Ca^{2+}-Ionen durch die Kanäle hindurchtreten. Die Situation ändert sich in gewissem Maße, wenn externes Ca^{2+} entfernt wird, da unter solchen Bedingungen die Kanäle frei permeabel für Na^+ (McCleskey u. Almers 1985), Ba^{2+} und Sr^{2+} werden. Kobalt (Co^{2+})-, Ni^{2+}-, Cd^{2+}- und La^{3+}-Ionen werden aber immer noch ausgeschlossen.

Das Problem besteht also darin, die Ionenselektivität eines Kanals zu erklären, der einige bivalente Kationen (Ca^{2+}) zuläßt und durch andere blockiert wird, wie Co^{2+}, Ni^{2+} und Cd^{2+}. Das Problem wird noch komplexer durch die Tatsache, daß trotz ihres vergleichsweise kleinen Ionenradius (0,97 Å) die Kanäle Na^+ nicht zulassen, wenn nicht das externe Ca^{2+} entfernt wird. Dieser Selektivität kann man offenbar nicht durch den Durchmesser der Zentralpore gerecht werden, da, falls dies der Fall wäre, jedes Ion mit einem Radius, der gleich oder kleiner als derjenige von Ca^{2+} ist, zugelassen werden sollte.

Jede Theorie, die den Mechanismus erklärt, mit dem Ca^{2+}-Kanäle ihre Ionenselektivität kontrollieren, muß die folgenden Tatsachen berücksichtigen:

1. Ca^{2+}-Kanäle benötigen extrazelluläres Ca^{2+} (Linden u. Brooker 1982), um ihre selektive Permeabilität gegenüber Ca^{2+} beizubehalten, während sie Na^+ ausschließen (Tabelle 3.7);

Tabelle 3.7 Gewebe und Spezies, in denen die Entfernung des extrazellulären Ca^{2+} die Ionenselektivität der Ca^{2+}-Kanäle ändern kann

Gewebe	Spezies	Literatur
Neuronen	Weichtiere	Kostyuk et al. (1983)
Lymphozyten	Maus	Fukushima u. Hagiwara (1985)
Oozyten	Maus	Yoshida (1983)
Chromaffine Zellen	Rind	Fenwick et al. (1982)
Muskulatur		
a) Skelettmuskeln	Frosch	Almers u. McCleskey (1984)
	Arthropoden	Yamamoto u. Washio (1979)
b) Herzmuskel	Meerschweinchen	Hess u. Tsien (1984)

2. auch bei vorhandenem extrazellulären Ca^{2+} zerstört eine exzessive H^+-Menge den Kontrollmechanismus der selektiven Permeabilität (Konnerth et al. 1987);
3. bei fehlendem externen Ca^{2+} lassen die Kanäle einige bivalente Kationen (Ba^{2+}, Sr^{2+} und Mg^{2+}) zu;
4. weder SR^{2+}, Ba^{2+}, Mg^{2+}, Co^{2+}, Cd^{2+}, Mn^{2+} noch Ni^{2+} (Kostyuk et al. 1983; Almers et al. 1986) kommen hinsichtlich der Fähigkeit, die Kanäle für Na^+ impermeabel zu machen, an Ca^{2+} heran;
5. einige polyvalente Kationen, darunter Co^{2+}, Cd^{2+}, Ni^{2+} und La^{3+}, machen die Kanäle für Ca^{2+} impermeabel.

Es gibt schließlich 2 Arten, die Kanalpermeabilität zu kontrollieren. Eine ist die *selektive Abstoßung*, die andere die *selektive Affinität* (Almers et al. 1986). Selektivität durch Abstoßung geschieht an engen Stellen in wassergefüllten Poren, vorausgesetzt die „Energiebarrieren", die durch die Restriktion verursacht werden, sind für die hindurchtretenden Ionen niedriger als für alle anderen. Der Ausschluß von Ionen aufgrund ihrer Größe liefert ein Beispiel für diesen Mechanismus (Abb. 3.6A). Ein solcher Mechanismus kann offensichtlich nicht die Fähigkeit der Ca^{2+}-Kanäle berücksichtigen, Na^+ auszuschließen, wenn externes Ca^{2+} vorliegt, denn Na^+-Ionen sind kleiner als Ca^{2+}-Ionen (Tabelle 3.5). Die wahrscheinlichste Erklärung für diesen Ausschluß von Na^+ ist die Selektion durch Abstoßung. Selektion durch Abstoßung kann tatsächlich die Selektion durch Verweigern widerspiegeln, und diese kann an der Fähigkeit der Kanäle beteiligt sein, Na^+-Ionen abzustoßen, wenn Ca^{2+}-Ionen vorhanden sind. Falls, wie im folgenden Abschnitt beschrieben, Ca^{2+}-Ionen durch den Kanal wandern, wo sie zunächst gebunden werden (Abb. 3.6B, 1.) und dann von bestimmten Bindungsstellen verdrängt werden, und falls solche Stellen eine höhere Affinität zu Ca^{2+} als zu Na^+-Ionen besitzen, dann sind hereinkommende Na^+-Ionen nicht in der Lage, zuvor gebundenes Ca^{2+} zu verdrängen, und werden von der Annäherung an diese Stellen abgehalten. Ohne diesen Vorgang könnten Na^+-Ionen nicht durch den Kanal weiterwandern.

Der 2. Abstoßungsmechanismus ist derjenige der *Selektivität durch Affinität*. Diese hängt von der spezifischen und vorzugsweisen Bindung des ausgewählten Ions (in diesem Falle Ca^{2+}) an eine Stelle (oder an Stellen) innerhalb des Kanallumens ab (Abb. 3.6B). Nun wird, im Falle von Ca^{2+}, jedes eintretende Ca^{2+} – wie eines, das bei der Aktivierung in den Kanal gelangt – zuvor gebundenes Ca^{2+} durch Resonanz oder

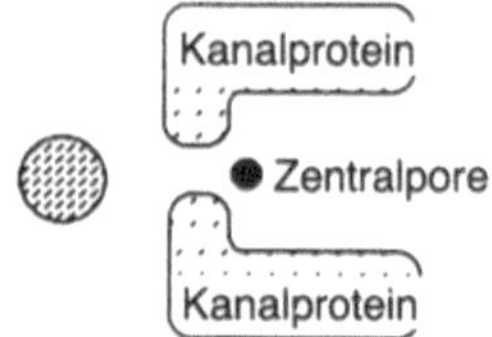

(B) Selektivität durch Affinität

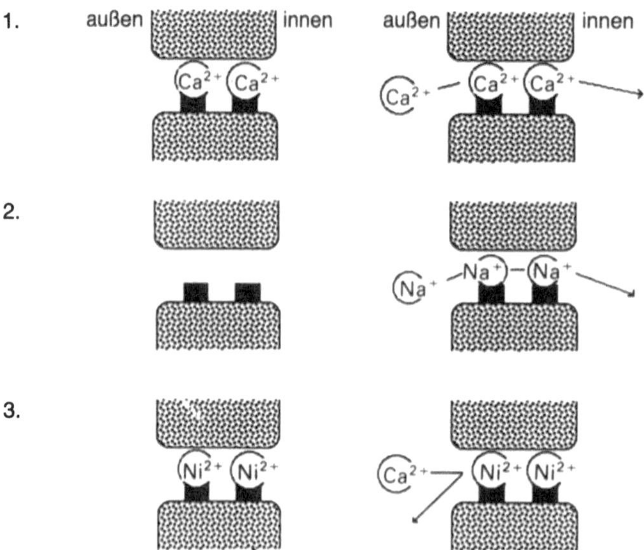

Abb. 3.6 Schematische Darstellung zur Grundlage der selektiven Ionenpermeabilität der Ca^{2+}-Kanäle. Bei (*A*) werden Ionen aufgrund ihrer Größe entweder zugelassen oder abgestoßen. Bei (*B*) ist Zulassung und Abstoßung an die relative Affinität des Ions zu den spezifischen intraluminalen Bindungsstellen gekoppelt, hier als ausgefüllte Kästchen dargestellt.

elektrostatische Abstoßung verdrängen (Abb. 3.6B, 1.). Das verdrängte Ca^{2+} ist dann frei, im Kanal weiterzuwandern. Falls andererseits die Bindungsstellen von Ca^{2+} frei sind – entweder aufgrund des Fehlens von externen Ca^{2+} oder weil H^+ entweder jedes Ca^{2+} von der Bindung abgehalten oder gebundenes Ca^{2+} verdrängt hat –, dann haben Na^+-Ionen Zugang zu den Bindungsstellen und wandern in das Innere, indem sie von einer Stelle zur nächsten „springen" (Abb. 3.6B, 2.). Eine weitere Alternative besteht darin, daß die Stellen von anderen polyvalenten Kationen besetzt sind, wie Ni^{2+}, Co^{2+} oder La^{3+}. In diesem Falle ist die Bindung dieser Ionen stark genug, um zu verhindern, daß sie durch Ca^{2+} verdrängt werden. Der Kanal verhält sich daher (Abb. 3.6B, 3.), als ob er für Ca^{2+} impermeabel sei.

Zusammengefaßt haben daher Ca^{2+}-Kanäle ein relativ großes Lumen (Abb. 3.6A). Trotzdem, und vorausgesetzt, daß externes Ca^{2+} verfügbar ist, lassen sie Ca^{2+}

zu, schließen Na^+ jedoch aus, obwohl der Ionenradius von Ca^{2+} größer als derjenige von Na^+ ist. Das Entfernen von extrazellulärem Ca^{2+} oder das Vorhandensein von außerordentlich viel H^+ konvertiert die Kanäle in einen Na^+-permeablen Status. Daraus folgt, daß Ca^{2+}-Ionen die Permeabilitätscharakteristika der Kanäle regulieren, durch die sie selbst hindurchwandern müssen. Dies ist eine merkwürdige Situation. Sie trifft nicht auf Na^+- oder K^+-Kanäle zu (Kap. 3).

Geschwindigkeit der Ca²⁺-Bewegung

Die Ca^{2+}-Ionen wandern recht schnell durch die Kanäle mit bis zu 3–4 Mio. Ionen pro Sekunde. Da sich die Kanäle den Ca^{2+}-Ionen als Reaktion auf eine Änderung der Membranpotentialdifferenz öffnen, muß der Aktivierungsprozeß spannungsabhängig sein. Die Kanäle zeigen daher wie ihre Na^+-Gegenstücke eine „spannungsabhängige Türhüterfunktion" und müssen als logische Folge eine spannungssensorische Einheit enthalten (Abb. 3.7).

Die Rate, mit der die Ca^{2+}-Ionen durch die Ca^{2+}-Kanäle wandern, ist nur geringfügig niedriger als die Rate, mit der Na^+-Ionen durch deren Kanäle wandern. Allerdings geht sie weit über die Ionentransportkapazität jedes bekannten Transportsystems hinaus. Das Valinomycin-induzierte Na^+-Transportsystem bewältigt z. B. nur etwa 10000 Na^+-Ionen pro Sekunde – was ¹⁄₁₀₀₀ der Menge ist, die von einem Na^+-Kanal bewältigt wird. Nach den Physikern ist die Geschwindigkeit der Ionenbewegung durch die Na^+- und Ca^{2+}-Kanäle so groß, daß man dem nur gerecht wird mit der Vermutung, daß die Ionen sich in einer Reihe und durch Diffusion durch eine wassergefüllte Pore bewegen.

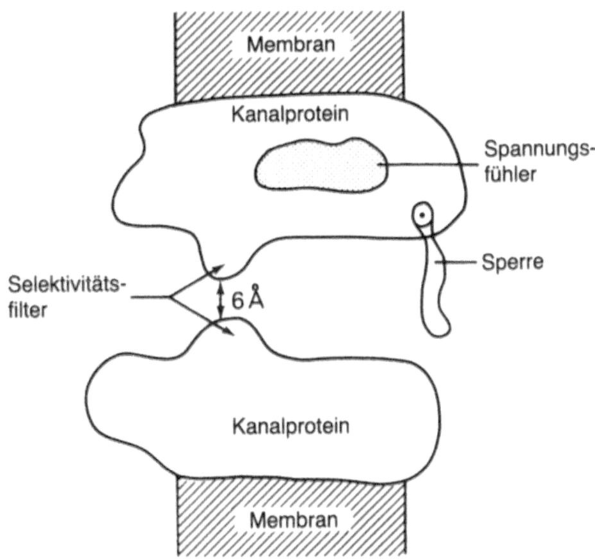

Abb. 3.7 Schematische Darstellung eines spannungsempfindlichen, ionenselektiven Kanals

Halbwertszeit

Die Halbwertszeit jedes Ca^{2+}-Kanals in vivo beträgt wahrscheinlich 40 h (Triggle et al. 1986). Diese Schätzung beruht jedoch auf der gemessenen Halbwertszeit der Bindungsstellen der Ca^{2+}-Antagonisten (Kap. 6), und deren uneingeschränkte Annahme als tatsächliche Halbwertszeit eines Ca^{2+}-Kanals muß daher noch beweisen, daß diese Bindungsstellen ein integrierter Teil des Kanals sind und nicht ein nur eng assoziierter Komplex. Trotzdem ist eine Halbwertszeit von 40 h derjenigen anderer Komplexe von Membranrezeptoren und Ionenkanälen ähnlich. Beispielsweise hat der Azetylcholinrezeptor in der Skelettmuskulatur des Huhnes eine Halbwertszeit von 17 h (Gardner u. Fambrough 1979), der Dopaminrezeptor im Rattengehirn eine solche von 45 h (Leff et al. 1984). α_1- und α_2-Rezeptoren haben Halbwertszeiten von 38 bzw. 84 h (Hamilton et al. 1984).

Die Halbwertszeit der Ca^{2+}-Kanäle wird, wenn diese isoliert und in künstliche Membranen implantiert oder auch wenn sie in situ in isolierten Partikeln belassen werden, gewöhnlich drastisch reduziert, oft auf nur wenige Stunden.

Verschiedene Zustände der Calciumkanäle

Die Faktoren, die die unterschiedlichen Zustände der Ca^{2+}-Kanäle bestimmen, sind:
1. Der Kanalmodus; und
2. Phosphorylierung/Dephosphorylierung des Kanals.

1. Unterschiedliche Aktivitätsmodi innerhalb desselben Kanals

Zu einem gegebenen Zeitpunkt kann jeder Ca^{2+}-leitende Kanal nur in einem von zwei Zuständen existieren: geöffnet oder geschlossen. Trotzdem ist eines der faszinierenden Merkmale der Ableitungen, die man bei Patch-clamp-Studien zur Aktivierung und Inaktivierung der Ca^{2+}-Kanäle erhalten hat, das Fehlen von Uniformität. Sogar bei einem zufälligen Durchsehen der Aufzeichnungen in Abb. 3.4 sieht man, daß einige der Kurven elektrisch stumm sind und damit anzeigen, daß der Kanal in dem Partikel geschlossen blieb. Andere Kurven jedoch (z. B. Kurve 2 in Abb. 3.4) enthalten plötzlich aufkommende kurzzeitige Öffnungsperioden – als ob der Kanal wiederholt zwischen dem geöffneten und dem geschlossenen Zustand hin- und herflackert. Andere Kurven weisen ein komplett anderes Verhaltensmuster auf mit Reihen von langdauernden Kanalöffnungsperioden (Abb. 3.4, Kurve 1). Diese unterschiedlichen Modi des Kanalverhaltens (Abb. 3.8) sind heute bekannt als *Modus 0* (oder „Null"-Modus), in dem der Kanal elektrisch stumm ist und für eine Aktivierung nicht zur Verfügung steht; *Modus 1,* in dem der Kanal zwischen geöffnetem und geschlossenem Zustand mit ziemlich großer Geschwindigkeit (1 ms) hin- und herflackert; und *Modus 2,* in dem der Kanal für längere Zeiträume geöffnet ist (Hess et al. 1984), gelegentlich bis zu 200 ms lang. Ein Kanal, der im Zustand des Modus 0 arbeitet, läßt Ca^{2+} nicht eintreten, obwohl die Membranpotentialdifferenz zur Aktivierung geeignet ist. Umgekehrt begünstigt der Modus 2 den Ca^{2+}-Eintritt. Einige Substanzen, die den Ca^{2+}-Eintritt erleichtern, begünstigen den Zustand des Modus 2

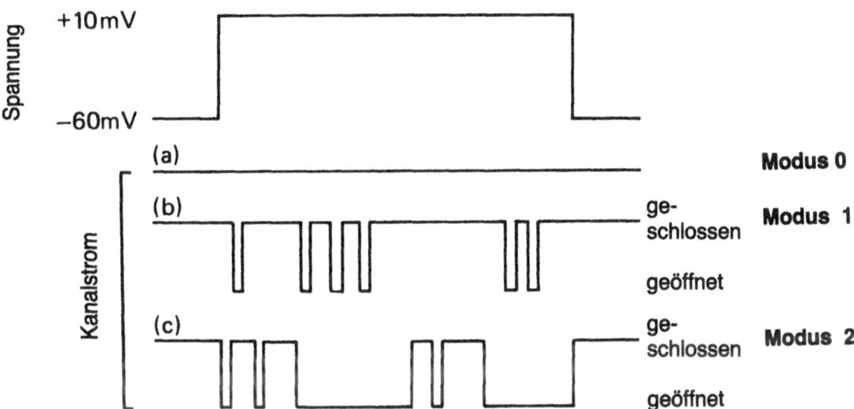

Abb. 3.8 Schematische Darstellung der 3 verschiedenen funktionalen Zustände, die von L-Kanälen im Herzmuskel demonstriert werden

– z. B. wirkt der Ca^{2+}-Agonist Bay K 8644 (Abb. 3.4) auf diese Weise. Im Gegensatz hierzu begünstigen Substanzen, die den Ca^{2+}-Strom durch den Kanal hemmen (z. B. Nimodipin, den Modus 0 (Fox et al. 1986). Diese Verhaltensweise wird durch spannungskontrollierte Sperrmechanismen innerhalb des Kanals bestimmt. Die Biochemie dieser Mechanismen ist jedoch unbekannt. Vermutlich sind hier spannungsabhängige Veränderungen des Aufbaus einiger der Kanal-Absperrproteine beteiligt.

2. Phosphorylierung der L-Kanäle

Die Ca^{2+}-ionenleitenden Kanäle vom L-Typ sind in der Lage, phosphoryliert und dephosphoryliert zu werden (Tsien et al. 1983). Die erhöhte Zytosolkonzentration von cAMP, wie sie etwa als Reaktion auf eine Stimulation der β-Rezeptoren vorkommt, erleichtert die Phosphorylierung. Umgekehrt erleichtert ein Abfall des cAMP, die Aktivierung der endogenen Phosphatasen oder ein erhöhter cGMP-Spiegel die Dephosphorylierung (Trautwein et al. 1986, 1987). Trautwein und seine Mitarbeiter (1986) erstellten eine ausführliche Studie über dieses Phänomen, indem sie β-Sympathomimetika zur Anreizung der cAMP-Bildung hinzufügten (Abb. 3.9), sowie Proteinphosphatasen und cAMP-PK-Inhibitoren, um diese zu unterdrücken. Ihre Ergebnisse kann man wie folgt zusammenfassen:

1. Die Katecholamine und von daher die Phosphorylierung erhöht die mittlere Öffnungszeit der Kanäle im Zustand Modus 1 (von etwa 1 ms auf 2 ms), verkürzen die Schließzeit zwischen gehäuften Öffnungsvorgängen, lassen die Kanalamplitude aber unverändert;
2. die Zahl der geraden Kurvenverläufe (Zustand Modus 0) wird vermindert;
3. die Gesamtanzahl der Kanäle ist unverändert; und
4. Kanäle mit einer geringen Öffnungswahrscheinlichkeit (dephosphorylierte Kanäle) sind überempfindlich gegenüber der katecholamin-induzierten Stimulation der cAMP-Produktion.

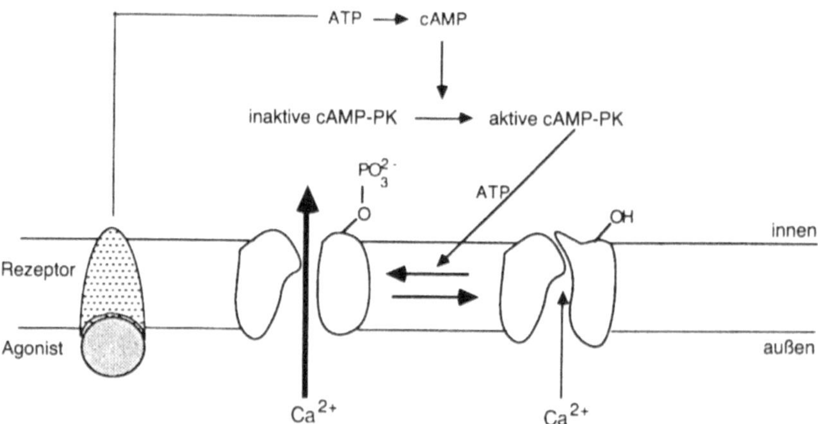

Abb. 3.9 Schematische Darstellung der rezeptor-vermittelten Phosphorylierung eines Ca^{2+}-Kanals

Daher erhöht die cAMP-abhängige Phosphorylierung eines Kanal- (oder Membran-)proteins, obwohl die Phosphorylierung nicht eine absolute Voraussetzung für die Öffnung der Ca^{2+}-Kanäle vom L-Typ ist, die Wahrscheinlichkeit, daß der Kanal als Reaktion auf die Stimulierung eher eine Aktivität des Modus 1 als des Modus 0 zeigt. Trautwein hat dieses Phänomen als „chemische Aktivierung" bezeichnet. Zweifellos erklärt es, wie β-Sympathomimetika, wie etwa Isoprenalin (Isoproterenol), den Einwärtsstrom von Ca^{2+} [Ca^{2+}_i] verstärken.

Ungewöhnliche Aktivierung der L-Kanäle

Es gibt viele interessante Aspekte zur Funktion der L-Kanäle, die entweder bisher nicht erwähnt oder nur kurz angedeutet wurden. Eine dieser Eigenschaften ist die Fähigkeit dieser Kanäle, als Antwort auf Dehnung aktiv zu werden (Lansman et al. 1987). Dies könnte eine bedeutende Eigenschaft sein, insbesondere, wenn man die Wege des Ca^{2+}-Einstroms unter pathologischen Gesichtspunkten definieren muß. Osmotisch angeschwollene Zellen können z. B. auf diese Weise Ca^{2+} aufnehmen.

Zusammenfassung

Obwohl die Ca^{2+}-leitenden Kanäle heterogen gestaltet sind, teilen sie als gemeinsames Charakteristikum, daß sie als bevorzugten Ladungsträger Ca^{2+} benutzen. Man kann sie in 3 Hauptgruppen unterteilen, die mit L, T und N bezeichnet werden (Abb. 3.5). Die Ca^{2+}-Kanäle des L-Typs können weiterhin auf der Grundlage ihrer Öffnungs- und Schließungszeiten, des Leitvermögens und der Empfindlichkeit gegenüber Toxinen unterteilt werden.

Obwohl die Ca^{2+}-Kanäle des L-Typs etwa dieselbe Leitfähigkeit für Ca^{2+} wie die Na^+-Kanäle für Na^+ aufweisen (Tabelle 3.4), kann man diese Kanäle direkt voneinander differenzieren im Hinblick auf ihre Ionenselektivität, Porengröße, Aktivierungsschwelle und ihre Empfindlichkeit gegenüber bestimmten Toxinen und Inhibitoren, darunter die Ca^{2+}-Antagonisten auf Dihydropyridin-Basis (Tabelle 3.4).

Es gibt noch weitere physiologisch bedeutsame Unterschiede zwischen den Na^+- und den Ca^{2+}-Kanälen, wozu die Tatsache gehört, daß die Ca^{2+}-Ionen, die durch die Ca^{2+}-Kanäle strömen, bei einer Reihe von physiologisch wichtigen Vorgängen, wie die elektromechanische Kopplung, Impulsleitung, Neuronenaktivität und die Kopplung Erregung–Sekretion, als chemische Messenger fungieren, während die Na^+-Ionen, die durch die Na^+-Kanäle strömen, nur als Ladungsträger fungieren – indem sie die Membranpotentialdifferenz auf einen Wert bringen, bei dem die Ca^{2+}-Kanäle aktiviert werden können.

4 Chemie der Calcium-Antagonisten

Still glides the stream, and shall for ever glide;
The Form remains, the Function never dies.

WORDSWORTH, After-thought

Eine ganze Reihe chemisch unterschiedlicher Substanzen *erleichtert* selektiv den Strom der Ca^{2+}-Ionen durch die in Kap. 3 beschriebenen Ca^{2+}-leitenden Kanäle. Zu diesen Substanzen zählen die β-Sympathomimetika, wie Adrenalin und Isoprenalin und andere Verbindungen, die unter dem kollektiven Begriff der *Calcium-Agonisten* bekannt sind (Kap. 9 und 10). Chemisch andersartige Verbindungen (Tabelle 4.1) *hemmen* selektiv den Strom der Ca^{2+}-Ionen durch die Ca^{2+}-leitenden Kanäle. Diese inhibitorisch wirkenden Substanzen sind die *„Calcium-Antagonisten"* (Fleckenstein 1971). Zu ihnen rechnet man Verapamil, ein Phenylalkylamin, Nifedipin, ein Dihydropyridin, und das Benzothiazepin Diltiazem (Abb. 4.1). Die Folgen dieses inhibitorischen Effekts, seine therapeutische Bedeutung und die Art der Bindungsstellen (Rezeptoren), um die es hier geht, werden in späteren Kapiteln dieses Buches beschrieben. Das vorliegende Kapitel befaßt sich mit der Chemie dieser Hemmsubstanzen.

Anorganische und organische Calcium-Antagonisten

Die Calcium-Antagonisten kann man entsprechend ihrer Chemie in 2 Gruppen einteilen, in anorganische und organische. Kobalt (Co^{2+}), Nickel (Ni^{2+}), Lanthanum (La^{3+}) und Mangan (Mn^{2+}) gehören in die anorganische Gruppe, doch sie können, während sie in Laborstudien wertvolle Calcium-Antagonisten darstellen, aufgrund ihrer Toxizität klinisch nicht zu diesem Zweck eingesetzt werden. In jedem Fall ist ihre Wirkungsweise ganz unterschiedlich von derjenigen der organischen Calcium-Antagonisten (Kap. 6), denn während der organische Calcium-Antagonist die Funktion der Ca^{2+}-selektiven Kanäle modifiziert, bildet der anorganische Antagonist einfach einen physikalischen Stopfen (Kap. 3).

Eine der überraschendsten Eigenarten der organischen Calcium-Antagonisten ist der erstaunliche Grad an chemischer Heterogenität, den sie aufweisen. Einige darunter sind Phenylalkylamine. Andere sind Dihydropyridine, Benzothiazepine, Piperazine oder Quinazoline. Die Dihydropyridine sind bei weitem am zahlreichsten (Janis et al. 1987), und, was noch bedeutender ist, viele von ihnen besitzen einen hohen Grad an Selektivität für die Gefäße und manchmal auch für ganz bestimmte einzelne Gefäßsysteme.

Logischerweise muß man fragen, warum noch neue Calcium-Antagonisten synthetisiert werden, wo so viele bereits zur Verfügung stehen (Tabelle 4.1). Die Antwort

Tabelle 4.1 Chemie einiger Calcium-Antagonisten

Phenylalkylamine	
Prototyp:	
Verapamil	7-Cyano-1,7-bis(3,4-dimethoxyphenyl)-3,8-dimethyl-3-azanonan·HCl
Derivate:	
Gallopamil (D600)	7-Cyano-1-(3,4-dimethoxyphenyl)-7-(3,4,5-trimethoxyphenyl)-3,8-dimethyl-3-azanonan·HCl
Desmethoxyverapamil (D888)	7-Cyano-7-(3,4-dimethoxyphenyl)-1-(*m*-methoxyphenyl)-3,8-dimethyl-3-azanonan·HCl
Anipamil (LU 42 668)	7-Cyano-1,7-bis(*m*-methoxyphenyl)-3-methyl-3-azanonadecan·HCl
Ronipamil (LU 38 425)	7-Cyano-3-methyl-1,8-diphenyl-3-azanonadecan·HCl
Prenylamin	N-(3,3-Diphenylpropyl)-1-methyl-2-phenyläthylamin
Tiapamil	2-(3,4-Dimethoxyphenyl)-2-[6-(3,4-dimethoxyphenyl)-4-methyl-4-azahexyl]-1,3-dithian-1,1,3,3-tetraoxid·HCl
Fendilin	N-(1-Phenyläthyl)-3,3-diphenylpropylamin
Dihydropyridine	
Prototyp:	
Nifedipin (Bay a 1040)	1,4-Dihydro-2,6-dimethyl-4-(*o*-nitrophenyl)pyridin-3,5-dicarbonsäuredimethylester
Derivate:	
Nitrendipin (Bay e 5009)	1,4-Dihydro-2,6-dimethyl-4-(*m*-nitrophenyl)pyridin-3,5-dicarbonsäure-3-äthyl-5-methylester
Nisoldipin (Bay K 5553)	1,4-Dihydro-2,6-dimethyl-4-(*o*-nitrophenyl)pyridin-3,5-dicarbonsäure-3-isobutyl-5-methylester
Nicardipin	1,4-Dihydro-2,6-dimethyl-4-(*m*-nitrophenyl)pyridin-3,5-dicarbonsäure-3-[2-(N-methylamino)]äthyl-5-methylester·HCl
Nimodipin (Bay e 9736)	1,4-Dihydro-2,6-dimethyl-4-(*m*-nitrophenyl)pyridin-3,5-dicarbonsäure-3-isopropyl-5-(2-methoxyäthyl)ester
Niludipin	1,4-Dihydro-2,6-dimethyl-4-(*m*-nitrophenyl)pyridin-3,5-dicarbonsäure-bis(2-propoxyäthyl)ester
Niguldipin	1,4-Dihydro-2,6-dimethyl-4-(*m*-nitrophenyl)pyridin-3,5-dicarbonsäure-3-methyl-5-[3-(4,4-diphenyl-1-piperidinyl)propyl]ester·HCl
MDL 72 567	5-(2-Furoyl)-1,4-dihydro-2,6-dimethyl-4-(*o*-nitrophenyl)pyridin-3-carbonsäuremethylester
Felodipin	4-(2,3-Dichlorphenyl)-1,4-dihydro-2,6-dimethylpyridin-3,5-dicarbonsäure-3-äthyl-5-methylester
Amoldipin	2-(2-Aminoäthoxymethyl)-4-(*o*-chlorphenyl)-1,4-dihydro-6-methylpyridin-3,5-dicarbonsäure-3-äthyl-5-methylestermaleat
Isradipin (PN 200–110)	4-(Benzo-2-oxa-1,3-diazol-4-dihydro-2,6-dimethylpyridin-3,5-dicarbonsäure-3-isopropyl-5-methylester
8363-S	3-Cyclopentyl-4,7-dihydro-1,6-dimethyl-4-(*m*-nitrophenyl)pyrazol[3,4-*b*]pyridin-5-carbonsäure-methylester
Benzothiazepine	
Prototyp:	
Diltiazem	*d-cis*-3-Acetoxy-2,3-dihydro-5-(2-dimethylaminoäthyl)-2-(*p*-methoxyphenyl)benzo[*b*]-(5*H*)-1,5-thiazepin-4-on

Tabelle 4.1 Fortsetzung

Quinoxaline	
Caroverin	1-(2-Diäthylaminoäthyl)-1,2-dihydro-3-(p-methoxybenzyl)-2-chinoxalinonfumarat
Quinazoline	
MCI 176	6-Isopropoxy-2-(2,5-dimethoxybenzyl)-3-(2-dimethylaminoäthyl)-4-(3H)-chinazolinon·HCl
Piperazine	
Prototyp:	
Lidoflazin	1-[4,4-Bis(p-fluorphenyl)butyl]-4-[N-(2,6-dimethylphenyl)carbamylmethyl]piperazin
Derivate:	
Cinnarizin	1-Diphenylmethyl-4-(3-phenyl-2-propenyl)piperazin
Flunarizin	1-[Bis(p-fluorphenyl)methyl]-4-(3-phenyl-2-propenyl)piperazin
Andere	
Bepridil	1-[2-(N-Benzyl-N-phenylamino)-1-(isobutoxymethyl)äthyl]pyrrolidin·HCl
Molsidomin	N-Äthoxycarbonyl-3-(2-morpholino)sydnonimin
TMB-8	2-(N,N-Diäthylamino)octyl-3,4,5-trimethoxybenzoat
Perhexilin	2-(2,2-Dicyclohexyläthyl)piperidinmaleat

liegt in der Suche nach Medikamenten dieses Typs, die entweder potenter, stärker gewebeselektiv sind, die weniger oder weniger beunruhigende Nebenwirkungen oder eine längere Wirkdauer besitzen als die Prototypen: Verapamil, Nifedipin und Diltiazem. Dies sind wichtige Ziele. Langwirkende Calcium-Antagonisten fördern nicht nur die Patienten-Compliance; sie ermöglichen auch einen konstanten Plasmaspiegel auf der 24-h-Grundlage. Eine verbesserte Potenz ist von Bedeutung, wenn, wie dies gewöhnlich geschieht, sie mit der niedrigeren Inzidenz von Nebenwirkungen verbunden ist (Kap. 19). Eine größere Gewebeselektivität ist zweifellos der Mühe wert. Beispielsweise hat die Entwicklung des Calcium-Antagonisten Nimodipin auf Dihydropyridin-Basis, das hochselektiv für das zerebrale Gefäßsystem ist, die Kliniker mit einem Medikament versorgt (Kap. 14), das die Inzidenz des postischämischen zerebralen Vasospasmus verhindert oder reduziert (Gelmers 1987; Gelmers et al. 1988), ohne die Gefahr der Unterversorgung anderer Organe, wie Herz und Nieren, herbeizuführen.

Die Phenylalkylamine

Chemie

Der Prototyp des Calcium-Antagonisten ist das Phenylalkylamin Verapamil (Abb. 4.1). Verbindungen mit ähnlichem chemischen Aufbau, die heute auch als Calcium-Antagonisten klassifiziert werden, sind Prenylamin, Fendilin und Terodilin (Abb. 4.2) sowie Gallopamil (D 600), Devapamil, Anipamil (Abb. 4.3) und Tiapamil (Abb. 4.4).

Verapamil (MW 454,59)

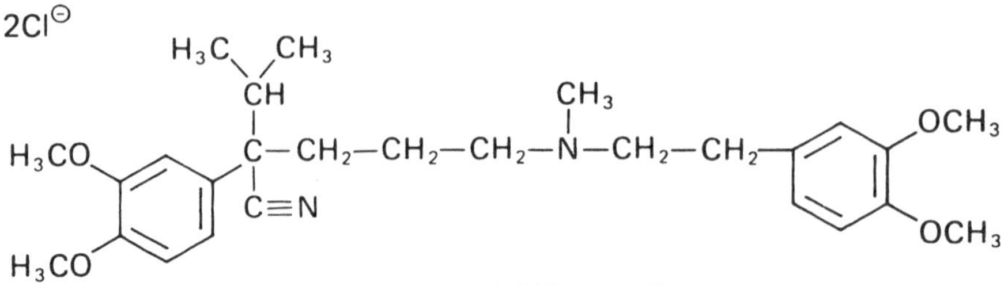

Nifedipin (MW 346,34)

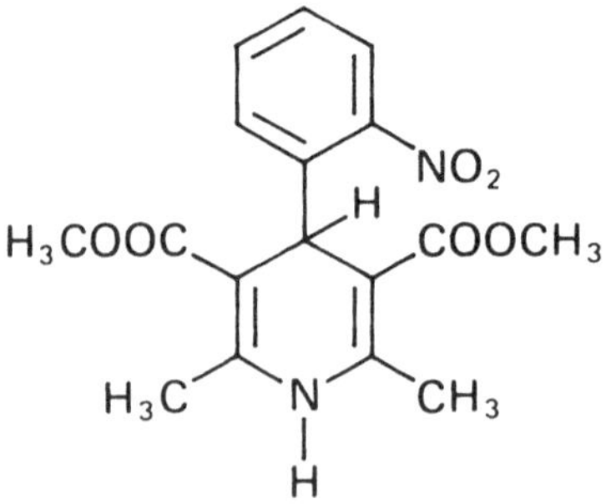

Diltiazem (MW 414,52)

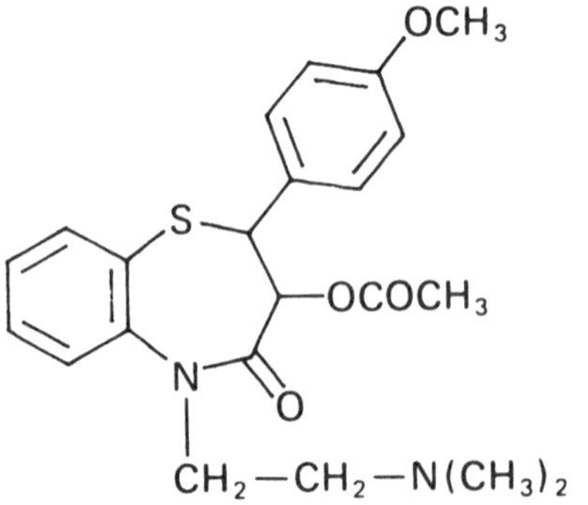

Abb. 4.1 Strukturformeln von Verapamil, Nifedipin und Diltiazem, den 3 Prototypen der Calcium-Antagonisten

Prenylamin (Tabelle 4.1), N-(3,3-diphenylpropyl)-1-methyl-2-phenyläthylamin, und Verapamil, 7-Cyano-1,7-bis(3,4-dimethoxiphenyl)-3,8-dimethyl-3-azanonan, waren die ersten Verbindungen, die als Calcium-Antagonisten erkannt wurden (Fleckenstein 1971). Beide Stoffe wurden anfangs zur Entwicklung ausgewählt wegen ihrer koronardilatatorischen Aktivität, doch relativ früh in ihrer Geschichte wurde deutlich, daß sich ihre Pharmakologie von derjenigen der anderen Koronardilatatoren klar unterschiedlich verhielt, die man zu der Zeit einsetzte. Diese anderen Koronardilatatoren waren der Adenosin-Deaminase-Inhibitor Dipyridamol sowie die Nitrate, die alle charakteristischerweise die Koronargefäße dilatieren, ohne den kontraktilen Status des Myokards zu verändern.

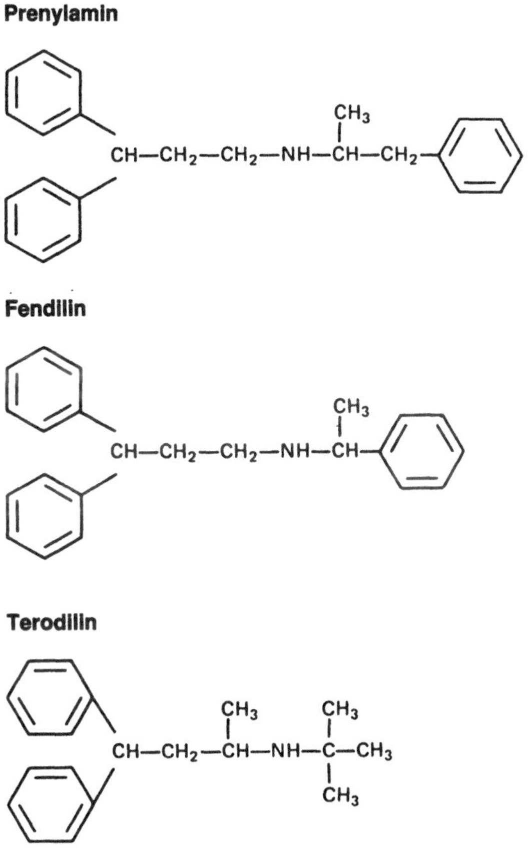

Prenylamin

Fendilin

Terodilin

Abb. 4.2 Strukturformeln der 3 dem Verapamil ähnlichen Calcium-Antagonisten: Prenylamin, Fendilin und Terodilin

Prenylamin (Abb. 4.2), ein Vorläufer des Verapamil, besitzt eine komplexe Pharmakologie, da es, neben seiner calcium-antagonistischen Aktivität, Noradrenalin aus seinen endogenen Speichern in den Nervenendigungen freisetzt (Lindner 1969). Zur Zeit seiner Entwicklung wurde dieser Effekt als unerwünscht interpretiert, und weitgehend aus diesem Grunde schenkte man dem Medikament im Vergleich geringe Aufmerksamkeit, wobei es auch bald von dem potenteren Antagonisten Verapamil überholt wurde.

Fleckensteins frühe Studien mit Verapamil zeigten:

1. daß es einen negativ-inotropen Effekt am Herzen ausübte, ohne eine wichtige Veränderung in der Konfiguration des kardialen Aktonspotentials hervorzurufen;
2. daß es die Rate des Adenosin-Triphosphat-Verbrauchs verlangsamte – daher das Etikett „energiesparend"; und
3. daß seine negativ-inotrope Aktivität durch die Zugabe entweder von
   a) mehr Ca^{2+},
   b) Digoxin oder einem anderen Herzglykosid,
   c) Isoprenalin (Isoproterenol) oder einem anderen Medikament, das die Gewebespiegel des zyklischen AMP's erhöht, umgekehrt werden konnte.

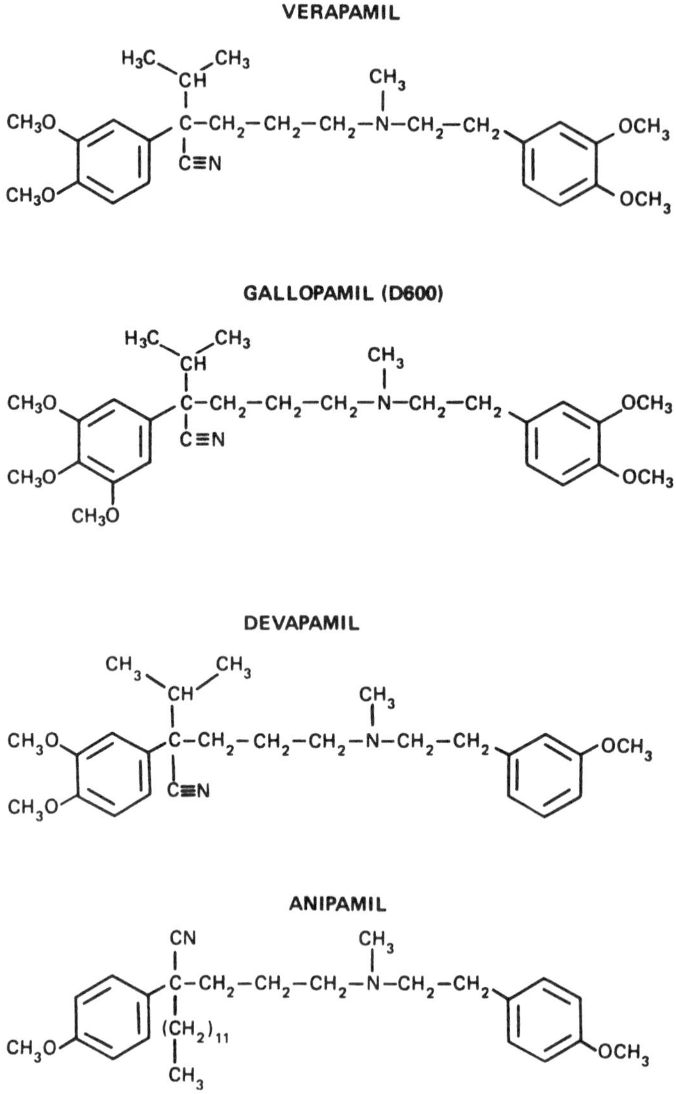

VERAPAMIL

GALLOPAMIL (D600)

DEVAPAMIL

ANIPAMIL

Abb. 4.3 Strukturformeln der 3 Verapamil-Analoga: Gallopamil (D600), Devapamil und Anipamil. Anipamil ist ein langwirkender Calcium-Antagonist

Hauptsächlich auf dieser Grundlage vermuteten Fleckenstein und seine Mitarbeiter ursprünglich, daß Verbindungen wie Verapamil als „Calcium-Antagonisten" bekannt werden sollten. Nachfolgende Studien zeigten, daß die Pharmakologie von Verapamil weitaus komplizierter war, als man ursprünglich angenommen hatte (s. Kap. 5).

Verapamil ist der Prototyp der Calcium-Antagonisten auf der Phenylalkylamin-Basis (Tabelle 4.1). Unter den Analoga, die bisher entwickelt wurden, sind 2 von besonderem Interesse: Gallopamil (D 600), ein Methoxi-Derivat des Verapamil, und Anipamil, das eine lange Seitenkette besitzt (Abb. 4.3, Tabelle 4.1).

Gallopamil (D600) ist 7-Cyano-1-(3,4-dimethoxiphenyl)-7-(3,4,5-Trimethoxiphenyl)-3,8-dimethyl-3-azanonan. Es ist etwa 10mal stärker als Verapamil. Anipamil, 7-Cyano-1,7-bis(*m*-methoxiphenyl)-3-methyl-3-azanonadecan, ist geringgradig potenter als Verapamil und weist den zusätzlichen Vorteil der langen Wirkdauer auf (Dillon u. Nayler 1988). Zwei Faktoren tragen zur längeren Wirkdauer des Anipamil bei:

1. es bindet sich mit höherer Affinität an die das Phenylalkylamin erkennende Stelle, die einen Teil des Ca^{2+}-Kanals bildet oder mit diesem in engem Zusammenhang steht (Kap. 6); und
2. seine lange Seitenkette (Abb. 4.3) $(CH_2)_{11}$ erhöhte die Wahrscheinlichkeit seiner Akkumulation in der Lipiddoppelschicht der Zellmembran und sorgt dadurch für ein natürliches Reservoir.

Fendilin und Terodilin (Abb. 4.2, Tabelle 4.1) sind relativ schwache Calcium-Antagonisten auf Phenylalkylamin-Basis, wie auch Tiapamil (RO-11-1781), 2-(3,4-dimethoxiphenyl) - 2-[6 - (3,4 - dimethoxiphenyl) - 4 - methyl - 4 - azahexyl] - 1,3 - dithian-1,1,3,3-tetraoxid (Abb. 4.4, Tabelle 4.1). Alle sind zumindest 10mal weniger potent als Verapamil.

Eine der wichtigsten und charakteristischsten Eigenarten der Calcium-Antagonisten auf Phenylalkylamin-Basis ist ihre gleich starke Potenz bei der Blockierung der Ca^{2+}-Kanäle im Myokard und im Gefäßsystem (Tabelle 4.2 u. Kap. 8). Während viele der Calcium-Antagonisten auf Dihydropyridin-Basis – z. B. Felodipin, Nimodipin, Nitrendipin und Amlodipin (Tabelle 4.1) – etwa 100mal potenter die Ca^{2+}-Kanäle im Gefäßsystem als im Myokard blockieren, sind die Antagonisten auf Phenylalkylamin-Basis also gleich stark (Tabelle 4.2). In ähnlicher Weise haben die

Tabelle 4.2 Der hemmende Effekt einiger Calcium-Antagonisten auf den Na^+-Einstrom durch Na^+-Kanäle und deren Gewebeselektivität

| Verbindung | Kanal-Antagonismus | | Selektivität[a] des Ca^{2+}-Antagonismus für Herz und Blutgefäße |
	Ca^{2+}	Na^+	
Verapamil	+ +	+	gleich selektiv
Gallopamil	+ +	+	gleich selektiv
Nifedipin	+ + +	−	gleich selektiv
Nitrendipin	+ + + +	−	vaskulär selektiv
Nisoldipin	+ + + +	−	vaskulär selektiv
Nimodipin	+ + + +	−	vaskulär selektiv
Isradipin	+ + + +	−	vaskulär selektiv
Tiapamil	+	+ +	gleich selektiv
Bepridil	+	+ +	gleich selektiv
Fendilin	+	+	gleich selektiv
Flunarizin	+	+ +	vaskulär selektiv
Cinnarizin	+	+ +	vaskulär selektiv

„+" bezeichnet das Vorliegen und „−" das Fehlen eines Antagonismus.
[a] Selektivität bezieht sich auf die myokardiale gegenüber der vaskulären Selektivität

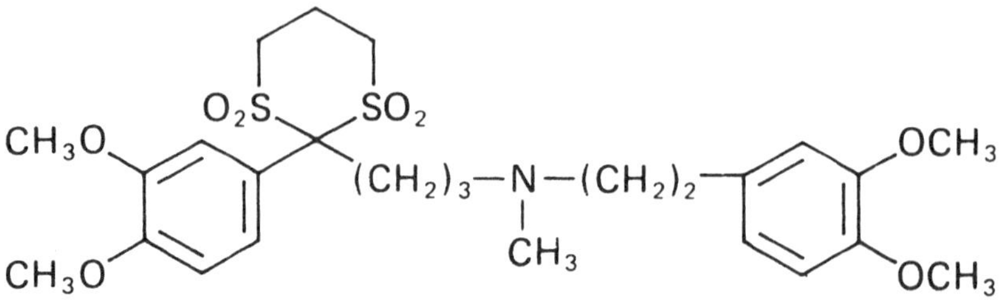

Abb. 4.4 Strukturformel von Tiapamil, einem Analogon des Verapamil

Dihydropyridine, obwohl Medikamente des Verapamil-Typs den Ca^{2+}-Einstrom durch die Ca^{2+}-Kanäle in den erregungsleitenden Geweben des Herzens wie auch im Myokard und den Koronargefäßen hemmen (Kap. 5 und 8), wenig, wenn nicht sogar kleinerlei Effekt auf die Ca^{2+}-Kanäle in den erregungsleitenden Geweben – einschließlich des AV-Knotens.

Löslichkeit, Potenz und Wirkdauer

Die Calcium-Antagonisten auf Phenylalkylamin-Basis sind nur gering löslich in Wasser (Tabelle 4.3), wenn sie aber gelöst sind, sind sie ionisiert. Dies ist ein wichtiges Merkmal und trägt zu der Art und Weise bei, in der sie mit den Ca^{2+}-Kanälen in Wechselwirkung treten (Kap. 5). Sie sind nicht photosensibel – eine Eigenschaft, die sie von vielen der Nifedipin-ähnlichen Calcium-Antagonisten auf Dihydropyridin-Basis unterscheidet (Tabellen 4.1 und 4.3). Die Reihenfolge der Potenz lautet wie folgt: Anipamil = Gallopamil > Verapamil >> Prenylamin = Fendilin = Terodilin = Tiapamil.

Tabelle 4.3 Molekulargewichte, Löslichkeit, Lichtempfindlichkeit und Ursprung der Calcium-Antagonisten

Substanz	MG	Lösungsmittel	UV-Empfindlichkeit	Ursprung (Firma)
Phenylalkylamine				
dl-Verapamil	454,54	Wasser, Alkohol	–	Knoll AG
Gallopamil	485,59	Wasser, Alkohol	–	Knoll AG
Desmethoxy-verapamil	461,00	Wasser, Alkohol	–	Knoll AG
Anipamil	520,80	Azeton, Chloroform, Alkohol	–	Knoll AG
Devapamil	424,60	Wasser, Chloroform, Alkohol	–	Knoll AG
Ronipamil	460,70	Azeton, Chloroform, Alkohol	–	Knoll AG
Terodilin	381,00	Wasser	–	Merrel Dow
Tiapamil	592,10	Wasser	–	Hoffman-La Roche
Fendilin	315,46	Wasser	–	Thiemanns
Prenylamin	329,46	Wasser	–	Hoechst AG

Tabelle 4.3 Fortsetzung

Substanz	MG	Lösungsmittel	UV-Empfindlichkeit	Ursprung (Firma)
Dihydropyridine				
Amlodipin	408,90	Azeton, Chloroform, Alkohol	+ −	Pfizer
Nifedipin	346,34	Azeton, Chloroform, Alkohol	+++	Bayer AG
Nitrendipin	490,55	Azeton, Chloroform, Alkohol	+++	Bayer AG
Nimodipin	418,45	Azeton, Chloroform, Alkohol	+++	Bayer AG
Niludipin	490,55	Azeton, Chloroform, Alkohol	+++	Bayer AG
Nigludipin	609,72	Alkohol	+++	ByK, Gulden
Nicardipin	388,42	Alkohol	++	Syntex
Felodipin	384,42	Propylenglykol	+ −	Astra
Isradipin	371,40	Alkohol, Azeton, Chloroform	++	Sandoz
Nisoldipin	388,42	Azeton, Chloroform, Alkohol	++	Bayer AG
MDL 72567	382,37	Azeton, Chloroform	++	Merrel Dow
Ryosidin	367,35	Azeton	++	Sanol Schwarz GmbH
8363-S	396,40	Alkohol/Propylenglykol		Shionogi Research
Benzothiazepine				
d-cis-Diltiazem	414,52	Wasser	−	Tanabe
Piperazine				
Cinnarizin	360,50	Chloroform	−	Janssen
Lidoflazin	490,60	Chloroform	−	Janssen
Flunarizin	406,50	Chloroform	−	Janssen
Quinoxaline				
Caroverin	366,49	Wasser	−	Mitsubishi Chem.
Quinazoline				
MCI 176	424,50	Wasser	−	Mitsubishi Chem.
Andere				
Bepridil	366,57	Wasser	−	Organon
Perhexilin	277,50	Wasser (mäßig)	−	Merrel Dow

Wenn man ihre *Wirkdauer* betrachtet, lautet sie: Anipamil >>>> Gallopamil = Verapamil > Prenylamin = Fendilin = Terodilin = Tiapamil.

Wesentliche Merkmale der Phenylalkylaminstruktur

Auf der Basis der Beziehung Struktur : Aktivität, die man für Verapamil herausfand (Mannhold et al. 1982), scheint es so, daß die Aktivität der Calcium-Antagonisten dieser Gruppe abhängt von:

1. dem Vorhandensein zweier Benzenringe (Abb. 4.1); und
2. dem tertiären Aminostickstoff in der Kette, die die beiden Benzenringe verbindet.

Weder die Isopropylgruppe am ersten Kohlenstoffatom der Kette noch die Art der Substitution an den Benzenringen ist für die Aktivität wesentlich, aber im Falle des D600 verstärkt das Vorhandensein der zusätzlichen CH_3-Reste seine Potenz. Das Vorliegen einer langen Alkyl-Seitenkette am ersten Kohlenstoff der Kette, die die Benzenringe verbindet, erhöht die Wirkdauer dieser Verbindungen, wie z. B. beim Anipamil (Abb. 4.3).

Isomere

Die Antagonisten auf Phenylalkylamin-Basis existieren entweder als D- oder L-Isomere oder als Racemat. Beim Verapamil ist die calcium-antagonistische Aktivität des L-Isomers größer als diejenige des D-Isomers. Dasselbe gilt für D600 und für Anipamil. In der Klinik wird Verapamil als Racemat verwendet.

Neuentwickelte Calcium-Antagonisten auf Phenylalkylamin-Basis

Mehrere neue Calcium-Antagonisten auf Phenylalkylamin-Basis werden derzeit erforscht. Hierzu gehören:
1. Ronipamil (LU38,425): 7-Cyano-3-methyl-1,8-diphenyl-3-azanonadecan; und
2. Devapamil: (S)-7-Cyano-7-(3,4-dimethoxiphenyl)-1-(*m*-methoxiphenyl)-3,8-di-methyl-3-azanonan.

Zusammenfassung

Die Calcium-Antagonisten auf Phenylalkylamin-Basis sind wasserlösliche, lichtstabile Verbindungen. Als Gruppe fehlt ihnen die Selektivität im kardiovaskulären System. Einige der erst kürzlich entwickelten Medikamente dieses Typs, insbesondere Anipamil (Abb. 4.3), sind langwirkende Stoffe, die in der Monotherapie zur Hypertoniebehandlung hilfreich sein sollten (Kap. 15).

Die Dihydropyridine

Chemie

Nifedipin (Abb. 4.1) (Vater et al. 1972) ist der Prototyp dieser Klasse von Calcium-Antagonisten (Bossert u. Vater 1971) (Tabelle 4.1).
Als Gruppe unterscheiden sich die Calcium-Antagonisten auf Dihydropyridin-Basis von den Phenylalkylaminen in mehrfacher bedeutender Hinsicht:

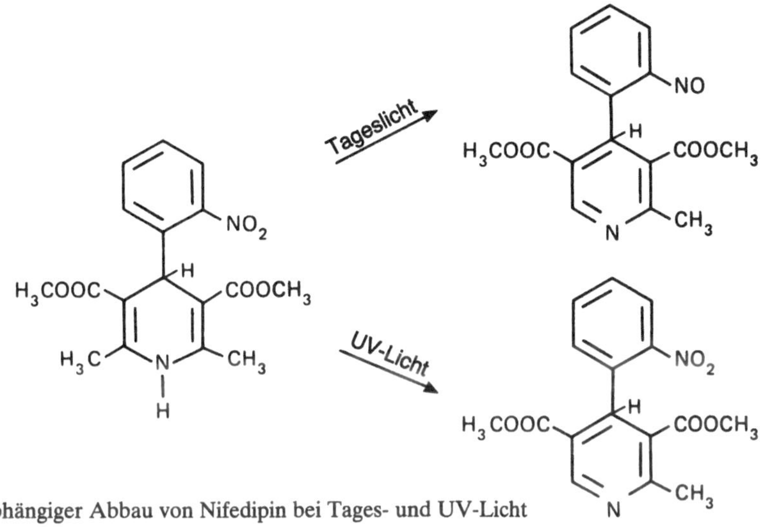

Abb. 4.5 Lichtabhängiger Abbau von Nifedipin bei Tages- und UV-Licht

1. Die Dihydropyridine sind im Gegensatz zu den Phenylalkylaminen oft photosensibel. Zum Beispiel wird der Prototyp, das Nifedipin, rasch abgebaut und inaktiviert, wenn man es entweder dem Tageslicht oder dem UV-Licht aussetzt (Abb. 4.5). Jedoch sind einige der neuentwickelten Nifedipin-Analoga – auch Felodipin (Abb. 4.6) und Amlodipin (Abb. 4.7) – weniger photosensibel als der Prototyp.
2. Sie sind wasserunlöslich.
3. Wenn sie gelöst sind (Tabelle 4.2), sind sie nicht ionisiert.
4. Zusätzlich, wie bereits erwähnt, wirken viele Dihydropyridine vorzugsweise auf die Gefäße (Kap. 8). Die wesentliche Struktur der Calcium-Antagonisten auf Dihydropyridin-Basis wird in Abb. 4.8 dargestellt. Die Substituenten bei X beeinflussen die Potenz der Verbindungen, die Substituenten bei R in der 3,5-Estergruppe des heterozyklischen Rings beeinflussen die vaskuläre Selektivität. Nifedipin ist z. B. ein stärkerer Vasodilatator als Nicardipin (Abb. 4.9), doch dilatiert der letztgenannte, nämlich 1,4-Dihydro-2,6-dimethyl-4-(*m*-nitrophenyl)pyridin-3,5-dicarbonsäure-3-[2-(*N*-benzyl-*N*-methyl-amino)]äthyl, 5-methylester *selektiv* die Koronar- und Hirngefäße.

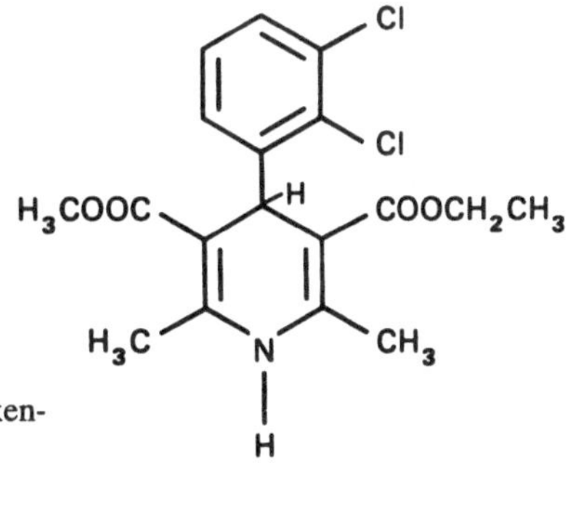

Abb. 4.6 Strukturformel von Felodipin, einem langwirkenden Dihydropyridin

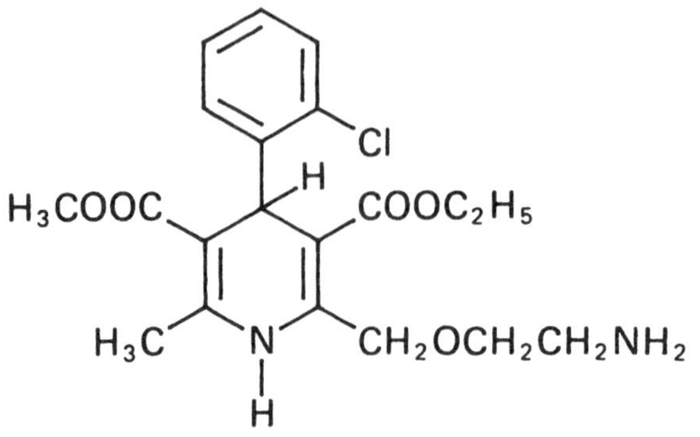

Abb. 4.7 Strukturformel von Amlodipin

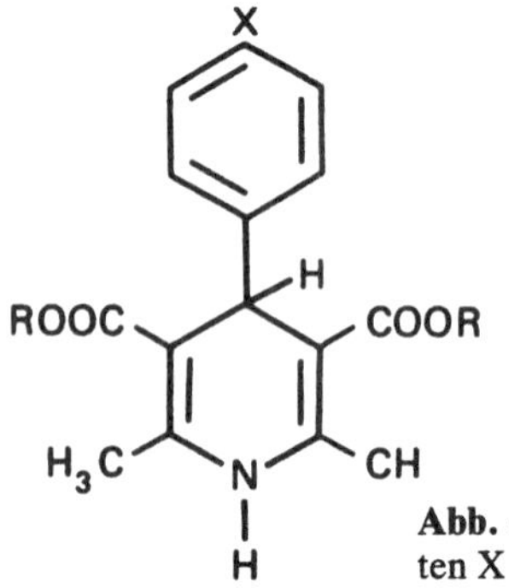

Abb. 4.8 Grundstruktur des Dihydropyridin-Komplexes. Die Substituenten X beeinflussen die Potenz, die Substituenten R die Selektivität

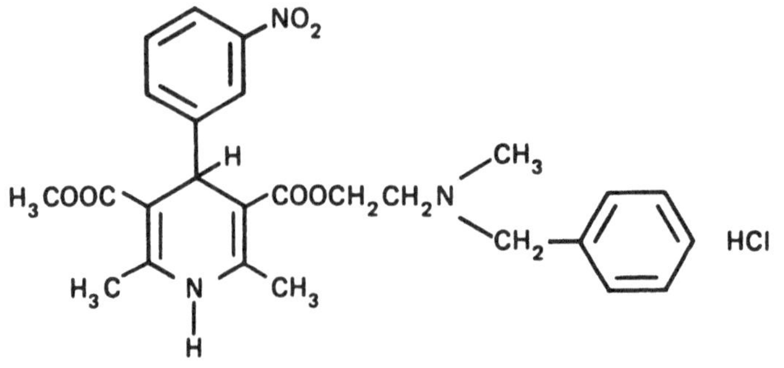

Abb. 4.9 Strukturformel von Nicardipin. Man beachte die Substitution an einer der Estergruppen (verglichen mit Nifedipin)

Nisoldipin (Abb. 4.10) ist ein relativ neuentwickelter Calcium-Antagonist auf Dihydropyridin-Basis. Es ist wie Nifedipin ein 1,4-Dihydro-2,6-dimethyl-4-(2-nitrophenylpyridin)-3,5-dicarbonsäurediester, der sich vom Nifedipin nur im Vorhandensein eines Isobutyl- statt eines Methylsubstituenten an einer der beiden Estergruppen unterscheidet. Diese scheinbar banale Differenz verleiht dem Nisoldipin einen hohen Grad an vaskulärer Selektivität und in Relation zum Nifedipin eine lange Wirkdauer (Kazda et al. 1987).

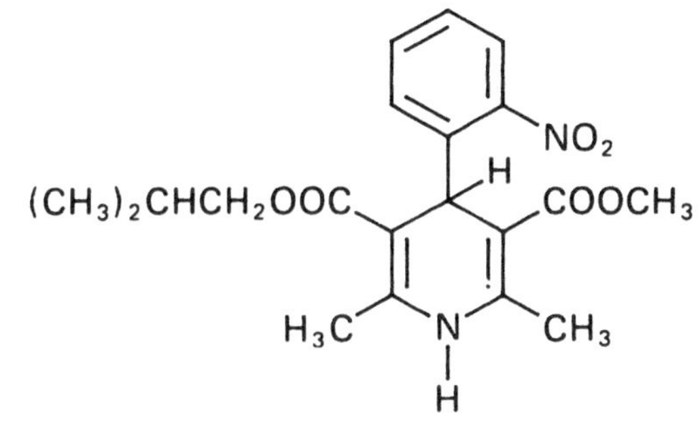
NO2
H
(CH3)2CHCH2OOC
COOCH3
H3C
N
CH3
H

Nisoldipin

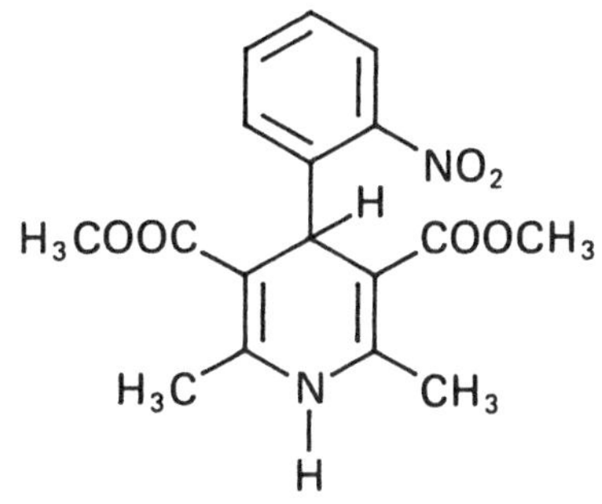
NO2
H
H3COOC
COOCH3
H3C
N
CH3
H

Nifedipin

Abb. 4.10 Strukturformel von Nisoldipin. Die Formel von Nifedipin, der Stammverbindung, wird zum Vergleich danebengestellt

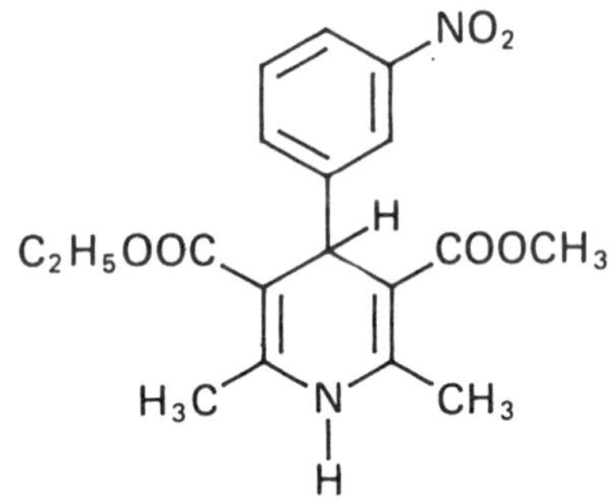
NO2
H
C2H5OOC
COOCH3
H3C
N
CH3
H

Abb. 4.11 Strukturformel von Nitrendipin

Nitrendipin (Abb. 4.11), 1,4-Dihydro-2,6-dimethyl-4-(3-nitrophenylpyridin-)3,5-dicarbonsäure-3-äthyl, 5-methylester, ist ein weiteres Nifedipin-Analogon. Wie Nifedipin wird es einer raschen Photo-Oxidation unterzogen und wird inaktiv, wenn es dem Licht ausgesetzt wird. Chemisch ist das Nitrendipin dem Nifedipin sehr ähnlich, verstärkt das Vorliegen der unterschiedlichen Esterhälften in der 3,5-Position des heterozyklischen Rings seine vaskuläre Selektivität und verlängert in Relation zum Nifedipin seine Wirkdauer. Auf diese Weise ist Nitrendipin als Vasodilatator potenter als Nifedipin. Darüber hinaus dilatiert es vorzugsweise bestimmte Gefäßbezirke, wozu diejenigen des Koronar- und Femoralsystems gehören (Garthoff et al. 1984). Zusätzlich ist die Halbwertszeit des Nitrendipin viel länger gegenüber derjenigen des Nifedipin, die nur etwa 3,5 h beträgt (Kap. 8).

Die Entwicklung des Nitrendipin war ein wichtiger Meilenstein in der Geschichte der Calcium-Antagonisten auf Dihydropyridin-Basis, da diese klare Richtlinien für die chemische Substitution aufstellte, von denen man erwarten konnte, daß sie Gewebeselektivität, Potenz und Wirkdauer beeinflussen würden. Beispielsweise ist Felodipin (Abb. 4.6), 4-(2,3-Dichlorophenyl)-1,4-dihydro-2,6-dimethylpyridin-3,5-dicarbonsäure-3-äthyl, 5-methylester, dem Nitrendipin ähnlich insofern, als es asymmetrische Substituenten an den 3,5-Positionen des heterozyklischen Ringes besitzt. Es ist ein potenter Calcium-Antagonist, der wie Nisoldipin in bezug auf das Myokard

Nifedipin

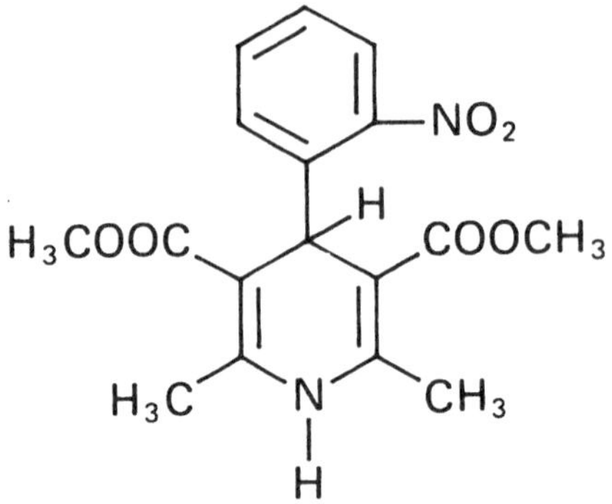

Nimodipin

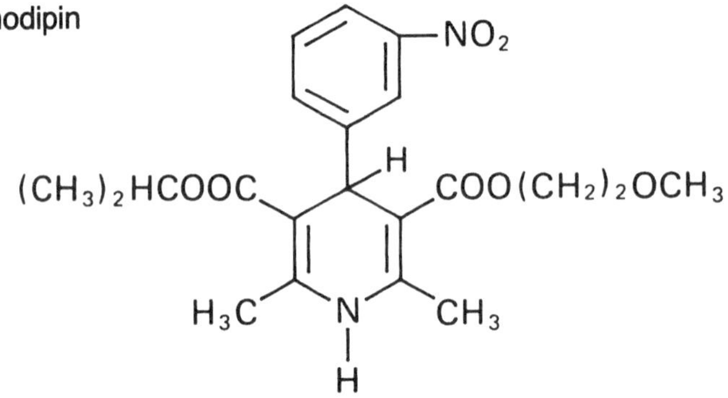

Niludipin

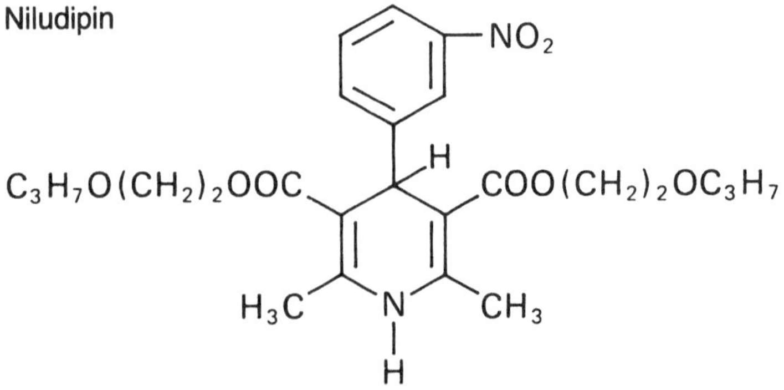

Abb. 4.12 Strukturformeln von Nimodipin und Niludipin. Die Formel von Nifedipin wird zum Vergleich hinzugefügt

einen hohen Grad an vaskulärer Selektivität aufweist (100:1). Amlodipin (Abb. 4.7) ist ein weiteres Dihydropyridin-Derivat mit asymmetrischen Substituenten an den 3,5-Positionen des heterozyklischen Ringes. Wie Nitrendipin ist es ein potenter, langwirkender Calcium-Antagonist mit einer deutlichen Selektivität für die Gefäße, und wie Felodipin ist es *relativ* unempfindlich gegenüber der Inaktivierung durch Licht.

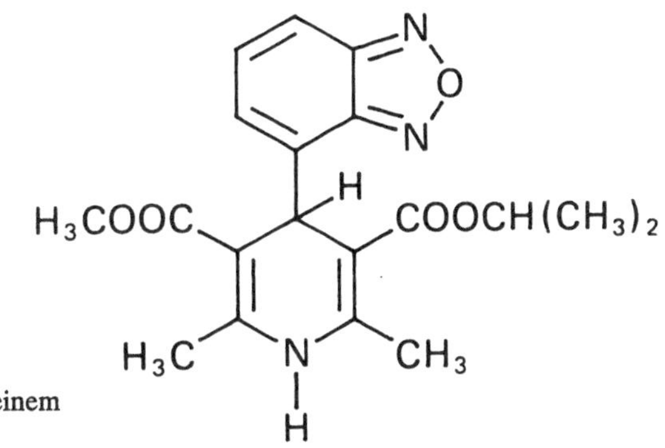

Abb. 4.13 Strukturformel von Isradipin, einem
langwirkenden Dihydropyridin

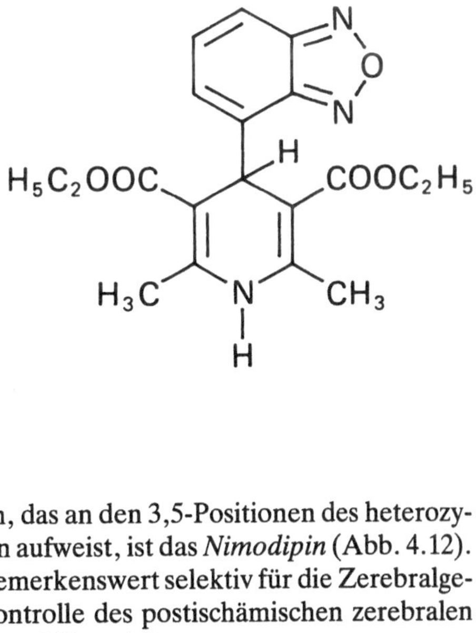

Abb. 4.14 Strukturformel des Nifedipin-Derivats
PY 108−068

Ein interessantes Analogon des Nifedipin, das an den 3,5-Positionen des heterozyklischen Rings asymmetrische Substituenten aufweist, ist das *Nimodipin* (Abb. 4.12). Dieser besondere Calcium-Antagonist ist bemerkenswert selektiv für die Zerebralgefäße, und aus diesem Grunde ist er zur Kontrolle des postischämischen zerebralen Vasopasmus geeignet (Gelmers et al. 1988 und Kap. 14).

Ein weiteres, vor kurzem eingeführtes Nifedipin-Analogon ist Isradipin (PN 200-110) (Hof et al. 1984) (Abb. 4.13). Chemisch (Tabelle 4.1) ist es ein 4-(Benzo-2-oxa-1,3-diazol-4-yl)-1,4-dihydro-2,6-dimethylpyridin-3,   5-dicarbonsäure-3-isopropyl,5-methylester (Hof et al. 1987). Das Vorkommen der Benzofuranzanylgruppe erhöht die Potenz dieses Analogons und, was noch wichtiger ist, beeinflußt dramatisch seine Selektivität für mehrere spezifische Zielbereiche – darunter die koronaren, zerebralen und vaskulären Bereiche. PY 108-068 (Abb. 4.14) ist ein weiterer Antagonist, der chemisch dem Isradipin sehr ähnlich ist. Gegenwärtig befindet er sich noch in der Erforschung.

Es gibt viele andere Calcium-Antagonisten auf Dihydropyridin-Basis, darunter Niludipin (Abb. 4.12) und Niguldipin (Abb. 4.15). Zweifellos wird diese Liste noch länger werden, da man noch nach potenteren und länger wirkenden Medikamenten sucht.

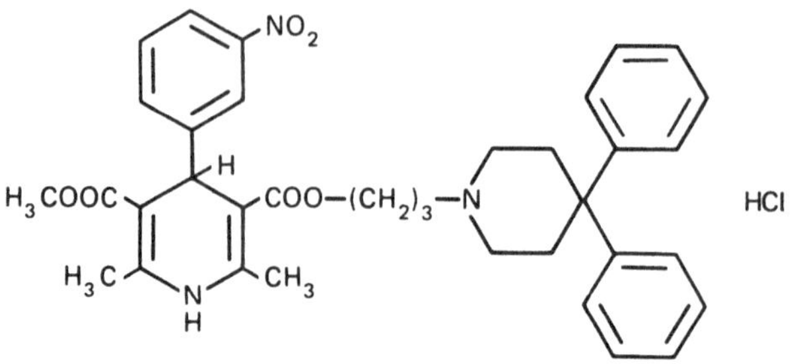

Abb. 4.15 Strukturformel von Niguldipin, einem Nifedipin-Analogon. Man beachte die vorliegende Estersubstitution

Löslichkeit

Die Dihydropyridine sind in Wasser unlöslich, einige unter ihnen sind lichtempfind-lich (Tabelle 4.3). Obwohl der Prototyp Nifedipin relativ gleich selektiv für Myokard und Gefäßsystem ist, sind einige der kürzlich entwickelten Analoga – darunter Nitrendipin, Nisoldipin, Felodipin und Amlodipin – selektiv für die Gefäße. Daneben sind viele dieser neueren Dihydropyridine langwirkende Verbindungen (Kap. 8).

Wesentliche Merkmale der Dihydropyridinstruktur

Die Dihydropyridinstruktur ist das wesentliche Merkmal (Abb. 4.8). Die NO_2-Gruppe in Position 5 des heterozyklischen Rings ist nicht bedeutsam, ebensowenig die Ester ($COOCH_3$). Allerdings ist der sekundäre Stickstoff (NH) von wesentlicher Bedeutung.

Kürzlich entwickelte Calcium-Antagonisten auf Dihydropyridin-Basis

Neue Calcium-Antagonisten auf Dihydropyridin-Basis treten mit alarmierend rascher Geschwindigkeit in Erscheinung. Solche Substanzen sind 8363-S (Abb. 4.16),

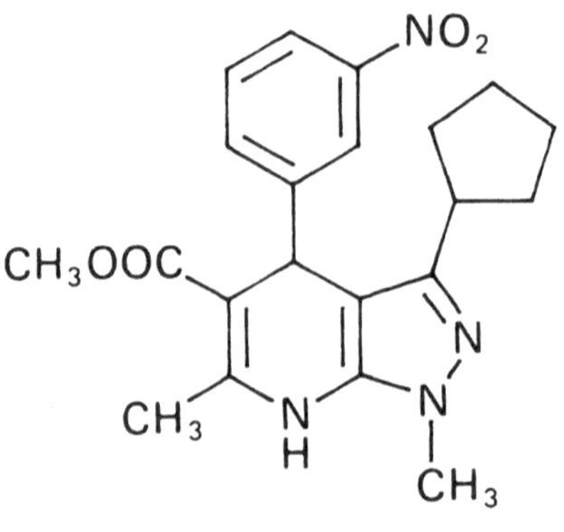

Abb. 4.16 Strukturformel von 8363–5

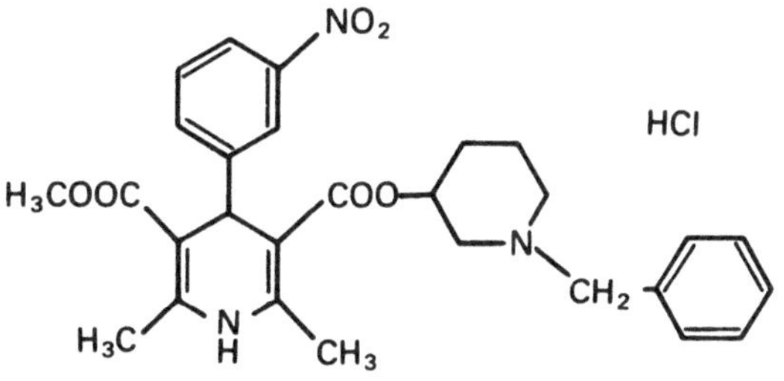

Abb. 4.17 Strukturformel von (−)R-202-791, einem langwirkenden Dihydropyridin. Das (*S*)-Enantiomer ist ein Calcium-Agonist

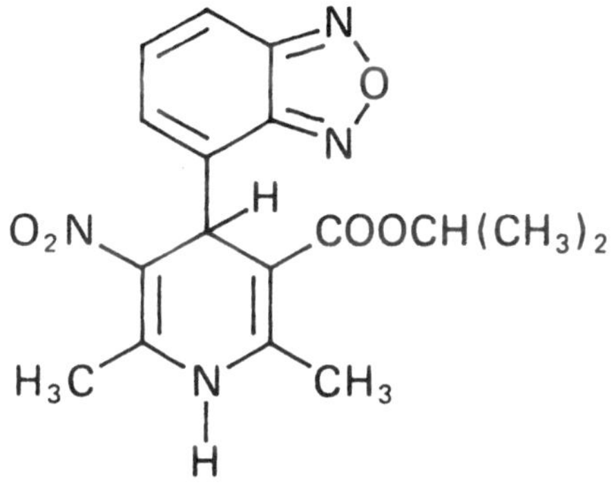

Abb. 4.18 Strukturformel von KW-3049, einem langwirkenden, vasoselektiven Dihydropyridin

3-Cyclopentyl-4,7-dihydro-1,6-dimethyl-4-(*m*-nitrophenyl)pyrazolo[3,4-*b*]pyridin-5-carbonsäuremethylester (Wynsen et al. 1987), (−)R-202-791 (Abb. 4.17) und KW-3049 (Abb. 4.18), welches chemisch 1,4-Dihydro-2,6-dimethyl-4-(3-nitrophenyl)pyridin-3,5-dicarbonsäure-3-(1-benzylpiperidin-3-yl), 5-methylesterhydrochlorid entspricht (Terada et al. 1987). Alle genannten Verbindungen sind langwirkende Calcium-Antagonisten (Tabelle 4.3). KW-3049 kommt besonderes Interesse zu, da es sich hochselektiv für die glatten Gefäßmuskelzellen verhält.

Zusammenfassung

Die Calcium-Antagonisten auf Dihydropyridin-Basis sind wasserunlöslich, einige darunter sind lichtempfindlich. Als Gruppe verhalten sie sich relativ selektiv für die Gefäße, häufig auch für einzelne Gefäßsysteme. Viele erst kürzlich entwickelte Substanzen dieser Gruppe sind langwirkend, wodurch sie die Einmalgabe pro Tag in Aussicht stellen.

Die Benzothiazepine

Chemie

Diltiazem, 3-Acetoxy-2,3-dihydro-5-(2-dimethylaminoäthyl)-2-(*p*-methoxyphenyl)benzo[*b*]-(5*H*)-1,5-thiazepin-4-on, ist der Prototyp dieser Gruppe (Abb. 4.1). Das pharmakologisch aktive Enantiomer ist die D-cis-Form. Diltiazem ist den Phenyl-alkylaminen insofern ähnlich, als es keine vaskuläre Selektivität aufweist. Innerhalb des Gefäßsystems besitzt es jedoch einen starken dilatatorischen Effekt auf die Koronararterien.

Löslichkeit

Anders als die Dihydropyridine ist Diltiazem nicht lichtempfindlich (Tabelle 4.3). Es löst sich leicht in Wasser auf (Tabelle 4.3), wo es wie die Phenylalkylamine ionisiert wird.

Es sind Derivate des Diltiazem entwickelt worden, doch weiß man bisher vergleichsweise wenig über ihre Struktur und Potenz.

Zusammenfassung

Diltiazem ist ein wasserlöslicher, lichtunempfindlicher Calcium-Antagonist, dem die Selektivität innerhalb des kardiovaskulären Systems fehlt.

Quinoxaline und Quinazolinone

In letzter Zeit wurden mehrere Quinoxalin- und Quinazolinderivate mit starker calcium-antagonistischer Aktivität entwickelt. Zu ihnen gehören Caroverin und MCI 176 (Abb. 4.19).

Caroverin ist 1-(2-Diäthylaminoäthyl)-1,2-dihydro-3-(p-methoxibenzyl)-2-chino-xalinonfumarat. MCI 176 entspricht 6-Isopropoxy-2-(2,5-dimethoxyphenylmethyl)-3-(2-dimethylaminoäthyl)-4(3H)-chinazolinon (Hosono u. Taira 1987). Vermutlich sind diese besonderen Calcium-Antagonisten die Vorläufer einer gänzlich andersartigen Gruppe von Calcium-Antagonisten.

Weder Caroverin noch MCI 176 verhalten sich gefäßselektiv. Beide besitzen einen dosisabhängigen negativ-inotropen und -chronotropen Effekt am Herzen, sie verstärken die Koronardurchblutung und verlangsamen die AV-, doch nicht die intraventrikuläre Überleitung. Was ihre Pharmakologie angeht, sind daher diese Verbindungen den Phenylalkylaminen und Benzothiazepinen ähnlicher als den Dihydropyridinen.

Andere Calcium-Antagonisten

Viele andere Substanzen weisen calcium-antagonistische Eigenschaften auf. Diese sind Bepridil (Abb. 4.20), Molsidomin (Abb. 4.21), TMB-8 und Perhexilin (Tabelle 4.1). Bepridil (Tabelle 4.2) hat eine komplexe Pharmakologie, da es auch bei therapeutischer Dosierung einen inhibitorischen Effekt auf den Na^+-Ionenstrom durch die Na^+-Kanäle zeigt (Kap. 2). Daher sollte man es als einen unspezifischen (Kap. 7) Calcium-Antagonisten klassifizieren.

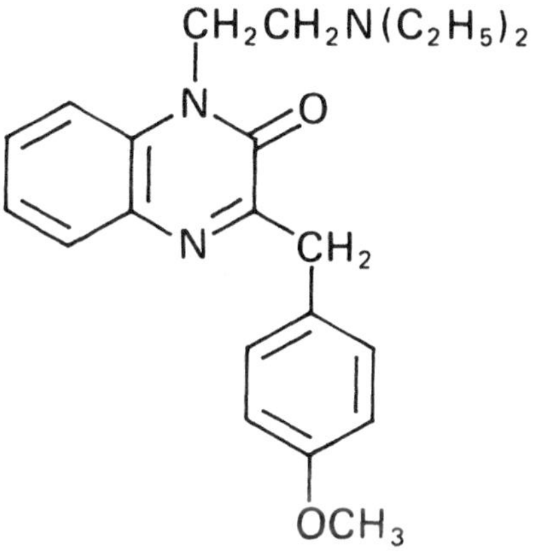

Caroverin

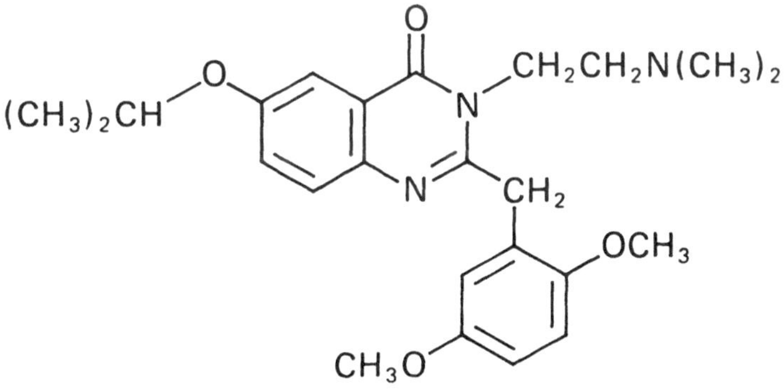

Abb. 4.19 Strukturformeln des Calcium-Antagonisten Caroverin auf Quinoxalin-Basis und des Antagonisten MCI 176 auf Quinazolin-Basis

MCI 176

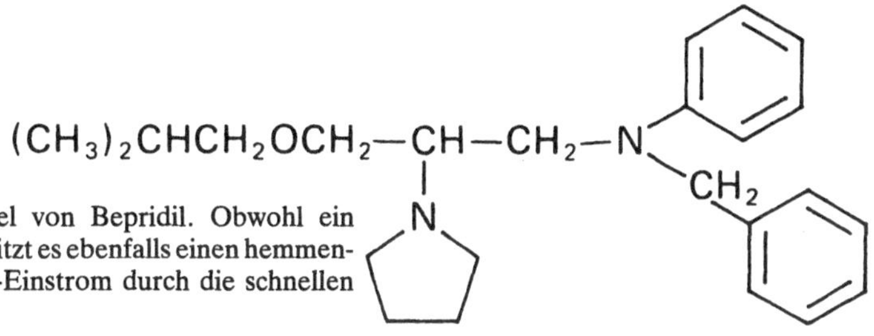

Abb. 4.20 Strukturformel von Bepridil. Obwohl ein Calcium-Antagonist, besitzt es ebenfalls einen hemmenden Effekt auf den Na^+-Einstrom durch die schnellen Na^+-Kanäle

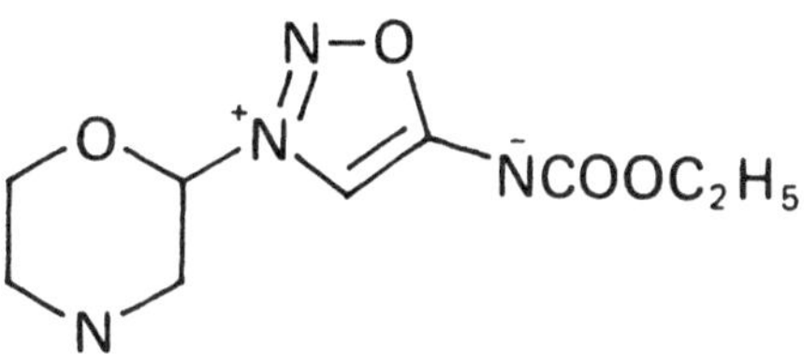

Abb. 4.21 Strukturformel von Molsidomin

Das gleiche gilt für die Piperazinderivate mit calcium-antagonistischer Aktivität (Abb. 4.22, Tabelle 4.1). Hierzu gehören Lidoflazin, Cinnarizin und Flunarizin (Godfraind 1986). Obwohl diese Stoffe einen inhibitorischen Effekt auf den Ca^{2+}-Einstrom durch die spannungsregulierten Ca^{2+}-selektiven Kanäle in den glatten Gefäßmuskelzellen besitzen (Tabelle 4.2), verlangsamen sie, wie Bepridil, Tiapamil und mehrere andere Calcium-Antagonisten (Tabelle 4.2), den Na^+-Ioneneintritt durch die Na^+-leitenden Kanäle. Dementsprechend sollte man sie eher als unspezifische denn als spezifische (Kap. 7) Calcium-Antagonisten betrachten.

Lidoflazin

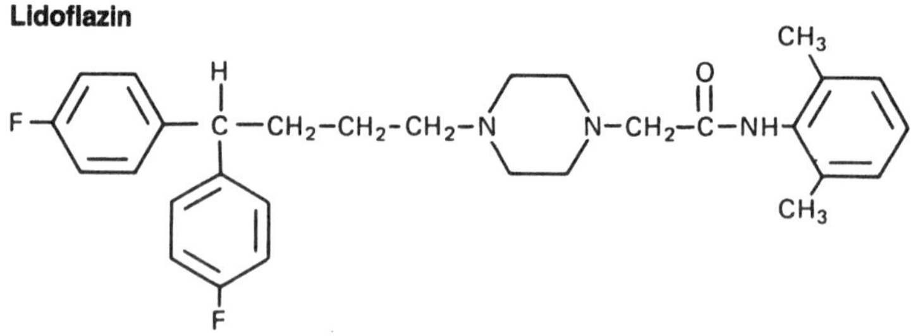

Cinnarizin

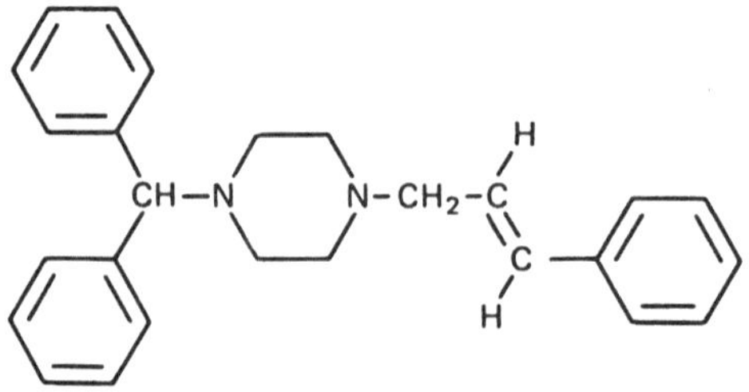

Flunarizin

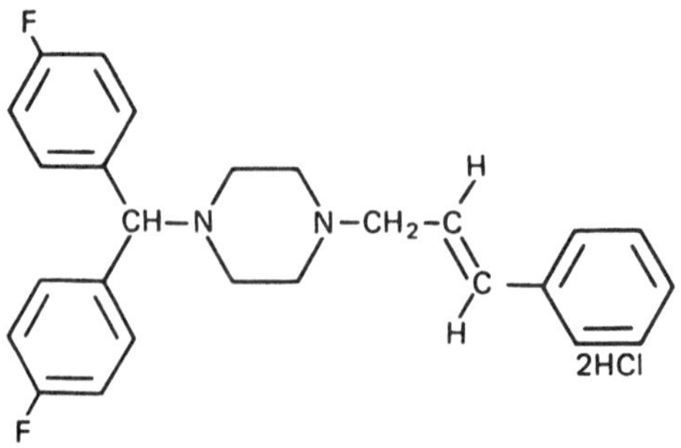

Abb. 4.22 Strukturformeln der 3 Calcium-Antagonisten auf Piperazin-Basis: Lidoflazin, Cinnarizin und Flunarizin. Diese Substanzen unterdrücken ebenfalls den Na^+-Einstrom durch die schnellen Na^+-Kanäle

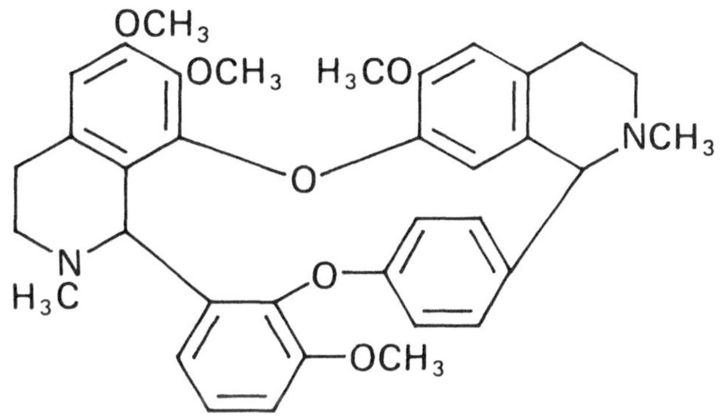

OCH₃ OCH₃ H₃CO NCH₃ O H₃C O OCH₃

Abb. 4.23 Strukturformel des natürlich vorkommenden Calcium-Antagonisten Tetrandin auf Isoquinolin-Basis

Natürlich vorkommende Calcium-Antagonisten

Von den zwei natürlich vorkommenden Calcium-Antagonisten, die gegenwärtig in China als pflanzliche Medizin angewandt werden (Kap. 10), ist nur Tetrandin bisher chemisch analysiert worden. Wie Abb. 4.23 zeigt, ist dieses ein Isoquinolinderivat und daher dem Caroverin und MCI 176 ähnlich.

Abschließende Bemerkung

Die Calcium-Antagonisten sind chemisch nicht einheitlich strukturiert. Einige sind wasserlöslich, andere nicht. Viele weisen eine Gewebeselektivität (Kap. 8) auf, und andere sind lichtempfindlich. Geringe Änderungen im chemischen Aufbau des Stammoleküls reichen aus, um bedeutende Änderungen ihrer Gewebeselektivität, Potenz und Wirkdauer herbeizuführen (Kap. 8).

5 Identifizierung, Wirkungsweise und Nomenklatur der Calcium-Antagonisten

Ja – in den alten Tagen war das so, aber wir haben
alles verändert, und wir praktizieren die Medizin
nun nach einer vollkommen neuen Methode.

MOLIÈRE

Die Eigenschaft, die die Calcium-Antagonisten vereint, ist ihre Fähigkeit, die Funktionsweise der Ionenkanäle zu modifizieren, die selektiv Ca^{2+} zulassen (Abb. 5.1). Die Größe, Verteilung und allgemeinen Eigenschaften dieser Kanäle sind im einzelnen in Kap. 3 beschrieben worden, und die chemische Zusammensetzung der Substanzen, die mit diesen in Wechselwirkung treten, wurde in Kap. 4 abgehandelt. Das vorliegende Kapitel beschäftigt sich in der Hauptsache mit der Beschreibung

a) des Effektes der Calcium-Antagonisten auf kardiale und glatte Muskelkontraktion sowie auf die Erregungsleitung;
b) des Kriteriums, das erfüllt sein muß, bevor man eine Substanz als einen „Calcium-Antagonisten" einstufen kann;
c) deren Nomenklatur; und
d) der begleitenden Eigenschaften, die einige von ihnen besitzen.

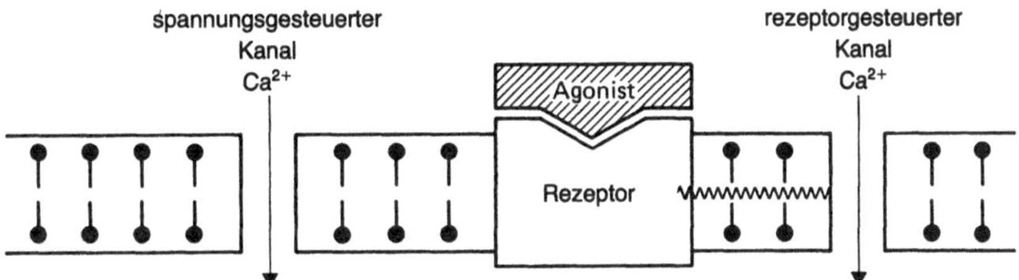

Abb. 5.1 Schematische Darstellung der Ca^{2+}-Kanäle, die die Zellmembran durchziehen und selektiv Ca^{2+}-Ionen zulassen. Man beachte, daß einige dieser Kanäle unter Rezeptorkontrolle stehen

Muskelkontraktion und Calcium-Antagonisten

Im Herzmuskel, im Skelett- und glatten Muskel wird die Kontraktion durch einen plötzlichen Anstieg des zytosolischen Ca^{2+} ausgelöst. Im *Skelett*muskel wird das hierzu benötigte Ca^{2+} aus intrazellulären Speichern freigesetzt, die im sarkoplasmatischen Retikulum (SR) lokalisiert sind. Das SR (Smith 1966) beschreibt man wohl am besten als ein „schnürenförmiges" Netz von Tubuli, die die Myofibrillen umhüllen und die spezialisierte Verbindungen schaffen, wenn sie in engen Kontakt mit der

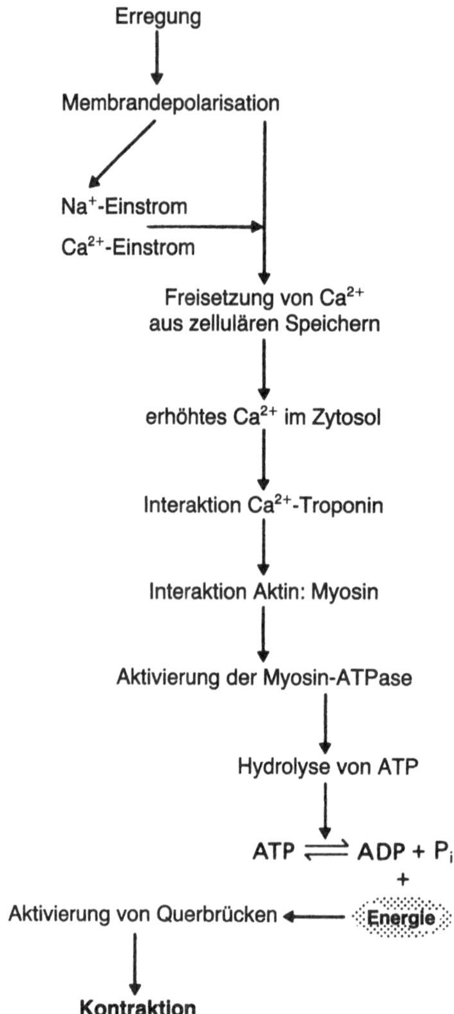

Abb. 5.2 Schematische Darstellung der Vorgänge, die an der elektromechanischen Kopplung im quergestreiften Muskel beteiligt sind

Zellmembran treten. Im Skelettmuskel stellt dieses schnürenförmige Netz von Tubuli ein internes Reservoir an Ca^{2+} dar, das zur Kontraktion benötigt wird, und es akkumuliert Ca^{2+} erneut, um die Entspannung zu erleichtern. Den Auslöser für den Freisetzungsprozeß stellt die erregungsinduzierte Änderung des Membranpotentials dar (Abb. 5.2). Im *Herz*muskel ist die Situation geringfügig verschieden, da ein entscheidender Anteil des Ca^{2+}, das zur Aktivierung der Kontraktion benötigt wird, extrazellulären Ursprungs ist und dementsprechend die Zellmembran überschreiten muß, um zu den Myofibrillen zu gelangen. Obwohl es mehrere andere mögliche Eintrittswege gibt, wie etwa den Eintritt im Austausch gegen Na^+ (Abb. 5.3), überschreitet das aus dem Extrazellularraum stammende Ca^{2+}, das bei der elektromechanischen Kopplung im Herzmuskel beteiligt ist, die Zellmembran über Ca^{2+}-

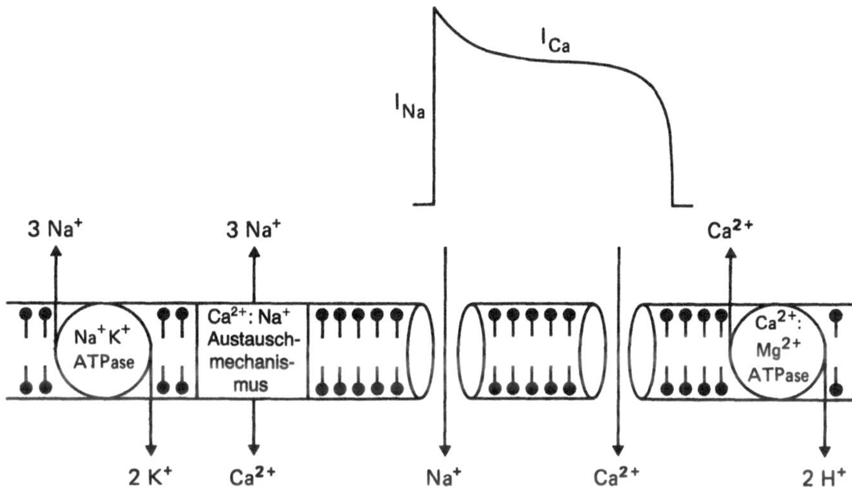

Abb. 5.3 Schematische Darstellung der möglichen Wege des Ca^{2+}-Einstroms in Herzmuskelzellen. Man beachte, daß das Sarkolemm eine Ca^{2+}-aktivierte ATPase enthält, die Ca^{2+}, gegen den vorherrschenden Konzentrationsgradienten, aus der Zelle herauspumpen kann

selektive Kanäle. Der Prozeß wird durch die Tatsache kompliziert, daß die Ca^{2+}-leitenden Kanäle nicht arbeiten können, wenn die Membranpotentialdifferenz nicht vom Ruhewert zwischen -90 und -95 mV auf etwa -60 mV abfällt (innen gegenüber außen negativ). Unter normalen Bedingungen fällt die Membranpotentialdifferenz auf etwa -60 mV ab, sobald sich die Na^+-selektiven Kanäle (s. Kap. 2) öffnen und Na^+-Ionen in das Zytosol einströmen lassen. Der rasche Einstrom von Na^+-Ionen ist es, der den frühen raschen Na^+-Gipfel (I_{Na} in Abb. 5.3) des Aktionspotentials erzeugt und der dafür verantwortlich ist, daß eine Membranpotentialdifferenz entsteht, die den „operationalen Modus" der Ca^{2+}-Kanäle begünstigt. Allerdings ist es fraglich, ob ausreichend viele Ca^{2+}-Ionen auf diese Weise zur Aktivierung der Kontraktion einströmen. Stattdessen herrscht allgemeine Übereinstimmung darüber, daß eine bestimmte Menge zusätzliches Ca^{2+} ebenfalls aus den internen Speichern in den Herzmuskelzellen freigesetzt werden muß. Daher stammt das Ca^{2+} in den Herzmuskeln aus 2 Quellen, einer intra- und einer extrazellulären (Abb. 5.4), während der Skelettmuskel alles Ca^{2+}, das zur Kontraktion benötigt wird, aus seinen eigenen internen Speichern nimmt. Die Ca^{2+}-Ionen, die extrazellulären Ursprungs sind und die über die spannungsaktivierten Ca^{2+}-Kanäle Zugang zum Zytosol bekommen, lösen wahrscheinlich die Freisetzung des intern gespeicherten Ca^{2+} aus. Jedoch bestimmt das Ca^{2+}, das über die Ca^{2+}-Kanäle einströmt, primär die Kraft der Kontraktion, das intern freigesetzte Ca^{2+} stellt nur einen Verstärkungsfaktor dar.

Auf vielfache Weise ähneln die Prozesse, die an der elektromechanischen Kopplung in glatten Muskelzellen (wie z. B. in den Gefäßen) beteiligt sind, denjenigen, die für den Herzmuskel beschrieben wurden, da in beiden Fällen das Ca^{2+}, das zur elektromechanischen Kopplung benötigt wird, aus 2 Quellen stammt – einer extra- und einer intrazellulären. Abgesehen vom Muskeltyp, den man betrachtet, erfordert

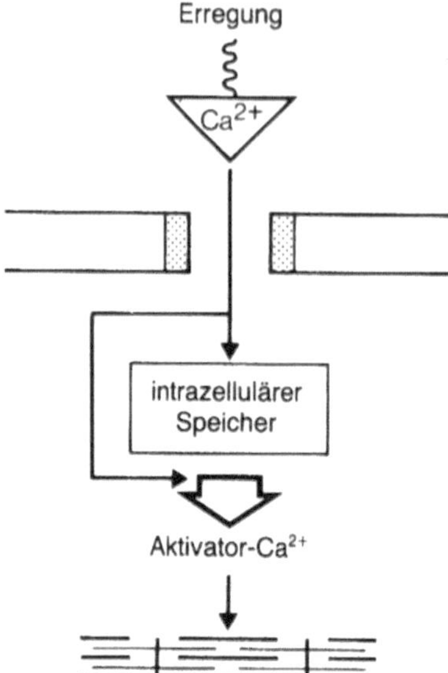

Abb. 5.4 Schematische Darstellung des 2fachen Ursprungs des „Aktivator-Ca^{2+}" in Herzmuskelzellen. Man beachte, daß die Ca^{2+}-Ionen, die durch die Ca^{2+}-selektiven Kanäle eindringen können, die Ca^{2+}-Freisetzung aus internen Speichern fördern

jedoch die aktive Spannungsentwicklung (im Gegensatz zum Rigor) Energie. Diese wird erzeugt durch Abspaltung der terminalen Phosphatreste des Adenosintriphosphats (ATP), entsprechend der folgenden Reaktion:

ATP → Adenosindiphosphat (ADP) + anorganisches Phosphat (P$_i$) plus *Energie*

Das ATP-spaltende Enzym stellt einen Teil des dicken (Myosin-)Filaments des kontraktilen Proteins dar (Abb. 5.5), weswegen es als Myosin-ATPase bekannt ist. Im Herz- und Skelettmuskel kann diese Myosin-ATPase nur aktiviert werden, wenn ein anderer Teil des kontraktilen Apparates – das dünne Aktinfilament (Abb. 5.5) – in Kontakt mit ihm tritt. Im ruhenden Muskel wird jede Interaktion zwischen diesen beiden Filamentgruppen (dem dünnen Aktin- und dem dicken Myosinfilament in Abb. 5.5) durch das Vorhandensein eines inhibitorischen Proteins (Abb. 5.2), dem Troponin, verhindert. Troponin zeigt eine hohe Affinität zu Ca^{2+}, und, wenn es damit einen Komplex gebildet hat, wird sein inhibitorischer Effekt auf die aktininduzierte

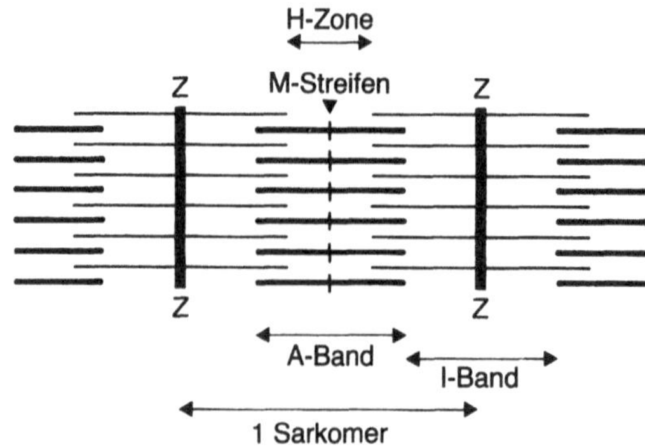

Abb. 5.5 Beziehung zwischen den dünnen Aktin- und den dicken Myosinfilamenten in Herzmuskelzellen. Ein Sarkomer ist die Distanz zwischen den 2 Z-Streifen; der M-Streifen verläuft durch die Mitte der dicken Myosinfilamente. Das A-Band bezieht sich auf die Myosinfilamente, die I-Bänder auf die Aktinfilamente. Die H-Zone bezeichnet die Myosinfilamente ohne Aktinüberlagerung. Die Z-Streifen halten die dünnen Filamente parallel

Aktivierung der Myosin-ATPase supprimiert. Wenn dies geschieht, kann die Myosin-ATPase aktiviert und die zur Kontraktion erforderliche Energie freigesetzt werden (Abb. 5.2).

In glatten Muskelzellen ist die Situation etwas anders, da ein weiteres Protein, Calmodulin, als regulatorisches Protein fungiert. In Komplexbildung mit Ca^{2+} setzt Calmodulin eine Phosphokinase-abhängige Phosphorylierung des Myosins der glatten Muskelzelle in Gang. Dies erlaubt, daß die Interaktion zwischen Myosin und Aktin abläuft.

Im allgemeinen verlangen daher kardiale, Skelett- und glatte Muskelzellen allesamt Ca^{2+} zur Kontraktion, und in jedem Fall spielt das Ca^{2+} eine entscheidende Rolle bei der Freisetzung der Energie, die für die kontraktile Reaktion erforderlich ist. Im Skelettmuskel entstammt das Ca^{2+} intrazellulären Speichern. Dagegen entnehmen Herz- und glatte Muskelzellen einen entscheidenden Anteil des Ca^{2+}, das sie zur Kontraktion benötigen, aus der extrazellulären Flüssigkeit, wobei diese Ca^{2+}-Ionen gewöhnlich die Zellmembran über Ca^{2+}-selektive, spannungsaktivierte Kanäle durchdringen. Die Calcium-Antagonisten vermindern diesen transsarkolemmalen Einstrom von Ca^{2+}-Ionen, indem sie die Funktion der Kanäle modifizieren. Daher begrenzen die Calcium-Antagonisten die Ca^{2+}-Menge, die zur Verfügung steht, um mit Troponin im Herz- (aber nicht im Skelett-)muskel zusammenzuwirken sowie mit Calmodulin in der glatten Muskulatur, und aus diesem Grunde besitzen sie einen unterdrückenden (negativ-inotropen) Effekt auf den Herzmuskel, einen relaxierenden Effekt auf die glatte Gefäßmuskulatur, doch keinen oder einen relativ geringen Effekt auf die Skelettmuskulatur. Ein Beispiel der direkt negativ-inotropen Effekte

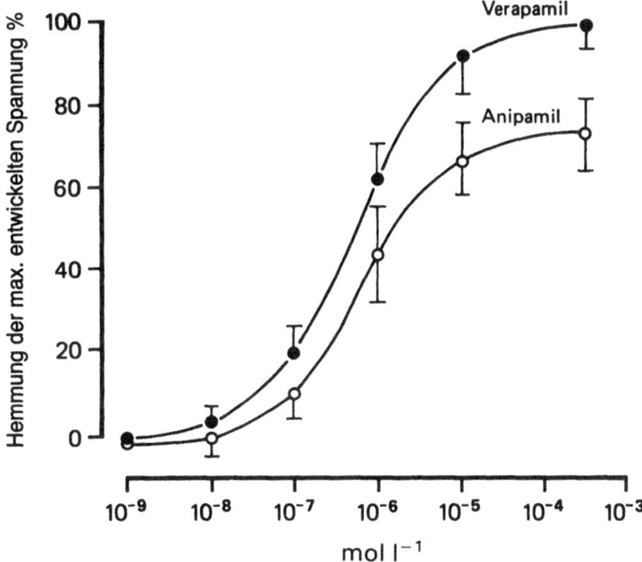

Abb. 5.6 Dosis-Reaktions-Kurven zur negativ-inotropen Wirkung von Verapamil und seinem langwirkenden Analogon Anipamil auf die aktiv entwickelte Spannung während der Systole an isolierten Rattenherzen. Jeder Punkt stellt einen Mittelwert ± SD aus 6 Versuchen dar. Die Hemmung der Spannungsentwicklung in Prozent wurde im Verhältnis zur maximal entwickelten Spannung vor Zugabe eines Medikaments errechnet. Der Ca^{2+}-Gehalt des Perfusionsmediums lag bei 1,3 mmol/l

dieser Medikamente wird in Abb. 5.6 dargestellt. Die Daten dieser Abbildung wurden aus Experimenten an isolierten Rattenherzen gewonnen, wobei entweder Verapamil oder sein langwirkendes Derivat Anipamil in entsprechend ansteigender Dosierung hinzugefügt wurden. Die Abbildung ergibt, daß beide Medikamente die Kontraktionskraft dosisabhängig herabsetzen. Jedoch kann diese negative Inotropie im intakten Kreislauf aufgrund begleitender Veränderungen der Vor- und Nachlast und aufgrund durch gleichzeitigen Blutdruckabfall ausgelöster reflektorischer Veränderungen verschleiert werden.

Relative negativ-inotrope Aktivität der Calcium-Antagonisten

Die verschiedenen Calcium-Antagonisten differieren in ihrer Potenz im Hinblick auf den inhibitorischen Effekt auf den Spannungsaufbau im Gefäß- und Herzmuskel. Nisoldipin ist z. B. 10mal potenter als Nifedipin bezüglich der Relaxierung der glatten Gefäßmuskulatur. Ähnlich ist Nifedipin als Vasodilatator potenter als Diltiazem. Was den Herzmuskel angeht, übertrifft der negativ-inotrope Effekt des Gallopamil denjenigen des Verapamil um den Faktor 10, und der negativ-inotrope Effekt des Nifedipin übertrifft denjenigen des Nitrendipin um den Faktor 20.

Obgleich die negativ-inotrope Aktivität dieser Substanzen normalerweise keinen Anlaß zur Besorgnis gibt, gibt es gewisse Umstände, unter denen ernste Probleme entstehen können. Diese Umstände treten ein:

a) wenn die Herzkontraktilität bereits herabgesetzt ist, wie etwa bei der Linksherzinsuffizienz; und
b) wenn die reflektorischen Kompensationsmechanismen geschwächt sind, wie dies unter gleichzeitiger β-Rezeptorblockade geschehen kann.

Relative vasodilatatorische Aktivität der Calcium-Antagonisten

Die Fähigkeit der Calcium-Antagonisten, die Funktion der Ca^{2+}-selektiven Kanäle in den glatten Gefäßmuskelzellen zu modifizieren, ist die Grundlage ihrer vasodilatatorischen Aktivität und also auch für ihren Einsatz bei der Behandlung von Hyptertonikern. Es gibt jedoch beachtenswerte Unterschiede in der Potenz der verschiedenen Mittel und sogar noch bemerkenswertere Differenzen in der Gewebeselektivität. Die mögliche Begründung für diese Differenzen wird in Kap. 8 diskutiert, außerdem andere Aspekte ihrer Gewebeselektivität.

Effekte der Calcium-Antagonisten auf die atrioventrikuläre Überleitung

Sinoatriale und atrioventrikuläre Erregungsleitung hängen weitgehend von der Aktivität der langsamen Ca^{2+}-Kanäle ab. Bei therapeutischer Dosierung üben weder Nifedipin (Rowland et al. 1979) noch Perhexilin (Hudak et al. 1970) irgendeinen Effekt auf die AV-Überleitung in vivo aus, aber sowohl Diltiazem als auch Verapamil (Rowland et al. 1979; Lievre et al. 1981) sind hochwirksam. In diesen Fällen ist der hauptsächliche elektrophysiologische Effekt die Verlängeurng des A-H-Abstands.

Die Fähigkeit von Verapamil (und seiner Analoga) und Diltiazem zur Verlänge-
rung des A-H-Abstands stellt die Grundlage für ihren Einsatz bei der Behandlung
supraventrikulärer Arrhythmien dar (Kap. 13). Allerdings ist dies auch der Grund
dafür, daß diese Medikamente (die Phenylalkylamine und Benzothiazepine) bei
Patienten mit „Sick-Sinus-Syndrom" kontraindiziert sind.

Das Sick-Sinus-Syndrom ist tatsächlich eine Sammlung von Veränderungen, die in
rezidivierenden Episoden mit supraventrikulären Arrhythmien sowie in Ohnmachts-
anfällen (oder drohender Ohnmacht) resultieren, die durch sinoatriale Überleitungsstörungen oder Ausfall des Sinusknotens verursacht werden. Es ist dies eine Erkrankung, die in jeder Altersstufe auftreten kann, die sich aber gewöhnlich jenseits des 60.
Lebensjahres entwickelt. Die Diagnose wird üblicherweise auf der Grundlage des
Elektrokardiogramms gestellt, das den Nachweis der Sinusbradykardie, des unregel-
mäßigen Sinusrhythmus und der Vorhoftachykardie erbringt. Vorhofanregung mittels eines implantierten Schrittmachers ist die bevorzugte Behandlungsmethode,
wobei Calcium-Antagonisten, die die AV-Überleitung verlangsamen, offensichtlich
kontraindiziert sind.

Nichtkardiovaskuläre Effekte der Calcium-Antagonisten

In den letzten Jahren ist deutlich geworden, daß die Calcium-Antagonisten auch die
elektromechanische Kopplung der nichtvaskulären glatten Muskulatur hemmen können. Beispielsweise kann die uterine Kontraktilität der glatten Muskulatur supprimiert werden (Andersson et al. 1979), eine Eigenschaft, die diese Stoffe bei der
Behandlung der vorzeitigen Wehentätigkeit hilfreich macht. In ähnlicher Weise sind
sie sinnvolle Medikamente bei der Behandlung der Ösophagusachalasie, da sie die
Kontraktilität der glatten Ösophagusmuskulatur herabsetzen (Traube et al. 1984;
Hongo et al. 1984; Bortolotti u. Labo 1981).

Zusammenfassung

Calcium-Antagonisten modifizieren die Funktionsweise jener Gewebe, in denen der
Ca^{2+}-Einstrom durch spannungsempfindliche Ca^{2+}-selektive Kanäle eine wesentliche Rolle für ihre physiologische Funktion spielt. Zu diesen Geweben zählen Myokard, Sinus- und AV-Knoten, Gefäße, glatte Uterusmuskulatur und Gastrointestinaltrakt. Was das Myokard betrifft, üben die Substanzen einen dosisabhängigen
negativ-inotropen Effekt aus. Am Sinus- und AV-Knoten verlangsamen einige die
Überleitung nach dosisabhängigem Muster. Am Gefäßsystem erzeugen sie eine
Dilatation. Am Gastrointestinaltrakt verlangsamen sie die Motilität. Sie relaxieren
die glatte Uterusmuskulatur und unter bestimmten Voraussetzungen die glatte Muskulatur der Trachea (Tabelle 5.1).

Tabelle 5.1 Klinische Bedeutung der Calcium-Antagonisten

Gewebe	Reaktion	Klinische Bedeutung
Myokard	negative Inotropie	hypertropische Kardio-myopathie, Ischämie
erregungsleitendes Gewebe	verlangsamte Überleitung am Sinus- und AV-Knoten	supraventrikuläre Tachyarrhythmien
Koronargefäße	Dilatation	Angina pectoris
Zerebralgefäße	Dilatation	Migräne, Zerabralischämie
periphäre Gefäße	Dilatation	Hypertonie Raynaud-Syndrom kongestive Herzinsuffizienz
glatte Uterusmuskulatur	Relaxation	vorzeitige Wehentätigkeit
glatte Ösophagusmuskulatur	Relaxation	Ösophagusachalasie
glatte Trachealmuskulatur	Relaxation	bestimmte Asthmaformen

Die Identifizierung der Substanzen, die den Ca^{2+}-Einstrom durch langsame Kanäle verändern

Die meisten Techniken, die zu der Entscheidung eingesetzt werden, ob man eine Substanz als „Calcium-Antagonist" einstufen sollte, verwenden den Herzmuskel oder einzelne Muskelzellen als Testorgan. Zu den angewandten Techniken zählen:
a) Messung der Amplitude und der Dauer des Aktionspotentials;
b) Aufzeichnung der Aufnahmerate von radioaktiv markiertem Ca^{2+};
c) elektrophysiologische Tests mit Suppression der raschen Na^+-Einwärtsströme; und
d) biochemische Studien mit Aufzeichnung der spezifischen Bindung der radioaktiv markierten Antagonisten an Bindungsstellen hoher Affinität.

Amplitude und Dauer des Aktionspotentials

Ein Beispiel für diese Technik wird in Abb. 5.7 gezeigt. Der linke Teil zeigt ein normales ventrikuläres Aktionspotential, das aufgezeichnet wurde, indem man in das Gewebe eine KCL-gefüllte Standard-Mikroelektrode einstach. Der mittlere Ausschnitt demonstriert das Aktionspotential, das aufgezeichnet wurde, nachdem die K^+-Konzentration im Spülmedium vom normalen Wert von 4 µmol/l auf 16 µmol/l angehoben wurde. Der Effekt besteht hier in der partiellen Depolarisation der Membran, wodurch geeignete Bedingungen geschaffen werden, um die Ca^{2+}-leiten-den Kanäle in ihren „Arbeitsmodus" zu schalten. Unter diesen Bedingungen kann der von Ca^{2+}-Ionen getragene Strom nun aufgezeichnet werden. Zwischen dem mittleren und dem rechten Ausschnitt wurde ein Calcium-Antagonist hinzugefügt, und es wird deutlich, daß der hauptsächliche Einwärtsstrom, der von den Ca^{2+}-Ionen des mittleren Bildes getragen wurde, nun supprimiert wird. Auf den ersten Blick mag dies als der ideale Weg erscheinen, zu bestimmen, ob eine Substanz ein Calcium-Antagonist ist oder nicht, aber in Wirklichkeit ergeben sich größere Nachteile. Dies beruht darauf, daß der Auswärtsstrom, der von K^+-Ionen getragen wird und der für

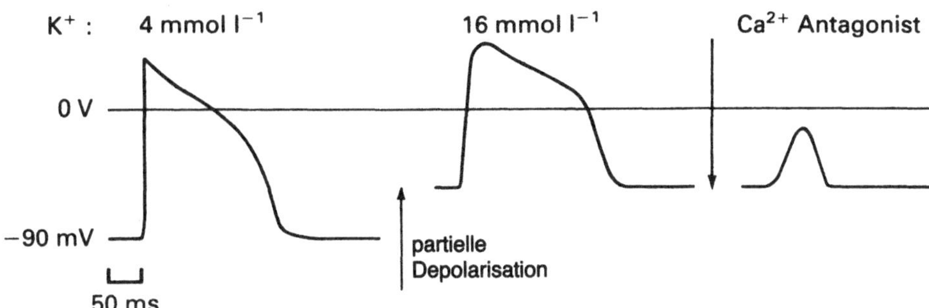

Abb. 5.7 Wirkung von Verapamil (10^{-8}M) auf das Aktionspotential, das am isolierten Papillarmuskel des Kaninchens aufgezeichnet wurde. Das erste Aktionspotential wurde in Gegenwart von 4 mmol/l K$^+$ aufgezeichnet. Im mittleren Diagramm wurde der K$^+$-Gehalt im Flüssigkeitsbad auf 16 mmol/l K$^+$ erhöht, um die Ca^{2+}-Kanäle direkt zu aktivieren. Das 3. Aktionspotential wurde nach Zugabe von Verapamil aufgezeichnet. Man beachte, daß die Plateauphase des Aktionspotentials verschwunden ist

die Beendigung des Aktionspotentials verantwortlich ist, gegenüber der zytosolischen Ca^{2+}-Konzentration an der inneren Zellmembranoberfläche empfindlich ist. Daher wird jede Substanz, die die Rate des Ca^{2+}-Ioneneinstroms in der Plateauphase des Aktionspotentials ändert (Phase 2 in Abb. 5.8), die K$^+$-abhängige Repolarisationsphase (Phase 3 in Abb. 5.8) beeinflussen und daher indirekt Amplitude und Dauer des Aktionspotentials verändern (Bassingthwaighte et al. 1976).

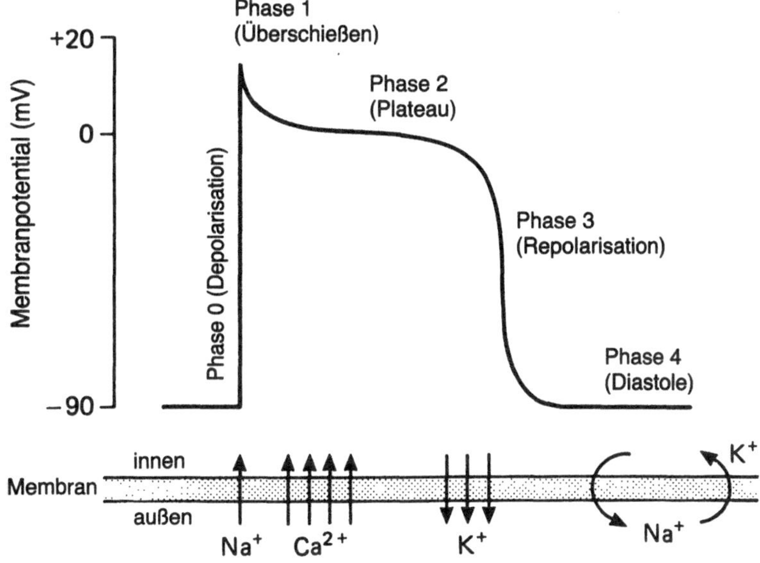

Abb. 5.8 Schematische Darstellung von Na$^+$-, Ca^{2+}- und K$^+$-Ionenbewegungen während eines Herzaktionspotentials. Man beachte, daß die Phase 0 vom Einstrom der Na$^+$-Ionen durch die schnellen Na$^+$-Kanäle abhängig ist und daß die Plateauphase den Einstrom von Ca^{2+}-Ionen durch die Ca^{2+}-selektiven Kanäle widerspiegelt

Isotopentechniken

Der Einsatz radioaktiv markierten Ca^{2+}, um die Änderungen der Dauer und der Größe der langsamen Ca^{2+}-Einwärtsströme aufzuzeichnen, gestaltet sich schwierig, weil:
a) es nur um sehr kleine Mengen Ca^{2+} geht;
b) der Zeitverlauf der Plateauphase des Aktionspotentials kurz ist; und
c) Ca^{2+} auf mehreren anderen Wegen einströmen kann (Abb. 5.3), wie etwa im Austausch gegen Na^+ (Reuter 1974) und durch passive Diffusion; folglich gibt es keine Garantie dafür, auch wenn die Aufnahme radioaktiv markierten Ca^{2+} reduziert wird, daß das Ca^{2+} durch die Ca^{2+}-selektiven Kanäle eingeströmt ist.

Elektrophysiologische Techniken

Diese Techniken betreffen die Anwendung einer Spannung, so daß die Membranpotentialdifferenz in einer Höhe abgeklemmt werden kann, die die Aktivierung der Ca^{2+}-Kanäle erlaubt. Unter diesen Bedingungen kann man die elektrische Aktivität, die mit dem Öffnen und Schließen einzelner Ca^{2+}-Kanäle verbunden ist, sowohl vor als auch nach der Zugabe der zu prüfenden Substanz aufzeichnen. Ein Beispiel für ein solches Experiment wird in Abb. 5.9 gezeigt. Diese Technik ist die eindeutigste Methode zur Feststellung, ob eine Substanz den Ca^{2+}-Ioneneinstrom durch die spannungsaktivierten Ca^{2+}-selektiven Kanäle wirklich supprimiert. Das Verfahren liefert daher einen der „goldenen Standards" zur Festlegung, ob ein Medikament für die Anerkennung als „Calcium-Antagonist" qualifiziert ist.

Biochemische Studien zur Aufzeichnung der Bindung radioaktiv markierter Antagonisten

Hierdurch erhält man einen anderen „goldenen Standard" zur Feststellung, ob eine Substanz ein Calcium-Antagonist ist. Das Verfahren beruht auf der Aufzeichnung der Affinität und Stereoselektivität der Bindung des markierten Liganden an seinen Rezeptorort sowie auf der Fähigkeit anderer bekannter Antagonisten, die gebundenen Liganden zu verdrängen. Wie kürzlich von Janis et al. (1987) diskutiert, weist die Technik mehrere Vorteile auf:
a) man muß keine pharmakokinetischen Faktoren in Betracht ziehen;
b) die Technik liefert präzise Daten auf molarer Basis, die für Studien über das Verhältnis Struktur: Affinität verwendet werden können;
c) die Methoden sind schnell und wirtschaftlich; und
d) sie liefern Daten bezüglich der Rezeptor-Untertypen.

Idealerweise nimmt man Studien dieser Art lieber an einzelnen Herzmuskelzellen vor als an isolierten Membranfragmenten, und zwar aus folgenden Gründen:
1. Dies gewährleistet, daß die Rezeptoren, die vom markierten Liganden (z. B. [^{3}H]-markiertes Nitrendipin) besetzt werden, sarkolemmalen Ursprungs sind. Das sarkoplasmatische Retikulum enthält ebenfalls Rezeptoren für die Calcium-Anta-

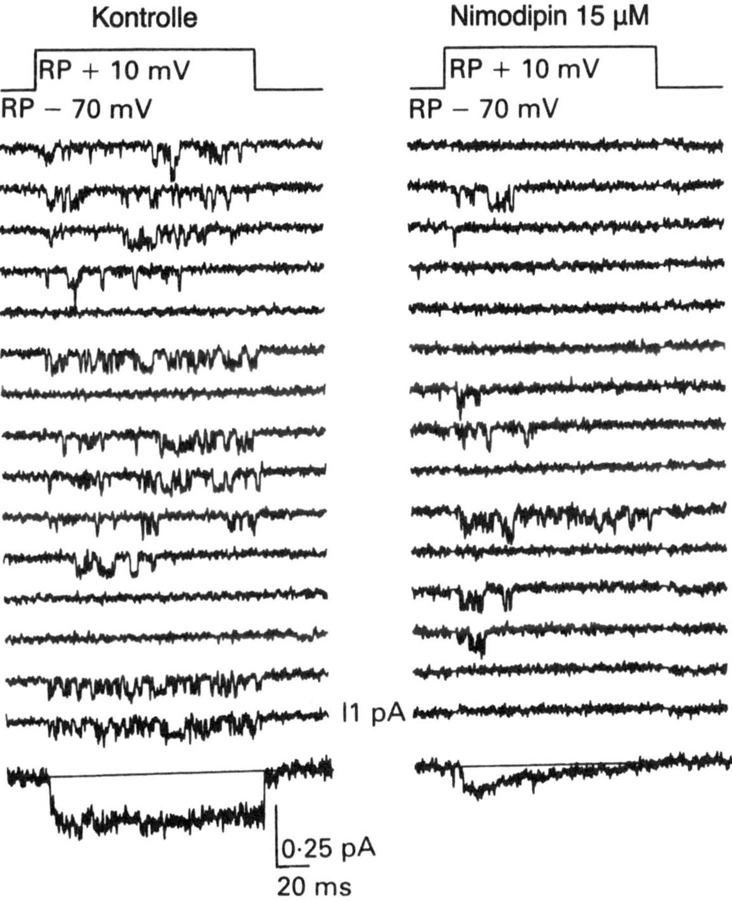

Abb. 5.9 Elektrische Aktivität, die in einem einzelnen Ca^{2+}-Kanal vor (*li. Kontrolldiagramm*) und nach (*re. Diagramm*) Zugabe von 15 mmol/l Nimodipin aufgezeichnet wurde. Man beachte, daß Nimodipin die Zahl der Kanalöffnungsvorgänge reduzierte. Die unteren Kurven geben eine Summationsaktivität über die Länge des Experiments wieder. Diese Aufzeichnungen wurden mit Hilfe der in Kap. 3 beschriebenen Patch-clamp-Methode gewonnen. (Mit freundlicher Erlaubnis reproduziert nach Fox et al. 1986)

gonisten, diese sind aber vom Typ der langsamen Affinität und stehen nicht mit den spannungsempfindlichen Ca^{2+}-Kanälen vom L-Typ in Zusammenhang. Der Calcium-Antagonistrezeptor im Sarkolemm steht mit den Ca^{2+}-Kanälen vom L-Typ (Kap. 3 und 6) in Zusammenhang und entspricht dem Typ hoher Affinität. Bindungsstellen niedriger Affinität kommen ebenfalls im Sarkolemm vor, sie sind aber in der Hauptsache mit dem Nukleosidtransport befaßt und nicht mit den Ca^{2+}-Kanälen vom L-Typ.

2. Der Einsatz intakter Zellen begünstigt, daß der Ca^{2+}-Kanal vom L-Typ in seinem Arbeitszustand bleibt, einem Zustand, der für die Bindung der Calcium-Antagonisten optimal ist (Hess et al. 1984).

Kriterien, die erfüllt sein müssen, bevor eine Substanz als Calcium-Antagonist eingestuft wird

Fleckenstein (1983 a, b) schlug ursprünglich vor, daß folgende Kriterien zur Absicherung herangezogen werden sollten, damit man eine Substanz mit dem Etikett eines Calcium-Antagonisten versehen konnte:
1. abgeschwächte Kontraktionskraft (kardial) ohne wesentliche Änderung der Form des Aktionspotentials;
2. reduzierte Utilisationsrate energiereicher Phosphate;
3. verlangsamte Rate des Sauerstoffverbrauchs;
4. Überwindung des kardial-depressiven Effekts durch Zugabe von mehr Ca^{2+} – entweder direkt oder indirekt über die Wirkung anderer inotroper Mittel, wie Isoprenalin und Herzglykoside.

Die ursprünglichen Fleckenstein-Studien bezogen sich auf den Effekt der Calcium-Antagonisten am Herzen, und sein Klassifizierungskriterium muß auf dieser Grundlage beurteilt werden. Allerdings muß man heute, wo viel mehr über diese Substanzen, besonders hinsichtlich ihrer Wirkungen an den glatten Muskelzellen der Gefäße und in anderen Geweben bekannt ist, das Klassifizierungskriterium erneut untersuchen. Im Augenblick ist wohl die Schlußfolgerung naheliegend, daß 2 Kriterien erfüllt sein müssen, bevor man eine Substanz mit der Bezeichnung Calcium-Antagonist versehen kann:
1. das Medikament muß einen dosisabhängigen, stereoselektiven, inhibitorischen Effekt auf die langsamen Ca^{2+}-Einwärtsströme ausüben; und
2. das Medikament muß eine stereoselektive Bindung hoher Affinität an ihrem Rezeptor aufweisen.

Nomenklatur

Fleckenstein (1971) prägte den Ausdruck *„Calcium-Antagonist"*, um Medikamente wie Verapamil, Nifedipin und Diltiazem zu beschreiben. Diese Wahl wurde auf der Basis seiner Beobachtungen getroffen, daß die kardial-depressive Aktivität dieser Stoffe und ihr inhibitorischer Effekt auf die einwärts wandernden Ca^{2+}-Ionen durch die spannungsaktivierten Ca^{2+}-selektiven Kanäle dadurch umgekehrt werden können, indem man die extrazelluläre Konzentration von Ca^{2+}-Ionen erhöhte. Jedoch als mehr Informationen bezüglich ihrer genauen Wirkungsweise bekannt waren, die Beteiligung von Ca^{2+}-Ionen an anderen zellulären Prozessen erkannt wurde und andere Ca^{2+}-Transportvorgänge – einschließlich $Na^+ : Ca^{2+}$-Austauschmechanismus, der es ermöglicht, daß Ca^{2+}-Ionen im Austausch für Na^+ einströmen (Abb. 5.3), und die Ca^{2+}-aktivierte ATPase, die Ca^{2+} gegen den vorherrschenden Konzentrationsgradienten aus der Zelle hinauspumpt – identifiziert wurden, erhob sich die Frage, ob man die ursprüngliche Nomenklatur revidieren sollte. Dies ist eine Frage der Logik, basierend auf der Tatsache, daß es dem Begriff „Calcium-Antagonist" an Spezifität fehlt. Zu den alternativ vorgeschlagenen Namen zählen „Calcium-Kanalblocker" und „Calcium-Einstromblocker". Der Begriff „Calcium-Kanalblocker" ist irreführend, da organische Calcium-Antagonisten die Kanäle nicht „blockieren". Sie reduzieren die Gesamtzeitdauer, während der die Kanäle für den Ca^{2+}-Einstrom offenstehen. „Calcium-Einstromblocker" ist ebenfalls ungeeignet, obwohl die Bezeichnung in einigen Ländern weitverbreitet ist. Seine mangelnde Eignung ergibt sich aus der Tatsache, daß Ca^{2+}-Ionen in erregbare Zellen auf anderen Wegen als über Ca^{2+}-selektive Kanäle einströmen können, wie z. B. über den $Na^+:Ca^{2+}$-Austauschmechanismus und, unter bestimmten pathologischen Bedingungen, über passive Diffusion durch Lücken im Sarkolemm. Keiner dieser Prozesse wird durch „Calcium-Antagonisten" beeinflußt.

Als Ausweg aus diesen Überlegungen und trotz der Unzulänglichkeit und der fehlenden Spezifität wird der Begriff „Calcium-Antagonist" weitgehend beibehalten und durch dieses Buch hindurch benutzt.

Andere Wirkungen der Calcium-Antagonisten

Obwohl die Modifizierung der spannungsaktivierten Ca^{2+}-selektiven Kanäle der primäre Wirkungsort der Calcium-Antagonisten ist, weisen einige auch andere Eigenschaften auf. Bei einer Konzentration von 1 µmol/l besitzt Verapamil z. B. einen inhibitorischen Effekt auf die schnellen Na^{2+}-Einwärtsströme (Phase 0 in Abb. 5.8) (Kass u. Tsien 1975), und es zeigt eine gewisse lokalanästhetische Wirkung. Eine Konzentration von 1 µmol/l entspricht jedoch einem Plasmaspiegel von 465 ng/ml. Die Plasmaspiegel, die in der klinischen Praxis erreicht werden, kommen niemals an diesen Wert heran (Tabelle 5.2), da 90% des Verapamil im Plasma proteingebunden vorliegt, woraus sich nur eine *aktive* Plasmakonzentration von unter 10 ng/ml ergibt.

Obwohl also Verapamil (und in geringerem Maße Diltiazem) die raschen Na^+-Einwärtsströme supprimieren kann, wird dieser Effekt bei klinisch erreichbaren Plasmaspiegeln nicht deutlich.

Felodipin stellt ein anderes Beispiel eines Calcium-Antagonisten dar, der neben derjenigen des „Calcium-Antagonismus" noch andere Eigenschaften besitzt. So zeigt es einen direkt inhibitorischen Effekt auf die Komplexbildung des Calmodulin mit Ca^{2+} (Bostrom et al. 1981), doch ist die Konzentration von Felodipin, die benötigt wird, um die Ca^{2+}-bindende Aktivität des Calmodulin um 50% zu reduzieren, etwa 1000mal größer als die Plasmakonzentration, die in der klinischen Praxis erreicht wird (Tabelle 5.3).

Tabelle 5.2 Therapeutische Plasmaspiegel der Calcium-Antagonisten

Medikament	Tagesdosis (mg Tag^{-1})	Plasmaspiegel (ng ml^{-1})	% gebunden	Maximale Reaktion (Stunden)
Verapamil	240–720	100–300	90	3
Diltiazem	120–360	50–200	90	3
Nifedipin	30–60	20–100	85	0,5
Nitrendipin	5–40	10–70	98	0,5
Nisoldipin	5–20	2–10	99	0,5
Nicardipin	30–90	30–50	90	2
Felodipin	10–20	10–80	99	0,5

Die maximale Reaktion bezeichnet die Zeit, die bis zum maximalen Plasmaspiegel vergeht

Tabelle 5.3 Konzentrationen von Verapamil, Nifedipin, Diltiazem und Felodipin, die man in der klinischen Praxis erzielt, in Relation zu den Konzentrationen, die man benötigt, um die schnellen Na^+-Ströme zu supprimieren, lokalanästhesierende Aktivität und eine Interaktion zwischen Calmodulin und Ca^{2+} zu erzeugen sowie mit α_1-Rezeptoren in Wechselwirkung zu treten.

	Verapamil	Nifedipin	Diltiazem	Felodipin
therapeut. Plasmaspiegel	$2\text{–}8\times10^{-8}M$	$0{,}3\text{–}1\times10^{-8}M$	$1\text{–}5\times10^{-8}M$	$1\text{–}3\times10^{-9}M$
Na_1-Hemmung (50%)	$10^{-6}M$	0	$10^{-4}M$	0
lokalanästh. Aktivität	$5\times10^{-7}M$	0	$10^{-6}M$	$10^{-5}M$
Interaktion mit Calmodulin	$10^{-3}M$	0	$10^{-2}M$	$10^{-5}M$
Hemmung des $Na^+:Ca^{2+}$-Austauschmechanismus*	$10^{-2}M$	0	$10^{-2}M$	0
Na^+-induzierte Verdrängung des mitochondrialen Ca^{2+}*	$15\times10^{-4}M$	$6{,}6\times10^{-5}M$	$5\times10^{-6}M$	0
direkter Effekt auf die Myofibrillen	$10^{-3}M$	0	$10^{-2}M$	0

* Konzentrationen sind diejenigen, die man benötigt, um eine 50%ige Reduktion der $Na^+:Ca^{2+}$-Austauschrate zu erreichen oder eine 50%ige Hemmung der Na^+-induzierten Verdrängung von Ca^{2+} aus isolierten Mitochondrien herbeizuführen. Im allgemeinen ist die Konzentration, die man benötigt, um diese verschiedenen Veränderungen in der biochemischen und physiologischen Funktion der Gewebe zu erzeugen, einige 100mal größer als die Konzentrationen, die man benötigt, um eine 50%ige Reduktion der Ca^{2+}-Einwärtsströme zu erreichen. Die Plasmaspiegel sind entsprechend einer 90%igen Proteinbindung angepaßt worden

Zusammenfassung

Der vorherrschende Effekt der Calcium-Antagonisten besteht in der Modifizierung der Aktivität der Ca^{2+}-selektiven Kanäle, und hierdurch wird die Basis für ihren Einsatz in der klinischen Medizin geschaffen. Diese Wirkung erklärt, warum sie eine direkte negativ-inotrope Wirkung besitzen, warum sie Gefäße dilatieren und andere glatte Muskelzellen relaxieren (Abb. 5.10). Sie erklärt auch, warum einige darunter die AV-Überleitung verlangsamen. Elektrophysiologische Techniken und Verfahren der Bindung von radioaktiv markierten Substanzen liefern die einzig verläßlichen Methoden zur Feststellung, ob eine Substanz rechtmäßig als Calcium-Antagonist betrachtet werden kann.

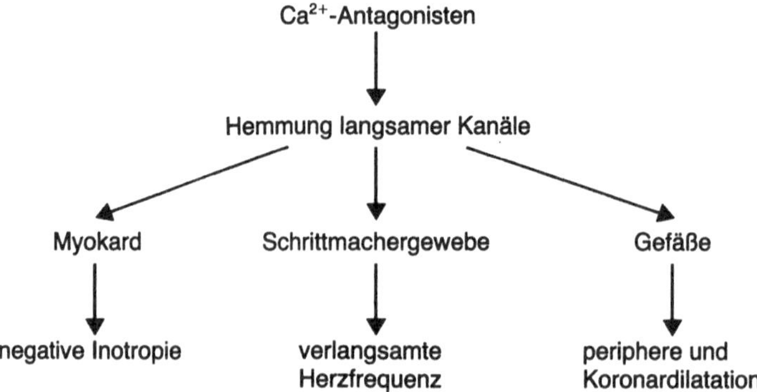

Abb. 5.10 Schematische Darstellung der Wirkung der Calcium-Antagonisten auf das Herz-Kreislauf-System

6 Bindungsstellen der Calcium-Antagonisten: Dichte, Größe, Struktur und Entstehung

> Hence! Home you idle creatures, get you home!
> Is this a holiday?
>
> SHAKESPEARE: Julius Caesar, I. 1.

Obwohl in Kap. 4 und 5 die Chemie und die Wirkungsweise der Calcium-Antagonisten beschrieben wurden, wurde bisher nichts über die Art der Bindungsstellen berichtet, mit denen die Calcium-Antagonisten in Wechselwirkung treten. Hierin besteht das Hauptthema dieses Kapitels.

Wenige würden wohl überhaupt bezweifeln, daß die Calcium-Antagonisten die Funktion der Ca^{2+}-Kanäle vom L-Typ modifizieren, indem sie sich an spezifische Stellen oder Rezeptoren binden, doch ob diese Bindungsstellen ein integraler Teil dieser Ca^{2+}-Kanäle oder nur eng verbunden mit diesen sind, ist noch in der Diskussion (Janis u. Triggle 1984; Goll et al. 1986; Glossmann et al. 1987a, b; Vaghy et al. 1987a, b). In der Bilanz liegt das Übergewicht der Beweise eher auf seiten der Hypothese, daß die Bindungsstellen integrale Teile der Kanäle darstellen. Wenn dies nicht der Fall sein sollte, ist nur schwer zu verstehen, warum:

1. die rasche photochemische Inaktivierung der Kanalblocker vom Dihydropyridin-Typ zur *sofortigen* Erholung der Kanalfunktion führt; und
2. die Bindungsstellen, wenn sie isoliert, gereinigt und in künstliche Doppelschichten eingesetzt sind, als spannungsempfindliche Ca^{2+}-Kanäle funktionieren, die manchmal spontane Anhäufungen verlängerter Öffnungsvorgänge zeigen, die typisch für den Türhütermechanismus des Modus 2 sind (Kap. 3) (Flockerzi et al. 1986; Curtis u. Catterall 1986; Coronado 1987).

Das Hauptargument gegen die Vermutung, daß die Bindungsstellen ein integraler Teil der Kanäle vom L-Typ sind, gründet sich auf die Tatsache, daß es im Herzmuskel ungefähr 10mal (Tabelle 6.1) mehr Bindungsstellen als elektrophysiologisch identifi-

Tabelle 6.1 Dichte und Größe der Bindungsstellen für Calcium-Antagonisten in Beziehung zu anderen membranständigen Rezeptoren und Kanälen

Struktur	Dichte (pro μm^2 Membran)	Molekulargewicht
Calcium-Kanal	0,1	370000
Natrium-Kanal	16	315000
Na^+-K^+-ATPase	400	165000
DHP-Bindungsstelle	1	150000–170000
β-Rezeptor	2	65000
Muscarinrezeptor	6	80000

zierbare Kanäle vom L-Typ gibt (Reuter 1984; Schwartz et al. 1985). Jedoch kann man diese Diskrepanz durch das Vorhandensein elektrisch neutraler oder Reservekanäle und durch die Markierung von Vorläufern der calcium-antagonistischen Bindungsstellen erklären.

Dichte der Calcium-Antagonisten-Stellen

Methodologie

Bevor man die Anzahl der Bindungsstellen (Dichte B_{max}) erläutert, die in den unterschiedlichen Gewebearten vorhanden sind, ist es sinnvoll, die Verfahren zusammenzufassen, die zu ihrer Identifizierung angewandt werden. Bindungsstellen werden lokalisiert, indem man einen radioaktiv markierten Liganden – in diesem Fall einen Calcium-Antagonisten – mit diesen in Wechselwirkung treten läßt. Gewöhnlich werden Tritium [^{3}H] oder gelegentlich Iodin [^{125}I] als radioaktive Marker benutzt, die an die geeigneten Antagonisten geheftet werden. Falls der eingesetzte Ligand zur Gruppe der Dihydropyridine gehört, werden aufgrund ihrer Potenz und Spezifität gewöhnlich entweder [^{3}H]Nitrendipin oder [^{3}H]PN200-110 ausgewählt. Allerdings müssen andere radioaktiv markierte Antagonisten benutzt werden, wenn Daten über die Stellen, die Nicht-Dihydropyridine erkennen, gefordert werden. Wenn Stellen der Phenylalkylaminerkennung untersucht werden sollten, sind dies [^{3}H]Verapamil, [^{3}H]Desmethoxyverapamil und [N-methyl-^{3}H]LU4988 und für Benzothiazepinstellen [^{3}H]Diltiazem (Goll et al. 1984; Galizzi et al. 1985; Langer u. Schoemaker 1985; Dillon u. Nayler 1987; Vaghy et al. 1987a). Der Einsatz von [^{3}H]Verapamil und [^{3}H]Desmethoxyverapamil ist relativ schwer, da sie sich nichtselektiv an Glas, Kunststoff und andere Oberflächen binden. Andererseits wird der größte Teil der Dihydropyridine bei Exposition gegenüber Tageslicht inaktiviert, und die Versuche müssen daher in der Dunkelheit oder unter einer Natriumlampe durchgeführt werden. Einzelne Zellen oder isolierte Membranfragmente werden häufiger für die Bindungsstudien benutzt als intakte Gewebe, und zwar aufgrund der Schwierigkeit, eine gleichförmige Verteilung des Markers durch das gesamte Organ sicherzustellen und aufgrund der Schwierigkeiten, die durch das Vorhandensein anderer subzellulärer Komponenten mit unspezifischer Bindung verursacht werden.

Mehrere Kriterien müssen erfüllt sein, bevor man die Dichten der Bindungsstellen einwandfrei feststellen kann. Diese Kriterien lauten:
1. die Bindung muß bis zur Absättigung erfolgen können;
2. sie muß stereoselektiv sein;
3. der gebundene Ligand muß verdrängbar sein; und
4. die Bindung muß reversibel sein.

Die Techniken, die angewandt werden, um die Orte zu identifizieren, an die sich die radioaktiv markierten Calcium-Antagonisten binden, sind:
a) kinetische Analysen (Glossmann u. Ferry 1985; Vaghy et al. 1987a, b);
b) Autoradiographie (Murphy et al. 1982); und
c) Photoaffinitätsmarkierung (Glossmann et al. 1987a).

Die meisten Gewebe enthalten Bindungsstellen für Calcium-Antagonisten sowohl von niedriger als auch von hoher Affinität, und man muß notwendigerweise zwischen ihnen unterscheiden. Die Stellen niedriger Affinität erfordern nach der Definition große Mengen des radioaktiv markierten Liganden zur Absättigung, und im Fall der Calcium-Antagonisten liegen diese ein ganzes Stück über der Menge, die zur Modifikation der Aktivität der langsamen Kanäle benötigt wird. Die Stellen hoher Affinität werden mit relativ niedrigen Konzentrationen abgesättigt, die im Falle der Calcium-Antagonisten innerhalb des Bereichs liegen, bei dem die Blockade der Ca^{2+}-Kanäle erfolgt. Einige Gewebearten, wie das sarkoplasmatische Retikulum des Herzens, enthalten nur Bindungsstellen niedriger Affinität. Andere, wie kardiale Zellmembranen, enthalten Bindungsstellen sowohl niedriger als auch hoher Affinität. Diese Bindungsstellen niedriger Affinität sind gekoppelt mit dem Adenosin-Transportsystem (Glossmann et al. 1985a, b).

Dichte

Ungeachtet, welche Technik angewandt wurde, um die Dichte der Bindungsstellen hoher Affinität festzulegen, zeigen die Ergebnisse (Godfraund 1986, Janis et al. 1987), daß:

Tabelle 6.2 Dichte der Bindungsstellen für Calcium-Antagonisten in Membranpräparaten

Präparat	Ligand	Dichte (pmol [mg Protein]$^{-1}$)
Herzsarkolemm		
1. Ventrikel		
Hund	[^{3}H] Nitrendipin	1,0–1,4
Meerschweinchen	[^{3}H] Nitrendipin	0,70
Kaninchen	[^{3}H] Nitrendipin	2,8
Hund	[^{3}H] Diltiazem	2,2
Ratte	[^{3}H] D 888	2,6
2. Vorhof		
Kaninchen	[^{3}H] Nitrendipin	330
Ratte	[^{3}H] Nitrendipin	400
Blutgefäße		
1. Aorta		
Schwein	[^{3}H] Nitrendipin	40–80
Hund	[^{3}H] Nitrendipin	20
Kaninchen	[^{3}H] Nitrendipin	54
2. Koronararterie		
Schwein	[^{3}H] Nitrendipin	35
	[^{3}H] Nimodipin	100
3. Mesenterialarterie		
Hund	[^{3}H] Nitrendipin	35
Ratte	[^{3}H] Nimodipin	100
Skelettmuskel		
T-Tubuli	[^{3}H] PN 200–110	20 600

Tabelle 6.3 Unterteilung der Calcium-Antagonisten in gewebeselektive und nichtselektive Gruppen

gewebeselektiv	nichtselektiv
Nifedipin	Verapamil
Nisoldipin	Diltiazem
Nitrendipin	Tiapamil
Niludipin	Bepridil
Nimodipin	
Felodipin	

1. es etwa die gleiche Anzahl Bindungsstellen in den Zellmembranen des Herzens gibt wie in den Membranen der glatten Muskelzellen (Tabelle 6.2). Dies ist verhältnismäßig wichtig, da es bedeutet, daß man über die Gewebeselektivität, die von einigen der Calcium-Antagonisten demonstriert wird – besonders von den Dihydropyridinen, die relativ selektiv für die Gefäße sind (Tabelle 6.3 und Kap. 8) –, keine Aussage im Hinblick auf eine heterogene Verteilung der Rezeptoren machen kann.

Die Ergebnisse zeigen auch, daß:
2. die transversalen Tubuli des Skelettmuskels reich mit Calcium-Antagonisten-Bindungsstellen hoher Affinität ausgestattet sind (Tabelle 6.2), was überraschend ist, da der Skelettmuskel sich relativ unempfindlich gegenüber diesen Stoffen verhält; und
3. die Dichte der Bindungsstellen mit dem Alter und dem pathologischen und hormonalen Status des Muttergewebes schwankt.

Verteilung

Die Bindungsstellen (hoher Affinität) der Calcium-Antagonisten sind durch den ganzen Körper hindurch verbreitet (Tabellen 6.2 und 6.4). Sie kommen z. B. in den uterinen glatten Muskelzellen und im Duodenum vor und treten in relativ hoher

Tabelle 6.4 Gewebe, in denen man Bindungsstellen für Calcium-Antagonisten mit hoher Affinität gefunden hat. (Modifiziert nach Glossmann et al. 1982)

vorhanden	fehlend
im Duodenum	in Fettzellmembranen
im Uterus	in Thrombozytenmembranen
im Herzen	
in den Lungen	
in der Aorta	
im zerebralen Kortex	
im Zerebellum	
im Hypothalamus	
im Hippocampus	
in den Nebennieren	
in den T-Tubuli der Skelettmuskulatur	

Konzentration in bestimmten Hirnregionen (Hippocampus und zerebraler Kortex) auf. Sie fehlen jedoch den Thrombozytenmembranen – ein unerwarteter Befund, da Calcium-Antagonisten die Plättchenaggregation verlangsamen.

Größe und Struktur des Rezeptorbindungskomplexes

Erst kürzlich nahmen sich die „Biochemiker der Calcium-Antagonisten-Rezeptoren" intensiv die Membranuntereinheit vor, die die Bindungsstellen für die Calcium-Antagonisten enthält. Als Resultat wurde der Komplex, in dem die Bindungsstellen hoher Affinität liegen, isoliert und gereinigt und seine Struktur bestimmt. Das Molekulargewicht des Komplexes wurde festgelegt (Tabelle 6.1; Vaghy et al. 1987a), das Vorhandensein von Untereinheiten erkannt (Tabelle 6.5), ein Teil der Aminosäuresequenz festgestellt (Nakayama et al. 1987; Tabelle 6.6) sowie monoklonale Antikörper entwickelt. Daneben wurde der isolierte und gereinigte Komplex in künstliche Membranen eingesetzt, um Ca^{2+}-selektive, spannungsaktivierte, für Antagonisten selektive Kanäle zu rekonstruieren (Cooper et al. 1987).

Der Komplex weist 4 Untereinheiten auf – bezeichnet mit α_1, α_2, β und γ (Abb. 6.1) mit einem Gesamtmolekulargewicht von etwa 400000. Die verschiedenartigen Untereinheiten führen unterschiedliche Funktionen aus. So (Abb. 6.1) enthalten die α_1- und α_2-Untereinheiten die Stellen für cAMP-abhängige Phosphorylierung. Die β-Untereinheit übernimmt wahrscheinlich den Nukleosidtransport. Die einzige Untereinheit, die Bindungsdomänen für die Calcium-Antagonisten besitzt, ist die α_1-Untereinheit (Abb. 6.1).

Größe

Die α_1-Untereinheit ist ein Rezeptorkomplex mit einem Molekulargewicht von 150000–170000 (Vaghy et al. 1987a). Das genaue Molekulargewicht hängt von der Methode der Isolierung ab, davon, ob frisch präparierte oder aufgetaute Membranen benutzt werden, und von dem Vorhandensein oder dem Fehlen eines reduzierenden Mediums. Das Vorliegen von separaten, aber eng assoziierten Bindungsdomänen für Phenylalkylamine (Verapamil), Dihydropyridine (Nifedipin) und Benzothiazepine (Diltiazem) innerhalb einer Untereinheit (die α_1-Untereinheit von

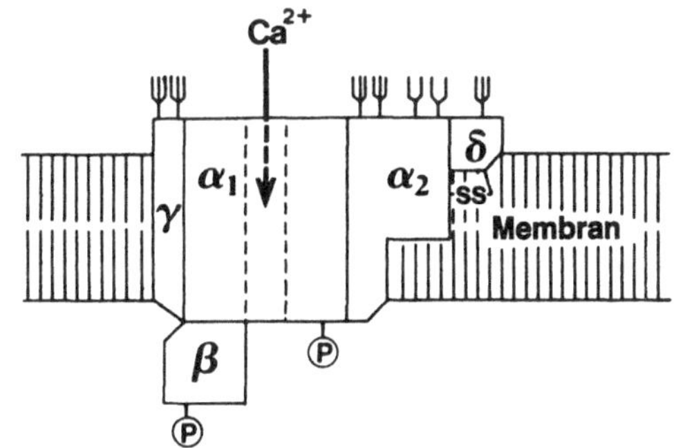

Abb. 6.1 Schematische Darstellung des Aufbaus einer Untereinheit des Bindungsrezeptorkomplexes für Calcium-Antagonisten. Man beachte, daß die α_1-Untereinheit die Bindungsdomänen für die Calcium-Antagonisten auf Dihydropyridin-, Phenylalkylamin- und Benzothiazepin-Basis enthält. Obwohl in derselben Untereinheit lokalisiert, stellen die Bindungsdomänen separate Einheiten dar. (Aus Takahashi et al. 1987)

Tabelle 6.5 Struktur der Untereinheiten der Dihydropyridin-Bindungsstellen in den T-Tubuli der Skelettmuskulatur. (Aus Takahashi et al. 1987; Striessnig et al. 1986)

Untereinheit	Molekulargewicht	Eigenschaft/Zusammensetzung
α_1	150000–170000	DHP-Bindung Phenylalkylamin-Bindung cAMP-Phosphorylierung hydrophob
α_2	150000–190000	Disulfidbrücke zur Einheit bindet Lektine
β	54000	cAMP-Phosphorylierung Nukleosidtransport keine hydrophoben Domänen
γ	30000	hydrophob 30% kohlenhydrathaltig

Tabelle 6.6 Aminosäurenzusammensetzung der Proteinuntereinheit (150000 MG) des Rezeptorproteins der Calcium-Antagonisten. (Aus Nakayama et al. 1987)

Aminosäuren	Reste/150000 MG Proteinmolekül
Asparaginsäure	161
Glutaminsäure	212
Serin	103
Glycin	116
Histidin	22
Arginin	65
Threonin	80
Alanin	105
Prolin	79
Tyrosin	57
Valin	106
Methionin	21
Isoleucin	82
Leucin	137
Phenylalanin	67
Lysin	87

150000–170000 MG von Tabelle 6.5) erklärt, warum die Anwesenheit eines dieser Medikamente die Bindungsaktivität der anderen beeinflußt – eine allosterische Wechselwirkung. Zum Beispiel (Tabelle 6.7) verstärkt Diltiazem die Bindung von PN200-110 (ein Dihydropyridin), während Desmethoxyverapamil diese herabsetzt.

Uniformität des Calcium-Antagonisten-bindenden Proteins

Die Untereinheiten der Bindungskomplexe der Calcium-Antagonisten scheint bei unterschiedlichen Spezies von beachtlicher Beständigkeit zu sein. Die Komplexe

Tabelle 6.7 Allosterische Interaktion zwischen Bindungsstellen für Calcium-Antagonisten

Ligand

[^{3}H] Diltiazem (*d-cis*)
    Bindung ↑ durch Bepridil
         ↓ durch Verapamil
              (Balwierczak et al. 1987)

[^{3}H] PN 200-110
    Bindung ↓ durch Desmethoxyverapamil
         ↑ durch Diltiazem
              (Striessnig et al. 1986)

↑ bezeichnet eine Verstärkung, ↓ eine Abschwächung

beispielsweise, die man aus den T-Tubuli des Meerschweinchen-Skelettmuskels gewonnen hatte, weisen dieselbe Zusammensetzung aus Untereinheiten (α_1, α_2, β und γ) und dieselbe Chemie auf (Vaghy et al. 1987a) wie die aus den T-Tubuli des Kaninchen-Skelettmuskels gewonnenen Bindungsstellen. Zusätzlich kreuzreagieren monoklonale Antikörper, die für den Bindungskomplex der transversalen Tubuli des Kaninchens entwickelt wurden, mit denjenigen, die aus Skelettmuskelpräparaten der Ratte, der Maus, des Huhns und des Frosches (aber nicht des Flußkrebses) gewonnen wurden (Vandaele et al. 1987). Kreuzreaktivität zeigte sich ebenfalls in Komplexen, die aus der glatten Muskulatur (vaskulär und intestinal), dem Herzen und dem Gehirn des Kaninchens gewonnen wurden (Schmid et al. 1986; Vandaele et al. 1987).

Im allgemeinen ist daher die Zusammensetzung aus Untereinheiten beim Calcium-Antagonisten-Rezeptorprotein der Wirbeltiere weder gewebe- noch speziesspezifisch. Eine einzige Untereinheit, die α_1-Untereinheit, enthält die Bindungsdomänen für die 3 Prototypen der Calcium-Antagonisten – die Phenylalkylamine, die Dihydropyridine und die Benzothiazepine. Im Gegensatz dazu scheinen die Calcium-Antagonisten des Piperazin-Typs (z. B. Cinnarizin) an einer Stelle zu agieren, der in keiner Weise an die Bindungsstelle der Dihydropyridine gekoppelt ist.

Vergleich mit anderen Kanalrezeptorkomplexen

Auf vielfache Weise ähneln die Proteine des Calcium-Antagonist-Rezeptorkomplexes denjenigen, die in den Rezeptorkomplexen der Saxitoxin/Tetrodotoxin-empfindlichen Na^+-Känäle (Catterall 1986) und der α-Bungarotoxin-empfindlichen Azetylcholin-Känäle (Methfessel u. Sakman 1986) vorkommen. Mit Ausnahme des stromleitenden Na^+-Kanals des Aals enthalten alle mehrere Untereinheiten (Tabelle 6.8), und ihre Molekulargewichte liegen innerhalb enger Grenzen.

Wie genau der Calcium-Antagonist-Rezeptorkomplex (Tabelle 6.8) organisiert ist, um einen Ca^{2+}-selektiven Kanal zu bilden, ist bisher noch nicht bestimmt worden, doch schlug Takahashi vor, daß die Einheiten ineinandergefügt seien, wie dies Abb. 6.2 zeigt. Falls dies zutrifft, muß die α_1-Untereinheit eine Schlüsselrolle bei der Bestimmung der Ionenselektivität des Kanals spielen.

Tabelle 6.8 Vergleich des Rezeptorproteins der Calcium-Antagonisten mit anderen Kanalrezeptorkomplexen und der Na^+-K^+-ATPase

Untereinheit	Molekular-gewicht	Chemischer Versuch	Bindungs-stelle
Ca^{2+}-Kanalrezeptorprotein f. Calcium-Antagonisten (MG 397000)			
α_1	150000–190000[a]	[^{3}H] Azidopin	α_1
		[N-Methyl-H^3] LU 49888	α_1
α_2	170000		
β	54000		
	30000		
Saxitoxin-empfindliches Na^+-Kanalrezeptorprotein (MG 316000)			
Rattenhirn			
α_1	260000	Saxitoxin	α_1
β_1	36000		
β_2	35000		
Zitteraal			
α	260000	Saxitoxin	α
α-Bungarotoxin-empfindliches Rezeptorkanalprotein für Azetylcholin (MG 300000)			
α (2)	50000–60000	α-Bungarotoxin	α
β (3)	50000–60000		
Na^+-K^+-ATPase (MG 165000)[b]			
α	110000	Herzglykosid	α
β	50000		

[a] Die genaue Größe hängt von den Versuchsbedingungen ab, insbesondere davon, ob frische oder aufgetaute Membranen verwendet werden (Vaghy et al. 1987 a) und davon, ob reduzierende oder nichtreduzierende Substanzen vorhanden sind (Glossmann et al. 1987 b). Daten aus Vaghy et al. (1987 a), Takahasi et al. (1987), Catterall (1986), Methfessel u. Sakman (1986) und Shull et al. (1985)

[b] Basierend auf der Analyse der komplementären DNA. Die Daten zur Na^+-K^+-ATPase sind zum Vergleich mitaufgeführt

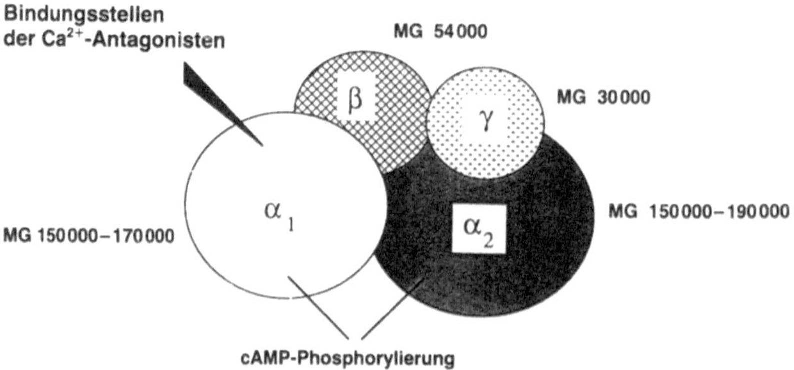

Abb. 6.2 Mögliche strukturelle Zusammensetzung der Untereinheiten eines Bindungsrezeptorkomplexes für Calcium-Antagonisten, die einen ionenleitenden Kanal bilden. (Aus Takahashi et al. 1987)

Bedingungen, die Dichte und Bindungsaktivität des Calcium-Antagonisten-Rezeptorkomplexes verändern

Erfahrungen, die man an β-Rezeptoren gewonnen hat, haben gezeigt, daß diese Rezeptorkomplexe sich nicht statisch verhalten. Sie können internalisiert oder externalisiert werden, je nach den vorherrschenden Bedingungen. Zum Beispiel führen eine Guanethidin-Dauertherapie (Glaubiger et al. 1978) und die längere Gabe von Propranolol (Maisel et al. 1987) zur Externalisierung der β-Rezeptoren. Dieser Prozeß, der als „Aufwärtsregulierung" bekannt ist, führt zu einem Anstieg der β-Rezeptorendichte im Sarkolemm, da Reserverezeptoren „transloziert" oder aus ihren intrazellulären Speichern oder Syntheseorten zum Sarkolemm „pendeln". Die Einnahme von Äthanol hat den umgekehrten Effekt (Kwast et al. 1987). Dieser „Pendelprozeß" kann ebenso auf den Calcium-Antagonisten-Rezeptorkomplex zutreffen – da manche Medikationen und bestimmte pathologische Bedingungen deutliche Veränderungen an der Dichte der Calcium-Bindungsstellen herbeiführen.

Medikationen, die die Zahl der funktionalen Calcium-Antagonisten-Bindungsstellen verändern

a) Medikamente, die das Gewebe-cAMP erhöhen

Die Dauerbehandlung mit Substanzen, die das Gewebe-cAMP erhöhen, wie Isoprenalin und Theophyllin, oder die direkte Gabe von lipidlöslichen cAMP-Analoga verursachen eine Zunahme der Anzahl von Calcium-Antagonisten-Bindungsstellen (B_{max}), gewöhnlich zusammen mit einer Abnahme der Affinität (Tabelle 6.9). Dagegen haben Mittel, die die Gewebespeicher der Katecholamine – z.B. Reserpin und 6-Hydroxidopamin – den gegenteiligen Effekt. Die Geschwindigkeit, mit der dieses geschehen kann, wird durch die Tatsache demonstriert, daß man nur eine 3tägige Exposition gegenüber 10 µmol/l Reserpin benötigt, um die Anzahl der Bindungsstellen für [³H]Nitrendipin in der Skelettmuskulatur des Huhns um über 30% zu reduzieren (Tabelle 6.10). β-Rezeptorenblockade (mit 10 µmol/l Alprenolol) erzeugt einen noch drastischeren Effekt, indem es die Anzahl der Bindungsstellen um 80% herab-

Tabelle 6.9 Wirkung von Isoprenalin, Dibutyryl-cAMP und Theophyllin auf die Dichte B_{max} der calcium-antagonistischen Bindungsstelle ([³H] Nitrendipin) und die Affinität K_D. (Aus Battani et al. 1985)

	[³H] Nitrendipin-Bindung	
Behandlung	K_D (nmol)	B_{max} (fmol [mg Protein]$^{-1}$)
Kontrolle	0,4 ± 0,1	140 ± 15
10 µmol Isoprenalin	1,6 ± 0,2	425 ± 22
10 µmol Dibutyryl-cAMP	1,3 ± 0,1	346 ± 30
10 µmol Theophyllin	1,5 ± 0,2	422 ± 41

Das Versuchspräparat war Skelettmuskel vom Huhn. Der Anstieg von K_D bedeutet, daß die Affinität des Rezeptors abgefallen ist. Der Anstieg von B_{max} bedeutet eine erhöhte Anzahl von Stellen, die für die Bindung zur Verfügung stehen

Tabelle 6.10 Faktoren, die die Dichte der calcium-antagonistischen Stellen verändern

Bedingung	B_{max}	K_D	Literatur
Medikamente und chem. Substanzen			
Reserpin	↑	=	Powers u. Colucci (1985)
operat. Denervierung	↑	=	Schmid et al. (1984)
Isoprenalin	↑	↑	Battani et al. (1985)
6-Hydroxidopamin	↑	=	Skatebol u. Triggle (1986)
Dibutyryl-cAMP	↑	↑	Battani et al. (1985)
Theophyllin	↑	↑	Battani et al. (1985)
β-Blockade	↑	=	Battani et al. (1985)
Morphium	↑	=	Ramkumar u. El-Fakahany (1984)
Äthanol	↑	=	Lucchi et al. (1985)
Nifedipin-Therapie	=	=	Nishiyama et al. (1986)
Verapamil-Therapie	=	=	Dillon u. Nayler (1987)
Pathology			
fortgeschrittenes Alter	↑	↑	Schmid et al. (1987)
Kardiomyopathie	↑	↑	Battani et al. (1985)
			Finkel et al. (1986)
Hypertonie	↑ =	=	Ischii et al. (1983)

↑ bedeutet Anstieg, = keine Veränderung

setzt. Die Tatsache, daß erhöhtes cAMP die Zahl der Bindungsstellen vermehrt und eine Herabsetzung der Katecholamine oder eine β-Rezeptorenblockade diese Zahl vermindert, ist interessant, da sie darauf hinweist (aber es nicht beweist), daß die cAMP-abhängige Phosphorylierung entweder bei dem „Pendelprozeß" oder der De-novo-Synthese der Bindungsproteine für Calcium-Antagonisten beteiligt sein kann.

b) Dauertherapie mit Calcium-Antagonisten

Die Dauertherapie mit Calcium-Antagonisten weist einen geringen Effekt – falls überhaupt – auf die Zahl der vorhandenen Bindungsstellen für Calcium-Antagonisten auf (Nishiyama et al. 1986). Dies mag erklären, warum nur selten über Entzugssymptome berichtet wird (Kap. 19). Umgekehrt kann die Dauertherapie mit einem Calcium-Antagonisten zu einer Verstärkung der atrialen (Hedberg et al. 1985), aber nicht der ventrikulären (Nishiyama et al. 1986) Dichte der β-Rezeptoren führen.

c) Andere Therapien

Andere Medikationen, die gezeigt haben, daß sie die Anzahl der membrangebundenen Bindungsstellen für Calcium-Antagonisten erhöhen können, sind etwa die Gabe von Äthanol (Lucchi et al. 1985) und von Morphium (Ramkumar u. El-Fakahany 1984).

Aufs Ganze gesehen scheint es, als ob die Zahl der Calcium-Antagonisten-Bindungskomplexe, die zu einer bestimmten Zeit in einem bestimmten Organ vorhanden sind, durch die Anwesenheit von bestimmten Medikamenten beeinflußt wird. Insbesondere scheint cAMP eine bedeutende Rolle zu spielen, ob dies aber auf dem cAMP-Bedarf für das „Pendeln" oder auf der De-novo-Synthese neuer Bindungsstellen beruht, ist unbekannt.

Pathologie

Die Zahl der vorhandenen Bindungsstellen wird ebenfalls durch das Alter des Gewebes und seine pathologischen Veränderungen bestimmt.

a) Alter

Es beeinflußt die Anzahl (B_{max}) der vorhandenen Bindungsstellen für Dihydropyridine (Battani et al. 1985). Die Skelettmuskulatur von Hühnerfeten zeigt z. B. ein B_{max} von nur 130 fmol (mg Protein)$^{-1}$ für die Bindung von [^{3}H]Nitrendipin, das innerhalb von 7 Tagen Bebrüten auf 880–900 fmol (mg Protein)$^{-1}$ ansteigt. Der Anstieg ist nicht auf die Perinatalperiode beschränkt, da bei Ratten ein Anstieg vom 3.–12. Monat nachgewiesen werden konnte (Battani et al. 1985).

Da die Anzahl der in irgendeinem Gewebe vorhandenen Bindungsstellen die Reaktionsfähigkeit des Gewebes gegenüber einem Medikament beeinflußt, wird eine altersabhängige Änderung der Zahl der Bindungsdomänen für Calcium-Antagonisten im Hinblick auf die Festlegung geeigneter Dosierungen therapeutische Konsequenzen haben. Natürlich werden andere Faktoren dabei mitspielen – wie etwa eine veränderte Stoffwechselrate und möglicherweise eine Veränderung der Rezeptoraffinität, aber die erhöhte Anzahl von Bindungsstellen kann mit zu der Tatsache beitragen, daß diese Medikamente als blutdrucksenkende Mittel beim alten Menschen besonders wirksam sind (Kap. 15).

b) Kardiomyopathie

Bei Hamstern (B10 14.6 Syrische Hamster) geht die Entwicklung der Kardiomyopathie mit einem Anstieg der Zahl von [^{3}H]Nitrendipin-Bindungsstellen einher (Finkel et al. 1986). Es ist unbekannt, ob ein solcher Effekt auch beim Menschen auftritt.

c) Hypertonie

Die Hypertonie wird nach vorliegenden Berichten von einem Anstieg der Zahl der Bindungsstellen begleitet (Ishii et al. 1983; Chatelain et al. 1984), doch ist dieser Anstieg, falls er auftritt, relativ gering.

d) Ischämie

Diese reduziert die Zahl der Bindungsstellen (Dillon u. Nayler 1987). Dagegen zeigt die Hypoxie keine Wirkung, obwohl die erneute Oxygenierung zu einem Verlust führt (Matucci et al. 1987).

Die Entstehung der Calcium-Antagonisten-Bindungsstellen

Man kennt eine ganz beträchtliche Zahl von Hinweisen, die die Hypothese stützen, daß die Zahl der Calcium-Antagonisten-Bindungsstellen, die in einem bestimmten Gewebe vorhanden sind, in der Perinatalperiode ansteigt. Es scheint ein cAMP-Faktor mitbeteiligt zu sein, und es ist möglich, daß eine Stimulation der β-Rezeptoren eine Rolle spielt. Diese Überlegungen werden durch die Tatsache bestätigt, daß die Zugabe von Mitteln, die die cAMP-Spiegel in neuralen klonalen Zellinien heraufsetzen, das Erscheinen von spannungsempfindlichen Ca^{2+}-selektiven Kanälen induziert, die sich gegenüber Nitrendipin, Diltiazem und Gallopamil empfindlich verhalten (Freedman et al. 1984). Die Bedeutung der perinatalen Entstehung dieser Bindungsstellen sowie der Faktoren, die deren Entstehen kontrollieren, ist offenbar ein faszinierendes Forschungsgebiet. Momentan ist jedoch die einzig schlüssige Überlegung, daß cAMP und damit vermutlich die Phosphorylierung eine Rolle spielt. Wenn dies der Fall ist, mag der Prozeß nicht die Bildung neuer Bindungsstellen, sondern eher deren Aktivierung betreffen, wie dies weitgehend in Kap. 3 bei den Kanälen beschrieben wurde.

Schlußfolgerung

Das Bindungsrezeptorprotein für Calcium-Antagonisten ist ein Komplex, der mehrere Untereinheiten aufweist. Die Bindungsdomänen für die Calcium-Antagonisten auf Phenylalkylamin-, Dihydropyridin- und Benzothiazepin-Basis sind allesamt auf der α_1-Untereinheit lokalisiert. Diese Untereinheit besitzt ein Molekulargewicht von 150000–170000, wobei dies entscheidende Domänen sind, obwohl sie nur Bindungsstellen für die 3 Klassen der Calcium-Antagonisten enthalten. Es ist allerdings anzunehmen, daß sie eng miteinander in Verbindung stehen, da zwischen ihnen eine allosterische Wechselwirkung besteht.

Die Anzahl der Bindungsstellen, die zu irgendeinem Zeitpunkt vorhanden sind, wird durch pharmakologische Intervention, das Alter und bestimmte Krankheitszustände beeinflußt (Tabelle 6.10). Es folgt daher daraus, daß pathologische Veränderung nicht nur veränderte Öffnungs- und Schließungszeiten der Kanäle bedeuten (Kap. 3), sondern ebenso Änderungen der Anzahl der vorhandenen Bindungsstellen. Dies könnte eine Änderung der Anzahl Ca^{2+}-selektiver Kanäle bedeuten, denn die Calcium-Antagonisten-Bindungskomplexe fungieren, wenn sie isoliert, gereinigt und in Lipidmembranen eingesetzt werden, als spannungsaktivierte, Ca^{2+}-selektive, gegenüber Calcium-Antagonisten sensible Kanäle.

7 *Klassifizierung der Calcium-Antagonisten*

Good order is the foundation of all things.

Edmund Burke

Da so viele Calcium-Antagonisten identifiziert wurden, besteht die dringende Notwendigkeit eines Klassifizierungssystems, das sich aber – über die offensichtliche Unterteilung in anorganische und organische Typen hinaus – überraschend schwierig gestaltet (Abb. 7.1). Bisher wurden 6 Klassifikationen vorgeschlagen, doch nicht eine davon kann vollständig zufriedenstellen. Die als Grundlage dieser Klassifikationen benutzten Kriterien sind folgende:

1. Spezifität der Inhibition des Ca^{2+}-Stroms;
2. Chemie, wie auch Grundstruktur und lipophiles Verhalten;
3. Gewebeselektivität;
4. Empfindlichkeit gegenüber Salizylaten;
5. Rezeptorbindungsspezifität;
6. Calcium-Modifikation.

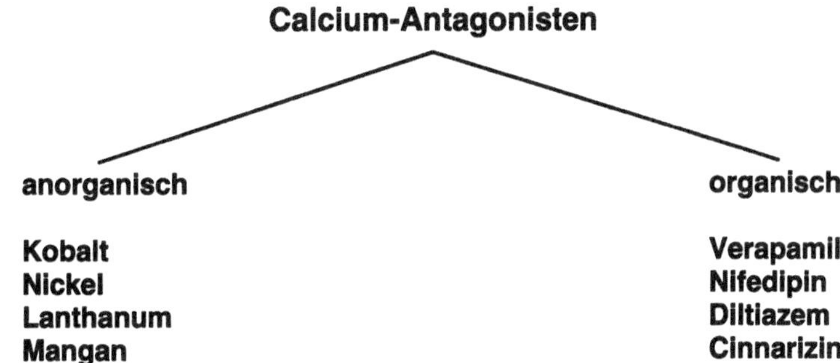

Abb. 7.1 Unterteilung der Calcium-Antagonisten aufgrund der Trennung organisch/anorganisch

Spezifität der Inhibition der langsamen Ca^{2+}-Einwärtsströme

Fleckenstein (1983b) benutzte dieses Kriterium, um die organischen Calcium-Antagonisten in 2 Gruppen, Gruppe A und Gruppe B (Tabelle 7.1), einzuteilen.

Gruppe A setzt sich aus Verbindungen zusammen, die den langsamen Ca^{2+}-Einwärtsstrom um 90–100% hemmen, und zwar ohne Begleiteffekt auf den schnellen Na^+-Einwärtsstrom (Abb. 7.2), während die *Gruppe B* aus Verbindungen besteht, die den Na^+-Strom bei Konzentrationen supprimieren, die nur eine 50- bis 70%ige Reduk-

Tabelle 7.1 Fleckensteins Klassifikation der Calcium-Antagonisten, basierend auf der spezifischen Hemmung des langsamen Ca^{2+}-Einwärtsstroms

Gruppe A:	*90- bis 100%ige Hemmung des Ca^{2+}-Einwärtsstroms ohne Änderung des Na^+-Stroms*
	z.B. Verapamil, Diltiazem, Nifedipin, Nisoldipin, Niludipin, Nimodipin, Felodipin, Anipamil, Desmethoxyverapamil (D888), Gallopamil (D600), PN 200–110, Nicardipin
Gruppe B:	*50- bis 70%ige Hemmung des Ca^{2+}-Einwärtsstroms ohne Änderung des Na^+-Stroms*
	z.B. Bepridil, Tiapamil, Cinnarizin, Caroverin, Proadifen (SKF525A), Terodilin, Fendilin, Prenylamin
Gruppe C:	*gewisse Hemmung des Ca^{2+}-Einwärtsstroms, jedoch keine Haupteigenschaft*
	z.B. Diazepam, Papaverin, Phenytoin, Phenoxybenzamin, Loperamid, Fluperamid, Barbiturate, Indomethacin, Propranolol

Zu Fleckensteins Klassifikation gehören nur die Gruppen A und B. Die Gruppe C wurde hinzugefügt, um Substanzen miteinzuflechten, bei denen eine Ca^{2+}-kanalblockierende Aktivität vorliegt, die aber von minderer Bedeutung ist

tion des Ca^{2+}-Stroms bewirken. Nifedipin, Verapamil und Diltiazem gehören daher in Gruppe A, Fendilin, Prenylamin, Perhexilin und Caroverin in Gruppe B (Tabelle 7.1).

Fleckenstein erstellte diese Klassifikation auf der Grundlage der Daten, die man aus elektrophysiologischen Versuchen am Herzmuskelgewebe gewonnen hatte – grundsätzlich an Trabekeln und Papillarmuskeln. Folglich wurden Substanzen ausgeschlossen, die keinen Effekt auf den Ca^{2+}-Einwärtsstrom im Herzmuskel ausübten, die aber diesen Strom in anderen Geweben, wie z.B. den glatten Gefäßmuskelzellen, supprimierten. Cinnarizin und Flunarizin verhalten sich in dieser Weise (Godfraind 1986) und sollten daher, obwohl sie nicht zur ursprünglichen Klassifikation Fleckensteins gehören, in Gruppe B eingeordnet werden (Tabelle 7.1).

Man könnte auch darüber nachdenken, dem Schema Fleckensteins eine weitere 3. Gruppe hinzuzufügen, um Verbindungen unterzubringen, die einen inhibitorischen Effekt auf den Ca^{2+}-Einwärtsstrom haben, wenn dieser auch von geringer Bedeutung innerhalb ihrer Gesamtpharmakologie ist. Die Opiatrezeptorenblocker Loperamid und Fluperamid, die Phosphodiesterase-Inhibitoren Papaverin und Cromoglicat und auch einige Sympatholytika (z.B. Propranolol) agieren auf diese Weise (Gruppe C, Tabelle 7.1).

Fleckensteins Klassifizierung weist einen wesentlichen Vorteil auf – sie gründet sich auf das wesentliche Charakteristikum der Calcium-Antagonisten, nämlich die Hemmung des Ca^{2+}-Einwärtsstroms. Es gibt allerdings Nachteile insofern, als pharmakologisch grundverschiedene Verbindungen (z.B. Verapamil und Nifedipin) in dieselbe Gruppe (Gruppe A) eingeordnet werden, während das Schema die Gewebeselektivität ignoriert.

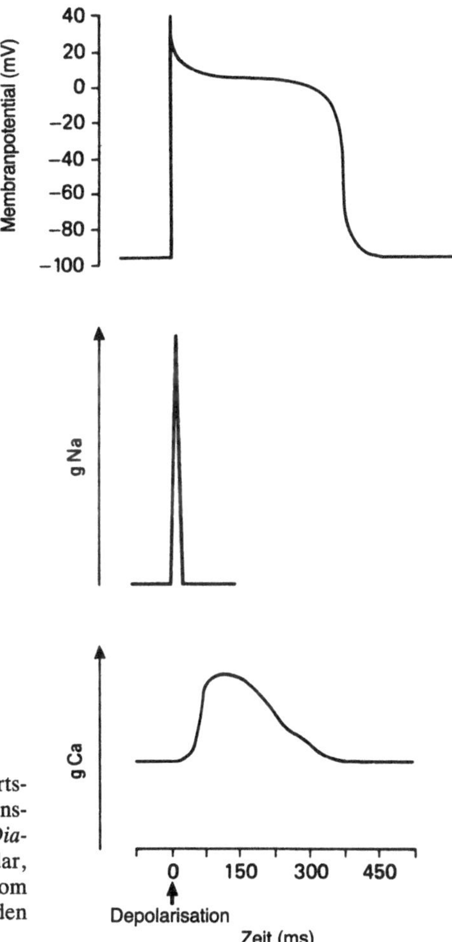

Abb. 7.2 Beteiligung des schnellen Na$^+$-Einwärts-stroms und des langsamen Ca^{2+}-Stroms am Aktionspotential des Herzens (Ventrikel). Das *obere Diagramm* stellt das vollständige Aktionspotential dar, das *mittlere* zeigt den Beitrag durch den Na$^+$-Strom und das *untere Diagramm* den Beitrag durch den Ca^{2+}-Strom

Chemie

Struktur

Die Calcium-Antagonisten kann man auf der Grundlage ihrer chemischen Struktur klassifizieren. In der Tat ist dies wahrscheinlich der einfachste Ansatz, den man übernehmen kann, wobei im Augenblick nur 4 wichtige Untergruppen (Tabelle 7.2) benötigt werden: die Phenylalkylamine, Dihydropyridine, Benzothiazepine und Diphenylalkylamine. Dies kann sich jedoch ändern, wenn neue Calcium-Antagonisten entdeckt werden.

Tabelle 7.2 Unterteilung der Calcium-Antagonisten aufgrund ihrer Chemie

Phenylalkyl-amine	Dihydro-pyridine	Benzo-thiazepine	Diphenyl-alkylamine
Anipamil	Amlodipin	Diltiazem*	Cinnarizin*
Desmethoxy-verapamil (D888)	Azodipin	Fostedil	Flunarizin
Gallopamil (D600)	Dazopidin (PY 108–068)	(KB-944)	Fendilin Prenylamin
Ronipamil	Felodipin		
Terodilin	Floridipin		
Tiapamil	(FR 7534)		
Verapamil*			
	Iodipin		
	Isradipin (PN 200–110)		
	Nicardipin		
	Nifedipin*		
	Niludipin		
	Nimodipin		
	Nisoldipin		
	Nitrendipin		
	Riodipin		
	Ryosidin		

* bezeichnet die Prototypen

Lipophiles Verhalten

Spedding (1984, 1985) hat eine Alternative zur chemischen Klassifizierung dieser Verbindungen vorgeschlagen. Indem er Unterschiede im lipophilen Verhalten heranzog, war er in der Lage, die Verbindungen in 3 Hauptgruppen zu unterteilen, die in Tabelle 7.3 aufgelistet sind. Es handelt sich hier um eine interessante Unterteilung, da, obwohl chemisch unvereinbare Substanzen zusammengefaßt werden, die Stoffe pharmakologisch ähnlich wirken. Beispielsweise ist Verapamil ein Phenylalkylamin (Tabelle 7.2) und Diltiazem ein Benzothiazepin (Tabelle 7.2), doch nach Speddings Schema (Tabelle 7.3) werden sie zusammengefaßt. Verapamil und Diltiazem besitzen

Tabelle 7.3 Subklassifikation aufgrund des lipophilen Verhaltens der Calcium-Antagonisten. (Nach Spedding 1985)

Klasse I:	$R1 = 0,45–0,58$
	z.B. Nifedipin, Nimodipin, Dazodipin, Nitrendipin, Nisoldipin
Klasse II:	$R1 = 0,32–0,33$
	z.B. Verapamil, Diltiazem
Klasse III:	$R1 = 0,12–0,25$
	z.B. Fendilin, Lidoflazin, Perhexilin, Cinnarizin, Prenylamin, Flunarizin

Man beachte, daß die Substanzen der Klasse I sämtlich Dihydropyridine, diejenigen der Klasse III Diphenylalkylamine sind. Die Substanzen der Klasse II differieren jedoch chemisch. R1 ist ein Meßwert des lipophilen Verhaltens; je höher die Zahl, um so stärker das lipophile Verhalten

allerdings bemerkenswert ähnliche pharmakologische Profile. Insbesondere verlangsamen beide die AV-Überleitung, während dies Dihydropyridine und Diphenylalkylamine nicht tun.

Gewebeselektivität

Eine auf der Organ- und Gewebeselektivität basierende Klassifikation wurde ursprünglich von Nayler (1982 a) vorgeschlagen und kürzlich erweitert (Godfraind et al. 1986; Godfraind 1987). Das Hauptmerkmal dieser Klassifizierung (Abb. 7.3) besteht darin, daß es die Calcium-Antagonisten in 3 Hauptgruppen mit den Bezeichnungen Klasse I, II und III unterteilt, wobei Klasse I die Calcium-Antagonisten umfaßt, die vorwiegend am Myokard wirken, Klasse II diejenigen, die primär an den Gefäßen, und Klasse III jene, die sich hochselektiv für Nerven- und erregungsleitendes Gewebe verhalten. In dieser Klassifikation hat Verapamil Eigenschaften der Klasse I, II und III (Abb. 7.3), wohingegen Nifedipin und andere Dihydropyridine nicht in die Klasse III gehören, aber Aktivitäten der Klassen I und II entwickeln. Cinnarizin zeigt andererseits Eigenschaften der Klasse II, jedoch nicht der Klassen I und III.

Eine Klassifikation aufgrund der Gewebeselektivität kann weiter unterteilt werden. Die Verbindungen der Klasse II in dem Schema der Abb. 7.3 kann man z. B. mindestens in 3 Untergruppen trennen – und zwar auf der Basis ihrer Gefäßselektivität in bestimmten Regionen. Das Dihydropyridin Nimodipin wirkt etwa vorzugsweise an den zerebralen Blutgefäßen, während Cinnarizin vorwiegend an peripheren Blut-

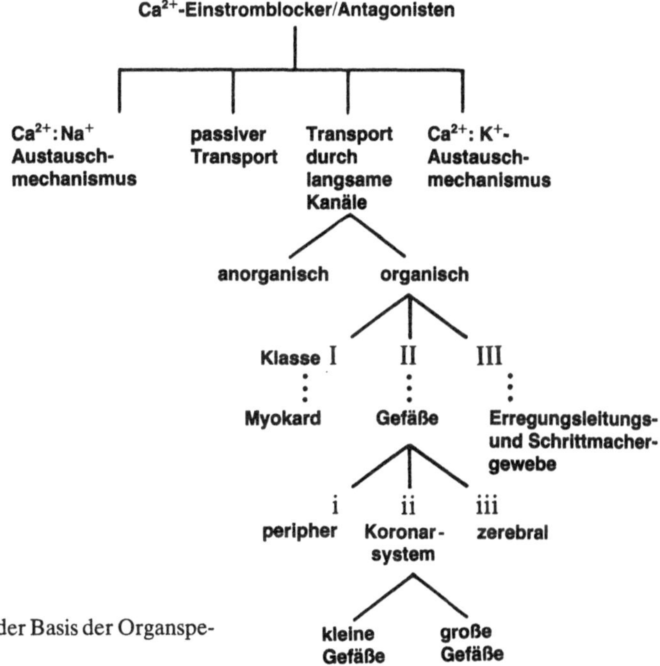

Abb. 7.3 Klassifikation auf der Basis der Organspezifität. (Nach Nayler 1982 a)

gefäßen seine Wirkung zeigt (Godfraind et al. 1986). Diese Substanzen können daher in unterschiedlichen Untergruppen der Klasse II eingeteilt werden. Auch innerhalb der Koronargefäße ist eine weitere Unterteilung möglich, nämlich danach, ob primär die kleinen oder die großen Gefäße beeinflußt werden. Obwohl eine Klassifikation auf der Basis der Gewebespezifität angenehm ist, leidet diese an 2 wesentlichen Fehlern. Wie sie sich gegenwärtig präsentiert, läßt sie sich nur auf den Effekt dieser Medikamente am kardiovaskulären System anwenden, und sie versagt, wenn man die Möglichkeit mitberücksichtigen will, daß Unterschiede in der Organempfindlichkeit sich nicht einfach nur unter dem Aspekt des Calcium-Antagonismus begründen lassen. Die Zahl der Rezeptoren, die zur Verfügung stehen, um mit dem Medikament in Wechselwirkung zu treten (Dichte der Bindungsstellen B_{max}), und die Charakteristika jener Rezeptoren mögen gewebespezifisch sein oder andere physiologische Reaktionen mögen so stark die Abfolge der Ereignisse überlagern, die durch die Blockade der langsamen Kanäle ausgelöst wird, daß der Effekt der Calcium-Blocker maskiert wird.

Singh (1986) erläuterte kürzlich einen alternativen Ansatz zur Klassifizierung auf der Grundlage der Gewebe- und Organselektivität. Dieser ist in Tabelle 7.4 zusammengefaßt. Wie bei Naylers Klassifizierung (Abb. 7.3) differenziert Singhs Schema (Tabelle 7.4) jedoch nicht zwischen den Eigenschaften der Substanzen, den Unterschieden in der Rezeptorausstattung der unterschiedlichen Zielorgane und anderen physiologischen Reaktionen, die so gewebespezifisch und von so ausreichender Intensität sein können, daß sie die Ereigniskette, die durch den Ca^{2+}-Einstrom durch die langsamen Kanäle ausgelöst wird, überlagern. Dies könnte beispielsweise geschehen, falls der Einstrom von Ca^{2+} im Austausch von Na^+ zur Hauptroute des Ca^{2+}-Einstroms würde.

Tabelle 7.4 Klinische Klassifikation der Calcium-Antagonisten. (Aus Singh 1986)

Typ I:	*Calcium-Antagonisten mit kardialen, elektrophysiologischen und vaskulären Effekten in vivo*
	Verapamil, Gallopamil, Diltiazem, Tiapamil
Typ II:	*Calcium-Antagonisten mit vorherrschend vaskulären Effekten*
	Nifedipin, Nitrendipin, Nisoldipin, Nimodipin, Nicardipin, Niludipin, Felodipin
Typ III:	*Calcium-Antagonisten mit peripheren vaskulären Effekten*
	Cinnarizin, Flunarizin
Typ IV:	*Calcium-Antagonisten mit komplexen pharmakologischen Profilen*
	Bepridil, Perhexilin, Lidoflazin

Empfindlichkeit gegen Salizylate

Ein interessantes und vergleichsweise neues Ergebnis (Spedding 1984, 1985) fand sich hinsichtlich des Effekts, den eine Veränderung der Oberflächenladung der Muskelzellen auf die Potenz der Calcium-Antagonisten ausübt. Als Spedding Salizylat zur Änderung der Oberflächenladung benutzte, fand er heraus, daß hierdurch der inhibitorische Effekt der Diphenylalkylamine (Cinnarizin, Flunarizin) (Tabelle 7.5) potenziert wurde. Unter gleichen Bedingungen blieb die Potenz der Dihydropyridine unverändert, während diejenige von Verapamil und Diltiazem herabgesetzt wurde.

Tabelle 7.5 Wirkung der Oberflächenladung auf die Potenz der Ca^{2+}-Antagonisten. (Nach Spedding 1984, 1985)

Antagonist	Reaktion auf Salizylat
Diphenylalkylamine Cinnarizin, Flunarizin	↑
Dihydropyridine Nifedipin	=
Andere Diltiazem Verapamil	↓

↑ bezeichnet Anstieg, = keine Veränderung und ↓ einen Abfall der Potenz

Spedding glaubt, daß dieser Effekt als Grundlage einer Klassifizierung herangezogen werden kann, und es ist interessant zu sehen, daß eine solche Unterteilung (Tabelle 7.5) derjenigen aufgrund des lipophilen Verhaltens ähnlich ist (Tabelle 7.3).

Rezeptorbindungsspezifität

Die letztendliche Klassifizierung wird sich wahrscheinlich auf die Interaktion zwischen Calcium-Antagonisten und deren spezifischen Bindungsstellen gründen. Es wurden bereits 3 separate Bindungsdomänen identifiziert (Kap. 6), doch aufgrund allosterischer Interaktion zwischen diesen (Glossmann et al. 1984) ist eine Klassifizierung allein auf dieser Grundlage bisher noch unvollständig. Trotzdem wurde eine solche Klassifikation ausgearbeitet; sie ist in Tabelle 7.6 dargestellt. Diese Klassifikation benutzt die Bindungseigenschaften der Dihydropyridine als primären Standard und plaziert daher die Dihydropyridine in Gruppe I. Gruppe II enthält Calcium-Antagonisten, die mit den Dihydropyridin-Bindungsstellen derart in Wechselwirkung treten, daß deren Bindungskapazität reduziert wird: *negativ*-heterotope allosterische Regulation. Die Phenylalkylamine, wie Verapamil, D600 und Anipamil, verhalten sich so. Die Gruppe III dieser Klassifikation beinhaltet Verbindungen, die in umgekehrter Weise wie die Phenylalkylamine agieren, und zwar insofern, als sie die Bindungskapazität der Dihydropyridin-Bindungsstellen *erhöhen*. Diltiazem und Bencyclan gehören hierzu (d.h. sie üben eine *positiv*-heterotope allosterische Regulation auf die Dihydropyridin-Bindungsstellen aus).

Tabelle 7.6 Subklassifikation der Ca^{2+}-Antagonisten aufgrund der Bindungscharakteristika. (Nach Glossmann u. Ferry 1983)

Klasse	Substanz
I	Dihydropyridine
II	Verapamil D600
III	Diltiazem Fostedil (KB944) Bencyclan

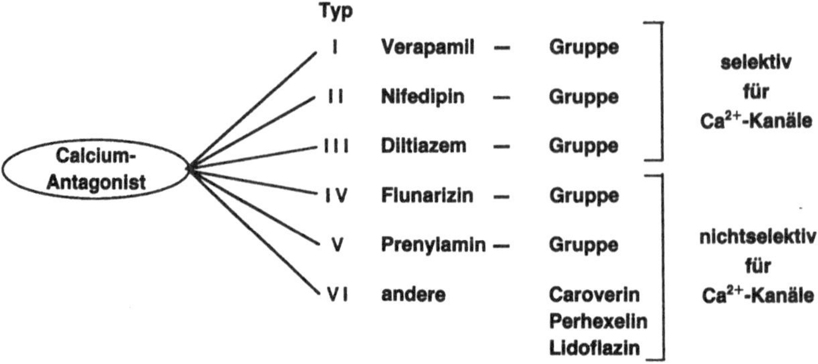

Abb. 7.4 Vorgeschlagene WHO-Klassifikation der Calcium-Antagonisten. (Nach Vanhoutte 1987)

Andere Klassifizierungen

Zwei weitere Klassifizierungen hat man kürzlich empfohlen. Eine, die WHO-Klassifikation (Vanhoutte u. Paoletti 1987), basiert auf vergleichbaren pharmakologischen Profilen, bezogen auf anerkannte Prototypen (Abb. 7.4). Die andere (Tabelle 7.7) wurde von einer Arbeitsgruppe der International Society and Federation of Cardiology entwickelt und geht von einer Kombination aus pharmakologischer Aktivität und der Interaktion mit spezifischen Bindungsstellen aus (Opie et al. 1987). Allerdings sind beide Klassifizierungen rein deskriptiv und tragen, wenn überhaupt, wenig zu den vorhandenen Klassifizierungen bei.

Andere Ansätze

Die bisher vorgeschlagenen Klassifizierungen hatten alle einen gemeinsamen Ausgangspunkt, d. h. Fleckensteins Kriterium zur Bestimmung, ob eine Substanz ein Calcium-Antagonist ist. Allerdings gibt es einen alternativen Ansatz aufgrund des

Tabelle 7.7 Die von der International Society and Federation of Cardiology vorgeschlagene Klassifikation der Calcium-Antagonisten aufgrund einer Kombination der pharmakologischen Profile und der liganden-bindenden Eigenschaften

Gruppe A:	*Hochspezifische Substanzen mit Wirkungen auf spannungsabhängige Ca²⁺-Kanäle und spezifische Bindung* z. B. Diltiazem, Nifedipin, Verapamil

Gruppe B:	*Weniger spezifische Substanzen*
	 a) *mit* Hemmung der DHP-Ligandenbindung;
	    z. B. Bepridil, Cinnarizin, Fendilin, Tiapamil
	 b) *ohne* Hemmung der DHP-Ligandenbindung;
	    z. B. Perhexilin, Prenylamin

Gruppe C:	*Unspezifische* Calcium-Antagonisten z. B. Chlorpromazin

DHP = Dihydropyridine
Diese Klassifikation ist der von Fleckenstein vorgeschlagenen (Tabelle 7.1) ähnlich

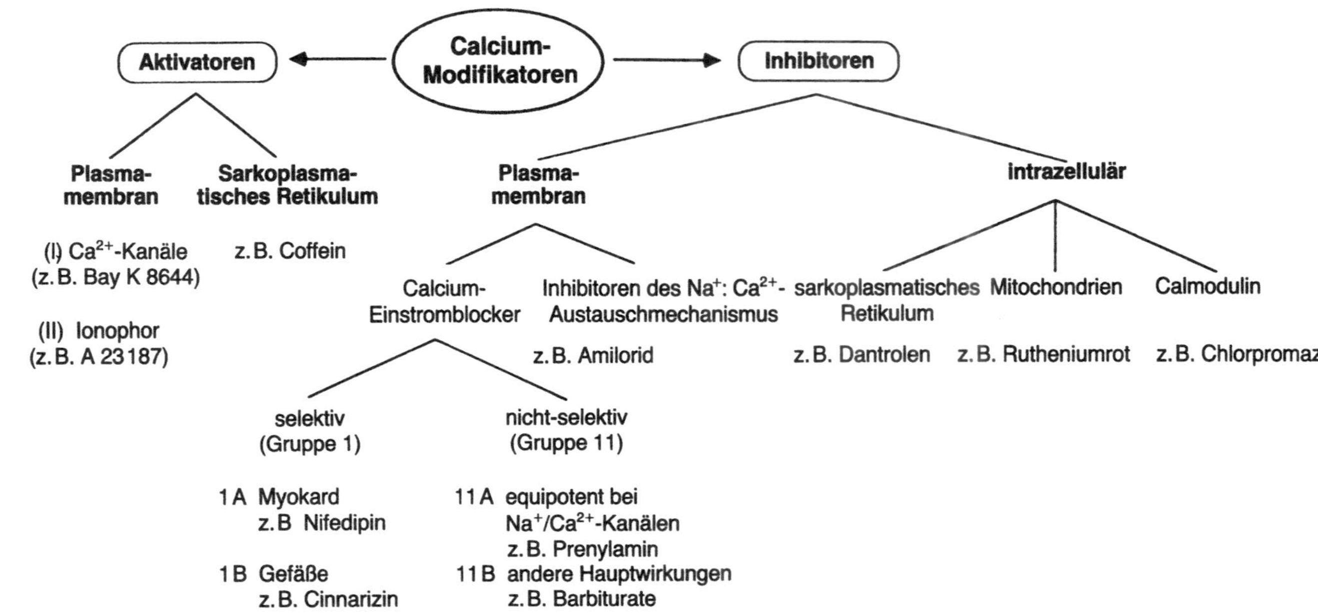

Abb. 7.5 Klassifikation der Calcium-Antagonisten (Ca²⁺-Einstromblocker) als Teil einer Klassifikation der calciummodifizierenden Substanzen. (Nach Godfraind 1986)

breiteren pharmakologischen Konzepts der „Calcium-Modifizierung". Calcium-Modulatoren beeinflussen die intrazelluläre Bewegung von Ca^{2+} sowie seine Translokation an die Zelloberfläche, wobei sie sich entweder hemmend oder fördernd verhalten. Mit Hilfe dieses Konzepts erstellte Godfraind die in Abb. 7.5 gezeigte Klassifikation. Sie besitzt einen möglichen Vorteil vor den anderen Schemata, da sie die Calcium-Antagonisten als Mitglieder einer viel größeren und vielfältigeren Gruppe von Medikamenten begreift, die die gemeinsame Eigenschaft teilen, „Calcium-Modulatoren" zu sein.

Zusammenfassung

Es ist schwierig, eine geeignete Klassifikation der Calcium-Antagonisten aufgrund ihrer chemischen Heterogenität und Gewebeselektivität zu erstellen. Die bisher unternommenen Anstrengungen machten sich die Spezifität der Hemmung langsamer Ca^{2+}-Ströme, die Chemie, das lipophile Verhalten, Gewebeselektivität, Empfindlichkeit gegen Salizylat und Rezeptorbindungsprofile als Ausgangspunkte zunutze. Obwohl keine der vorgeschlagenen Klassifikationen voll zufriedenstellen kann, stellt der von Fleckenstein eingenommene Standpunkt gegenwärtig wahrscheinlich den sinnvollsten Ansatz dar. Jedoch wird sich die letztendliche Klassifizierung fast sicher auf die Chemie der Bindungsstellen gründen und muß daher die Reinigung und Analyse aller Bindungsstellen abwarten.

8 Gewebeselektivität

> The golden rule is that there is no golden rule.
>
> GEORGE BERNARD SHAW

Eine der wünschenswerten Eigenschaften der Calcium-Antagonisten ist ihre Gewebeselektivität. Die Dihydropyridine wirken z. B. vorzugsweise an den Gefäßen (Tabelle 8.1), weshalb sie blutdrucksenkend eingesetzt werden können, ohne dabei das Myokard zu schädigen und ohne die Skelettmuskelfunktion einzuschränken (Dretchen u. Raines 1984). In dieser (und anderer) Hinsicht unterscheidet sich die blutdrucksenkende Aktivität der Dihydropyridine erheblich von derjenigen der β-Blocker, da die Ermüdung der Skelettmuskulatur eine gutdokumentierte und besorgniserregende Nebenwirkung der β-Rezeptorenblocker, doch nicht der Calcium-Antagonisten ist. Die Piperazine sind den Dihydropyridinen darin ähnlich, daß sie sich gefäßselektiv verhalten (Tabelle 8.1). Allerdings zeichnen die Phenylalkylamine (Verapamil, Gallopamil und Anipamil) und Benzothiazepine (Diltiazem) ein gänzlich unterschiedliches Bild, da sie, obwohl selektiv für das kardiovaskuläre System, annähernd gleich potent auf Myokard, AV-überleitendes Gewebe und die Gefäße wirken (Tabelle 8.1). Die Wirksamkeit von Verapamil und Diltiazem im Bereich des AV-überleitenden Gewebes erklärt, warum sie, doch nicht Nifedipin, zur Behandlung supraventrikulärer Tachyarrhythmien herangezogen werden können (Rowland

Tabelle 8.1 Selektivität der Calcium-Antagonisten

Substanz	Myokard	Gefäße	erregungs-leitendes u. Knotengewebe	Skelett-muskel
Verapamil	+	+	+	−
Gallopamil (D600)	+	+	+	−
Diltiazem	+	+	+	−
Nifedipin	+	++	−	−
Nitrendipin	+	+++	−	−
Nisoldipin	+	++++	−	−
Nimodipin	+	++++	−	−
Felodipin	+	++++	−	−
Amlodipin	+	++++	−	−
Cinnarizin	+	++++	−	−

„+" bezeichnet das Vorhandensein, „−" das Fehlen einer Wirkung auf die Aktivität des Gewebes. Man beachte, daß sich die Dihydropyridine relativ selektiv für die Gefäße verhalten. Diese Aktivitäten beziehen sich auf die Ergebnisse, die man erhält, wenn man therapeutisch relevante Dosierungen von Antagonisten isolierten oder chemisch denervierten Präparaten hinzufügt

Tabelle 8.2 Interaktion der Calcium-Antagonisten mit anderen Rezeptoren

Ca^{2+}-Antagonist	K_i (M)	Rezeptor	Ligand	Gewebe	Literatur
Phenylalkylamine					
(+) Verapamil	$6,0 \times 10^{-6}$	α_1-Rezeptor	[^{3}H] Prazosin	Gehirn (Ratte)	Nayler et al. (1982)
(−) Verapamil	$5,0 \times 10^{-6}$	α_1-Rezeptor	[^{3}H] Prazosin	Gehirn (Ratte)	Nayler et al. (1982)
(±) Gallopamil (D600)	$6,3 \times 10^{-6}$	α_1-Rezeptor	[^{3}H] Prazosin	Gehirn (Ratte)	Nayler et al. (1982)
(±) D600	$2,2 \times 10^{-6}$	α_1-Rezeptor	[^{3}H] WB4101	*Vas deferens* (Ratte)	Jim et al. (1981)
(−) D600	$1,5 \times 10^{-6}$	α_1-Rezeptor	[^{3}H] WB4101	*Vas deferens* (Ratte)	Jim et al. (1981)
(+) D600	$1,7 \times 10^{-6}$	α_1-Rezeptor	[^{3}H] WB4101	*Vas deferens* (Ratte)	Jim et al. (1981)
(+) Verapamil	$1,4 - 10^{-5}$	α_2-Rezeptor	[^{3}H] Clonidin	Gehirn (Ratte)	Nayler et al. (1982)
(−) Verapamil	$2,2 \times 10^{-6}$	α_2-Rezeptor	[^{3}H] Clonidin	Gehirn (Ratte)	Nayler et al. (1982)
(±) D600	$1,4 \times 10^{-5}$	α_2-Rezeptor	[^{3}H] Clonidin	Gehirn (Ratte)	Nayler et al. (1982)
(±) Verapamil	$8,8 \times 10^{-6}$	$5HT_1$-Rezept.	[^{3}H] Serotonin	Gehirn (Ratte)	Adachi u. Shoji (1986)
(−) Verapamil	$3,9 \times 10^{-6}$	$5HT_1$-Rezept.	[^{3}H] Serotonin	Gehirn (Ratte)	Adachi u. Shoji (1986)
(+) Verapamil	$1,3 \times 10^{-5}$	$5HT_1$-Rezept.	[^{3}H] Serotonin	Gehirn (Ratte)	Adachi u. Shoji (1986)
D600	$5,5 \times 10^{-6}$	$5HT_1$-Rezept.	[^{3}H] Serotonin	Gehirn (Ratte)	Adachi u. Shoji (1986)
(±) Verapamil	$4,1 \times 10^{-7}$	$5HT_2$-Rezept.	[^{3}H] Ketanserin	Gehirn (Ratte)	Adachi u. Shoji (1986)
(−) Verapamil	$1,7 \times 10^{-7}$	$5HT_2$-Rezept.	[^{3}H] Ketanserin	Gehirn (Ratte)	Adachi u. Shoji (1986)
(+) Verapamil	$1,8 \times 10^{-6}$	$5HT_2$-Rezept.	[^{3}H] Ketanserin	Gehirn (Ratte)	Adachi u. Shoji (1986)
D600	$2,8 \times 10^{-7}$	$5HT_2$-Rezept.	[^{3}H] Ketanserin	Gehirn (Ratte)	Adachi u. Shoji (1986)
Verapamil	$>1 \times 10^{-5}$	Histamin (H_1)	[^{3}H] Pyrilamin	Kleinhirn (Ratte)	Taylor u. DeFeudis (1986)
D600	$>1 \times 10^{-5}$	Histamin (H_1)	[^{3}H] Pyrilamin	Kleinhirn (Ratte)	Taylor u. DeFeudis (1986)
Verapamil	$1,4 \times 10^{-6}$	Histamin (H_2)	[^{3}H] Tiotidin	Hirnrinde (Ratte)	Taylor u. DeFeudis (1986)
D600	$1,2 \times 10^{-6}$	Histamin (H_2)	[^{3}H] Tiotidin	Hirnrinde (Ratte)	Taylor u. DeFeudis (1986)
(±) D600	$7,07 \times 10^{-6}$	Muscarin (cholinerg)	[^{3}H] QNB	Dünndarm (Meerschw.)	Jim et al. (1981)
(−) D600	$8,08 \times 10^{-6}$	Muscarin (cholinerg)	[^{3}H] QNB	Dünndarm. (Meerschw.)	Jim et al. (1981)
(+) D600	$7,07 \times 10^{-6}$	Muscarin (cholinerg)	[^{3}H] QNB	Dünndarm (Meerschw.)	Jim et al. (1981)
Verapamil	$1,7 \times 10^{-6}$	Dopamin (D_2)	[^{3}H] Spiroperidol	Hypophysen-vorderlappen (Schwein)	Cronin (1982)

	K_i	Rezeptor	Ligand	Gewebe	Literatur
D600	$4{,}1 \times 10^{-6}$	Dopamin (D_2)	[3H] Spiroperidol	Hypophysen-vorderlappen (Schwein)	Cronin (1982)
Verapamil	$2{,}02 \times 10^{-6}$	Dopamin (D_2)	[3H] Spiroperidol	*Corpus striatum* (Ratte)	De Vries u. Beart (1984)
D600	$2{,}02 \times 10^{-6}$	Dopamin (D_2)	[3H] Spiroperidol	*Corpus striatum* (Ratte)	De Vries u. Beart (1984)
($\pm$) D600	$4{,}04 \times 10^{-6}$	Opiatrezept.	[3H] Naloxon	Gehirn (Ratte)	Fairhurst et al. (1980)
1,4-Dihydropyridine					
Nicardipin	$9{,}4 \times 10^{-6}$	α_1-Rezeptor	[3H] Prazosin	Gehirn (Ratte)	Nayler et al. (1982)
Nifedipin	$>2{,}0 \times 10^{-4}$	α_1-Rezeptor	[3H] Prazosin	Gehirn (Ratte)	Nayler et al. (1982)
(+) Nicardipin	$3{,}5 \times 10^{-7}$	α_1-Rezeptor	[3H] WB4101	Gehirn (Ratte)	Thayer et al. (1985)
($-$) Nicardipin	$1{,}3 \times 10^{-6}$	α_1-Rezeptor	[3H] WB4101	Gehirn (Ratte)	Thayer et al. (1985)
Nicardipin	$2{,}0 \times 10^{-5}$	α_2-Rezeptor	[3H] Clonidin	Gehirn (Ratte)	Nayler et al. (1982)
Nifedipin	$>1{,}01 \times 10^{-4}$	α_2-Rezeptor	[3H] Clonidin	Gehirn (Ratte)	Nayler et al. (1982)
(+) Nicardipin	$4{,}0 \times 10^{-7}$	Muscarin (cholinerg)	[3H] QNB	Gehirn (Ratte)	Thayer et al. (1985)
($-$) Nicardipin	$1{,}01 \times 10^{-5}$	Muscarin (cholinerg)	[3H] QNB	Gehirn (Ratte)	Thayer et al. (1985)
Nifedipin	$>6{,}4 \times 10^{-5}$	5HT$_1$-Rezept.	[3H] Serotonin	Gehirn (Ratte)	Adachi u. Shoji (1986)
Nicardipin	$1{,}9 \times 10^{-5}$	5HT$_1$1-Rezept.	[3H] Serotonin	Gehirn (Ratte)	Adachi u. Shoji (1986)
Nifedipin	$2{,}9 \times 10^{-5}$	5HT$_2$-Rezept.	[3H] Ketanserin	Gehirn (Ratte)	Adachi u. Shoji (1986)
Nicardipin	$2{,}2 \times 10^{-5}$	5HT$_2$-Rezept.	[3H] Ketanserin	Gehirn (Ratte)	Adachi u. Shoji (1986)
Nifedipin	$>1{,}0 \times 10^{-4}$	Histamin (H_1)	[3H] Pyrilamin	Kleinhirn (Ratte)	Taylor u. DeFeudis (1986)
Nifedipin	$>1{,}0 \times 10^{-4}$	Histamin (H_2)	[3H] Tiotidin	Hirnrinde (Ratte)	Taylor u. DeFeudis (1986)
Nicardipin	$6{,}0 \times 10^{-6}$	Dopamin (D_2)	[3H] Spiroperidol	*Corpus striatum* (Ratte)	De Vries u. Beart (1984)
Benzothiazepine					
Diltiazem	$1{,}7 \times 10^{-4}$	α_1-Rezeptor	[3H] Prazosin	Gehirn (Ratte)	Nayler et al. (1982)
Diltiazem	$1{,}5 \times 10^{-5}$	α_2-Rezeptor	[3H] Clonidin	Gehirn (Ratte)	Nayler et al. (1982)
Diltiazem	$>6{,}4 \times 10^{-5}$	5HT$_1$-Rezept.	[3H] Serotonin	Gehirn (Ratte)	Adachi u. Shoji (1986)
Diltiazem	$9{,}1 \times 10^{-6}$	5HT$_2$-Rezept.	[3H] Ketanserin	Gehirn (Ratte)	Adachi u. Shoji (1986)
Diltiazem	$3{,}3 \times 10^{-5}$	Dopamin (D_2)	[3H] Spiroperidol	*Corpus striatum* (Ratte)	De Vries u. Beart (1984)

K_i (die Inhibitionskonstante) ist die Konzentration des Calcium-Antagonisten, die benötigt wird, um die [3H]Liganden-Bindung um 50% zu reduzieren. Man beachte, daß diese K_i-Werte beträchtlich über den Plasmakonzentrationen liegen, die beim klinischen Einsatz der Calcium-Antagonisten erreicht werden – wegen Einzelheiten s. Kap. 5 [3H]QNB = [3H]Quinuclidylbenzilat; 5HT = 5-Hydroxytryptamin

et al. 1979). Neben ihrer relativen Selektivität für die Gefäße scheinen einige Dihydropyridine sich relativ spezifisch für Gefäßsysteme zu verhalten. So wirkt etwa Nisoldipin, ein längerwirkendes, erst kürzlich entwickeltes Dihydropyridin (Kap. 4 und 6), vorzugsweise an den Koronargefäßen (Godfraind et al. 1987a, b), und aus diesem Grunde kann man es zur Verstärkung der Koronardurchblutung ohne Änderung des kontraktilen Verhaltens des Herzens einsetzen (Warltier et al. 1981). Ein weiteres Dihydropyridin, das eine regionale Gefäßselektivität aufweist, ist Ni modipin. Es wirkt vorzugsweise am Gefäßsystem des Gehirns (Kazda u. Towart 1981) und ist daher besonders hilfreich bei der Behandlung der posttraumatischen zerebralen Ischämien (Gelmers 1987). Gewebeselektivität bei einem Medikament ist eine bedeutende Eigenschaft, da es die Wahrscheinlichkeit unerwünschter Nebenwirkungen reduziert. Im Falle der Calcium-Antagonisten besteht ein zusätzlicher Vorteil darin, daß sie sich zur Behandlung einer breitgefächerten Reihe klinischer Störungen anwenden läßt, wobei der Bogen vom Migräne-Kopfschmerz bis zum Hypertonus und der Angina pectoris reicht. Allerdings ist es wichtig, zu erkennen, daß diese Gewebeselektivität dosisabhängig ist. Nimodipin dilatiert z. B. selektiv die Hirngefäße, es schwächt aber auch das Myokard, wenn es in hohen Konzentrationen gegeben wird. Ähnlich soll Felodipin „vasoselektiv" sein, doch bei hohen Konzentrationen wirkt es ebenfalls herzschwächend (Ljung u. Nordlander 1987). Was die Calcium-Antagonisten betrifft, ist also ihre Selektivität dosisabhängig und könnte dementsprechend nicht erkennbar sein, wenn die Substanzen in hoher Konzentration verabreicht werden. Der Einsatz jedes Medikaments in hoher Konzentration bringt das Problem der Selektivität mit sich. Wie bereits in Kap. 5 beschrieben, sind die Calcium-Antagonisten nicht frei davon. Tatsächlich treten viele von ihnen, wenn sie in großer Menge gegeben werden, mit anderen Rezeptoren (Tabelle 8.2), mit anderen Kanälen in Wechselwirkung, oder sie wirken intrazellulär. Allgemein sind jedoch die unspezifischen Wirkungen der Calcium-Antagonisten nicht für ihre Gewebeselektivität verantwortlich.

Die Gewebeselektivität der Calcium-Antagonisten

Die Beispiele für die Gewebeselektivität der Calcium-Antagonisten sind zu zahlreich, um hier im Detail aufgezählt zu werden. Jedoch illustrieren die folgenden Beispiele genau, wie weitverbreitet das Phänomen ist.
1. Sie üben einen dosisabhängigen negativ-inotropen Effekt auf die kardiale und glatte Muskulatur aus (Fleckenstein 1983a und Tabelle 8.1), zeigen aber eine geringe Wirkung auf die Skelettmuskulatur, trotz der Tatsache, daß in allen 3 Muskelarten die Kontraktion Ca^{2+}-abhängig abläuft.
2. Einige von ihnen wirken vorzugsweise auf die Gefäße. Nitrendipin ist z. B. 80mal wirksamer bei der Relaxierung der glatten Gefäßmuskulatur als bei der Inhibition der kontraktilen Aktivität des Herzmuskels (Triggle u. Janis 1984) (Tabelle 8.3). Beim Felodipin (Ljund u. Nordlander 1987) ist diese Vorliebe für die Gefäße noch ausgeprägter (Tabelle 8.3).
3. Bei therapeutischer Dosierung verlangsamen Verapamil (Krikler u. Spurrell 1979) und Diltiazem, doch nicht Nifedipin (Rowland et al. 1979), die AV-Überleitung.

Tabelle 8.3 Die relative Selektivität einiger Calcium-Antagonisten für die Gefäße. (Aus Triggle u. Janis 1984; Ljund u. Nordländer 1987)

Substanz	Selektivitätsfaktor (vaskulär : Myokard)
Verapamil	0,92
Diltiazem	8,9
Nifedipin	20
Nitrendipin	80
Felodipin	103
Niludipin	800

Der Selektivitätsfaktor ist der Quotient zwischen der Wirkung derselben Dosierung des Calcium-Antagonisten auf die Gefäße im Verhältnis zur Wirkung auf das Myokard

4. Einige Dihydropyridine (Nifedipin, Nitrendipin, Felodipin und Amlodipin) sind nichtselektive Vasodilatatoren. Andere dilatieren vorwiegend spezifische Gefäßsysteme. Die koronardilatatorische Aktivität des Nisoldipin ist z. B. 50mal größer als diejenige von Nifedipin (Godfraind et al. 1987a, b und Tabelle 8.3).

5. Die Calcium-Antagonisten, die bisher entwickelt wurden, besitzen, wenn überhaupt, einen relativ geringen Effekt auf die antigen- oder spasmogen-induzierte Kontraktion der glatten Muskulatur von Bronchien und Trachea (Godfraind 1986), obwohl sie andere glatte Muskelzellen tatsächlich relaxieren.

6. Obwohl Erregungs-Sekretions-Prozesse im allgemeinen Ca^{2+}-abhängig sind, verhalten sich nur wenige von ihnen empfindlich gegenüber therapeutisch wirksamen Konzentrationen dieser Medikamente (Janis et al. 1987).

Es ist dies eine wichtige Eigenschaft, da ohne diese Selektivität die Sekretion der verschiedenen regulatorischen Polypeptide – darunter Insulin – beeinflußt würde. Es gibt keine Beweise dafür, daß so etwas vorkommt (Trost u. Weidmann 1987).

Mögliche Ursachen der Gewebeselektivität der Calcium-Antagonisten

Es gibt viele mögliche Erklärungen für die Gewebeselektivität dieser Substanzen, darunter folgende:

1. Gewebeabhängige Unterschiede hinsichtlich der Quelle der Ca^{2+}-Ionen („Aktivator"-Ca^{2+}) (Abb. 8.1), die die elektromechanische Kopplung oder die Kopplung Erregung-Sekretion vermitteln.

2. Gewebeabhängige Unterschiede hinsichtlich der Natur des Auslösers, der den Ca^{2+}-Ioneneinstrom anregt. Dieser Auslöser kann die Membrandepolarisation oder die Freisetzung von chemischen Mediatoren beinhalten – einschließlich Serotonin, Histamin und Noradrenalin.

3. Unterschiede der chemischen Profile der Calcium-Antagonisten – insbesondere hinsichtlich ihres hydrophoben Verhaltens, ihrer Fettlöslichkeit und dem Ionisationsgrad in gelöstem Zustand. Verapamil z. B. wird ionisiert, während dies bei Nimodipin nicht geschieht, doch ist Nimodipin stark fettlöslich und Verapamil nicht.

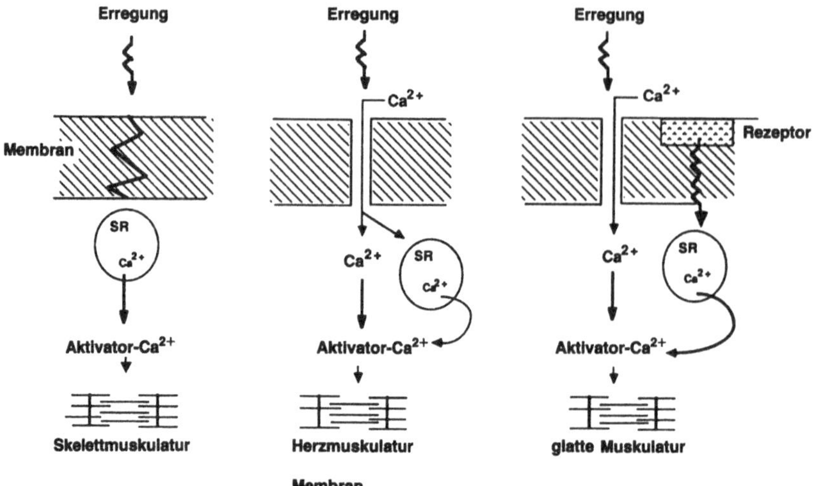

Abb. 8.1 Schematische Darstellung des unterschiedlichen Ursprungs des „Aktivator-Ca²⁺ in Skelett-, Herz- und glatten Muskelzellen. Im Skelettmuskel (*li. Ausschnitt*) ist das „Aktivator-Ca²⁺" intrazellulären Ursprungs; im Herzmuskel (*mittl. Ausschnitt*) und in der glatten Muskulatur (*re. Ausschnitt*) stammt es aus 2 Quellen: einer extra- und einer intrazellulären

4. Gewebeabhängige Unterschiede hinsichtlich der Dichte, des Zustands (Ruhe, geöffnet oder inaktiviert), der Verteilung, des Typs (L-, T- oder N-Typ, Kap. 3) und der Charakteristika der spannungsaktivierten Ca²⁺-Kanäle. Die relative Bedeutung dieser Kanäle als Weg des Ca²⁺-Einstroms in einem bestimmten Gewebe und ihr Phosphorylierungsstatus müssen ebenfalls berücksichtigt werden.

5. Gewebeabhängige Unterschiede bei der Kopplung zwischen den Bindungsdomänen für diese Substanzen und den Ca²⁺-Kanälen, mit denen sie in Zusammenhang stehen.

6. Durch das Gewebe bestimmte Unterschiede der Bindungsaktivität der Erkennungsstellen für Calcium-Antagonisten, die verursacht werden durch:
   a) unterschiedliche Frequenzen der Kanalaktivierung;
   b) Unterschiede des Membranruhepotentials; und
   c) pathologische Veränderungen des Gewebes.

7. Andere Aktionen der Calcium-Antagonisten, die bei hoher Dosierung eine Rolle spielen könnten, wie:
   a) deren Wechselwirkung mit anderen Rezeptoren (Tabelle 8.2);
   b) deren Wirkung auf andere ionenleitende Kanäle (Kap. 5); und
   c) in einigen Fällen deren intrazellulären Effekte (Kap. 5).

Die relative Unempfindlichkeit der Skelettmuskeln

Auf den ersten Blick könnte die relative Unempfindlichkeit der Skelettmuskeln gegenüber den Calcium-Antagonisten (Godfraind 1986) paradox erscheinen, weil

Ca^{2+}-Ströme, gegenüber Calcium-Antagonisten empfindliche Kanäle und spezifische Bindungsstellen für Calcium-Antagonisten in diesem Gewebe vorhanden sind (Sanchez u. Stefani 1978; Avila-Sakar et al. 1986; Almers et al. 1981; Coronado u. Affolter 1986). Tatsächlich kommen die Bindungsstellen in großer Zahl vor – bis zu 50 pmol (mg Protein)$^{-1}$ im Skelettmuskel (Fosset et al. 1983), im Herzmuskel und der glatten Muskulatur (Glossmann et al. 1982). Theoretisch sollte die Skelettmuskulatur daher sensibel reagieren, was aber nicht der Fall ist. Dafür gibt es 2 Erklärungen:

1. die Ca^{2+}-Ionen, die die Kontraktion des Skelettmuskels auslösen, sind intrazellulären Ursprungs (Abb. 8.1) (Fabiato u. Fabiato 1979); und
2. die Ca^{2+}-Kanäle unterscheiden sich von denjenigen des Herzmuskels und der glatten Muskulatur (Coronado u. Affolter 1986).

1. Der Ursprung des „Aktivator"-Ca^{2+} im Skelettmuskel als eine Ursache seiner fehlenden Empfindlichkeit gegenüber Calcium-Antagonisten

Die Muskelkontraktion wird durch einen plötzlichen Anstieg des zytosolischen Ca^{2+} ausgelöst. Beim *Herzmuskel und in glatten Muskelzellen* stammen die Ca^{2+}-Ionen, die hierfür erforderlich sind, aus 2 Quellen – einer extra- und einer intrazellulären Quelle. Die aus der extrazellulären Quelle (extrazelluläre Flüssigkeit und Bindungsstellen auf der äußersten Zelloberfläche) (Pierce et al. 1987) stammenden Ca^{2+}-Ionen reichen wahrscheinlich allein nicht zur Aktivierung der Kontraktion aus, liefern aber einen *entscheidenden* Anteil dazu, da sie die Freisetzung der zusätzlichen Ca^{2+}-Ionen aus den internen Speichern auslösen, die mit dem sarkoplasmatischen Retikulum in Verbindung stehen (Abb. 8.1). Diese extrazellulären Ca^{2+}-Ionen erreichen das Zytosol mit Hilfe der Ca^{2+}-selektiven Kanäle, die sich als Reaktion auf die Membrandepolarisation öffnen. Sind diese Kanäle geöffnet und für den Ca^{2+}-Einstrom verfügbar (Kap. 3 und 6), treten die Ca^{2+}-Ionen hindurch, und zwar entlang dem elektrochemischen Gradienten, der durch die Differentialverteilung des ionisierten Ca^{2+} über die Zellmembran (1000:1 außen gegenüber innen, Kap. 2) erzeugt wird. Diese Ca^{2+}-leitenden Kanäle sind Kanäle vom L-Typ und enthalten daher spezifische Bindungsstellen für die Calcium-Antagonisten oder sind mit diesen eng verbunden (Kap. 6). Dies erklärt, warum die Menge an einströmendem Ca^{2+} durch Calcium-Antagonisten vermindert werden kann, und daher auch, warum die entstandene Spannung abgebaut wird.

Die Skelettmuskulatur funktioniert ganz unterschiedlich, und zwar insofern, als es alles Ca^{2+}, das für die Kontraktion erforderlich ist, den eigenen intrazellulären Speichern entnimmt (Nayler 1966). Diese Speicher sind im schnurförmigen intrazellulären Netzwerk von Tubuli lokalisiert, die als sarkoplasmatisches Retikulum (SR in Abb. 8.1) bekannt sind, und obwohl das Ca^{2+} aus ihnen spannungsabhängig freigesetzt wird, ist der Freisetzungsprozeß gegenüber Calcium-Antagonisten unempfindlich. Es folgt daher daraus, daß die Möglichkeit, durch Calcium-Antagonisten die Menge an „Aktivator-Ca^{2+}" zu reduzieren, für die elektromechanische Kopplung in Myokard und glatter Muskulatur zur Verfügung steht, nicht aber für die Skelettmuskulatur, obwohl die Kontraktion Ca^{2+}-abhängig abläuft.

2. Calciumkanäle vom L-Typ im Skelettmuskel

Die andere Ursache der Unempfindlichkeit des Skelettmuskels betrifft die besonderen Eigenschaften seiner Ca^{2+}-leitenden Kanäle und ihrer daran angeschlossenen Bindungsstellen. Die Ca^{2+}-Kanäle vom L-Typ im Skelettmuskel sind denjenigen im Myokard und der glatten Muskulatur ähnlich insofern, als sie Bindungsstellen für Calcium-Antagonisten enthalten oder eng mit solchen in Zusammenhang stehen (Kap. 6). Letzte Studien haben jedoch gezeigt, daß diese Kanäle nicht mit denjenigen der glatten und der Herzmuskulatur identisch sind (Affolter u. Coronado 1985; Nelson 1986; Tsien et al. 1987). Diese Unterschiede hat man erst kürzlich erkannt, da man die Patch-clamp-Analysemethode an den Kanälen der Skelettmuskulatur erst anwenden kann, wenn man diese isoliert und in Lipidmembranen eingesetzt hat, um deren Verteilung in Herzmuskelzellen und glatten Muskelzellen zu imitieren. Unter In-vivo-Bedingungen der Skelettmuskulatur sind diese Kanäle in den Spalten der transversalen Tubuli angehäuft (Fosset et al. 1983), während sie im Herzmuskel und der glatten Muskulatur über die gesamte Zelloberfläche verteilt sind. Diese letzten Patch-clamp-Studien haben die folgenden Informationen geliefert: Ca^{2+}-Kanäle vom L-Typ des Skelettmuskels, doch nicht des Herzmuskels,

a) können bei hohen negativen Potentialen aktiviert werden;
b) haben ein relativ geringes Leitvermögen, was auf eine relativ geringe Ionentransportkapazität hinweist;
c) werden relativ langsam bei Depolarisation aktiviert und zeigen lange durchschnittliche Öffnungszeiten;
d) *sind relativ unempfindlich gegenüber Calcium-Antagonisten.*
   Beispielsweise benötigt man beim Skelettmuskel mikromolare Konzentrationen von Antagonisten auf Dihydropyridin-Basis (Almers u. McCleskey 1984), während man nur nanomolare Konzentrationen dieser Antagonisten benötigt, um eine 50%ige Blockade der Ca^{2+}-Kanäle vom L-Typ im Herzmuskel zu erreichen (Lee u. Tsien 1983). In ähnlicher Weise benötigt man 5 µmol/l Diltiazem zur 50%igen Blockade im Herzmuskel (Lee u. Tsien 1983), dagegen aber mehr als 10mal soviel zur Erzeugung einer gleich großen Blockade im Skelettmuskel (Almers u. McCleskey 1984). Es ist möglich, daß dieser offensichtliche Mangel an Empfindlichkeit die indirekte Folge der relativ großen Anzahl von Bindungsstellen ist, die es im Skelettmuskel gibt (Tabelle 8.4), da man mehr von einem Medikament benötigt, um diese Stellen abzusättigen. Allerdings ist fraglich, ob dies zur Unempfindlichkeit des Skelettmuskels beiträgt, da die Skelettmuskulatur ihr Ca^{2+} aus ihren intrazellulären Speichern entnimmt. In jedem Fall können die hohen Konzentrationen, die zur Erzeugung einer signifikanten Blockade benötigt werden, in der Praxis nicht erreicht werden, da man hierdurch entweder eine tiefgreifende Vasodilatation oder einen Herzstillstand herbeiführen würde.

Zusammenfassung

Es gibt daher zumindest 2 mögliche Gründe dafür, warum die Skelettmuskulatur gegenüber klinisch relevanten Dosierungen von Calcium-Antagonisten unempfindlich reagiert:

Tabelle 8.4 Verteilung der Dihydropyridin-Bindungsstellen ([³H]Nimodipin) im Gewebe. (Aus Glossmann et al. 1985b; * aus Ferry u. Glossmann 1982)

Gewebe	Dichte (fmol [mg Protein]$^{-1}$)
Herz	371
Skelettmuskulatur	1770–18100*
Uterus	152
Lunge	106
Niere	31
zerebraler Kortex	153
Zerebellum	119
Hypothalamus	82
Hippocampus	200
Thrombozytenmembranen	0

Mit Tritium markiertes Nimodipin ([³H]Nimodipin) wurde als Ligand für die Studien benutzt, die darauf abzielten, die Dihydropyridin-Bindungsstellen hoher Affinität in den verschiedenen Gewebearten zu identifizieren

a) das „Aktivator-Ca^{2+}" des Skelettmuskels stammt aus intrazellulären und nicht extrazellulären Quellen; und
b) die Ca^{2+}-Kanäle vom L-Typ in der Skelettmuskulatur sind nicht mit denjenigen des Herzens oder der glatten Muskulatur identisch.

Eine zu geringe Anzahl von Bindungsstellen für Calcium-Antagonisten spielt dabei eindeutig *keine* Rolle (Tabelle 8.4).

Die relative Unempfindlichkeit der glatten Bronchial- und Trachealmuskelzellen

Die relative Unempfindlichkeit der glatten Tracheal- und Bronchialmuskulatur kann man, im Vergleich zur glatten Gefäßmuskulatur, in folgender Weise erklären:
a) die relative Bedeutung der „rezeptoraktivierten" im Gegensatz zu den „spannungskontrollierten" Ca^{2+}-Kanälen fördert den Ca^{2+}-Ioneneinstrom; und
b) die relative Bedeutung des extrazellulären im Gegensatz zum intrazellulär freigesetzten Ca^{2+}.

In glatten Bronchial- und Trachealmuskelzellen fördern die Membrandepolarisation und, zu einem geringeren Grade, verschiedene chemische Stimuli – wie Noradrenalin, Histamin und Serotonin – den Ca^{2+}-Einstrom durch die gegenüber Calcium-Antagonisten sensiblen Kanäle. Die gleichen chemischen Stimuli
a) fördern auch den Ca^{2+}-Ioneneinstrom durch die rezeptorgesteuerten Kanäle (Bolton 1979) und
b) modifizieren die Freisetzung intern gespeicherten Ca^{2+}, häufig über einen Inositol-1,4,5-triphosphat-abhängigen Weg (Berridge u. Irvine 1984).

Während der durch Membrandepolarisation induzierte Einstrom von Ca^{2+} extrem sensibel gegenüber Calcium-Antagonisten reagiert (Fleckenstein 1971), verhält sich die Freisetzung von intern gespeichertem Ca^{2+} und der Eintritt von Ca^{2+}-Ionen durch rezeptorabhängige Kanäle weniger empfindlich. Daraus folgt also, daß, wenn die Kontraktion der glatten Muskulatur *primär* durch die Freisetzung intern gespeicherten Ca^{2+} ausgelöst wird oder das durch rezeptoraktivierte Kanäle einströmende Ca^{2+} den Einstrom durch die spannungsaktivierten Kanäle übertrifft, die Kontraktion sich relativ unempfindlich gegenüber Calcium-Antagonisten verhält. Die Frage, ob Calcium-Antagonisten bei der Behandlung von Atemwegserkrankungen sinnvoll sind, muß daher von der genauen Ursache der exzessiven Kontraktion von Bronchial- und Trachealmuskeln abhängen. Cerrina et al. (1981), Patel (1982) und Barnes et al. (1981) haben einen verminderten Schweregrad des belastungsinduzierten Asthma bronchiale aufgrund der prophylaktischen Gabe von Calcium-Antagonisten beschrieben, doch gibt es keine wirklichen Nachweise eines günstigen Effekts bei antigen- oder agonisteninduziertem Bronchospasmus (Butchers et al. 1981; Middleton 1980; Douglas u. Duncan 1983), vermutlich aus dem Grunde, daß die Bronchokonstriktion durch intrazellulär freigesetztes Ca^{2+} oder durch den Ca^{2+}-Einstrom durch rezeptoraktivierte Kanäle hervorgerufen wird.

Allgemeine Regel scheint es daher zu sein, daß die Empfindlichkeit in jeder Art von Muskulatur (Herz-, Skelett- oder Gefäßmuskel, glatte Tracheal- und Bronchialmuskulatur) sich umgekehrt proportional verhält gegenüber:
a) der Ca^{2+}-Menge, die intrazellulär freigesetzt wird; und
b) der Ca^{2+}-Menge, die über einen anderen als den Weg der spannungsaktivierten Ca^{2+}-Kanäle vom L-Typ einströmt. Zu solchen Wegen zählen rezeptoraktivierte Kanäle, passive Diffusion und Austausch gegen Na^+ (Kap. 5).

Die Gefäßselektivität der Dihydropyridine

Die Dihydropyridine verhalten sich stärker selektiv für die Gefäße als für das übrige kardiovaskuläre System (Tabellen 8.1 und 8.3). Diese Selektivität begründet man gewöhnlich durch eine Hypothese des „modifizierten Rezeptors". Obwohl diese von Hille (1977) entwickelte Hypothese den inhibitorischen Effekt von Lokalanästhetika auf Na^+-selektive Kanäle in erregbaren Geweben beschreibt, kann man dies gleich gut auf die Ca^{2+}-Kanäle und deren Blockade durch organische Calcium-Antagonisten anwenden. Die Hypothese meint, daß die Fähigkeit eines Medikamentes, zu seinem Rezeptor zu gelangen, von 2 Faktoren bestimmt wird:
a) durch den Zugang; und
b) durch den Zustand des Kanals, welcher wiederum eine Funktion der Membranpotentialdifferenz ist.

a) Der Zugang

Die Rezeptoren für Calcium-Antagonisten sind entweder auf der Zytosoloberfläche der Zellmembran oder tief im Kanallumen lokalisiert (Janis et al. 1987). Daher können ionisierte Medikamente, wie Verapamil und Diltiazem, nur durch das Kanallumen dorthin gelangen und nur zu einem Zeitpunkt, zu dem der Kanal geöffnet ist. Als logische Folge werden wiederholte Depolarisationen – wie dies etwa beim rasch

Tabelle 8.5 Calcium-Antagonisten, die eine "use-dependence" aufweisen

Medikament	Literatur
Verapamil	Ehara u. Kaufman (1978)
Gallopamil	Bean et al. (1983)
Diltiazem	Bean et al. (1983)
Tiapamil	Osterrieder (1986)
Nicarcipin	Sanguinetti u. Kass (1984)
Nisoldipin	Sanguinetti u. Kass (1984)

"use-dependence" bezieht sich auf den Befund, daß sich die Potenz des Medikaments mit der Häufigkeit der Depolarisationsvorgänge verändert

„feuernden" AV-Knotengewebe und, in geringerem Maße, im Myokard geschieht – die Bindung dieser Medikamente begünstigen. Aus diesem Grunde sagt man von ihnen häufig, daß sie eine "use-dependence" besäßen (McDonald et al. 1980; Trautwein et al. 1981; Bolton et al. 1983).

"Use-dependence" erklärt wahrscheinlich, warum Verapamil und in geringerem Maße Diltiazem die AV-Überleitung verlangsamen, während dies die Dihydropyridine nicht tun. Sie erklärt auch, warum Verapamil besonders effektiv hinsichtlich der Verlangsamung oder des Unterdrückens supraventrikulärer Arrhythmien ist (Kap. 13). Ein oder zwei Dihydropyridine (Tabelle 8.5) weisen eine gewisse "use-dependence" auf, doch ist die Wirkung geringfügig und wahrscheinlich ohne therapeutische Bedeutung. Interessant ist es allerdings, zu beobachten, daß die Dihydropyridine (Nicardipin und Nisoldipin), die eine gewisse "use-dependence" besitzen, in gelöstem Zustand partiell ionisiert sind.

b) Der Zustand der Kanäle

Im Zentrum der Hypothese der modifizierten Rezeptoren (Hille 1977; Hondeghem u. Katzung 1984) steht die Meinung, daß Medikamente, die die Transportfähigkeit von Ionenkanälen modifizieren, vorzugsweise mit den unterschiedlichen *spannungsabhängigen Zuständen* der Kanäle in Wechselwirkung treten. Im Fall der Dihydropyridine begünstigt die Depolarisation ihre Bindung hoher Affinität, während die Polarisation sie abschwächt (Bean et al. 1984). Da das Ruhemembranpotential der glatten Gefäßmuskeln etwa $-60\,\text{mV}$ (im Vergleich zu $-90\,\text{mV}$ des Herzmuskels) beträgt, fördert es die Dihydropyridin-Bindung (Cauvin et al. 1984a).

Zusammenfassung

Es gibt zumindest 2 wesentliche Gründe dafür, warum sich die Dihydropyridine relativ selektiv für die Gefäße verhalten:
a) die Spannungsempfindlichkeit ihrer Bindung begünstigt die Gefäßsysteme; und
b) das Fehlen der "use-dependence" macht sie relativ unwirksam in rasch „feuernden" Geweben – wie der AV-Knoten und in geringerem Maße das Myokard.

Die differentielle Gefäßselektivität der Dihydropyridine

Während das generelle Fehlen der "use-dependence" und die Spannungsempfindlichkeit der Dihydropyridinbindung eine zufriedenstellende Erklärung für ihre Gefäßselektivität liefern, ist es schwieriger, ihre vorzugsweise Selektivität für spezifische Gefäßsysteme zu erklären. Die folgenden Faktoren mögen dabei eine Rolle spielen.

1. Glatte Muskelzellen enthalten sowohl Ca^{2+}-Kanäle vom L- als auch vom T-Typ (Benham et al. 1987), doch nur die Kanäle vom L-Typ werden von den Dihydropyridinen beeinflußt (Miller 1987). Ein Gefäßsystem, daß reichlich T-, aber weniger L-Typ-Kanäle aufweist, sollte sich daher relativ unempfindlich verhalten.
2. Die Dihydropyridine erreichen ihre Rezeptoren über 2 Wege – über das Lumen des Kanals und mit Hilfe der Plasmalipide (Kokubun u. Reuter 1984; Abb. 8.2). Das Lipidprofil eines bestimmten Gefäßsystems und die genaue chemische Struktur der Antagonisten auf Dihydropyridin-Basis bestimmen daher, welcher Anteil des Antagonisten die Rezeptoren erreicht.
3. Zusätzlich kann die relative Bedeutung der Reflexkontrollmechanismen zwischen den einzelnen Gefäßsystemen variieren.
4. Der Anteil der Kanäle vom L-Typ, die phosphoryliert sind, kann schwanken. Die Phosphorylierung der Ca^{2+}-Kanäle vom L-Typ beeinflußt deren Aktivität, wobei die cAMP-abhängige Phosphorylierung die Ca^{2+}-Einwärtsströme, die sie transportieren, verstärkt und cGMP diese reduziert (Sperelakis 1984; Trautwein et al. 1987). Je nach dem Innervationsmuster werden unterschiedliche Teile des Gefäßsystems variierende Phosphorylierungsgrade aufweisen, ein Effekt, der umgekehrt ihre Empfindlichkeit gegenüber Calcium-Antagonisten beeinflussen wird.
5. Unterschiedliche Regionen des Gefäßsystems operieren bei unterschiedlichen Ruhemembranpotentialen (Janis et al. 1987). Dies spielt wahrscheinlich eine wichtige Rolle bei den Dihydropyridinen (DHP), da die Bindungsaktivität der DHP-Rezeptoren spannungsempfindlich ist.
6. Ob ein Calcium-Antagonist effektiv die Muskelkontraktion in einem bestimmten Gefäßsystem vermindert, wird ebenfalls von der Art des Stimulus abhängen, der die kontraktile Reaktion auslöst. Ein Beispiel dafür wird in Abb. 8.3 gezeigt. Diese Abbildung zeigt die Fähigkeit des Diltiazem, die Spannungsentwicklung in mesenterialen und aortalen Blutgefäßen zu hemmen, und zwar unter Bedingungen, bei denen die Kontraktion entweder durch Hinzufügen von Noradrenalin oder durch Depolarisation der Membran erzeugt wird. Die Membrandepolarisa-

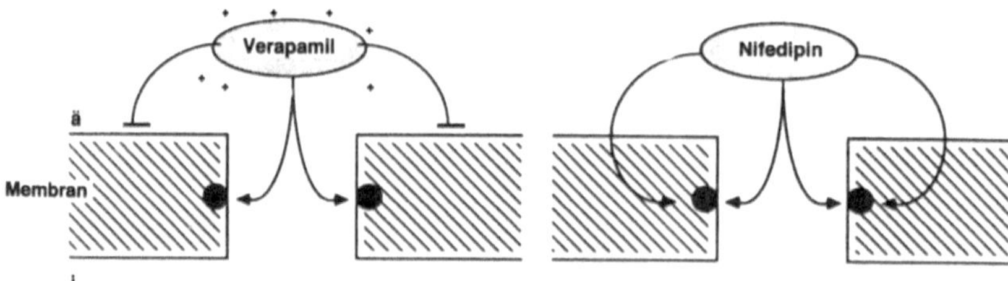

Abb. 8.2 Eine schematische Darstellung der Wege, über die ein ionisierter Calcium-Antagonist (z.B. Verapamil) und ein fettlöslicher Antagonist (z.B. Nifedipin) zu den Rezeptoren gelangen können (*ä* äußere Oberfläche; *i* Zytosol, innere Oberfläche)

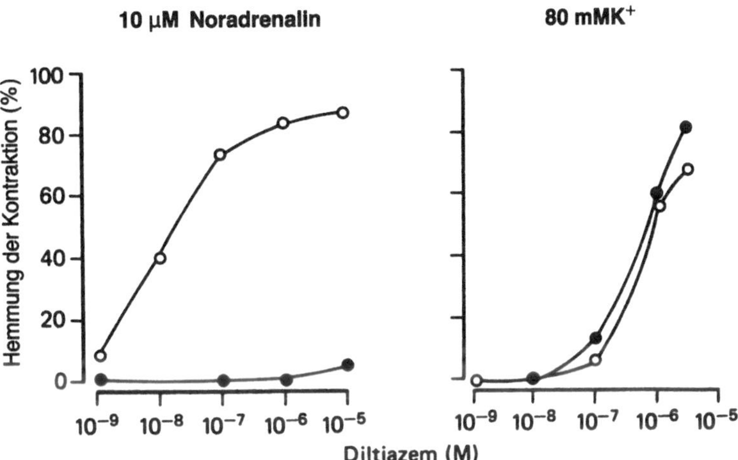

Abb. 8.3 Dosis-Reaktions-Kurven zur Wirkung von Diltiazem (10^{-9}–10^{-5}M) auf die Spannungsentwicklung im isolierten mesenterialen (●—●) und aortalen (○—○) Muskel. Im *li. Ausschnitt* wurde die Kontraktion durch Zugabe von Noradrenalin, im *re. Ausschnitt* durch die Depolarisation des Muskels bei 80 mmol/l K$^+$ ausgelöst. (Daten aus Cauven et al. 1984b)

tion wird durch Anheben des Kalium(K$^+$)-Gehalts der Flüssigkeit erreicht, in der die Muskelstreifen liegen. Wenn die Kontraktion durch den Ca^{2+}-Einstrom über die spannungsaktivierten Kanäle in einem K$^+$-depolarisierten Muskel ausgelöst wurde, supprimierte Diltiazem die Reaktion sowohl in aortalen als auch mesenterialen Gefäßen (s. rechter Bildausschnitt). Im Gegensatz hierzu verhinderte Diltiazem, sobald die Kontraktion durch Hinzufügen von Noradrenalin induziert wurde, die Kontraktion des aortalen Muskels (s. linker Bildausschnitt), war aber hinsichtlich des mesenterialen Gefäßes unwirksam. Die einleuchtendste Erklärung für diesen Unterschied besteht darin, daß die durch Noradrenalin induzierte Spannungsentwicklung im mesenterialen Gefäß vorwiegend von der Freisetzung intern gespeicherten Ca^{2+} abhängig gewesen sein mußte. Im Präparat des aortalen Muskels muß jedoch die durch Noradrenalin angeregte Kontraktion, wie diejenige, die durch eine K$^+$-induzierte Depolarisation verursacht wurde, einen vermehrten Einstrom von Ca^{2+}-Ionen durch die gegenüber Calcium-Antagonisten empfindlichen Ca^{2+}-Kanäle vom L-Typ mit sich gebracht haben.

Von daher wird die Tatsache, ob eine bestimmte Kontraktion in einem bestimmten Gefäßsystem empfindlich auf Calcium-Antagonisten reagiert, zumindest teilweise durch die Natur des Stimulus bestimmt, der den Anstieg des zytosolischen Ca^{2+} auslöst. In einigen Gefäßsystemen kann der durch Depolarisation induzierte Anstieg des zytosolischen Ca^{2+} vorherrschen. In anderen können extrinsische Faktoren, darunter vorhandenes Histamin, Serotonin oder Noradrenalin, einen Anstieg des zytosolischen Ca^{2+} hervorrufen, der denjenigen durch die Membrandepolarisation übertrifft. Der erstere, doch nicht der letztgenannte, verhält sich empfindlich gegenüber Calcium-Antagonisten.

Keine dieser Theorien liefert eine eindeutige Erklärung dafür, warum der Calcium-Antagonist Nimodipin selektiv die zerebralen Gefäße dilatiert oder warum Nisoldipin selektiv für Koronararterien ist. Möglicherweise ist die Antwort ein kombinierter Effekt aus

a) dem chemischen Profil des Medikaments;
b) der Lipidzusammensetzung der Zellmembran;
c) des Ruhemembranpotentials in dem bestimmten Gefäßsystem; und
d) dem Zustand der Kanäle.

Unter optimalen Bedingungen könnten diese Faktoren eine stärkere Zugänglichkeit des Rezeptors hinsichtlich der Substanz und eine verstärkte Rezeptorbindung sicherstellen.

Die relative Unempfindlichkeit des Nervengewebes

Die Calcium-Antagonisten üben einen relativ geringfügigen Effekt auf Nervengewebe aus (Janis et al. 1987). Dies ist eigentlich nicht überraschend, da die Ca^{2+}-selektiven Kanäle, die für die Transmitterfreisetzung verantwortlich sind, diejenigen sind, die in den Dendriten vorkommen, wobei die Dendriten hauptsächlich Kanäle vom N-Typ besitzen (Miller 1987). Wie in Kap. 6 beschrieben, sind diese Kanäle gegenüber den Calcium-Antagonisten unempfindlich, vermutlich weil sie keine spezifischen Bindungsstellen für diese Substanzen besitzen. Nervengewebe enthält einige Ca^{2+}-Kanäle vom L-Typ, doch sind sie auf die Neuronen selbst beschränkt. In jedem Fall befinden sich diese besonderen Kanäle vom L-Typ die meiste Zeit im „Ruhezustand", einem Zustand, in dem sie gegenüber Calcium-Antagonisten unempfindlich sind (Hess et al. 1984).

Die Tatsache, daß die Calcium-Antagonisten einen geringen oder keinen Effekt auf Nervengewebe ausüben, ist von klinischem Interesse, da sie erklärt, warum neural vermittelte Prozesse durch diese Medikamente nicht beeinflußt werden. Sie erklärt wahrscheinlich auch, warum es nicht zu depressiven Verstimmungen als Nebenwirkung kommt (Kap. 19), wie dies bei einigen β-Rezeptorenblockern geschieht. Sie kann ebenfalls erklären, warum diese Substanzen die Reflexkontrollmechanismen nicht stören und warum sie im Gegensatz zu vielen anderen Vasodilatatoren keine Alpträume mit sich bringen.

Zusammenfassung

Soweit die spezifische Aktivität der Calcium-Antagonisten betroffen ist, zählen zu ihrer Gewebeselektivität unter nichtpathologischen Bedingungen:
1. die Spannungsempfindlichkeit der Dihydropyridin-Bindungskomplexe;
2. die "use-dependence" der Phenylalkylamine und Benzothiazepine;
3. die relative Bedeutung des Ca^{2+}, das durch die Kanäle vom L-Typ einströmt; zu den alternativen Wegen des Ca^{2+}-Einstroms gehören die Ca^{2+}-Kanäle vom N- und T-Typ, Einstrom im Austausch gegen Na^+ und, unter pathologischen Bedingungen, Einstrom durch lückenhafte Zellmembranen;

4. die Chemie des Calcium-Antagonisten – insbesondere die Frage, ob er ionisiert oder lipidlöslich vorliegt;
5. die Biochemie der Zellmembran, soweit ihre Lipidzusammensetzung die Bioverfügbarkeit der lipidlöslichen Antagonisten beeinflußt;
6. der Anteil an „Aktivator-Ca^{2+}", der extrazellulären Ursprungs ist; und
7. der Anteil der phosphoryliert vorliegenden Kanäle vom L-Typ.

Unter pathologischen Bedingungen, wie der Ischämie, ist die Anzahl der verfügbaren Bindungsorte für die Calcium-Antagonisten reduziert (Kap. 11), eine Eigenart, die letztlich die Empfindlichkeit des Gewebes verändert. Die Ischämie und andere pathologische Bedingungen sind ebenfalls für die Änderung der Rezeptoraffinität und daher für eine geänderte Gewebeselektivität verantwortlich.

Im allgemeinen werden Calcium-Antagonisten nur wirksam sein, wenn
1. ein großer Anteil des „Aktivator-Ca^{2+}" aus extrazellulären Quellen stammt;
2. die Ca^{2+}-selektiven Kanäle sich in einem operationalen Zustand befinden, der die Bindung der Medikamente begünstigt; und
3. das Gewebe Ca^{2+}-Kanäle vom L-Typ und die damit verbundenen Bindungsstellen besitzt.

9 Synthetische Calcium-Agonisten

Though this is madness, yet there is method in't.
SHAKESPEARE, Hamlet, II.2.

Calcium-Antagonisten verlangsamen den Einstrom von Ca^{2+}-Ionen durch die spannungsabhängigen Ca^{2+}-Kanäle (Kap. 4–6). Andere Verbindungen, wie einige Analoga des Nifedipin (Abb. 9.1), zeigen den entgegengesetzten Effekt, entsprechend wurden sie bekannt als „Calcium-Agonisten" oder „Calciumkanal-Agonisten" (Towart u. Schramm 1984; Hattori et al. 1986).

Geschichte und Wirkungsweise der Calcium-Agonisten

Die Calcium-Agonisten wurden während der Untersuchung einiger fluorierter Nifedipin-Analoga im Hinblick auf ihre calciumkanal-blockierende Aktivität zufällig entdeckt (Schramm et al. 1983a). Eine der untersuchten Verbindungen, Bay K 8644 (Abb. 9.1), erwies sich als Substanz mit dosisabhängigem, positiv-inotropen und -chronotropen Effekt am Herzen und einer vasokontriktorischen Wirkung statt der erwarteten Vasodilatation und negativen Inotropie (Tabelle 9.1). Weiterhin wurden diese Effekte durch Nifedipin blockiert (Abb. 9.2).

Nachfolgende Studien zeigten, daß Bay K 8644 die folgenden Wirkungen ausübt:
1. Es interagiert direkt mit den Erkennungsstellen für Dihydropyridine (DHP) der α_1-Untereinheit (Kap. 6) des Bindungsproteins.

Tabelle 9.1 Vergleich der Wirkungen eines Calcium-Antagonisten und Calcium-Agonisten auf das Herz-Kreislauf-System

	Agonist (z.B. Bay K 8644)	Antagonist (z.B. Nifedipin, Verapamil)
Reaktion		
inotrop	↑	↓
Gefäßtonus	↑	↓
Erregungsleitung	↑	= oder ↓
Ca^{2+}-Einstrom	↑	↓
Ca^{2+}-Strom	↑	↓
Ca^{2+}-Kanalsperrmechanismus	Modus 2	Modus 0

↑ bezeichnet einen Anstieg, ↓ einen Abfall und = keine Veränderung. Die Charakteristika von Modus 2 und Modus 0 des Kanalsperrmechanismus werden im Detail in Kap. 3 beschrieben

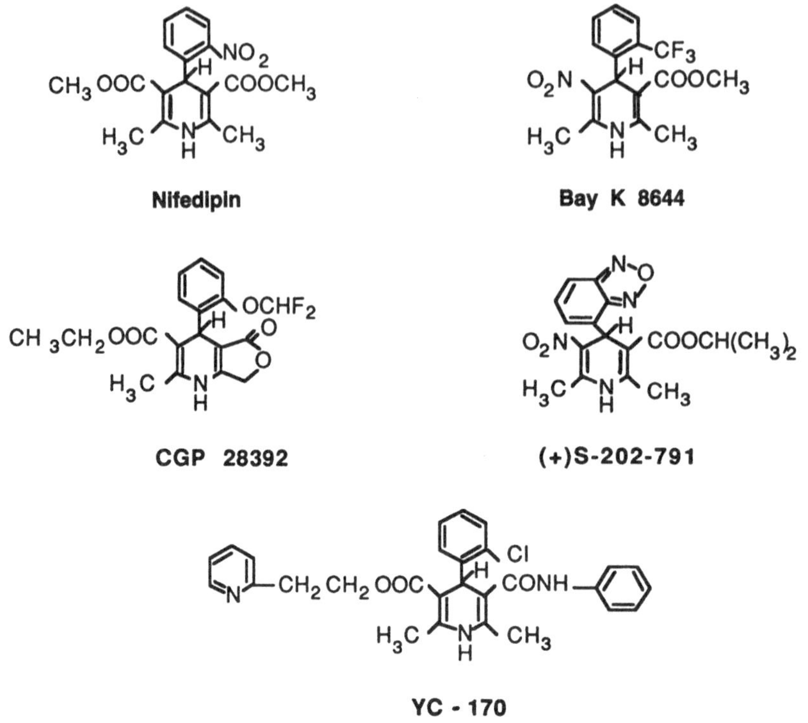

Nifedipin

Bay K 8644

CGP 28392

(+)S-202-791

YC - 170

Abb. 9.1 Strukturformeln folgender 4 Calcium-Agonisten: Bay K 8644 (der Prototyp), CGP 28392, (+)S-202-791 und YC-170. Die Formel der Stammverbindung, Nifedipin, wird zum Vergleich danebengestellt

2. Es verändert das Absperrverhalten der Ca^{2+}-Kanäle, indem es den Zustand im Modus 2 (Kap. 3) begünstigt und dadurch die für den Einwärtsstrom von Ca^{2+}-Ionen verfügbare Zeit verlängert (Kokubun u. Reuter 1984). Diese Wirkung des Bay K 8644 wird deutlich anhand der Patch-clamp-Kurven in Abb. 9.3 gezeigt, wo es im Ausschnitt B, der die Kurven nach Zugabe von Bay K 8644 wiedergibt, zu überwiegend langen Öffnungszeiten kommt.

Bay K 8644 zeigte darüber hinaus die folgenden Effekte:

3. Es stimuliert den Ca^{2+}-Einstrom.
4. Es besitzt keine Wirkung auf die Aktivität der Na^+-K^+-ATPase oder des $Na^+ : Ca^{2+}$-Austauschmechanismus.
5. Es erhält den positiv-inotropen Effekt in Abwesenheit extrazellulären Na^+ aufrecht – was darauf hinweist, daß die Reaktion nicht auf einem verstärkten Einstrom von Ca^{2+} im Austausch gegen Na^+ beruht.

Bald nachdem man die calcium-agonistischen Eigenschaften des Bay K 8644 erkannt hatte, wurden andere Calcium-Agonisten identifiziert. Dazu gehören (Abb. 9.1) CGP 28392, YC-170 und (+)S-202-791, allesamt Dihydropyridine. Andere, wie Palmitoylcarnitin, Maitotoxin und Atrotoxin (Tabelle 9.2), stehen chemisch nicht mit

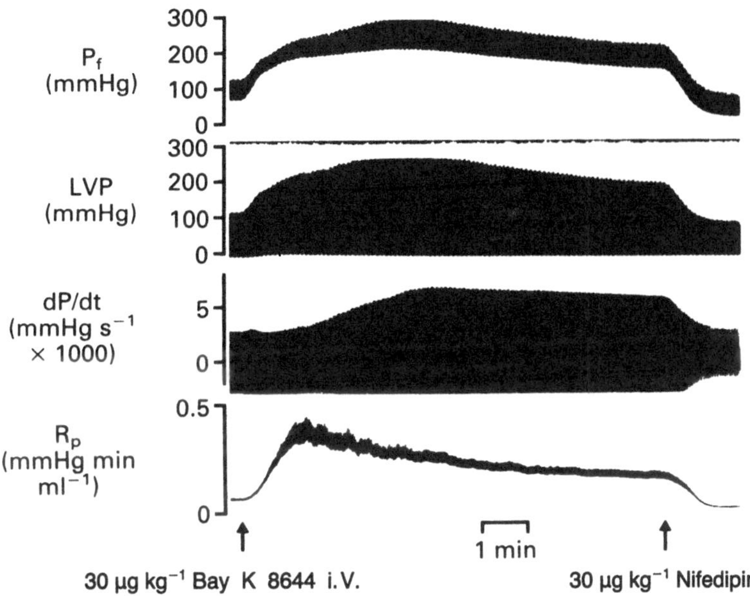

Abb. 9.2 Auswirkungen einer hohen Dosierung von Bay K 8644 auf den Blutdruck in der Femoral-arterie (P_f), den Druck im li. Ventrikel (*LVP*) und die erste Ableitung (*dP/dt*) als Parameter der Herzkontraktilität sowie der errechnete periphere Widerstand (R_f) beim anästhesierten Hund. Man beachte, daß die Wirkung von Bay K 8644 durch Nifedipin umgekehrt wird. (Nach Schramm et al. 1983a, b)

Tabelle 9.2 Calciumkanal-Agonisten

Typ	Literatur
synthetisch	
Nifedipin-Derivate	
1. Bay K 8644	Schramm et al. (1983a, b)
2. CGP 28392	Preuss et al. (1984)
3. YC-170	Hattori et al. (1986)
4. (+) S-202-791	Hof et al. (1985)
natürliche Toxine	
Atrotoxin (Klapperschlangengift)	Hamilton et al. (1985)
Maitotoxin (Dinoflagellaten und giftiger tropischer Fisch)	Ohizumi u. Yasumoto (1983)
endogene Liganden	
Palmitoylcarnitin	Spedding u. Mir (1987)

den Dihydropyridinen in Beziehung. Maitotoxin und Atrotoxin sind natürlich vorkommende Toxine, und Palmitoylcarnitin akkumuliert in ischämisch veränderter
Herzmuskulatur als Folge des anaeroben Metabolismus (Corr et al. 1981).

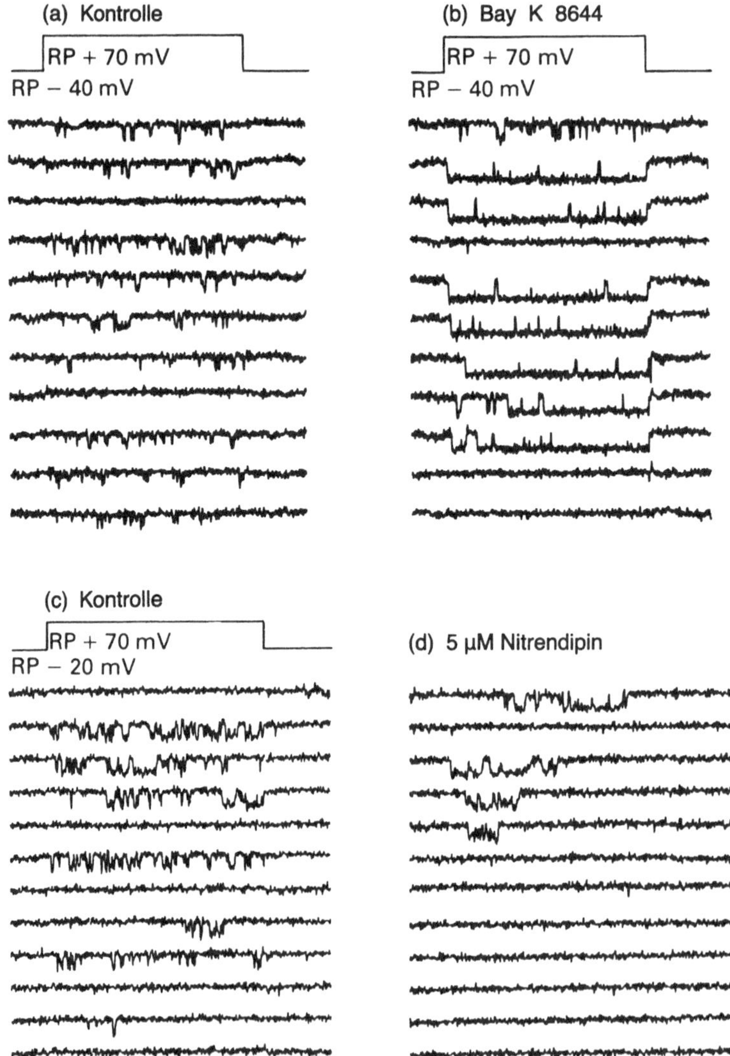

Abb. 9.3a–d. Zellverbundene Patch-clamp-Aufzeichnungen der Aktivität eines einzelnen Calciumkanals in Abwesenheit (*a* und *c*) und in Gegenwart von (*b*) Bay K 8644 und (*d*) Nitrendipin. Eine
Abweichung nach unten gibt die Öffnung des Kanals wieder. Man beachte die vorherrschenden
langen Kanalöffnungsvorgänge bei *b*, das Auftreten einer spontanen verlängerten Öffnung in der
3. und 4. Kurve bei *c* und das Vorherrschen von Ruhe-Kurven (Modus 0) bei *d*. (Modifiziert nach
Hess et al. 1985)

Klassifikationskriterien eines Calcium-Agonisten

Es müssen 3 Kriterien erfüllt sein, bevor man eine Substanz als einen Calcium-Agonisten klassifizieren kann:
1. die Verbindung muß den Ca^{2+}-Einstrom stimulieren;
2. diese Stimulierung muß durch einen Calcium-Antagonisten blockiert werden können;
3. die Substanz muß selektiv Calcium-Antagonisten von ihren spezifischen Bindungsstellen entfernen.

Bay K 8644, CGP 28392, YC-170, (+)S-202-791, Atrotoxin, Maitotoxin und Palmitoylcarnitin erfüllen alle genannten Kriterien.

Chemie

Bay K 8644 (Abb. 9.1), 1,4-Dihydro-2,6-dimethyl-3-nitro-4-(*o*-trifluoromethylphenyl)pyridin-5-carbonsäuremethylester, ist ein *Ortho*-CF_3-Analogon des Nifedipin.

CGP 28392 (Abb. 9.1), 4-(*o*-(Difluoromethoxy)phenyl)-1,4,5,7-tetrahydro-2-methyl-5-oxofuro[3,4-*b*]pyridin-3-carbonsäureäthylester, ist ein Difluoromethoxy-Analogon des Nifedipin.

YC-170 (Abb. 9.1) stellt ebenfalls ein Dihydropyridin dar: nämlich 4-(*o*-Chlorophenyl)-1,4-dihydro-2,6-dimethyl-5-phenylcarbamylpyridin-3-carbonsäure[2(2-pyridyl)äthyl]ester.

(+)S-202-791 (Abb. 9.1) ist 4-(Benzo-2-oxa-1,3-diazol-4-yl)-1,4-dihydro-2,6-dimethyl-5-nitropyridin-3-carbonsäureisopropylester. Das (+)*S*-Enantiomer ist ein Agonist, aber das (−)*R*-Enantiomer wirkt als Antagonist (Hof et al. 1985).

Atrotoxin ist ein Polypeptid mit einem MG von 56000 (Kap. 10), das in dem Gift der Texas-Klapperschlange *Crotalus atrox* vorkommt (Hamilton et al. 1985).

Maiototoxin kommt ebenfalls in toxischen Dinoflagellaten natürlich vor sowie in den Fischen, die sich von ihnen ernähren (Takahashi et al. 1982). Anders als Atrotoxin, welches ein Peptid ist, stellt Maitotoxin (Kap. 10) einen relativ großen Komplex dar (MG 140000), der dem Abbau durch Proteasen widersteht. Es ist extrem toxisch, nämlich etwa 50 mal giftiger als der Na^+-Kanalblocker Tetrodotoxin.

Palmitoylcarnitin ist ein natürlich vorkommender endogener Calcium-Agonist, dessen chemischer Aufbau in Abb. 9.4 gezeigt wird.

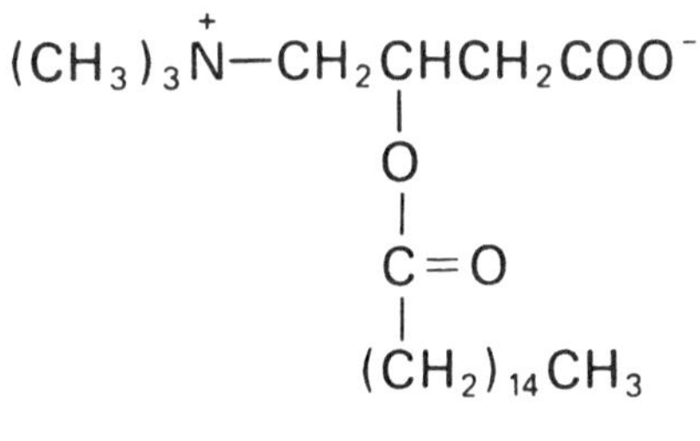

$$(CH_3)_3\overset{+}{N}-CH_2CHCH_2COO^-$$
$$|$$
$$O$$
$$|$$
$$C=O$$
$$|$$
$$(CH_2)_{14}CH_3$$

Abb. 9.4 Strukturformel von Palmitoylcarnitin

Tabelle 9.3 Pharmakologie der Calcium-Agonisten

Substanz	positive Inotropie	Vasokonstriktion	positive Chronotropie und Dromotropie
Bay K 8644	+[1,2]	+[1,10]	+[1,5,11,13]
CGP	+[3,4,5]	+[5]	+[6]
YC-170	+[6]	+[6]	−
(+) S-202-791	X	+[7]	X
Atrotoxin	+[8]	+[8]	X
Maitotoxin	+[9]	+[9]	+[14]

„+" bedeutet einen Anstieg, „−" einen Abfall und „X" eine unbekannte Reaktion. Die hochgestellten Ziffern entsprechen folgenden Literaturstellen: [1] Schramm et al. (1983a, b) und Towart u. Schramm (1984); [2] Bohm et al. (1985); [3] Laurent et al. (1985); [4] Vaghy et al. (1984); [5] Preuss et al. (1984); [6] Hattori et al. (1986); [7] Hof et al. (1985); [8] Hamilton et al. (1985); [9] Miyahara et al. (1979); [10] Aoki u. Asano (1986); [11] Seifen u. Kennedy (1986); [12] Okizumi u. Yasumoto (1983); [13] Taira et al. (1985); [14] Takahashi et al. (1982)

Pharmakologie der Calcium-Agonisten Bay K 8644, CGP 28392, YC-170, (+)S-202-791, Atrotoxin und Maitotoxin

Die pharmakologischen Eigenschaften dieser Verbindungen sind in Tabelle 9.3 zusammengefaßt. Sie wirken positiv-inotrop und führen zur Vaskonstriktion. Der Eintritt der Reaktion erfolgt innerhalb von Sekunden. Eine Plateauwirkung erscheint innerhalb einiger Minuten, wobei sich diese Wirkung, mit Ausnahme von Maitotoxin (Ohizumi u. Yasumoto 1983), rasch nach Auswaschen umkehrt (Hamilton et al. 1985; Laurent et al. 1985; Mikkelsen et al. 1985; Bohm et al. 1985; Hattori et al. 1986).

Die positiv-inotrope Reaktion wird begleitet von einem verstärkten Ca^{2+}-Einstrom. So verstärken z.B. 10^{-6}M CGP 28392 den Ca^{2+}-Einstrom in Kardiomyozyten des Huhns um bis zu 30% (Laurent et al. 1985). Die sich entwickelnde Spannung steigert sich dementsprechend proportional. Die positiv-inotrope Wirkung tritt ohne irgendeine Erhöhung des cAMP auf (Bohm et al. 1985) und ist gegenüber der Blockade durch β-Sympathomimetika unsensibel (Tabelle 9.4). Die Reaktion unterscheidet sich daher von derjenigen, die durch Isoprenalin und andere β-Sympathomimetika ausgelöst wird, wobei die letztgenannten Substanzen einen Anstieg des cAMP mit sich bringen und durch Propranolol gehemmt werden. Der Adenosinrezeptorblocker N^6-Phenylisopropyladenosin, der Na^+-Kanalblocker Tetrodotoxin, der Serotonin-Antagonist Ketanserin, der Cyclooxygenase-Inhibitor Indomethacin, der Azetylcholin-Rezeptorenblocker Atropin und der Histamin-Antagonist Chlorphenamin (Tabelle 9.4) können ebenfalls nicht die positiv-inotrope Wirkung der Ca^{2+}-Agonisten blockieren. Die Inotropiereaktion und der Zuwachs an Ca^{2+} werden beide jedoch durch Calcium-Antagonisten blockiert, darunter Nicardipin, Nifedipin und Verapamil (Tabelle 9.4). Es scheint daher vernünftig, anzunehmen, daß der Zuwachs der Kontraktionskraft auf einem vermehrten Einstrom von Ca^{2+} durch die Ca^{2+}-Kanäle beruht.

Die vasokonstriktorische Reaktion verhält sich wie die positiv-inotrope Reaktion unempfindlich gegenüber Atropin, Indomethacin, Ketanserin, Chlorphenamin und Tetrodotoxin (Tabelle 9.4). Mit Ausnahme von Maitotoxin, das Noradrenalin aus

Tabelle 9.4 Calcium-Antagonisten: Empfindlichkeit gegenüber Inhibitoren

Reaktion	Substanz	Literatur (s. unten)
positiv-inotroper Effekt		
abgeschwächt durch:	Nicardipin (10^{-7}M)	1
	Verapamil (10^{-6}M)	2
	Nifedipin (10^{-6}M)	3
unempfindlich gegenüber	Propranolol ($2 \times 10^{-7} - 5 \times 10^{-6}$M)	4
	Indomethacin (10^{-5}M)	1
	Chlorphenamin (10^{-6}M)	1
	N-Phenylisopropyladenosin (10^{-4}M)	5
	Phentolamin (5×10^{-6}M)	4
vasokonstriktorischer Effekt		
abgeschwächt durch:	fehlendes extrazelluläres Ca^{2+}	1
	Verapamil (10^{-7}M)	2
	Nifedipin (10^{-6}M)	6
unempfindlich gegenüber	Phentolamin (10^{-6}M)	1
	Atropin (10^{-6}M)	1
	Chlorphenamin (10^{-6}M)	1
	Indomethacin (10^{-5}M)	1
	Ketanserin (10^{-8}M)	1

Nicardipin, Verapamil und Nifedipin sind Calcium-Antagonisten. Phentolamin und Propranolol sind α- bzw. β-Rezeptorenblocker. Indomethacin ist ein Cyclooxygenasehemmer, Chlorphenamin ist ein Histamin-Antagonist, Ketanserin ist ein Serotonin-Antagonist, Atropin ist ein Azetylcholinblocker und N^6-Phenylisopropyladenosin ist ein Adenosin-Rezeptorenblocker.
Daten aus: (1) Hattori et al. (1986); (2) Ohizumi u. Yasumoto (1983); (3) Schramm et al. (1983a, b); (4) Hamilton et al. (1985); (5) Bohm et al. (1985); (6) Mikkelsen et al. (1985)

adrenergen Neuronen freisetzt (Takahashi et al. 1982), ist die konstriktorische Reaktion ebenfalls unempfindlich gegenüber Phentolamin (Hattori et al. 1986). Gleichgültig, welcher Calcium-Agonist eingesetzt wird, ist die vasokonstriktorische Reaktion allerdings empfindlich gegenüber Calcium-Antagonisten (Tabelle 9.4), und zwar abhängig vom extrazellulären Ca^{2+} und einhergehend mit einem Zuwachs an Ca^{2+} (Tabelle 9.5). Im allgemeinen ähnelt daher der konstriktorische Effekt der Calciumkanal-Agonisten ihrer inotropen Wirkung am Herzen. In beiden Fällen stellt der übermäßige Ca^{2+}-Einstrom über einen gegenüber Calcium-Antagonisten empfindlichen Weg die Basis für die Reaktion dar.

Die positiv-chronotropen und -dromotropen Wirkungen von Bay K 8644 sind gut dokumentiert (Schramm et al. 1983a, b; Satoh et al. 1984; Seifen u. Kennedy 1986), speziesabhängig und treten auf, auch wenn es zu keiner begleitenden vaskonstriktorischen Reaktion kommt (Taira et al. 1985). Sie verhalten sich unempfindlich gegenüber β-Sympatholytika und gegenüber Tetrodotoxin, aber werden durch Nifedipin kompetitiv und durch Verapamil nichtkompetitiv gehemmt. Umgekehrt kann man den negativ-dromotropen Effekt des Nifedipin durch Bay K 8644 überwinden (Taira et al. 1985).

Die Wirkung von YC-170 differiert von derjenigen des Bay K 8644, und zwar insofern, als YC-170, während Bay K 8644 die Schrittmacheraktivität stimuliert und die AV-Überleitung beschleunigt, gewöhnlich bei vergleichbarer Dosierung den gegenteiligen Effekt aufweist (Rogg et al. 1985; Hattori et al. 1986).

Elektrophysiologische Eigenschaften

Studien mit Hilfe von Mikroelektroden und der Patch-clamp-Technik haben gezeigt, wie die Calcium-Agonisten ihre Wirkung ausüben. Im allgemeinen
1. besitzen sie weder auf die schnellen Na^+-Einwärtsströme noch die K^+-Auswärtsströme eine Wirkung;
2. verlängern und verstärken sie die Höhe der Plateauphase des Aktionspotentials;
3. zeigen die Patch-clamp-Studien weiterhin, daß sie den Modus 2 begünstigen, indem sie die Dauer jedes Öffnungszustandes (Abb. 9.3) verlängern und das Zeitintervall zwischen aufeinanderfolgenden Öffnungen verkürzen.

Die Verstärkung hinsichtlich Höhe und Dauer des Plateaus und die Begünstigung des Zustandes im Modus 2 stimmen mit der Fähigkeit dieser Medikamente überein, den Ca^{2+}-Einstrom zu verstärken (Tabelle 9.5).

Tabelle 9.5 Effekt der Calcium-Agonisten auf den Ca^{2+}-Einstrom und das Gewebecalcium

Testorgan	Literatur (s. unten)	Substanz	% Anstieg
Ca^{2+}-Einstrom			
P12h-Zellen	1.	Maitotoxin (10^{-8}g ml^{-1})	52
Myozyten (Huhn)	2	CGP 20-392 (10^{-6}M)	30*
Calcium-Gehalt			
Aorta (Kaninchen)	3	(+) S-202-791 (10^{-7}M)	80
Aorta (Ratte)	4	Maitotoxin (10^{-8}g ml^{-1})	31

Daten aus: (1) Takahashi u. Ohizumi (1982); (2) Laurent et al. (1985); (3) Hof et al. (1985); (4) Ohizumi u. Yasumoto (1983)
P12h-Zellen = Phäochromozytom-Zellreihe
* zeigt an, daß die aufgelisteten Resultate aus Daten von Laurent et al. (1985) errechnet wurden

Vergleich mit β-Sympathomimetika

Die β-Sympathomimetika (z. B. Isoprenalin) üben ebenfalls einen positiv-inotropen Effekt am Herzen aus und stimulieren den Ca^{2+}-Einstrom. Ihre Wirkungsweise ist jedoch von derjenigen der Calcium-Agonisten verschieden (Tabelle 9.6), obwohl es in beiden Fällen zu Änderungen des Sperrmusters der Ca^{2+}-Kanäle kommt.

Tabelle 9.6 Vergleich der positiv-inotropen Aktivität der Calcium-Agonisten und β-Sympathomimetika

Reaktion	Ca^{2+}-Agonist (Bay K 8644)	β-Sympathomimetikum (Isoprenalin)
Sperrmodus d. Ca^{2+}-Kanals	Modus 2	Modus 1
Ca^{2+}-Einstrom	verstärkt	verstärkt
Gewebe-cAMP	unverändert	erhöht
Zeit bis zur max. Spannung	verlängert	verkürzt
$R_{1/2}$ (s. unten)	verlängert	verkürzt
Empfindlichkeit gegenüber DHP-Antagonisten	stark	schwach
Empfindlichkeit gegenüber β-Blockern	null	stark
Empfindlichkeit gegenüber Ca^{2+}-Antagonisten	stark	schwach

$R_{1/2}$ gibt die Zeit an, die bis zur 50%igen Relaxation benötigt wird. Modus 2 des Kanalsperrmechanismus bedeutet verlängerte Öffnungszeiten, Modus 1 sind kurze Öffnungsperioden (Kap. 3 und Abb. 9.5)

Die β-Sympathomimetika *erhöhen die Frequenz, mit der kurze Kanalöffnungsvorgänge* aufeinanderfolgen *(Modus 1)*, während die Calcium-Agonisten die *Frequenz der langen Öffnungsperioden (Modus 2) erhöhen* (Kokubun u. Reuter 1984; Hess et al. 1984). Das Endresultat ist allerdings dasselbe – nämlich ein Anstieg der Gesamtzeit, die für den Einstrom von Ca^{2+} durch die Ca^{2+}-selektiven Kanäle zur Verfügung steht. Natürlich gibt es zwischen den Wirkungen dieser Substanzen wichtige Unterschiede (Tabelle 9.6), so daß sie relativ leicht zu differenzieren sind.

Wirkmechanismus

Wie oben erwähnt, haben Patch-clamp-Studien mit Bay K 8644 und CGP 28392 gezeigt, daß Calcium-Agonisten das Sperrmuster der Ca^{2+}-Kanäle im Herzmuskel verändern. Nach Hess et al. (1984) „vergrößert Bay K 8644 die Wahrscheinlichkeit, daß der Kanal einen Sperrmodus aufweisen wird, der sich durch lange Öffnungsperioden und kurze Schließvorgänge auszeichnet". Hess stellt diese Reaktion (Abb. 9.3a u. b) derjenigen gegenüber, die durch Nitrendipin und Nimodipin ausgelöst wird, die „ihren Ca^{2+}-antagonistischen Effekt ausüben, indem sie den Anteil der Vorgänge erhöhen, während der sich der Kanal nicht öffnen kann" (Modus 0) (Abb. 9.3d).

Calciumkanäle entwickeln gelegentlich spontane Episoden langdauernder Öffnung. Ein typisches Beispiel dafür wird in dem 3. und 4. Vorgang in Abb. 9.3c gezeigt, doch ist der Grund hierfür unbekannt. Im allgemeinen hängt die Wahrscheinlichkeit für das Auftreten eines Öffnungsmusters im Modus 2 in gewisser Weise von der Membranpotentialdifferenz ab, wobei stärkere Depolarisationen den Zustand im Modus 2 begünstigen.

Wechselwirkung mit den DHP-Bindungsstellen

Atrotoxin, Bay K 8644, CGP 28392, YC-170 und Palmitoylcarnitin treten mit den Erkennungsstellen für Dihydropyridin (DHP) in Wechselwirkung, wobei sie zuvor gebundene und radioaktiv markierte DHP-Liganden bei Dosierungen verdrängen, die den Ca^{2+}-Einstrom verstärken und eine positiv-inotrope Reaktion auslösen (Laurent et al. 1985). Dies läßt eine kausale Verbindung vermuten. Jedoch müssen die Vorgänge, die die DHP-Rezeptorbindung des Calcium-Agonisten und das veränderte Sperrmuster des Kanals koppeln, noch festgelegt werden, obwohl neuere Studien von Kass (1987) und Sanguinetti et al. (1986) darauf hinweisen, daß der calcium-agonistische Effekt spannungsabhängig ist. Diese Spannungsabhängigkeit kann erklären, warum unter bestimmten Bedingungen und bei hoher Konzentration einige Calcium-Agonisten wie Bay K 8644 eher calcium-antagonistische als calcium-agonistische Aktivitäten zeigen (Kass 1987). In anderen Fällen, wie bei der Verbindung S-202-791, ist ein Isomer (das (+)S-Enantiomer) ein Agonist, das andere (das (−)R-Enantiomer) ein Antagonist. Dies ist ein passender Zeitpunkt für die Anmerkung, daß, obwohl sich die Calcium-Agonisten und -Antagonisten auf DHP-Basis an dieselben DHP-Bindungsdomänen im Rezeptorkomplex des Calciumkanals binden, es deutliche Differenzen hinsichtlich des Bindungsmusters gibt. Die thermodynamischen Charakteristika der Bindung sind unterschiedlich, wie auch die allosterischen Interaktionen mit anderen Bindungsdomänen (Maan u. Hosey 1987). Während Diltiazem z. B. die $\pm[^3H]$Nitrendipin-Bindung verstärkt, bleibt die $\pm[^3H]$Bay K 8644-Bindung unbeeinflußt. Weitere Untersuchungen hinsichtlich dieser Bindungsmuster an den gleichen Rezeptordomänen könnten einige Ideen zu der Art der Aufbauveränderungen liefern, die einen Übergang zum Sperrvorgang im Modus 0 bei den Antagonisten und zum Modus 2 bei den Agonisten begünstigt (Kap. 3).

Der endogene Calcium-Agonist Palmitoylcarnitin arbeitet wahrscheinlich unterschiedlich gegenüber anderen Agonisten insofern, als er die Änderung der Kanalsperrvorgänge durch Änderung der Oberflächenladung herbeizuführen scheint (Spedding u. Mir 1987). Er tritt jedoch immer noch mit den DHP-Bindungsstellen in Wettbewerb.

Effekt der Kopplung Erregung–Sekretion

Dieses Kapitel konzentriert sich auf den Effekt der Calcium-Agonisten auf das kardiovaskuläre System. Ihr stimulierender Effekt ist jedoch nicht auf dieses System beschränkt. Im Gegenteil sind sie in der Lage, jeden Prozeß, der durch die spannungsabhängige Einwärtsbewegung von Ca^{2+} durch Ca^{2+}-selektive Kanäle ausgelöst wird, zu exazerbieren. Es wird z. B. die Kopplung Erregung–Sekretion stimuliert (Tabelle 9.7).

Calcium-Agonismus oder Calcium-Antagonismus

Die bisher dargestellte Beschreibung der Calcium-Agonisten bezieht sich auf die eindeutige Unterscheidung zwischen den Agonisten, die die Kanalsperrvorgänge im

Tabelle 9.7 Wirkung von Bay K 8644 auf die Sekretion

Gewebe	sezernierte Substanz	Bay K 8644	Reaktion (%)	Literatur (s. unten)
Nebennieren	Katecholamine	1×10^{-7}M	420 ↑	1
Vorhöfe	Atrial-natriuretischer Faktor	$0,4 \times 10^{-7}$M	260 ↑	2
Nieren	Renin	1×10^{-7}M	45 ↑	3
Pankreas	Insulin	1×10^{-7}M	90 ↑	4
Striatum-Synaptosomen	Dopamin	1×10^{-7}M	230 ↑	5

↑ bezeichnet eine Verstärkung, Reaktion (%) bezieht sich auf die Situation, bevor Bay K 8644 hinzugefügt wurde

Literatur: (1) Montiel et al. (1984); (2) Ruskoaho et al. (1986); (3) Matsumara et al. (1985); (4) Panten et al. (1985); (5) Cena et al. (1985)

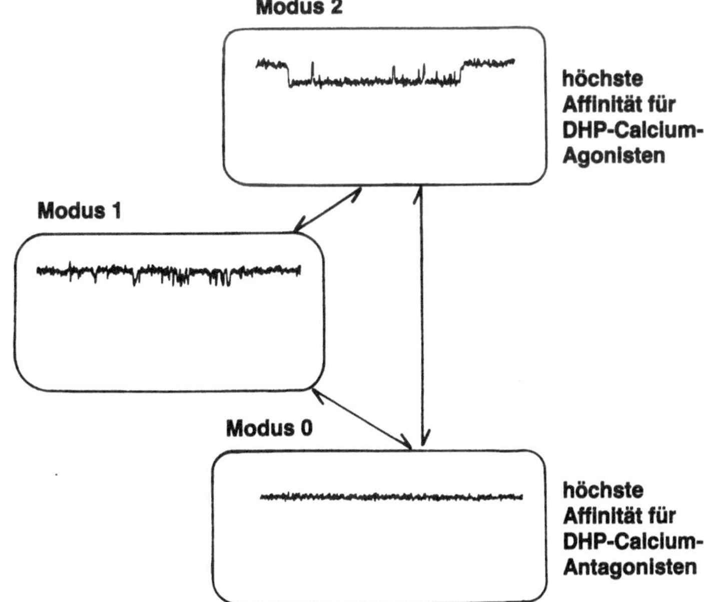

Abb. 9.5 Schematische Darstellung zu den Modi der „Türhüter-Funktion" der Calciumkanäle. Beim Modus 0 steht der Kanal zur Öffnung nicht zur Verfügung; Modus 1 wird durch kurze Öffnungsvorgänge und Modus 2 durch verlängerte Öffnungsvorgänge charakterisiert. Die Calcium-Agonisten fördern den Modus 2, die Antagonisten Modus 0. (Modifiziert nach Abb. 7 in Hess et al. 1985)

Modus 2 fördern (Abb. 9.5), und den Antagonisten, die den Sperrvorgang im Modus 0 begünstigen. Tatsache ist, daß die Situation weitaus komplexer ist, insbesondere, wenn man die Agonisten auf Dihydropyridin-Basis betrachtet. So sind in Abhängigkeit von der Konzentration und der Membranpotentialdifferenz viele der traditionellen Calcium-Antagonisten (Nifedipin, Nicardipin, Nimodipin und Nitrendipin) ebenfalls in der Lage, eine Agonistenwirkung hervorzubringen (Janis et al. 1987). Diese

Situation kann man jedoch durch die Annahme erklären, daß die Spannungsempfindlichkeit der DHP-Bindungsstellen (Sanguinetti et al. 1986) bestimmt, ob die Bindung eines Dihydropyridins zu einer agonistischen oder antagonistischen Aktivität führen wird.

Klinische Bedeutung der Calcium-Agonisten

Die gegenwärtig verfügbaren Calcium-Agonisten können nicht klinisch eingesetzt werden, und zwar aufgrund ihrer starken vasokonstriktorischen Wirkung. Allerdings konnte man bereits ihre Wirkung auf vaskuläre und kardiale Muskelzellen in gewisser Weise voneinander trennen. Dies gilt beispielsweise für YC-170. Falls eine Verbindung entwickelt wird, die diese beiden Effekte komplett trennt, dann könnte sie bei der Behandlung einer Reihe von Herz-Kreislauf-Erkrankungen nützlich sein, einschließlich des kardiogenen Schocks. Die klinische Bedeutung dieser Medikamente ist hier jedoch noch nicht an ihrem Ende angelangt. Ihre Kenntnis hat für die Möglichkeit · Interesse erregt, daß einige der krankhaften Zustände, die durch schwere Calcium-Überladung gekennzeichnet sind, auf einem persistierenden Kanalsperrmechanismus im Modus 2 beruhen – vielleicht durch die Anwesenheit endogener Liganden. Zu den möglichen Beispielen gehören Kardiomyopathien, Muskeldystrophie, Reperfusion und systemischer Hypertonus.

Zusammenfassung

Die Calcium-Agonisten sind chemisch heterogen, einige sind toxisch. Sie stimulieren den Ca^{2+}-Einstrom, indem sie den Kanalsperrvorgang im Modus 2 begünstigen (Abb. 9.5). Dieser Effekt beruht entweder auf einer Interaktion mit den Bindungsdomänen für die Calcium-Antagonisten oder, wie im Falle des Palmitoylcarnitin, auf einer Wirkung auf die Oberflächenladung der Membran.

10 Natürlich vorkommende Calcium-Antagonisten und -Agonisten

Fillet of a fenny snake,
In the cauldron boil and bake;
Eye of newt and toe of frog,
Wool of bat and tongue of dog,
Adder's fork and blind-worm's sting,
Lizard's leg and howlet's wing,
For a charm of pow'rful trouble,
Like a hell-broth boil and bubble.

SHAKESPEARE, Macbeth, VI.1.

Als die Techniken zur Identifizierung der Calcium-Antagonisten-Bindungsstellen hoher Affinität einmal entwickelt waren, erschienen Berichte, worin das Vorkommen dieser Stellen bei einer ganzen Anzahl von Tierspezies beschrieben wurde, vom primitiven einzelligen Paramecium bis zum Menschen. Das verbreitete Vorkommen dieser Bindungsstellen ließ viele Untersucher behaupten, daß diese Orte, da sie im Evolutionsprozeß überlebt hätten, eine sinnvolle Funktion ausüben müßten. Falls eine solche Annahme zutrifft, könnte man erwarten, daß es natürlich vorkommende Calcium-Antagonisten und -Agonisten geben muß. Die Suche nach diesen Verbindungen hat einige interessante Substanzen zu Tage befördert, von denen einige Antagonisten, andere Agonisten sind. Einige der Agonisten stellen extrem potente Toxine dar. Einige der Antagonisten sind aktive Ingredienzien der traditionellen Kräutermedizin, die man sich seit Jahrhunderten zur Behandlung jener krankhaften Veränderungen zunutze machte, die man heute als Angina pectoris und als Hypertonus diagnostiziert.

Natürlich vorkommende Calcium-Antagonisten

Natürlich vorkommende Calcium-Antagonisten gibt es sowohl bei Pflanzen als auch bei Tieren (Tabelle 10.1).

Pflanzlich gewonnene Calcium-Antagonisten

Zu diesen zählen Tanshinon-IIA-Sulfonat und Tetrandrin. Tanshinon-IIA gewinnt man aus den Wurzeln der Pflanze *Salvia miltiorrhiza Bunge*. Diese Pflanze ist im größten Teil Chinas weitverbreitet, und Wurzelextrakte wurden über Jahrhunderte zu medizinischen Zwecken benutzt, insbesondere zur Behandlung des „durch Leibesübung entstandenen Brustschmerzes". Neue Studien in Europa zeigten, daß Tanshinon-IIA den Ca^{2+}-abhängigen Anteil des kardialen Aktionspotentials supprimiert (Patmore u. Whiting 1982), daß der Effekt dosisabhängig ist und durch Zugabe von weiterem Ca^{2+} umgekehrt werden kann. Es wurde ebenfalls demonstriert, daß es eine

Tabelle 10.1   Einige natürlich vorkommende Calcium-Antagonisten und -Agonisten

Substanz	Herkunft	Literatur (s. unten)
Calcium-Antagonisten		
Tanshinon	Salvia-Pflanze	1
Tetrandrin	Stephania-Pflanze	2
TaiCatoxin	Taipan-Schlange	3
Omega-Conotoxin	Meeresschnecke	4
Apamin	Bienengift	5
Calcium-Agonisten		
Atrotoxin	Klapperschlange	6
Maitotoxin	tropischer Fisch	7
Alpha-Toxin	*Clostridium*	8
Palmitoylcarnitin	anaerober Stoffwechsel	9

Literatur: (1) Patmore u. Whiting (1982); (2) Fang u. Jiang (1986); (3) Brown et al. (1987); (4) McCleskey et al. (1987); (5) Bkaily et al. (1985); (6) Hamilton (1987); (7) Takahashi et al. (1983), Kobayashi et al. (1987); (8) Fujii et al. (1986); (9) Spedding u. Mir (1987)

negativ-inotrope Reaktion auslöst. Es kann daher keinen Zweifel darüber geben, daß Tanshinon-IIA als Calcium-Antagonist eingestuft werden muß, doch ist noch nicht erwiesen, ob es mit den Rezeptorbindungsproteinen der Calcium-Antagonisten in Wechselwirkung tritt (die α_1-Untereinheit des Komplexes, Kap. 6).

Andere Calcium-Antagonisten sind wahrscheinlich neben dem Tanshinon-IIA in den Wurzeln von *Salvia miltiorrhiza Bunge* vorhanden. Danshensu, ein starker Koronardilatator und Morphiumantagonist, stammt aus derselben Quelle, und obwohl seine Pharmakologie noch unvollständig dokumentiert ist, sind viele seiner Eigenschaften denjenigen der klassischen Calcium-Antagonisten ähnlich.

Tetrandrin ist ein weiterer, natürlich vorkommender Calcium-Antagonist, der in der chinesischen Kräutermedizin Verwendung findet. Es stammt aus den Wurzeln der Pflanze *Stephania tetrandra S. Moore,* die wie die Salbei-Pflanze in den meisten Gebieten Chinas vorkommt. Tetrandrin ist ein Bisbenzylisochinolin-Derivat, dessen Strukturformel in Abb. 10.1 dargestellt wird.

Die Klassifikation des Tetrandrin als Calcium-Antagonist hängt von seiner Fähigkeit ab,

1. die Höhe der calcium-abhängigen Komponente des Herzaktionspotentials zu reduzieren;
2. die K^+-induzierten Kontraktionen in vaskulären und uterinen glatten Muskelzellen zu blockieren, einen negativ-inotropen Effekt am Herzen auszuüben und die Herzfrequenz zu senken (Fang u. Jiang 1986).

Erhalten Patienten diese Substanz, so senkt Tetrandrin den Blutdruck, beendet akute Anfälle von paroxysmaler supraventrikulärer Tachykardie und unterdrückt die Angina pectoris. Diese Eigenschaften sind eher denjenigen von Verapamil und Diltiazem als jenen des Nifedipin ähnlich, da Nifedipin nicht die AV-Überleitung verlangsamt, wenn es in therapeutisch annehmbarer Dosierung verabreicht wird.

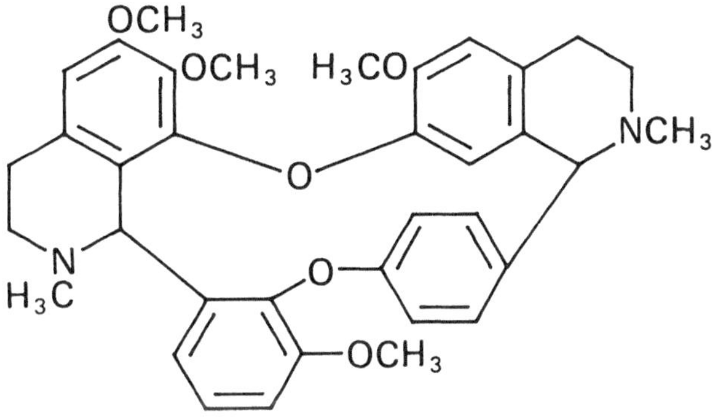

Abb. 10.1 Chemischer Aufbau von Tetrandrin, einem Calcium-Antagonist aus der Pflanze *Stephania tetrandra S. Moore*, die in China beheimatet ist

Tetrandrin ähnelt auch dem Verapamil insofern, als ihm die Gewebeselektivität fehlt, eine Eigenart, die man an der Tatsache ablesen kann, daß es den Kontraktilitätszustand der kardialen und der glatten Muskulatur supprimiert sowie die AV-Überleitung verlangsamt.

Tierisch gewonnene Calcium-Antagonisten

Nicht alle natürlich vorkommenden Calcium-Antagonisten gehören dem Pflanzenreich an; weitere Substanzen kommen bei Tieren vor. Einige darunter sind exogen, andere endogen (Tabelle 10.2).

Zu den *exogenen* Calcium-Antagonisten zählt das Toxin TaiCatoxin (TCX), das im Venom der australischen Taipanschlange *(Oxyuyanus S. scutellatus)* vorkommt, Omega-Conotoxin (wCgTx), eines der Conotoxine, das im Gift der fischfressenden Schnecke *Conus geographicus* vorkommt (Brown et al. 1987; Cruz et al. 1987), und Apamin, ein Bestandteil des Bienengifts. Diese Stoffe wurden bereits in Kap. 3 besprochen.

Tabelle 10.2 Eigenschaften der natürlich vorkommenden Toxine, die als Calcium-Antagonisten oder -Agonisten wirken

	TaiCatoxin	Omega-Conotoxin	Atrotoxin	Maitotoxin
Eigenschaft:				
Molekulargewicht	8000	3000	15000	145000
Chemie	Polypeptid	Polypeptid	Polypeptid	Nichtpeptid
Aminosäuren	65	27	X	–
Wirkort	Außenfläche	Außenfläche	Außenfläche	Außenfläche
Umkehrbarkeit	rasch	langsam	langsam	irreversibel
Ca^{2+}-Kanal	L_m	L_m	L_m	L_{m+n}

X = unbekannt
Zur Definition der Ca^{2+}-Kanäle vom L_m- und L_n-Typ s. Kap. 3

TaiCatoxin

Diese Substanz stellt ein hochgeladenes basisches Polypeptid mit einem Molekulargewicht von etwa 8000 dar. Es setzt sich aus 65 Aminosäuren zusammen. TaiCatoxin übt keinen Effekt auf Na^+- und K^+-Kanäle aus, doch sind nur nanomolare Konzentrationen erforderlich (Brown et al. 1987), um Ca^{2+}-Kanäle vom L-Typ zu blockieren (Kap. 3). Die Charakteristika der calciumkanal-blockierenden Wirkung dieses Toxins können folgendermaßen zusammengefaßt werden:
1. sie zeigt eine gewisse Spannungsabhängigkeit;
2. sie ist rasch reversibel;
3. sie benötigt keinen "second messender", stattdessen aber supprimiert sie die Aktivität des Einzelkanals, indem sie die Wahrscheinlichkeit erhöht, daß sich der Kanal im Zustand „Null" (Modus 0) befindet und indem sie die Frequenz der Kanalöffnungsvorgänge reduziert;
4. das Toxin besitzt keine Wirkung auf die Einzelkanalleitung oder die Zeitdauer, während der jeder Kanal geöffnet bleibt;
5. die Blockade ist relativ spezifisch für die Ca^{2+}-Kanäle vom Muskel (L_m)-Typ; und
6. das Toxin tritt in Wechselwirkung mit der äußeren (extrazellulären) Seite des Kanals (Brown et al. 1987).

Omega-Conotoxin

Diese Substanz ist ein Toxin, das nur im Venom der fischfressenden Schnecke *(Conus geographicus)* vorkommt. Die Schnecke benutzt ihr Gift eigentlich, um die Beute zu paralysieren, doch ist es beim Menschen von letaler Wirkung. Zu den anderen Toxinen des Venoms zählt α-Conotoxin, das die Azetylcholin-Rezeptoren blockiert, μ-Conotoxin, das Na^+-Kanäle blockiert, und das „Schläfertoxin" (Conotoxin GV), so bezeichnet, weil es nach intrazerebraler Injektion einen „schlafähnlichen" Zustand herbeiführt (Rivier et al. 1987). Omega-Conotoxin (Ca^{2+}-blockierendes Toxin) ähnelt als Polypeptid dem TaiCatoxin, doch enthält es nur 27 Aminosäuren und ist daher kleiner als TaiCatoxin. Es hat ein MG von 3000. Wie TaiCatoxin besitzt Omega-Conotoxin keinen Effekt auf Na^+- oder K^+-leitende Kanäle. Seine inhibitorische Wirkung auf die Ca^{2+}-Kanäle ist von großem Interesse, da hierzu weder ein "second messenger" noch eine Wirkung auf die spezifischen Bindungsdomänen (Kap. 6) für Verapamil, Nifedipin, Diltiazem oder Cinnarizin (Cruz et al. 1986; McCleskey et al. 1987) erforderlich sind. Das ist seltsam, da es bedeuten würde, daß dieser Calcium-Antagonist, wie Cinnarizin, Ca^{2+}-Kanäle über eine Stelle inaktiviert, die ganz eigenständig und getrennt von denjenigen existieren muß, die von Diltiazem, Nifedipin oder Verapamil besetzt werden.

Es gibt mehrere andere Gründe, warum die calciumkanal-blockierende Aktivität des Omega-Conotoxins von Interesse ist.
1. Weder Ruhe noch Inaktivierung schützt gegenüber der Blockade.
2. Hohe äußere Konzentrationen von Ba^{2+} oder Ca^{2+} (110 mmol/l) schützen vor der Blockade, weshalb man vermutet, daß die bivalenten Kationen mit dem positiv geladenen Toxin um die negativ geladenen Bindungsstellen in oder nahe der Mündung der Kanäle in Wettbewerb treten können (McCleskey et al. 1987).

3. Die Blockade läßt sich nur langsam umkehren.
4. Die Blockade richtet sich recht spezifisch auf die Ca^{2+}-Kanäle vom neuralen L-Typ (L_n) (Miller 1987). Die Ca^{2+}-Kanäle vom L_n-Typ in allen sensorischen, sympathischen und hippocampalen Neuronen von Vertebraten verhalten sich z. B. gegenüber dem Toxin sensibel, während die L-Kanäle der kardialen, Skelett- und glatten Muskelzellen (L_m-Kanäle) bei Vertebraten unempfindlich sind.
5. Omega-Conotoxin scheint zur Blockade von Ca^{2+}-Kanälen in Präparaten von Wirbellosen unwirksam zu sein. Es werden etwa die L_n-Kanäle in den Nervenzellen von Seeschnecken nicht beeinflußt.
6. In Neuronen von Wirbeltieren beinhaltet die Omega-Conotoxin-induzierte Blockade der Calciumkanäle vom L_n-Typ die Bindung des Toxins an die äußere Oberfläche. Daher muß das Toxin die Zellmembran nicht durchwandern. Aufgrund seiner Größe wäre es gewiß nicht in der Lage, durch das Kanallumen einzudringen.

Offenbar gibt es wichtige Unterschiede zwischen der Wirkungsweise des TaiCatoxin und des Omega-Conotoxin. Die Wirkung des TaiCatoxin ist rasch reversibel, jene des Omega-Conotoxin ist nur langsam reversibel. TaiCatoxin wirkt auf die Calcium-Kanäle vom L_m-Typ, während sich die Wirkung des Omega-Conotoxins auf die L_n-Kanäle richtet. Omega-Conotoxin wirkt nur auf die Ca^{2+}-Kanäle von Vertebraten, während TaiCatoxin auch auf die Ca^{2+}-Kanäle sowohl bei Nichtvertebraten als auch bei Vertebraten wirkt. Beide Toxine erreichten ihre Wirkung jedoch durch die Bindung an die *äußere Oberfläche* des Kanals.

Apamin

Dies ist ein weiterer natürlich vorkommender Calcium-Antagonist. Die Substanz ist Bestandteil des Bienengifts und wie TaiCatoxin und Omega-Conotoxin ein Polypeptid. Allerdings enthält Apamin nur 18 Aminosäuren. Es besitzt zwei Argininreste in Position 13 und 14, die für seine Aktivität wesentlich zu sein scheinen (Lazdunski 1983).

Nach Bkaily et al. (1985) besitzt Apamin folgende Eigenschaften:
1. es besitzt keine Wirkung auf die Na^+-Kanäle;
2. der Effekt ist nicht reversibel; und
3. es blockiert bei sehr niedriger Konzentration die Ca^{2+}-Kanäle im Herzmuskel (5×10^{-11} mol/l).

Allerdings blockiert Apamin auch die gegenüber Tetraäthylammonium unempfindlichen Ca^{2+}-abhängigen K^+-Kanäle und kann daher nicht als „reiner" Calcium-Antagonist eingestuft werden. Im Fleckenstein-System der Klassifikation zählt es wahrscheinlich zu den Verbindungen der Klasse B (Kap. 7), während TaiCatoxin und Omega-Conotoxin zur Klasse A (Tabelle 10.3) gehören.

Endogene Calcium-Antagonisten

Eine ganze Reihe *endogener* Substanzen scheinen die Ca^{2+}-Kanäle zu hemmen, einschließlich Dynorphin A (Tsunoo et al. 1985a, b), Somatostatin (Lewis u. Weight

Tabelle 10.3 Klassifikation der natürlich vorkommenden Calcium-Antagonisten, unter Anwendung des modifizierten Fleckenstein-Schemas (Kap. 7)

Klasse	Verbindung
A	TaiCatoxin
	Omega-Conotoxin
B	Tanshinon IIA
	Tetrandrin
C	Apamin
	Adenosin
	Enkephalin
	Somatostatin
	Morphium

Klasse A: 90- bis 100%ige Hemmung des Ca^{2+}-Stroms ohne Wirkung auf den Na^+-Strom.
Klasse B: 50- bis 70%ige Hemmung des Ca^{2+}-Stroms ohne Wirkung auf den Na^+-Strom.
Klasse C: Eine gewisse Hemmung des Ca^{2+}-Stroms, die aber nicht eine Haupteigenschaft darstellt

1986), Azetylcholin (Janis u. Triggle 1987), Leu-Enkephalin, Met-Enkephalin und Morphium (Tsunoo et al. 1987). Jedoch sieht man keine Einheitlichkeit hinsichtlich ihrer Wirkungsweise, obwohl im Falle von Morphium und Enkephalin die Suppression der Ca^{2+}-Kanalaktivität sekundäre Folge der Hyperpolarisation ist, die durch diese Substanzen erzeugt wird. Dynorphin A tritt in direkte Wechselwirkung mit den Ca^{2+}-Kanälen in den Ganglien der Rückenmarkswurzeln, indem es deren mittlere Öffnungszeit verkürzt. Azetylcholin moduliert auf der anderen Seite indirekt die Funktion der Ca^{2+}-Kanäle, indem es die Bildung von cAMP supprimiert.

Adenosin ist ein weiterer natürlich vorkommender Calcium-Antagonist (Tabelle 8.1). Die starke vasodilatatorische Wirkung des Adenosin kann man jedoch nicht auf diese Weise erklären, da sich die calcium-antagonistische Aktivität auf die Calciumkanäle der Nervenzellen beschränkt (Mustafa u. Aska 1986).

Klassifizierung der Calcium-Antagonisten

Bevor nicht detailliertere elektrophysiologische Studien über die natürlich vorkommenden Calcium-Antagonisten durchgeführt worden sind, ist es fast unmöglich, diese zu untergliedern. Allerdings kann man, wenn man die momentan zur Verfügung stehenden Daten und die Modifikation des Fleckenstein-Schemas, das in Kap. 7 beschrieben wurde, benutzt, eine vorläufige Subklassifikation aufstellen (Tabelle 10.3). Diese Subklassifikation muß jedoch modifiziert werden, sobald mehr Information bezüglich dieser Substanzen geliefert wird und andere natürlich vorkommende Calcium-Antagonisten identifiziert werden.

Natürlich vorkommende Calcium-Agonisten

Nach der Beschreibung der Eigenschaften der natürlich vorkommenden Calcium-Antagonisten muß logischerweise die Betrachtung der Eigenschaften der natürlich vorkommenden Calcium-Agonisten folgen. Hierzu gehören (Tabelle 10.2) zwei hochpotente Toxine: Atrotoxin (Hamilton et al. 1985) und Maitotoxin (Takahashi et al. 1983).

Atrotoxin

Es ist ein starkgeladenes Polypeptid im Venom der Klapperschlange *Crotalus atrox*. Obwohl andere Bestandteile dieses Gifts Phospholipase- und Protease-Aktivität zeigen, fehlen dem Atrotoxin diese Wirkungen.

Die folgenden Eigenschaften stützten die Behauptung, daß Atrotoxin ein Calcium-Agonist ist:
1. es verlängert das Herzaktionspotential;
2. es erzeugt eine positiv-inotrope Reaktion, die dosisabhängig und unempfindlich gegenüber α- oder β-Rezeptorenblocker ist;
3. sein Effekt auf den Ca^{2+}-Einwärtsstrom verhält sich unempfindlich gegenüber dem Na^+-Kanalblocker Tetrodotoxin;
4. es zeigt keine Wirkung auf Na^+-Einwärts- oder K^+-Auswärtsströme;
5. es hemmt dosisabhängig und allosterisch die [^{3}H]Nitrendipin-Bindung, was darauf hinweist, daß es mit Stellen reagiert, die nahe der DHP-Bindungsdomänen in der α-Untereinheit der Bindungsdomänen liegen (Kap. 6); und
6. die Wirkung auf die Herzkontraktilität und das Aktionspotential des Herzens sind reversibel.

Die Größe des Atrotoxinmoleküls (MG 15000) und seine stark basische Ladung (Hamilton et al. 1985) müssen bedeuten, daß Atrotoxin, wie die calcium-antagonistischen Toxine TaiCatoxin und Omega-Conotoxin, an der Außenfläche des Kanals wirkt. Patch-clamp-Studien sind mit Atrotoxin noch nicht durchgeführt worden, weshalb der genaue Effekt auf die Calciumkanäle noch unbekannt ist.

Maitotoxin

Dieser Stoff ist eines der höchstpotenten Toxine, die bisher entdeckt wurden. Es akkumuliert in tropischem Fisch, der sich von den toxischen Dinoflagellaten *Gambierdiscus toxicus* ernährt (Takahashi et al. 1983; Ohizumi u. Yasumoto 1983; Kobayashi et al. 1987). Anders als die oben beschriebenen Toxine ist Maitotoxin kein Peptid. Seine genaue Zusammensetzung ist noch unbekannt, doch muß es sich um ein komplexes Molekül handeln, da es ein Molekulargewicht von 145000 aufweist, also weitaus größer als Atrotoxin, TaiCatoxin oder Omega-Conotoxin.

Maitotoxin ist nicht nur ein hochpotentes Toxin – seine Effekte sind irreversibel. Der Tod tritt gewöhnlich durch eine Hirnblutung ein, was überrascht, da Maitotoxin durch seine sehr wahrscheinlich vorhandene calcium-agonistische Aktivität ein starker Vasokonstriktor ist.

Obwohl die chemische Zusammensetzung des Maitotoxin unbekannt ist, wurden die pharmakologischen Eigenschaften mit großer Genauigkeit untersucht. Folgendermaßen lassen sie sich zusammenfassen:

1. Es erzeugt exzitatorische Reaktionen in den unterschiedlichsten Geweben: Herzmuskel, Skelettmuskel und glatte Muskulatur, Zellen des Hypophysenvorderlappens, Nervenzellen und Pankreasinseln (Kobayashi et al. 1987).
2. Alle diese exzitatorischen Wirkungen sind Ca^{2+}-abhängig.
3. Die positiv-inotrope Wirkung am Herzen ist gegenüber α- und β-Rezeptorenblokkade, Na^+-Kanalblockade, Histaminrezeptor-Antagonisten oder Katecholaminmangel unempfindlich.
4. Wenn es in Herzmuskelzellen gelangt, begünstigt es verlängerte Kanalöffnungszeiten – derart, daß jeder Kanal häufig geöffnet bleibt und von daher für den Ca^{2+}-Einwärtsstrom für bis zu 100 ms verfügbar bleibt. Dies ist 10 mal länger als die gewöhnliche Öffnungszeit beim Bay K 8644-aktivierten L-Kanal.
5. Die Wirkung des Maitotoxin auf die Öffnungszeiten der Kanäle ist spannungsunabhängig. In dieser Hinsicht unterscheidet sich Maitotoxin vom Prototyp des Ca^{2+}-Agonisten, Bay K 8644, da die Ca^{2+}-Kanäle vom L-Typ, obwohl Bay K 8644 auch deren Öffnungszeiten verlängert, nicht viele hundert Millisekunden lang geöffnet bleiben. Zusätzlich ist die Wirkung von Bay K 8644 hochspannungsabhängig.

Für die durch Maitotoxin hervorgerufenen Wirkungen gibt es zumindest 2 mögliche Erklärungen:
1. es können spannungs*unabhängige* Ca^{2+}-selektive Kanäle existieren, sind aber noch nicht erkannt worden, bevor Maitotoxin zu ihrer Aktivierung verfügbar wurde; oder
2. das Toxin kann spannungsabhängige Ca^{2+}-selektive Kanäle in Ca^{2+}-selektive, spannungsunabhängige Kanäle transformieren; man kennt hierfür einen Präzedenzfall bei den Na^+-Kanälen und Veratridin (Sutro 1986).

Andere Toxine

Maitotoxin und Atrotoxin stellen eindeutige Beispiele für natürlich vorkommende, exogene Calcium-Agonisten dar. Allerdings mögen andere Toxine, auch wenn sie den Ca^{2+}-Einstrom stimulieren und eine vasokonstriktorische Reaktion hervorrufen, die Ca^{2+}-abhängig ist und durch einen der Ca^{2+}-antagonistischen Prototypen blokkiert werden, nicht in derselben Weise wirken. Das α-Toxin von *Clostridium perfringens* stellt ein Beispiel für eine solche Substanz dar (Fuji et al. 1986). Dieses α-Toxin ist ein relativ großes Polypeptid mit einem Molekulargewicht von 43000. Seine Aminosäuresequenz wurde bereits festgestellt (Tabelle 10.4). Fügt man es aortaler Muskulatur bei, so erzeugt es eine starke konstriktorische Reaktion, die sich unempfindlich gegenüber Na^+-Kanalblocker, Muscarin- und Histaminrezeptor-Blocker und gegenüber der α-Rezeptorblockade verhält. Die Reaktion geht mit einer verstärkten Aufnahme von Ca^{2+} einher und wird durch die herkömmlichen Calcium-Antagonisten Verapamil und Nifedipin sowie durch intrazelluläre Ca^{2+}-Blocker, wie etwa TMB-8, blockiert. Diese Fähigkeit der intrazellulären Calcium-Antagonisten, den konstriktorischen Effekt dieses α-Toxins zu blockieren, bedeutet, daß die konstriktorische Wirkung z. T. von der Freisetzung von Ca^{2+}-Ionen aus dem Innern der Zelle heraus abhängt, eine Eigenschaft, die von den Prototypen der Calcium-Antagonisten

Tabelle 10.4 Aminosäuresequenz des Alpha-Toxins aus *Clostridium perfringens*. (Aus Fuji et al. 1986)

Aminosäure	Anzahl der Reste
Asparaginsäure	72
Threonin	26
Serin	26
Glutaminsäure	36
Prolin	3
Glycin	33
Alanin	36
Valin	14
Methionin	8
Isoleucin	19
Leucin	18
Tyrosin	28
Phenylalanin	17
Lysin	28
Histidin	9
Arginin	9
Cystein	2

Die Zahl der Reste wird auf ganze Zahlen pro Toxinmolekül aufgerundet angegeben (MG 43000)

nicht demonstriert wird. Zusätzlich hydrolysiert das α-Toxin membranständige Phospholipide, darunter Phosphoinositol und Phosphatylcholin, zu Diacylglyzerid. Seine Wirkungsweise ist daher weitaus komplexer als der einfache „Calcium-Agonismus" – wozu per definitionem nur ein verstärkter Ca^{2+}-Einstrom durch Ca^{2+}-selektive Kanäle gehört.

Endogene Calcium-Agonisten

Der faszinierendste bisher entdeckte endogene Calcium-Agonist ist Palmitoylcarnitin – eine Verbindung, die sich bei aerober Stoffwechsellage im Herzmuskel ansammelt (Spedding u. Mir 1987). Die agonistische Aktivität des Palmitoylcarnitin ist in Kap. 9 behandelt worden. Die Bedeutung seiner Identifizierung als Calcium-Agonist beruht auf der Möglichkeit, eine Idee dazu zu liefern, warum bei der Reperfusion im ischämischen Herzmuskel mit außerordentlicher Geschwindigkeit Ca^{2+}-Ionen angehäuft werden. Dies genau wäre zu erwarten, wenn ein endogener Agonist während der ischämischen Episode akkumuliert.

Klassifizierung der Calcium-Agonisten

Sehr bald werden so zahlreiche Calcium-Agonisten identifiziert worden sein, daß auch sie nach einer Klassifizierung verlangen. Momentan wäre es am folgerichtigsten, dem Fleckenstein-Schema für die Calcium-Antagonisten zu folgen. Nimmt man diesen Vorschlag an, so lassen sich die bekannten Agonisten leicht in die Gruppen A und B trennen, und zwar:

Gruppe A: Atrotoxin, Maitotoxin, Bay K 8644;
Gruppe B: Palmitoylcarnitin, α-Toxin.

Zusammenfassung

Calcium-Antagonisten und -Agonisten kommen auch natürlich vor. Einige sind toxisch; andere wurden seit Jahrhunderten in der traditionellen chinesischen Medizin verwendet.

Die Entdeckung dieser natürlich vorkommenden Agonisten und Antagonisten stellt einen neuerlichen Anstoß für Studien dar, die sich mit der möglichen Beteiligung endogener Calcium-Agonisten und -Antagonisten bei krankhaften Veränderungen beschäftigen. Beispielsweise könnte vom rein theoretischen Standpunkt aus eine überschießende Produktion eines natürlich vorkommenden endogenen Calcium-Agonisten oder eine verstärkte Empfindlichkeit gegenüber einem solchen Agonisten zu erhöhtem Blutdruck führen. Umgekehrt würde der Mangel an einem solchen endogenen Agonisten oder die Überproduktion eines endogenen Antagonisten Hypotonie und geringere Herzleistung verursachen. Die Entdeckung dieser Substanzen wurde auch aus anderen Gründen wichtig, da einige von ihnen die Ca^{2+}-Kanalfunktion mit Hilfe von Mechanismen modifizieren, die sich deutlich von denjenigen absetzen, die auf die synthetisch hergestellten Prototypen anzuwenden sind. Vermutlich muß man daher noch eine Menge über die Art und Weise lernen, mit der Ca^{2+}-Kanäle manipuliert werden können.

11 Calcium-Antagonisten und Myokardischämie

No lesson seems to be so deeply inculcated by the experience of life as that you should never trust the experts. If you believe in doctors, nothing is wholesome: if you believe in theologians, nothing is innocent: if you belive in soldiers, nothing is safe. They all require to have their strong wine diluted by a very large admixture of insipid common sense.

LORD SALISBURY, Brief an Lord Lytton.

Im Laufe der Zeit, als die Calcium-Antagonisten in die klinische Medizin eingeführt worden waren, war ihre Potenz als Koronardilatatoren bereits klar zutage getreten. Man konnte daher vorausahnen, daß sie bei Patienten mit Angina pectoris eine nutzbringende Therapie darstellen würden, möglicherweise auch bei Patienten mit schwereren Formen der koronaren Herzkrankheit. Ihre Effizienz bei der Führung der Patienten mit Angina pectoris ist heute klar erwiesen und wird im nächsten Kapitel beschrieben. Allerdings ergaben sich Probleme bezüglich ihrer Fähigkeit, entweder dem Auftreten eines Myokardinfarktes vorzubeugen oder die Infarktgröße zu verringern. Dies mag überraschend erscheinen, denn:

a) es gibt vernünftige Gründe aus der Biochemie, die die Aussage bestätigen, daß diese Medikamente schützen können;
b) es gibt eine große Datenfülle aus experimentellen Studien an Tieren, durch die die Schutzwirkung nachgewiesen werden kann (Nayler 1987); und
c) die „Ca^{2+}-Überladung" spielt eine Schlüsselrolle bei der Feststellung, ob Zellen, die unter Energiemangel leiden, überleben, oder sterben und nekrotisch werden (Nayler u. Elz 1986).

Das ischämische Myokard

Eine plötzliche, schwere und länger andauernde Reduktion des koronaren Blutstroms übt eine tiefgreifende Wirkung auf das Myokard aus, denn das Myokard ist zum Überleben auf die kontinuierliche Verfügbarkeit von Adenosintriphosphat (ATP) angewiesen. Zur Bildung dieses ATP (Abb. 11.1) benötigt das Herz die ununterbrochene Versorgung mit Sauerstoff, Glukose und Purinvorläufern. Gewiß kann ATP im anaeroben Stoffwechsel gebildet werden, doch werden nur *3 Mol* ATP pro Mol verstoffwechselte Glukose gebildet, verglichen mit *38 Mol,* die beim aeroben Stoffwechsel entstehen. Offenbar ist dies ein unbefriedigender und ineffizienter Prozeß, besonders da ATP mit relativ großer Geschwindigkeit verbraucht wird. Auch wenn das Herz beispielsweise mechanisch ruht, verbraucht es etwa 10 µmol ATP (g Feuchtgewicht)$^{-1}$ min^{-1} nur zur Aufrechterhaltung der Ionenhomöostase. Bei einer Herzfrequenz von 75 Schlägen min^{-1} wird die Bildung von weiteren 23 µmol ATP (g

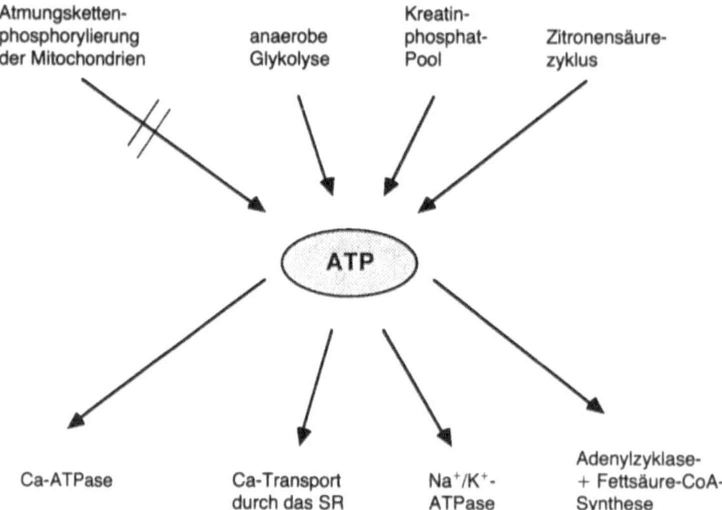

Abb. 11.1 Schematische Darstellung der Prozesse, die Energie in Form von ATP verbrauchen, sowie der Prozesse, die an der Bildung von ATP im Herzmuskel beteiligt sind. Man beachte, daß während der Ischämie die Atmungsketten-Phosphorylierung in den Mitochondrien keine ATP-Quelle mehr darstellt

Feuchtgewicht)$^{-1}$ min^{-1} benötigt, und natürlich ist der Energieaufwand um so größer, je größer die Herzfrequenz ist. Die ATP-Speicherkapazität des Herzens ist begrenzt, wobei die Reserven selten 5 oder 6 µmol (g Feuchtgewicht)$^{-1}$ übersteigen. Es gibt eine „Sicherheits"-Energiereserve in Form des Kreatinphosphats (CP), doch ist diese Reserve nach nur wenigen Minuten der Ischämie erschöpft (Jennings et al. 1985). Selbst wenn das Myokard mechanisch ruht, wird Energie in Form des ATP noch für eine ganze Reihe von Zwecken benötigt, wie

a) die Aufrechterhaltung der Ionengradienten, insbesondere hinsichtlich Na$^+$, K$^+$ und Ca^{2+};

b) die Regulierung des Zellvolumens (Jennings et al. 1985); und

c) verschiedene Enzymreaktionen, wie Proteinkinasen, Fettsäuresynthetasen, Adenylzyklase und eine Reihe von Phosphatasen.

Abgesehen von der anaeroben Glykolyse und in Abwesenheit von Sauerstoff und Glukose, die man für den oxidativen Metabolismus benötigt, besitzt das Herz nur noch eine weitere verfügbare ATP-Quelle. Der Prozeß (Abb. 11.2) beinhaltet die Umwandlung von Adenosindiphosphat in ATP und führt zur Bildung von Adenosinmonophosphat (AMP) als Nebenprodukt. Dies ist wichtig, da das AMP rasch zu Adenosin dephosphoryliert wird, welches membranpermeabel ist und daher die Zelle verläßt, um in den extrazellulären Raum zu gelangen, wo es zu Inosin, Hypoxanthin und Xanthin abgebaut wird. Daher sieht das Endergebnis folgendermaßen aus:

1. Es erfolgt eine rasche Entleerung der ATP-Vorläufer auf Purinbasis.

2. Es kommt zur Bildung von Xanthinsubstrat zur Produktion freier Radikale durch den Xanthinoxidase-Weg (Weisfeldt 1987). Der durch die Ischämie herbeige-

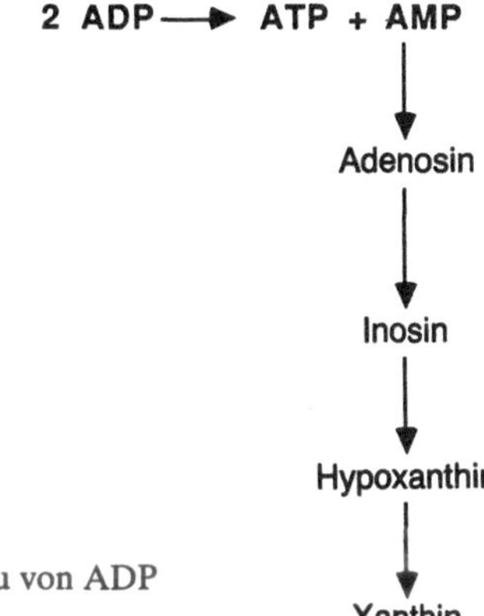

Abb. 11.2 Schematische Darstellung der Schritte, die am Abbau von ADP zu Xanthin beteiligt sind

führte Verlust an Purinvorläufern stellt offenbar einen bedeutenden verzögernden Schritt dar, was die potentielle biochemische Erholung des Herzens betrifft, doch ist dies wahrscheinlich nur die „Spitze des Eisbergs", da, wenn die Gewebespiegel des ATP fallen, die unterschiedlichen ATP-abhängigen Pumpen, die die Homöostase hinsichtlich der Na^+-, K^+- und Ca^{2+}-Ionen aufrechterhalten, nicht mehr arbeiten können (Abb. 11.3). Aus diesem Grunde werden die Zellen reicher an Na^+ und K^+ (Reimer u. Jennings 1981; Kleber 1983). Dieser Vorgang läuft mit überraschend großer Geschwindigkeit ab (Abb. 11.4). Zum Beispiel hat sich nach nur 3 min der Ischämie das extrazelluläre K^+ verdreifacht (Kleber 1983), und das intrazelluläre Na^+ ist bedeutend angestiegen.

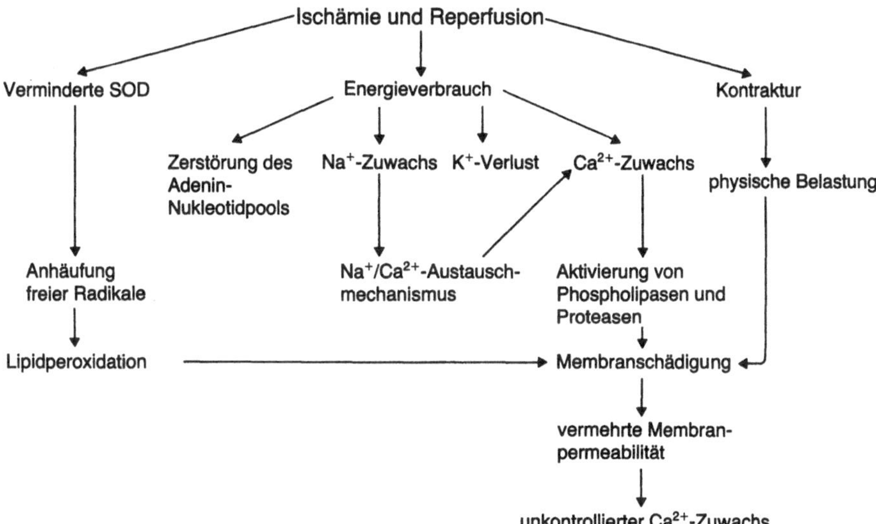

Abb. 11.3 Schematische Darstellung der Prozesse, die durch eine plötzliche Unterbrechung des Blutflusses zum Myokard ausgelöst werden. SOD entspricht Superoxid-Dismutase, einem Enzym, das bei der Entfernung freier Radikale eine bedeutende Rolle spielt

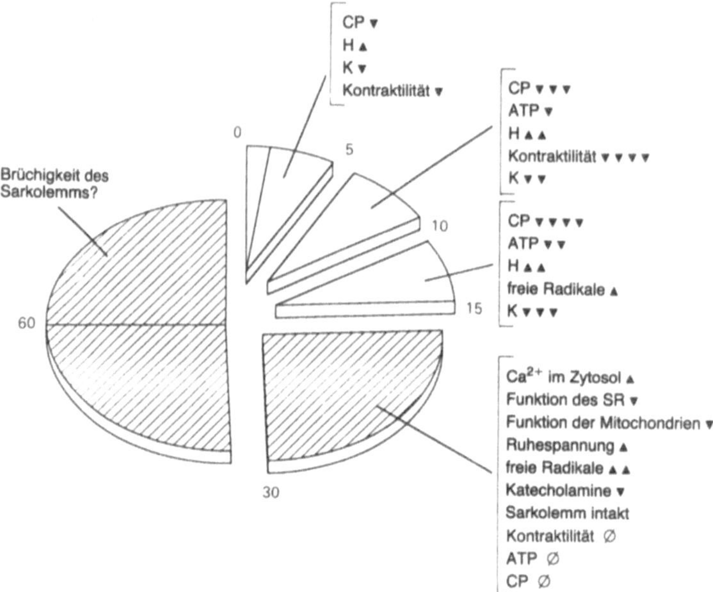

Abb. 11.4 Schematische Darstellung des zeitlichen Ablaufs (in min) der verschiedenen Veränderungen, die durch ein ischämisches Ereignis ausgelöst werden

Der Anstieg an intrazellulärem Na⁺, zu dem es unter diesen Bedingungen kommt, ruft gemeinsam mit der Anhäufung von H⁺, Phosphat und Laktat, die bei der anaeroben Glykolyse anfallen, ein Problem hervor, denn zusammengenommen erzeugen sie den rapiden Anstieg der intrazellulären Osmolarität, die wiederum zum Anschwellen der Zellen führt (Abb. 11.5).

Die Herzmuskelzellen können normalerweise erhebliche Anstiege der Osmolarität tolerieren, doch herrschen während der ischämischen Attacke andere Bedingungen vor, die die Myozyten sensibler gegenüber den Effekten der osmotischen Schwellung machen. Diese anderen Bedingungen umfassen aauch die Anhäufung freier Radikale, die Freisetzung lysosomaler Enzyme (Ichihara et al. 1987), eine veränderte Lipidzusammensetzung der verschiedenen Membranen (Yanagishita et al. 1987) und die physikalische Belastung, die mit dem durch die Energiemangelsituation induzierten Anstieg der Ruhespannung (Nayler et al. 1988) einhergeht. Jedoch auch nach 30 min der Ischämie und trotz aller anderen Veränderungen, die eingetreten sind (Abb. 11.4), bleibt die Zellmembran intakt – wie man dies an der Fähigkeit des Gewebes ablesen kann, große Marker-Makromoleküle auszuschließen (Bourdillon u. Poole-Wilson 1982).

Erstreckt sich die Ischämiephase über 20–30 min hinaus, so führt dies noch zu größeren Veränderungen der Ionenhomöostase und der Membranphospholipide (Chien et al. 1981). Darüber hinaus beginnen die endogenen Noradrenalinspeicher, das Hormon in den Extrazellulärspalt abzugeben, die Mitochondrien schwellen an, und ihre Cristae sind desorganisiert. Die Beweise der Proteolyse werden erkennbar, häufig äußern sie sich in Form der lysierten Myofibrillen. Die Zellkerne weisen

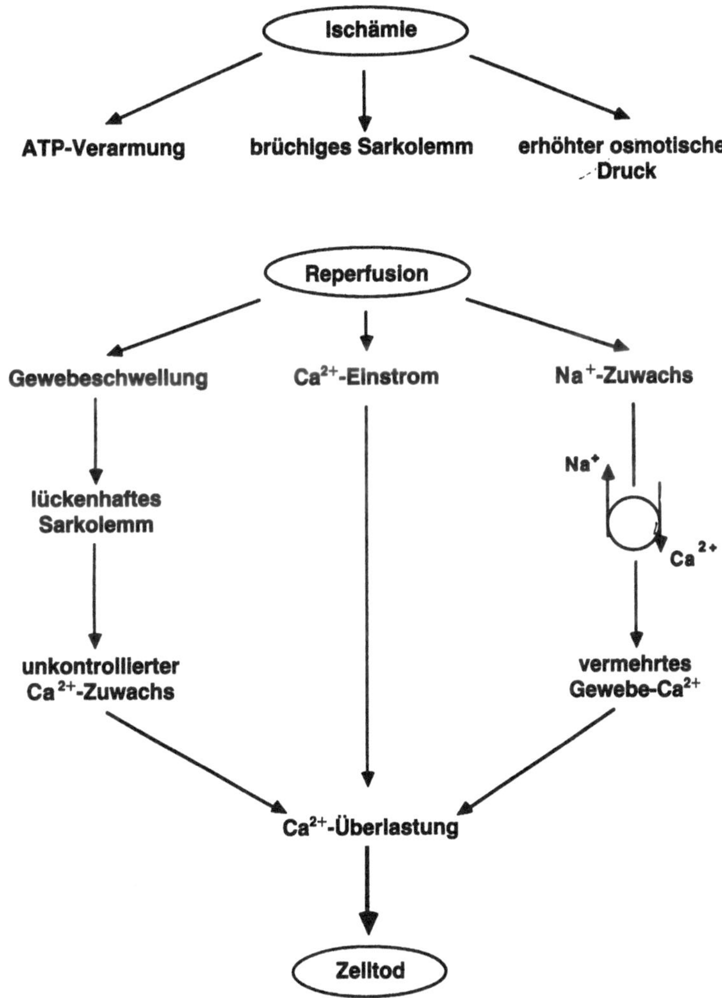

Abb. 11.5 Schematische Darstellung der Auswirkung der Reperfusion nach mehr als 20 min der Ischämie. Man beachte, daß trotz der Intaktheit des Sarkolemms (Zellmembran) vor der Reperfusion diese von einem offenbar unkontrollierten Zuwachs an Ca^{2+} begleitet wird

Zeichen der Chromatinaggregation auf, und das sarkoplasmatische Retikulum zerfällt allmählich in Fragmente.

Zusammenfassung

Die Ischämie setzt daher einen fortschreitenden Schaden am Myokard in Gang, beginnend (Abb. 11.4) mit einem Verlust an ATP, CP und K^+ und der aktiven spannungserzeugenden Aktivität, sich dann weiterentwickelnd bis zur Schwellung der Zellen, die, unfähig zur Aufrechterhaltung der Ionenhomöostase, von den zur

ATP-Resynthese notwendigen Purinvorläufern entleert sind und die Zeichen der strukturellen Desorganisation aufweisen. Zusätzlich sind die Zellen elektrisch instabil und daher anfällig gegenüber der Arrhythmie. Sie sind nicht in der Lage, sich zu entspannen – vermutlich aufgrund des ATP-Mangels –, und die strukturelle Desorganisation des sarkoplasmatischen Retikulums verhindert, daß diese Organelle das zytosolische Ca^{2+} unter diesen Wert senkt, um die Relaxation zu erleichtern.

Reperfusion

Die Reperfusion des ischämischen Herzmuskels stellt noch ein größeres Problem dar (Abb. 11.5 u. 11.6) (Weisfeldt 1987). Ohne Wiederdurchblutung werden die ischämischen Zellen absterben. Bei der Reperfusion häufen Zellen, die bereits im Rahmen des ATP-Mangels und durch den Verlust der Ionenhomöostase schwer geschädigt sind, große Mengen Ca^{2+} an (Shen u. Jennings 1972; Nayler 1983), entwickeln massive Kontrakturbänder (Nayler et al. 1987) und streuen intrazelluläre Makromoleküle, unter anderem Kreatinkinase, in den Extrazellulärraum aus. Diese Vorgänge laufen schnell ab (Abb. 11.6) – so sehr, daß innerhalb einer 5minütigen Reperfusion die Zellen, die vor der Wiederdurchblutung lediglich schwer geschädigt waren, nun calcium-überladen und von daher zum Absterben verurteilt sind.

Der schnelle und unkontrollierte Zuwachs an Ca^{2+}, der bei der Reperfusion unter diesen Bedingungen auftritt, trägt wahrscheinlich einen großen Teil zum Verlust der Lebensfähigkeit bei. Zum Beispiel (Abb. 11.7) kommt es zur Aktivierung der endogenen Ca^{2+}-abhängigen Proteasen und Lipasen, wodurch eine Membranunterbrechung verursacht wird. Alle Mitochondrien, die vor der Reperfusion vital waren, häufen einen gewissen Teil des Ca^{2+} an (Nayler et al. 1980) und verlieren als Resultat ihre Fähigkeit, die oxydative Phosphorylierung ablaufen zu lassen. Daneben wird

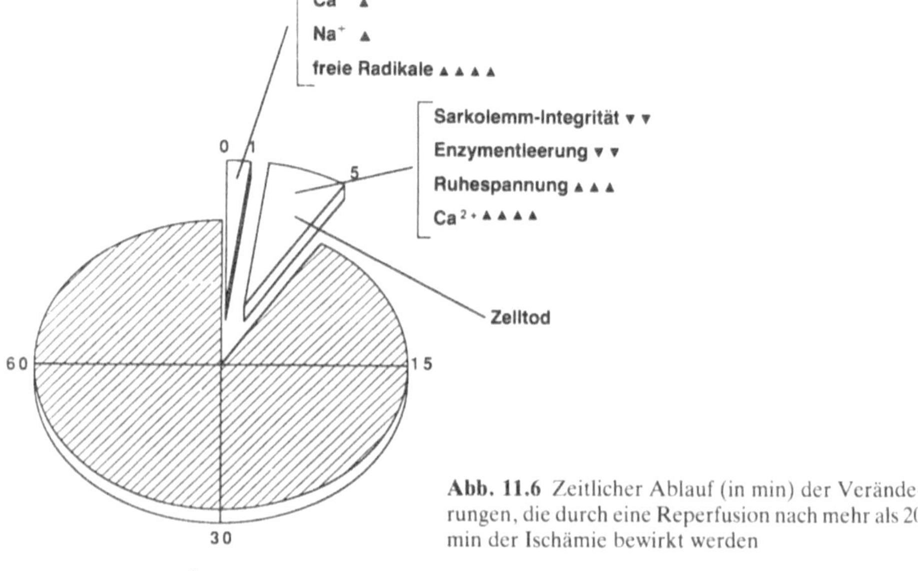

Abb. 11.6 Zeitlicher Ablauf (in min) der Veränderungen, die durch eine Reperfusion nach mehr als 20 min der Ischämie bewirkt werden

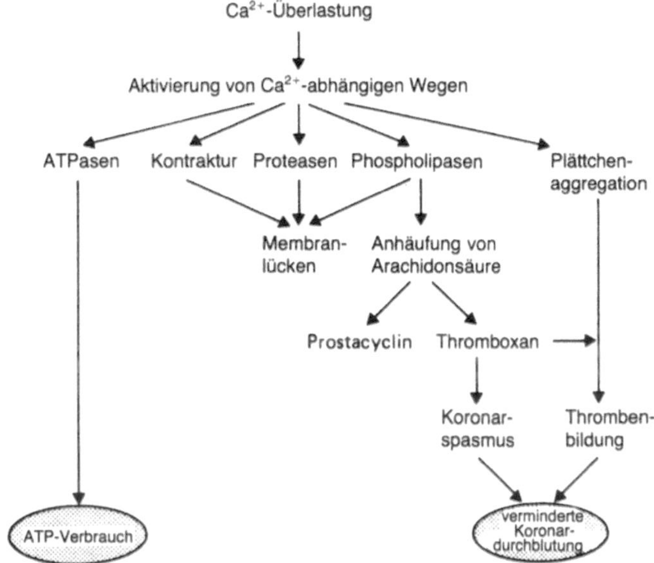

Abb. 11.7 Schematische Darstellung der Ereignisse, die durch einen unkontrollierten Zuwachs an Ca^{2+} ausgelöst werden

alles ATP, das vielleicht die Ischämieattacke überlebt hat, nun durch die Ca^{2+}-aktivierten ATPasen hydrolysiert, und die diastolische Ruhespannung wird noch weiter steigen und damit die Wahrscheinlichkeit verringern, daß jene Gebiete ausreichend reperfundiert werden, die vor der erneuten Durchblutung vielleicht lebensfähig waren.

Obwohl eine massive Ca^{2+}-Überladung bei der Reperfusion erfolgt, kommt es zu den Faktoren, die hierzu die Voraussetzung liefern, in der ischämischen Episode. Daraus folgt also, daß es zumindest 2 Wege gibt, die Entwicklung dieser Veränderung zu verhindern, und zwar trotz des Eintretens einer ischämischen Attacke. Entweder:
a) müssen die Wege des Ca^{2+}-Einstroms identifiziert und blockiert werden; oder
b) das Gewebe muß während der Ischämieepisode geschützt werden.

Wege zum unkontrollierten Ca^{2+}-Zuwachs während der postischämischen Reperfusion

Shen u. Jennings (1972) haben als erste Untersucher die rasche und massive Anhäufung von Ca^{2+} beschrieben, die während der Reperfusion nach einer längeren Ischämieperiode eintritt. Vor kurzem wurde es möglich, die Ursachen und den zeitlichen Verlauf dieses unkontrollierten Ca^{2+}-Zuwachses sehr detailliert zu untersuchen, indem man sich entweder radioaktiv markiertes Ca^{2+} ($^{45}Ca^{2+}$ oder $^{47}Ca^{2+}$) oder Ca^{2+}-empfindliche Farbstoffe (darunter Aequorin und Fura 2) zunutze machte. Als Ergebnis dieser Studien war es möglich, die ischämische Schädigung in 2 Phasen zu unterteilen:

1. *Reversible Schädigung:* Diese ist nicht mit einem unkontrollierten Zuwachs an Ca^{2+} bei Reperfusion verbunden. Die reversible Schädigung (bekannt als "stunning"; „betäubend, lähmend") tritt ein, wenn die Dauer des ischämischen Ereignisses 10 min nicht überschreitet (Braunwald u. Kloner 1982).
2. *Irreversible Schädigung:* Hier geht die Reperfusion mit einem bedeutenden Zuwachs an Ca^{2+} einher.

Im zweiten Fall übertrifft die ischämische Periode 20 min, bevor es zur Reperfusion kommt (Jennings u. Reimer 1981), und der unkontrollierte Zuwachs an Ca^{2+} geht eng mit der eintretenden Gewebeschädigung einher und kann sogar der letztendlich bestimmende Faktor dieser Gewebeschädigung sein.

Der Weg des Ca^{2+}-Einstroms

Wahrscheinlich gibt es unter diesen Bedingungen nicht nur einen Weg des Ca^{2+}-Einstroms. Die möglichen Wege sind in Abb. 11.8 schematisch dargestellt. Hierzu zählt der Einstrom über den $Na^+:Ca^{2+}$-Austauschmechanismus (der längere Ischämiephasen übersteht), der Einstrom über „rezeptor"- und spannungsaktivierte Ca^{2+}-Kanäle, ein gewisser Einstrom im Austausch gegen K^+ und, sobald die Zellmembran ihren Zusammenhalt verliert (Jennings et al. 1986), der Einstrom durch passive Diffusion.

Der Einstrom im Austausch gegen Na^+ kann von großer Bedeutung sein, da beim Abfall der Gewebe-ATP-Spiegel, wie weiter oben im vorliegenden Kapitel erwähnt, nur die unzureichende Energie in Form des ATP als Treibstoff für die Na^+-K^+-ATPase-Pumpe verfügbar ist und daher Na^+ beginnt, im Zytosol zu akkumulieren, wo es gegenüber Ca^{2+} in der extrazellulären Umgebung ausgetauscht werden kann.

Falls der Ca^{2+}-Einstrom durch die Ca^{2+}-selektiven Kanäle den Hauptweg des Ca^{2+}-Einstroms unter diesen Bedingungen bilden würde, dann würde die alleinige Zugabe von Calcium-Antagonisten bei der Reperfusion den exzessiven Ca^{2+}-Zuwachs verhindern. Dies geschieht nicht (Bourdillon u. Poole-Wilson 1982; Poole-Wilson et al. 1984; Nayler et al. 1987). Man kann daher zu folgenden 2 Schlußfolgerungen gelangen:
a) Der exzessive Ca^{2+}-Einstrom, zu dem es während der postischämischen Reperfusion kommt, kann nicht einfach im Rahmen des Einstroms durch die Ca^{2+}-selektiven Kanäle ablaufen.

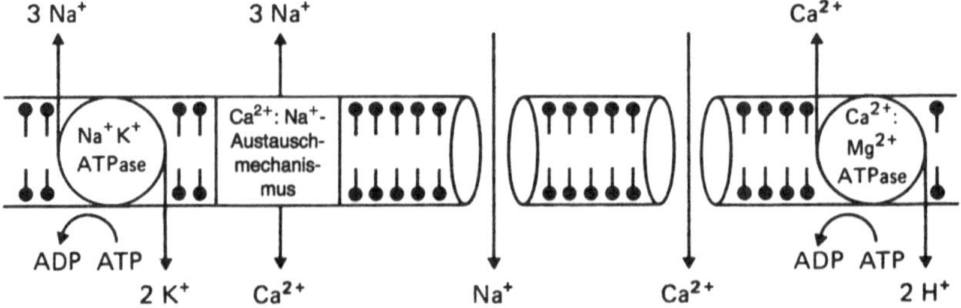

Abb. 11.8 Schematische Darstellung der normalen Wege des Ca^{2+}-Einstroms. Während der postischämischen Reperfusion nach einer längeren Ischämiephase wird der Einstrom über diese Routen wahrscheinlich übertroffen durch den Einstrom durch Membranlücken

b) Falls die Calcium-Antagonisten effektiv genutzt werden sollen, um die massive Überladung mit Ca^{2+} bei der Reperfusion zu verhindern, dann muß eine andere Erklärung für ihre Wirkungsweise herangezogen werden als diejenige einer direkten inhibitorischen Wirkung auf den Ca^{2+}-Einstrom in der postischämischen Reperfusionsphase.

Zusammenfassung

Der unkontrollierte Zuwachs an Ca^{2+}, zu dem es bei der Reperfusion nach einer längeren Ischämiephase (> 20 min) kommt, umfaßt wahrscheinlich ein Fortschreiten auf den Wegen des Einstroms. In den ersten wenigen Minuten der Reperfusion, wenn das Sarkolemm wahrscheinlich intakt, aber anfällig ist, können Ca^{2+}-Ionen über normale physiologische Wege einströmen, wie etwa im Austausch gegen Na^+ und durch die Ca^{2+}-selektiven Kanäle. Da die Gewebespiegel des ATP jedoch bereits abgesunken sind, kann der Einstrom auch von kleinen Ca^{2+}-Mengen ausreichen, um eine Kettenreaktion in Gang zu setzen, die in Abb. 11.7 gezeigt wird und die an ihrem Ende zu einem unkontrollierten Ca^{2+}-Zuwachs führt.

In therapeutisch wirksamen Konzentrationen angewandt (Kap. 5) zeigen die Calcium-Antagonisten keinen Effekt auf den $Na^+ : Ca^{2+}$-Austauschmechanismus, noch schränken sie den Calcium-Einstrom durch Lücken im Sarkolemm ein. Allerdings können sie den Ca^{2+}-Einstrom durch die Ca^{2+}-Kanäle vermindern, da dies aber nicht der einzig verfügbare Weg des Ca^{2+}-Einstroms ist, muß es eine andere Erklärung ihrer Fähigkeit geben, die Infarktgröße zu reduzieren (Kloner u. Braunwald 1987).

Calcium-Antagonisten und ischämisches Myokard

Calcium-Antagonisten besitzen eine komplexe Wirkungsweise, soweit es die Reduktion der durch Ischämie und Reperfusion induzierten Schädigung betrifft (Abb. 11.9).

1. Da es sich bei ihnen um Koronardilatatoren handelt, können sie die Sauerstoff- und Substratversorgung im gefährdeten Gebiet verbessern und die Entfernung des H^+ und der anderen Nebenprodukte der anaeroben Glykolyse beschleunigen.
2. Sie besitzen eine energiesparende Wirkung, da:
    a) sie die peripheren Gefäße erweitern;
    b) die Kontraktilität herabsetzen; und
    c) im Fall der Phenylalkylamine und Benzothiazepine die Herzfrequenz vermindern.
3. Sie verlangsamen den Verlust an Adenosinvorläufern (de Jong et al. 1982; Nigdikar et al. 1986).
4. Sie besitzen einen direkten protektiven Effekt auf die Endothelzellen der Gefäße (McDonagh u. Robert 1986).
5. Sie verlangsamen die Freisetzung lysosomaler Enzyme (Ichihara et al. 1987).
6. Sie hemmen die Plättchenaggregation (Ikeda et al. 1981; Ware et al. 1986), doch nur bei hoher Konzentration.

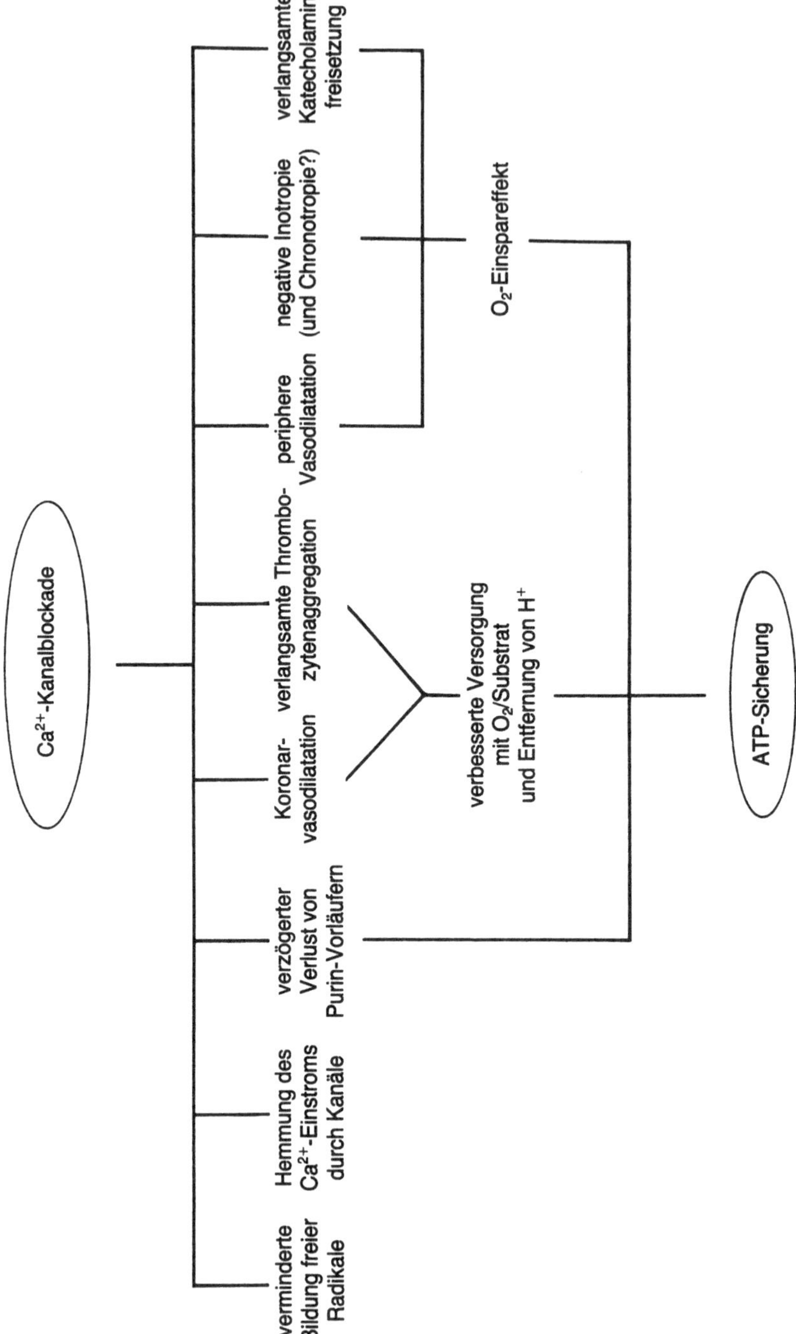

Abb. 11.9 Schematische Darstellung der Ereignisse, die zum protektiven Effekt der Calcium-Antagonisten beitragen

Tabelle 11.1 Wirkung der postischämischen Reperfusion auf das Gewebecalcium in isolierten Herzen

Versuch	Gewebecalcium (μmol [g Trockengew.]$^{-1}$)
30minütige aerobe Perfusion	3,5 ± 0,1
30minütige aerobe Perfusion plus Nifedipin (10^{-6}M)	3,1 ± 0,4
30minütige aerobe Perfusion, danach 30minütige Ischämie und 15minütige Reperfusion	18,5 ± 0,8
30minütige aerobe Perfusion, danach 30minütige Ischämie und 15minütige Reperfusion plus Nifedipin (10^{-6}M) über die Gesamtzeit	11,2 ± 0,4
30minütige aerobe Perfusion, danach 30minütige Ischämie und 15minütige Reperfusion plus Nifedipin (10^{-6}M) lediglich in der Reperfusionsphase	17,8 ± 1,2

Die Experimente wurden an isolierten Rattenherzen durchgeführt, die bei 37°C einer Ischämie unterzogen wurden

7. Sie unterdrücken die reperfusionsbedingten Arrhythmien (s. Kap. 13).
8. Sie reduzieren die ischämie-reperfusions-induzierte Verdrängung des endogenen Noradrenalin (Nayler u. Sturrock 1985).
9. Sie üben eine direkte protektive Wirkung auf das Sarkolemm aus (Daly et al. 1985).
10. Sie verlangsamen die Ca^{2+}-Akkumulation während der postischämischen Reperfusion, vorausgesetzt daß
    a) sie prophylaktisch eingesetzt werden; und
    b) die Dauer der ischämischen Schädigung 60 min nicht überschreitet (Tabelle 11.1).
11. Sie weisen einen protektiven Effekt auf die Mitochondrien auf (Nayler et al. 1980).

Zusammenfassung

Es gibt viele Gründe, warum Calcium-Antagonisten bei der Behandlung der koronaren Herzkrankheit sinnvoll sein können (Abb. 11.9). Sie sind energiesparend, sie verlangsamen den Ca^{2+}-Einstrom, sie vermindern den Noradrenalinüberschuß, sie sind Koronardilatatoren, sie hemmen die Plättchenaggregation und sie schützen die mikrovaskuläre Integrität. Berücksichtigt man alle diese Eigenschaften, so scheint es, daß die Calcium-Antagonisten das Fortschreiten des ischämiebedingten Schadens bremsen könnten. Sie könnten
a) die Infarktgröße reduzieren; und
b) das Zeitintervall vergrößern, während dem man andere Interventionen – wie Thrombolyse und Angioplastik – nutzbringend starten kann.

Wie es jedoch in der klinischen Praxis geschehen kann, erfüllen die Ergebnisse nicht immer die Erwartungen.

Laboruntersuchungen

Bevor die Ergebnisse der verschiedenen klinischen Untersuchungen behandelt werden, bei denen die Calcium-Antagonisten zur Behandlung von Koronarpatienten eingesetzt wurden, muß man sinnvollerweise die Resultate betrachten, die bisher in den unterschiedlichen Laboruntersuchungen erzielt wurden. Am Anfang kann man sie in 2 Untergruppen trennen, und zwar danach, ob man einen Schutz erreichte oder nicht. Die Quantifizierung des Schutzes erfolgte nach:
a) der Kreatinkinase (CK)-Freisetzung;
b) der ST-Streckenhebung;
c) dem Zuwachs an Ca^{2+};
d) der Infarktgröße;
e) der Sicherung der Adenosinvorläufer;
f) der Herzkontraktilität;
g) dem Aufrechterhalten des Gewebe-ATP und -CP;
h) dem Erhalt der Ultrastruktur;
i) dem Aufrechterhalten der Mitochondrienfunktion.

Fehlende Schutzwirkung

Nach einer allgemeinen Regel (Tabelle 11.2) wurde die Schutzwirkung nicht erreicht, wenn man die Calcium-Antagonisten *nach* dem Beginn der Ischämieperiode zugab. Umgekehrt wurde der Schutz *gewöhnlich* erreicht, wenn man die Medikamente verabreichte, *bevor das Herz in die ischämische Phase eintrat* (Tabelle 11.3).

Allerdings bleibt gelegentlich auch die vorherige Behandlung ohne Wirkung. Dies gilt z.B. für Experimente, in denen Paviane als Versuchstiere benutzt wurden (Tabelle 11.3). Pavianherzen zeigen eine schlechtentwickelte Zirkulation, und da einige Calcium-Antagonisten wirken, indem sie den Sauerstofftransport zu den Ischämiezonen verstärken (Malacroft et al. 1982), könnte das Vorhandensein eines gutentwickelten Kollateralkreislaufs von Bedeutung sein. Dies mag von gewisser klinischer Relevanz sein, da die Kollateralzirkulation in den Herzen von jungen und offensichtlich „gesunden" Patienten schlechtentwickelt ist, gut jedoch bei Patienten, die wiederholt Ischämieepisoden mitgemacht haben oder bei denen aufgrund einer Hypertonie das Herz einer fortdauernden großen Arbeitslast unterworfen ist.

Vorhandene Schutzwirkung

Der Nachweis einer protektiven Bedeutung der Calcium-Antagonisten wurde in einer Vielzahl von Versuchen erreicht, *vorausgesetzt,* die Medikamente wurden vor dem ischämischen Ereignis eingeführt (Tabelle 11.3). Diese Schutzwirkung trifft auf

Tabelle 11.2 Laborstudien, die die fehlende protektive Wirkung der Calcium-Antagonisten nachweisen

Spezies	Ischämie-modell	Dauer der Ischämie (h)	Substanz	Zeitpunkt der Verabreichung	Kriterien	Nachunter-suchung	Literatur (s. unten)
Hund	regional	2	V	15 min nach Okklusion	Infarktgröße	4 Tage	1
	regional	2	V	5 h nach Okklusion	Kreatinkinase	24 h	2
	regional	24	V	2 h 55 min nach Okklusion	Infarktgröße	3 h	3
	regional	3	V	nach Okklusion	Infarktgröße	3 h	1
Katze	regional	2	V	1 h nach Okklusion	ST-Hebung	30 min	4
Kaninchen	regional	1	N	nach Okklusion	NADH	2,5 h	5
	global	1	V	nach Okklusion	Histologie; Ca^{2+}-Zuwachs	30 min	6
	low-flow	1	V	nach Okklusion	Ca^{2+}-Zuwachs; Funktions-erholung	60 min	7
Schwein	regional	0,75	D	nach Okklusion	Adenosin-triphosphat	4 h	8
Pavian	regional	2	N	vor Okklusion	Infarktgröße	24 h	9

V Verapamil; *N* Nifedipin; *D* Diltiazem. Kreatinkinase bezieht sich auf Plasma-Kreatinkinase. Adenosintriphosphat bezieht sich auf ATP-Werte im Herzen. Literatur: (1) Reimer u. Jennings (1984); (2) Karlsberg et al. (1977); (3) Perez et al. (1980); (4) Lefer et al. (1979); (5) Foster et al. (1984); (6) Bourdillon u. Poole-Wilson (1982); (7) Bersohn u. Shine (1983); (8) Klein et al. (1984); (9) Geary et al. (1982)

Tabelle 11.3 Laborstudien, die die protektive Wirkung der Calcium-Antagonisten nachweisen

Spezies	Ischämie-modell	Dauer der Ischämie (min)	Substanz	Zeitpunkt der Verabreichung	Kriterien	Nachunter-suchung	Literatur (s. unten)
Hund	regional	40	V	vor Okklusion	Infarktgröße	4 Tage	1
	regional	1–2	N	vor Okklusion	EKG; Mito-chondrien-funktion	105 min	2
	regional	60	.V	vor Okklusion	Mitoch.- und mech. Funktion	ohne Rep.	3
	regional	15	V	vor Okklusion	ATP	24 h	4
	regional	5 – 10	D	vor Okklusion	Mitoch.-Funktion	ohne Rep.	5
	regional	60	D	vor Okklusion	Mitoch-Funktion	10 min	6
	regional	60	V	30 min nach Okklusion	CK-Freisetzung	24 h	7
	regional	20 – 80	V/N	20 min nach Okklusion	segmentale Wandbewegung	1 h	8
Ratte	global	27	V	vor Okklusion	mech. Funk-tion;ATP/ADP	30 min	9
	global	15	N	vor Okklusion	ATP; mech. Funktion	40 min	10
Schwein	regional	75	D	vor Okklusion	Infarktgröße; ATP	4 h	11
Kaninchen	global	60	V	vor Okklusion	vermindertes Ca^{2+}	30 min	12
	global	60	N	vor Okklusion	vermindertes Ca^{2+};ATP	30 min	13
	low-flow	60	V	vor Okklusion	mech. Funk-tion; ATP; Ca^{2+}-Zuwachs 60 min	14	

V = Verapamil; N = Nifedipin; D = Diltiazem. Mitochondrien-Funktion bezeichnet die Atmungskettenaktivität der Mitochondrien. ATP bezeichnet die Sicherung des kardialen Adenosintriphosphats. CK-Freisetzung bezeichnet die Plasma-Kreatinkinase. Mech. Funktion bezeichnet die Kontraktilität
Literatur: (1) Reimer u. Jennings (1984); (2) Fujibay et al. (1985); (3) Yoon et al. (1985); (4) Lange et al. (1984); (5) Nagao et al. (1980); (6) Weishaar u. Bing (1980); (7) Henry et al. (1979); (8) Perez et al. (1980); (9) Watts et al. (1985); (10) de Jong et al. (1982); (11) Klein et al. (1984); (12) Bourdillon u. Poole-Wilson (1982); (13) Nayler (1982 b); (14) Bersohn u. Shine (1983)

Verapamil, Nifedipin und Diltiazem zu und ist unabhängig vom Versuchsmodell (Tabelle 11.3).

Auf der Grundlage der im Laboratorium erlangten Ergebnisse (Tabelle 11.2 und 11.3) gelangt man zu folgenden Schlußfolgerungen:

1. Calcium-Antagonisten begrenzen die durch Ischämie und Reperfusion erzeugte Schädigung, vorausgesetzt, daß sie prophylaktisch eingesetzt werden.
2. Ihr protektiver Effekt muß eine indirekte Folge ihrer Fähigkeit sein, das Funktionieren der Ca^{2+}-selektiven Kanäle zu modifizieren.
3. Wahrscheinlich ist eine energiesparende Wirkung von größter Bedeutung (Abb. 11.9).
4. Die Labormodelle könnten in der klinischen Situation möglicherweise keine Rolle spielen, weil:
   a) der ischämische Insult in der Mehrzahl der experimentellen Studien durch den abrupten Abbruch oder die schwere Reduktion der Durchblutung in einem ansonsten gesunden Blutgefäß hervorgerufen wird;
   b) die Nachuntersuchungsperiode relativ begrenzt ist;
   c) die Komplikationen aufgrund der Begleiterkrankung in Form der Herzmuskelhypertrophie oder der fortgeschrittenen Arteriosklerose selten in ein Versuchsmodell eingebaut werden können;
   d) das Aktivierungsausmaß des sympathischen Nervensystems nicht kontrolliert werden kann; und
   e) das Myokard gewöhnlich bis zum Augenblick des Infarkts „gesund" sein kann.

Trotz dieser Unterschiede haben jedoch die Laboruntersuchungen gewisse klare Leitlinien geliefert zur Notwendigkeit einer prophylaktischen Therapie sowie zur geeigneten Dosierung, wenn Calcium-Antagonisten bei der Behandlung der koronaren Herzkrankheit eingesetzt werden sollen.

Klinische Untersuchungen: Calcium-Antagonisten und ischämisches Myokard

Die erste Herzinfarktstudie mit Calcium-Antagonisten war eine dänische Untersuchungsreihe, bei der 717 Patienten Verapamil erhielten. Die Behandlung begann etwa 4 h nach dem Einsetzen starker Thoraxschmerzen (Tabelle 11.4). Die Ergebnisse fielen enttäuschend aus, und zwar insofern, als die Gesamtmortalität nicht herabgesetzt wurde. Jedoch ergab sich eine interessante Tatsache: Es hob sich eine Untergruppe von Patienten ab, bei denen Verapamil tatsächlich die Mortalitätsrate innerhalb der ersten Tage der Behandlung erhöhte (Danish Study Group 1987). Diese Patienten waren anscheinend jene mit einer schweren Herzerkrankung. In letzter Zeit führten andere Untersucher ähnliche Studien mit Verapamil durch, doch schränkten sie die Einnahme des Medikaments auf solche Patienten ohne Linksherzinsuffizienz ein. Unter diesen Bedingungen gelangte man zu dem Nachweis einer Schutzwirkung.

Auch mit anderen Calcium-Antagonisten, wie Nifedipin und Diltiazem (Tabelle 11.4), wurden Untersuchungen durchgeführt. Im Falle des Nifedipin wurde die Therapie bis 5–10 h nach Beginn der starken Thoraxschmerzen hinausgeschoben

Tabelle 11.4 Klinische Untersuchungsreihen von Herzinfarktpatienten, die mit Calcium-Antagonisten therapiert wurden

Calcium-Antagonist	Pat.-Zahl	Behandl.-zeit (h)	Reaktionskriterien	Nachunter-suchung	Literatur (s. unten)
Verapamil	717 V 719 Plaz.	4	Mortalität	6 Monate	1
	25 V 25 Plaz.	8	CK-Freisetzung	2 Wochen	2
	29 V 25 Plaz.	7 ± 5	CK-Freisetzung	2 Tage	3
Nifedipin	115 N 112 Plaz.	5,5 ± 2,9	CK-Freisetzung	6 Wochen	4
	89 N 82 Plaz.	4,6 ± 0,1	CK-Freisetzung; Mortalität	6 Monate	4
	64 N 68 Plaz.	8,0 ± 2,5	Mortalität; Reinfarkt	8 Wochen	5
	595 N 562 Plaz.	bei Aufnahme in die Kardiologie	Mortalität	1 Monat	6
Diltiazem	289 D 282 Plaz.	24 – 72	Reinfarkt	14 Tage	7

Behandlungszeit = Zeitintervall zwischen dem Beginn der starken Thoraxschmerzen und der Therapieeinleitung mit Calcium-Antagonisten. CK-Freisetzung = Plasma-Kreatinkinase. Plaz. = Plazebo

Literatur: (1) Danish Multicentre Study Group (1984); (2) Bussman et al. (1984); (3) Crea et al. (1985); (4) Sirnes et al. (1984); (5) Müller et al. (1984); (6) Wilcox et al. (1986); (7) Gibson et al. (1986)

(Gottlieb et al. 1984; Sirnes et al. 1984), und wiederum fand sich entweder keine Schutzwirkung oder die Mortalitätsrate stieg tatsächlich sogar in den frühen Behandlungstagen an. Man kennt andere Studien (Wilcox et al. 1986), bei denen ähnliche Resultate erzielt wurden.

Die Untersuchungsreihen mit Diltiazem (Gibson et al. 1986; Moss 1988) bilden einen Kontrast zu denjenigen mit Verapamil und Nifedipin, da sie den Nachweis einer Schutzwirkung erbrachten. Es gibt mehrere Gründe dafür, warum die Diltiazem-Studien erfolgreich verliefen, während die Reihen mit Verapamil und Nifedipin enttäuschend waren. Der Hauptunterschied läßt sich wahrscheinlich nicht mit den differierenden pharmakologischen Profilen der Substanzen erklären, sondern eher im Rahmen der Patientenauswahl. In den frühen Diltiazemuntersuchungen wurden nur Patienten mit Non-Q-wave-Infarkt zu den Studien zugelassen, wobei die Behandlung früh einsetzte. Man hätte zu einem anderen Ergebnis kommen können, wenn man Q-wave-Infarktpatienten zugelassen hätte, wie dies in den Reihen mit Nifedipin und Verapamil der Fall war. Die Auswahl, welchen bestimmten Calcium-Antagonisten man unter diesen Umständen einsetzen sollte, ist schwierig. Doch scheint es einige Leitlinien zu geben:

a) Die prophylaktische Behandlung ist von wesentlicher Bedeutung.
b) Bei Patienten mit stark eingeschränkter Linksherzfunktion können Calcium-Antagonisten, die einen deutlichen negativ-inotropen Effekt haben, verhängnisvoll sein.
c) Calcium-Antagonisten, die potente Vasodilatatoren darstellen, können sich verhängnisvoll auswirken, da ihr Einsatz mit dem Risiko einer Minderdurchblutung in dem umgebenden Gebiet des Myokards verbunden ist.

Schlußfolgerung

Vom rein theoretischen Standpunkt aus (Abb. 11.9) müßten Calcium-Antagonisten in der Behandlung von Patienten mit koronarer Herzkrankheit hilfreich sein, da sie energiesparende Mittel darstellen. Ihr erfolgreicher Einsatz hängt allerdings ab von
1. der prophylaktischen Therapie;
2. der Auswahl der Patienten ohne stark eingeschränkte Linksherzfunktion;
3. dem Einsatz eines passenden Calcium-Antagonisten, mit anderen Worten, eines Calcium-Antagonisten, der die Situation nicht verschlimmert, indem er
   a) zur Minderdurchblutung oder
   b) einer weiteren Dekompensation des Myokards führt.

Die neue Generation der langwirkenden Calcium-Antagonisten wird wahrscheinlich nützlicher bei der Behandlung der Patienten mit Myokardischämie sein als die Prototypen, da man durch sie leichter adäquate Plasmaspiegel über 24 h erreichen kann.

Soweit es den Wirkmechanismus der Calcium-Antagonisten unter diesen Bedingungen betrifft, muß ihre protektive Wirkung als Prophylaktika von ihren energieeinsparenden Eigenschaften abhängen. So verlangsamen sie nicht die Rate der übermäßigen Ca^{2+}-Anhäufung, indem sie die Hauptroute des übermäßigen Einstroms blokkieren, sondern stattdessen sicherstellen, daß genügend Energie zurückbehalten

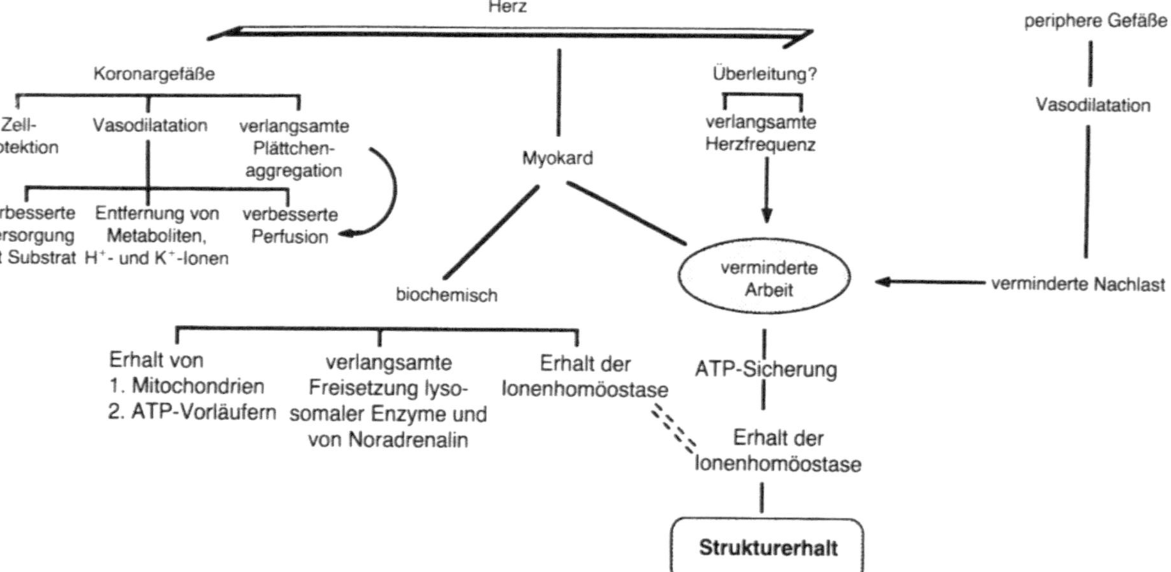

Abb. 11.10 Schematische Darstellung der generellen Auswirkungen der Calcium-Antagonisten auf das Herz-Kreislauf-System, bezogen auf ihre Fähigkeit zur „Kardioprotektion"

wird, um den Myozyten die Aufrechterhaltung der Ionenhomöostase zu ermöglichen (Abb. 11.10).

Die Diskussion dieses Kapitels konzentrierte sich auf den akuten Einsatz der Calcium-Antagonisten bei der Behandlung der koronaren Herzkrankheit. In der klinischen Praxis besitzt jedoch ihr Dauereinsatz andere potentielle Vorteile, darunter ihre Fähigkeit, den arteriosklerotischen Prozeß zu verlangsamen, die Plättchenaggregation einzudämmen, Arrhythmien zu supprimieren, die Mikrogefäße zu schützen, die Entwicklung der Herzhypertrophie zu verzögern und die Koronargefäße zu erweitern. Diese Substanzen bieten daher ein Profil, das sie befähigen sollte, bei der Therapie der koronaren Herzkrankheit Verwendung zu finden, insbesondere heute, da langwirkende Antagonisten zur Verfügung stehen.

12 Calcium-Antagonisten und Angina pectoris

If this be magic, let it be an art.

SHAKESPEARE, Ein Wintermärchen, V.3.

Angina pectoris

Angina pectoris ist ein Sammelbegriff für ein ganzes Spektrum pathophysiologischer Veränderungen, die einen gemeinsamen Endpunkt aufweisen – *„ein Gefühl des Unbehagens, der aus dem Myokard als eine Folge der Myokardischämie und bei ausbleibendem Infarkt aufsteigt"* (Julian 1982). Die zugrunde liegende Ursache besteht in einem Ungleichgewicht zwischen der Blutmenge, die innerhalb der Koronarzirkulation fließt, und derjenigen Menge, die benötigt wird, um die Stoffwechselbedürfnisse des Herzens zu erfüllen (Abb. 12.1). Diese Veränderung kann sich aus einer Reihe von Gründen ergeben, darunter:
1. eine plötzliche Lumenverengung einer wichtigen Koronararterie aufgrund eines spontanen Tonusanstiegs der glatten Muskulatur;
2. ein Anstieg des Sauerstoffbedarfs des Herzens in solchem Ausmaß, daß es die Dilatationskapazität der Koronarien übersteigt;
3. fortschreitende Herabsetzung der Durchblutung der Koronararterien, verursacht durch Plättchenaggregation oder arteriosklerotische Läsionen; und
4. ein verstärkter Vasomotorentonus (Tabelle 12.1), der durch normale physiologische Stimuli ausgelöst wird.

Daher ist die Pathophysiologie der Angina pectoris komplex. Grundsätzlich unterscheidet man jedoch 3 Haupttypen:
a) Variant (oder Prinzmetal)-Angina pectoris;
b) chronisch stabile (oder Belastungs-)Angina pectoris; und
c) instabile Angina pectoris.

Tabelle 12.1 Substanzen, die den Zustand der Vasomotoren in den epikardialen Koronararterien des Menschen beeinflussen

konstriktorisch	relaxierend
Noradrenalin	Glyceryl-Trinitrat
Histamin	Isoprenalin
Serotonin	Calcium-Antagonisten
$PGF_{2\alpha}$ ($> 10^{-6}$M)	$PGF_{2\alpha}$ ($< 10^{-6}$M)
Angiotensin	
Ergonovin	

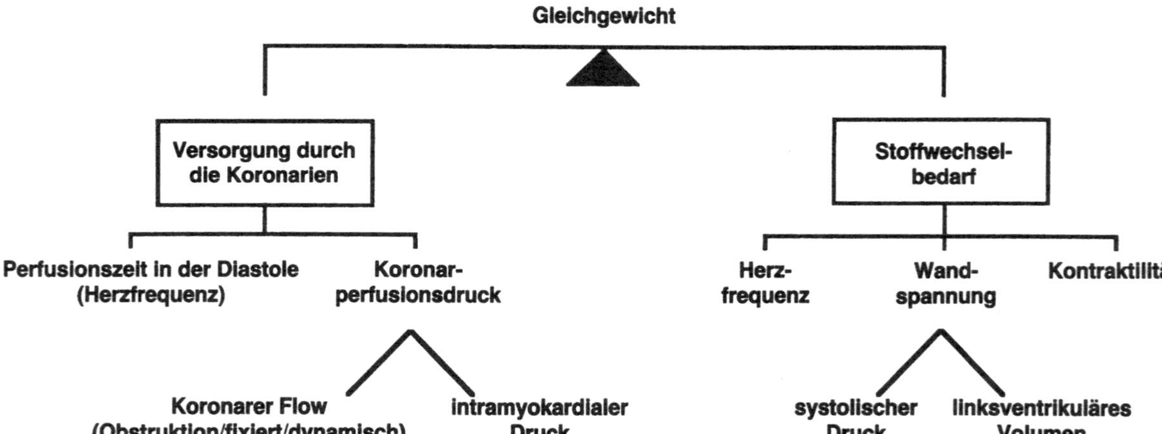

Abb. 12.1 Schematische Darstellung der Ereignisse, die zum Gleichgewicht zwischen dem Sauerstoffverbrauch des Myokards („Bedarf") und der Versorgung mit Sauerstoff und Stoffwechselsubstrat über die Koronardurchblutung beitragen

Die *Variant-Angina pectoris* tritt in Ruhe ein, und zwar als das Resultat eines plötzlichen Verlusts oder wesentlichen Abfalls des koronaren Blutstroms.

Zur *stabilen (Belastungs-)Angina pectoris* kommt es, wenn der Bedarf an koronarer Durchblutung die mögliche Versorgung übersteigt – gewöhnlich wegen einer fixierten Obstruktion (oder Stenose). Wie der Name sagt, sind die gemeinsam verursachenden Faktoren körperliche Belastung, Emotionen, Kälteeinwirkung und bei manchen Patienten übermäßige Nahrungsaufnahme. Die fixierte Läsion ist gewöhnlich ein arteriosklerotischer Plaque, doch können auch Thromben vorkommen.

Die *instabile Angina pectoris* wird charakterisiert durch *fortschreitendes* Unbehagen in Ruhe und bei körperlicher Belastung.

Ungeachtet des Typs – Variant-, stabile oder instabile Angina pectoris – ist die Prävalenz der Angina pectoris alters- und geschlechtsabhängig, wobei es zu höheren Werten bei Männern gegenüber Frauen kommt, besonders in den mittleren Altersgruppen (Tabelle 12.2).

Tabelle 12.2 Prävalenz der Angina pectoris in einigen Bevölkerungsstatistiken. (Aus Wilhelmsen et al. 1982)

Land	Studie	Alters-gruppe (J)	Prävalenz (%)		Literatur
			Männer	Frauen	
USA	Framingham	45–62	1,9	1,2	Dawber et al. (1957)
USA	Evans County	22–78	4,1	–	Heyden et al. (1971)
USA	Tecumseh	40–59	2,0	1,2	Epstein et al. (1965)
England	Rose	36–59	3,6	–	Rose (1971)
Schottland	Lorimer	40–65	5,0	–	Lorimer et al. (1974)
Europa	European Multicentre	40–59	4,3	–	WHO (1980)
Dänemark	Glostrup	50	4,4	2,1	Hagerup et al. (1968)
Schweden	Hagman	47–54	2,0	–	Hagman et al. (1977)

Dieses Kapitel soll nicht primär die Pathophysiologie der Angina pectoris beschreiben, sondern eher die Frage behandeln, warum die Calcium-Antagonisten bei dieser Erkrankung Linderung verschaffen. Trotzdem ist eine kurze Beschreibung der pathologischen Vorgänge, die den unterschiedlichen Formen der Angina pectoris zugrunde liegen, erforderlich, um zu erklären, warum die Calcium-Antagonisten eine solch wirksame Therapie ermöglichen.

Prinzmetal (Variant)-Angina pectoris

Im Jahre 1959 beschrieb Prinzmetal eine pektanginöse Veränderung, die in Ruhe auftritt und die mit reversiblen ST-Streckenhebungen in der pektanginösen Episode einhergeht (Prinzmetal et al. 1959). Gewissenhafte Forschung und sorgfältige Beobachtung in den nachfolgenden Jahren konnte die Existenz dieser Erkrankung bestätigen (McAlin et al. 1973) und führte zur Entdeckung ihrer primären Ursache, nämlich dem Koronararterienspasmus. Aufgrund der Ätiologie beschrieb Stone (1987) diese

Form der Angina als *„ein Syndrom episodenhaft auftretender Myokardischämie, das strikt auf dem dynamischen Abfall der Koronardurchblutung beruht, nicht jedoch auf einem fixierten Durchblutungsabfall oder auf einem Anstieg des Sauerstoffbedarfs des Myokards"*. Der Spasmus der epikardialen Koronararterie ist gewöhnlich die Ursache (Maseri et al. 1978; Oliva et al. 1973; Hillis u. Braunwald 1978), und obwohl der Spasmus häufig am Ort einer zuvor vorhandenen Läsion oder arteriosklerotischen Obstruktion auftritt, ist dies nicht immer der Fall. Da jedoch die Arteriosklerose die koronaren (und andere) Blutgefäße gegenüber Vasokonstriktoren überempfindlich macht (Shimokawa et al. 1983; Kawachi et al. 1984), muß man vernünftigerweise annehmen, daß die Arteriosklerose der hauptsächlich prädisponierende Faktor ist. Reize, die einen Koronararterienspasmus hervorrufen, sind etwa Ergonovin (Waters et al. 1981), Metacholin (Endo et al. 1976), Adrenalin in Gegenwart eines β-Blockers (Yasue et al. 1976) und Hyperventilation (Yasue et al. 1978). Dieser Spasmus tritt auch spontan auf (Abb. 12.2) (Maseri et al. 1978; Maseri 1986), insbesondere in den frühen Morgenstunden. Humorale Substanzen – wie etwa Noradrenalin, Serotonin, Histamin und Angiotensin –, die den Vasomotorentonus der epikardialen Koronararterien erhöhen (Tabelle 12.1), tragen wahrscheinlich zu den spontanen spastischen Wellen bei, die diesen Typ von Angina pectoris kennzeichnen.

Calcium-Antagonisten und Prinzmetal-Angina pectoris

Studien an isolierten menschlichen Koronararterien (Ginsburg et al. 1980) zeigten, daß die Spannungsentwicklung in diesen Arterien gegenüber der äußeren Ca^{2+}-Konzentration sensibel ist. Man hätte daher erwarten können, daß die Calcium-Antagonisten die Mittel der Wahl für die Patienten sein könnten, die eine Angina pectoris als Folge eines Koronararterienspasmus entwickeln. Eine Anzahl sorgfältig kontrollierter und gutangelegter Versuchsreihen konnte diese Vorhersage bestätigen (Tabelle 12.3).

In diesen (Tabelle 12.3) und anderen Untersuchungen basierte der Nachweis einer durch Calcium-Antagonisten herbeigeführten Reduktion der Inzidenz und Schwere des Koronargefäßspasmus auf einer Reihe von Indikatoren, wie:
a) niedrigere Frequenz des Thoraxschmerzes;
b) verminderter Verbrauch an Nitroglyzerin; und
c) geringeres Auftreten von Herz-Kreislauf-Ereignissen, einschließlich Infarkt, EKG-Veränderungen und plötzlicher Tod.

Die Tabelle 12.3 zeigt nicht nur, daß Calcium-Antagonisten zur Behandlung von Patienten mit Variant-Angina pectoris eingesetzt werden können, sondern auch, daß die günstige Wirkung nicht auf eine besondere, chemisch definierte Gruppe von Antagonisten beschränkt ist. Darüber hinaus zeigt die Tabelle 12.3, daß sich zumindest beim Diltiazem der günstige Effekt dosisabhängig verhält.

Andere Calcium-Antagonisten, die nicht in der Tabelle 12.3 aufgeführt sind, konnten ebenfalls ihre Wirksamkeit beweisen. Nisoldipin – der Antagonist auf Dihydropyridin-Basis, der die Koronargefäße *selektiv* dilatiert (Kap. 8) – reduziert z. B. die Zahl der Angina-pectoris-Attacken, den Verbrauch an Glyceryltrinitrat und die ST-Streckenhebungen, auch wenn das Medikament in relativ niedriger Dosierung von 10–20 mg pro Tag verabreicht wird (Yasue 1987).

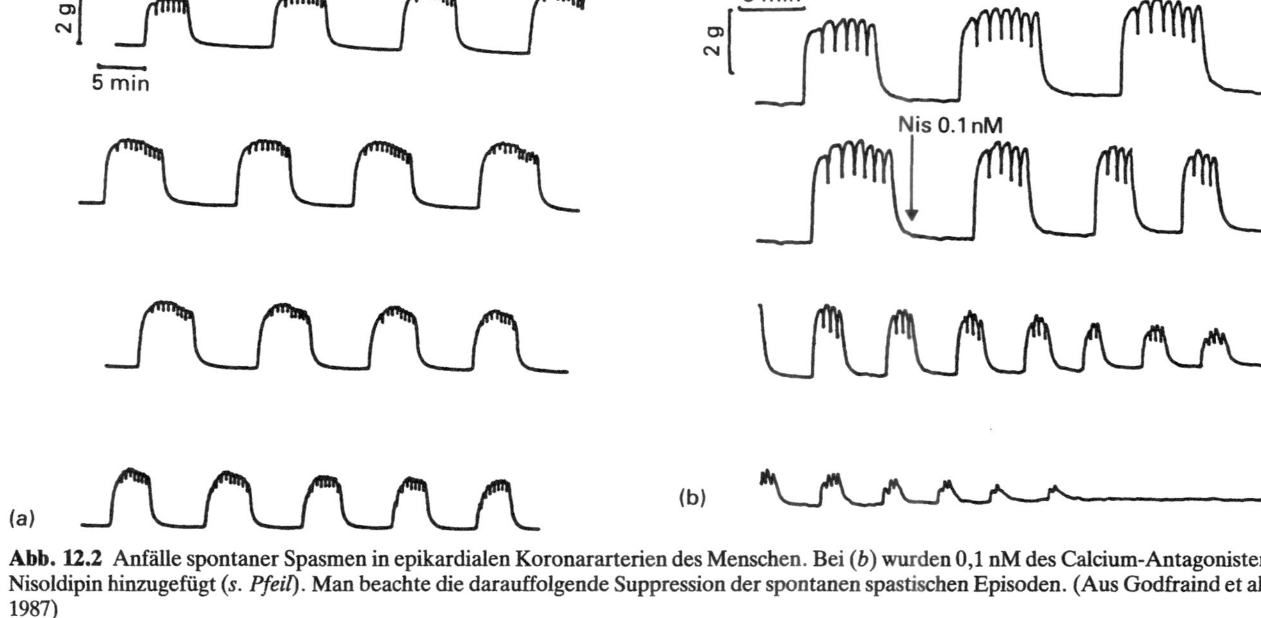

Abb. 12.2 Anfälle spontaner Spasmen in epikardialen Koronararterien des Menschen. Bei (*b*) wurden 0,1 nM des Calcium-Antagonisten Nisoldipin hinzugefügt (*s. Pfeil*). Man beachte die darauffolgende Suppression der spontanen spastischen Episoden. (Aus Godfraind et al. 1987)

Tabelle 12.3 Calcium-Antagonisten und Prinzmetal-Angina pectoris (Aus Stone 1987)

Medikament	Dosis (mg Tag^{-1})	n Pat.	Verminderung (%)	Literatur
Verapamil	480	12	81	Parodi et al. (1979)
	415	16	87	Johnson et al. (1981)
	480	18	93	Capucci et al. (1981)
	400	10	78	Parodi et al. (1986)
Nifedipin	40–80	14	59	Previtali et al. (1980)
	82	12	75	Ginsburg et al. (1982)
	65	16	60	
Diltiazem	120	13	ns	Rosenthal et al. (1980)
	240	13	75	Rosenthal et al. (1980)
	120	11	83	Pepine et al. (1981)
	240	11	91	Pepine et al. (1981)
	120	48	20	Schroeder et al. (1982)
	240	48	43	Schroeder et al. (1982)
	360	11	100	Tilmant et al. (1983)

ns nicht signifikant

Wirkungsweise

Calcium-Antagonisten lösen den Koronararterienspasmus, der für die Prinzmetal-Angina pectoris verantwortlich ist, durch die Verminderung des Ca^{2+}-Ioneneinstroms (Godfraind 1986) durch die Ca^{2+}-selektiven Kanäle (Abb. 12.3). β-Rezeptorenblocker sind auf der anderen Seite relativ unwirksam und können die Veränderung sogar verstärken (Marx 1980; Robertson et al. 1982a). Vermutlich geschieht dies, weil bei der β-Rezeptorenblockade die α-Rezeptoren ohne Gegenspieler bleiben und damit eine konstriktorische Reaktion vermitteln können. Die Blockade der α-Rezeptoren führt zu variablen Ergebnissen, der Adenosin-Desaminase-Inhibitor Dipyridamol ist unwirksam, so wie die Plättchenaktivierung und die Bildung von Thromboxan A_2 (Tabelle 12.4).

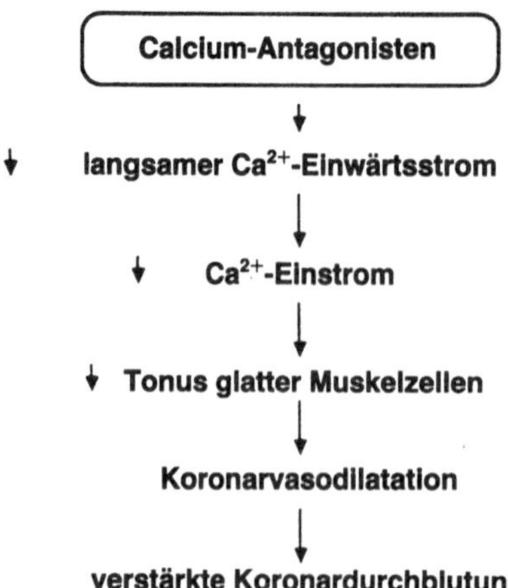

Abb. 12.3 Schematische Darstellung der primären Wirkungsweise der Calcium-Antagonisten hinsichtlich ihrer Wirksamkeit bei der Behandlung der Prinzmetal-Angina pectoris

Tabelle 12.4 Wirkung der Therapeutika bei Prinzmetal-Angina pectoris

Therapeutikum	Reaktion	Literatur
Calcium-Antagonisten		
Nifedipin	$+++$	
Verapamil	$+++$	Yasue (1987)
Diltiazem	$+++$	
Nimodipin	$+++$	
β-Rezeptorenblocker		
Propranolol	$-$	Robertson et al. (1982a)
α-Rezeptorenblocker		
Phentolamin	$+$	Yasue et al. (1978)
	$-$	Chierchia et al. (1984)
Phenoxybenzamin	$-$	Yasue et al. (1978)
Adenosin-Desaminase-Hemmer		
Dipyridamol	$-$	Yasue et al. (1978)
Thromboxan A_2-Synthetase-Hemmer	$-$	Yuri et al. (1986)
Prostacyclin	$-$	Chierchia et al. (1982)

$+$ Vorhandensein, $-$ Fehlen einer positiven Reaktion

Da die Prinzmetal-Angina pectoris hauptsächlich nachts auftritt und die Wirksamkeit der Calcium-Antagonisten dosisabhängig ist (Tabelle 12.3), kann die neuere Generation der langwirkenden Calcium-Antagonisten hilfreich sein. Von besonderem Interesse sind zu diesem Zweck die langwirkenden Antagonisten, die vasoselektiv für die Koronargefäße sind, da diese Selektivität die Wahrscheinlichkeit einer sekundären Verminderung der Koronarperfusion aufgrund eines begleitenden, aber unerwünschten Abfalls des systolischen Drucks vermindern. Nisoldipin stellt ein Beispiel eines Calcium-Antagonisten dar, der die Koronardurchblutung verbessern kann, ohne den peripheren Gefäßwiderstand herabzusetzen.

Zusammenfassung

Calcium-Antagonisten stellen eine wirksame Therapie für Patienten mit Prinzmetal-Angina pectoris dar. Ihre Wirksamkeit drückt ihre Fähigkeit aus, einen Koronararterienspasmus zu verhindern oder ihn abzuschwächen und damit auch ihre Fähigkeit, den Ca^{2+}-Ioneneinstrom durch die Ca^{2+}-selektiven Kanäle in den glatten Muskelzellen der Koronargefäße einzuschränken.

Stabile Angina pectoris

Die stabile Angina pectoris unterscheidet sich von der Prinzmetal-Angina pectoris. Bei der Prinzmetal-Angina pectoris ist die Koronardurchblutung aufgrund der Entwicklung einer dynamischen Obstruktion in Form von Spasmen unzureichend. Bei der stabilen Angina pectoris ist die Koronardurchblutung aufgrund des Vorhandenseins einer *permanenten* Obstruktion eingeschränkt. Häufig beruht diese permanente Obstruktion auf arteriosklerotischen Läsionen. Eine fixierte Läsion innerhalb der Koronargefäße mag bei Ruhe kein Problem darstellen – da unter solchen Bedingungen ein minimaler Blutstrom durch das Koronargefäßsystem gewöhnlich ausreichend ist, um die Stoffwechselbedürfnisse des Herzens zufriedenzustellen. Unter körperlicher Belastung stellt dieselbe fixierte Läsion jedoch ein ernstes Problem dar, indem es die Durchblutung unter den Bedingungen eines verstärkten Sauerstoffbedarfs begrenzt. Es gibt zwischen der Prinzmetal- und der stabilen Angina pectoris noch weitere Unterschiede, wie die Tatsache, daß die erstgenannte hauptsächlich in der Nacht auftritt, während die stabile Angina pectoris im wesentlichen über Tag in Erscheinung tritt. Darüber hinaus ist der ST-Komplex im EKG bei der stabilen Angina pectoris gesenkt, während die Prinzmetal-Angina pectoris normalerweise von ST-Streckenhebungen begleitet wird. Das Endergebnis ist jedoch dasselbe, und wenn ein ausreichender Blutfluß nicht wiederhergestellt wird oder die Stoffwechselerfordernisse des Herzens nicht drastisch reduziert werden, sind der Zelltod und die Gewebsnekrose die unausweichlichen Folgen.

Episoden von stabiler Angina pectoris folgen nicht notwendigerweise auf einen Anstieg der Herzfrequenz oder des Blutdrucks, sondern treten eher auf, wenn bereits die Ruhewerte dieser Parameter angehoben sind. Ohne Zweifel stellt die fixierte Läsion oder Stenose den primären Defekt dar, doch ist der direkt auslösende Faktor

Tabelle 12.5 Medikamente, die bei der Behandlung der stabilen Angina pectoris Verwendung finden

Substanzgruppe	Wirkungsweise
Nitrate	Reduktion von Vor- und Nachlast
β-Rezeptorenblocker	Reduktion der Herzarbeit aufgrund a) einer verlangsamten Herzfrequenz, b) negativer Inotropie
Calcium-Antagonisten	*akute Reaktion* 1. Abfall des peripheren Gefäßwiderstandes 2. Reduktion der Herzarbeit aufgrund einer verlangsamten Herzfrequenz (Dihydropyridine in Kombination mit einem β-Blocker; Verapamil und Diltiazem als Monotherapie) 3. Koronardilatation *langfristige Reaktion* 1. Verzögerung der Arteriosklerose 2. Aufrechterhaltung des Endothelzusammenhalts 3. Verzögerung der Thrombozytenaggregation 4. Reduktion der Linksherzhypertrophie 5. Unterdrückung von Arrhythmien

der plötzliche Anstieg der metabolischen Bedürfnisse des Herzens, die wegen des eingeschränkten Blutflusses in den Koronargefäßen nicht befriedigt werden können. Umgekehrt zielt die ärztliche Behandlung der Patienten mit stabiler Angina pectoris darauf, die Stoffwechselbedürfnisse des Herzens herabzuschrauben. Die zu diesem Zweck eingesetzten Medikamente (Tabelle 12.5) sind langwirkende Nitrate, die Vor- und Nachlast des Herzens reduzieren, und β-Rezeptorenblocker, die die Herzaktion verlangsamen und negativ inotrop wirken. Heute verwendet man Calcium-Antagonisten.

Calcium-Antagonisten und stabile Angina pectoris

Der Wirkmechanismus der Calcium-Antagonisten muß bezüglich ihrer akuten Wirkung betrachtet werden sowie hinsichtlich der Folgen der langfristigen Einnahme. Die akuten Wirkungen sind in Abb. 12.4 schematisch dargestellt. Hierzu zählen die Reduktion des peripheren Gefäßwiderstandes, der Anstieg der Koronardurchblutung und, mit Ausnahme der Dihydropyridine (Kap. 5), die langsamere Herzfrequenz (Tabelle 12.5). Die Folgen der langfristigen Einnahme sind langsamerer Verlauf der Arteriosklerose mit daraus folgender Reduktion des Koronararterienverschlusses (Kap. 16), der Rückgang der Herzhypertrophie (Kap. 15) und eine geringere Inzidenz von Arrhythmien (Kap. 11 und 13).

Die Parameter, mit denen man bestimmt, ob eine besondere Form der Therapie bei der Handlung von Patienten mit stabiler Angina pectoris sinnvoll ist, lauten:
1. Inzidenz der ST-Streckensenkung;
2. Zahl der Trinitrattabletten, die pro Woche eingenommen werden;
3. Zahl der pektanginösen Episoden pro Woche;
4. Arbeitsbelastung, die ohne Thoraxschmerz aufrechterhalten werden kann; und
5. Ausmaße der ST-Streckensenkung bei definierter Arbeitsbelastung.

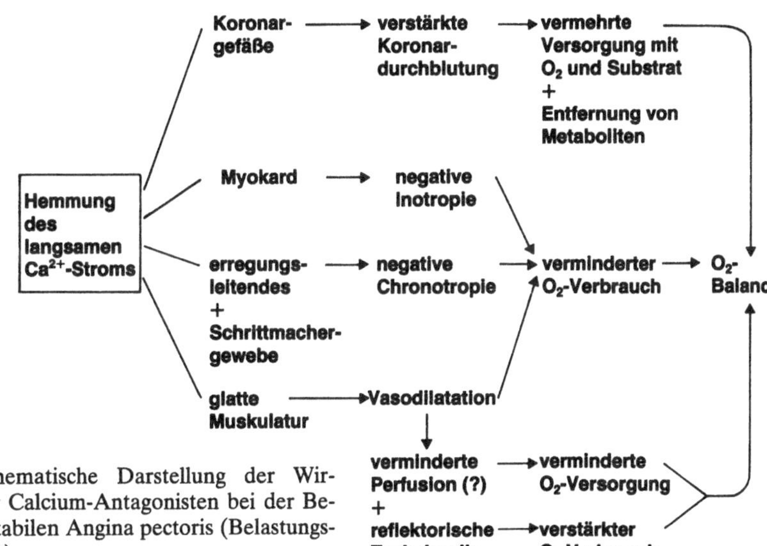

Abb. 12.4 Schematische Darstellung der Wirkungsweise der Calcium-Antagonisten bei der Behandlung der stabilen Angina pectoris (Belastungs-Angina pectoris)

Obwohl diese Parameter leicht bestimmt werden können, kann ihre Verwendung bei der Festlegung der antianginösen Medikamente zu Problemen führen:
a) das Herz weist einen zirkadianen Rhythmus auf;
b) Nüchtern- oder postprandiale Zustände müssen berücksichtigt werden;
c) die Wiederholung der Belastungstests bewirkt eine körperliche Konditionierung;
d) es gibt ein „Aufwärmphänomen";
e) Temperatur und Luftdruck müssen kontrolliert werden; und
f) die Eigenbeurteilung des Schmerzes stellt ein subjektives Phänomen dar und ist daher nicht zuverlässig (Broustet et al. 1987).

Trotzdem, und trotz dieser Schwierigkeiten, haben zahlreiche klinische Untersuchungsreihen zeigen können, daß die Calcium-Antagonisten eine wirkungsvolle Therapie bei Patienten mit stabiler Angina pectoris ermöglichen. Nur einige dieser Untersuchungen sind in Tabelle 12.6 aufgeführt, doch zeigen sie, daß die protektive Eigenschaft nicht auf einen bestimmten Typ von Calcium-Antagonist festgelegt ist.

Tabelle 12.6 Calcium-Antagonisten und die Behandlung der stabilen Angina pectoris

Substanz	Tagesdosis (mg)	Literatur
Verapamil	360	Livesley et al. (1973)
		Subramanian et al. (1980)
		Dawson et al. (1981)
Diltiazem	120	Wagniart et al. (1982)
	360	Moskowitz et al. (1979)
	90–360	Frishman et al. (1985)
	120–360	Lindenberg et al. (1983)
Nifedipin	30–120	Frishman et al. (1985)
	60	Lynch et al. (1980)
		Dawson et al. (1981)
		Krikler (1987)
Bepridil	600	Broustet et al. (1987)
PY 108–068	150	Krikler (1987)
Nisoldipin	20	Deeg et al. (1987)

Es bietet keine zu großen Schwierigkeiten, zu erkennen, warum Calcium-Antagonisten bei den Beschwerden der stabilen Angina pectoris Erleichterung schaffen, denn sie setzen den Sauerstoffbedarf des Herzens herab (Abb. 12.4), indem sie die peripheren Gefäße dilatieren und, im Falle von Verapamil und Diltiazem (Kap. 13), die Herzfrequenz senken. Zusätzlich können sie die lokale Perfusion des minderdurchbluteten Gebiets verbessern, da sie Koronardilatatoren sind.

Mit einer oder zwei Ausnahmen verhält sich der günstige Effekt der Calcium-Antagonisten bei Patienten, die an einer stabilen Angina pectoris leiden, dosisabhängig. So zeigt z. B. Abb. 12.5 recht deutlich, daß die Angina-pectoris-Frequenz einer bestimmten Patientengruppe (Lindenberg et al. 1983) mit steigenden Dosen Diltiazem herabgesetzt werden konnte. Gleichzeitig (Abb. 12.5) reduzierte man dadurch in Beziehung zur Dosis den Verbrauch an Glyceryltrinitrat-Tabletten.

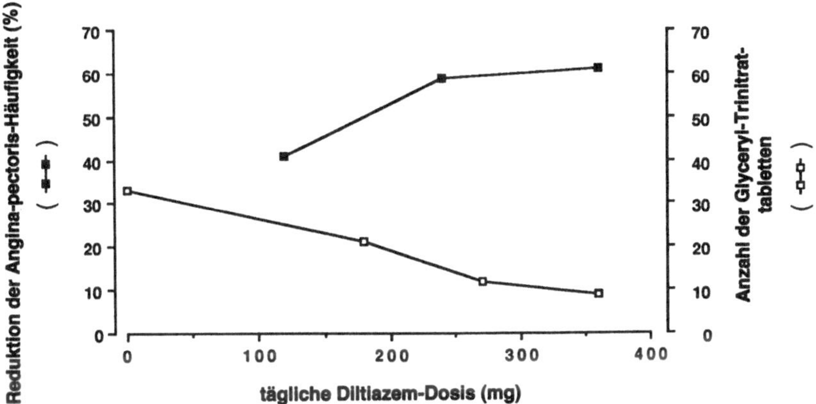

Abb. 12.5 Daten zur Dosisabhängigkeit des günstigen Effekts von Diltiazem bei der Behandlung der stabilen Angina pectoris. Die Wirksamkeit wurde durch die verminderte Inzidenz pektanginöser Anfälle sowie die Herabsetzung des Trinitrat-Verbrauchs festgestellt. (Daten aus Lindenberg et al. 1983)

Andere Beispiele für diese Dosisabhängigkeit werden in Tabelle 12.7 gegeben. Im Falle der Dihydropyridine ist die ansteigende Dosis jedoch nicht immer vorteilhaft. Relativ große Dosen Nifedipin können z. B. in der Tat die pektanginösen Beschwerden verschlimmern (Fox et al. 1983) – vermutlich da der übermäßige Blutdruckabfall bei hoher Dosierung eine reflektorisch bedingte Erhöhung der Herzfrequenz auslöst und zu einer weiteren Minderdurchblutung des Myokards führt. Das Endergebnis kann sich in einer Verminderung der Koronarperfusion, mit einem Anstieg der Herzleistung einhergehend, äußern. Eine ähnliche Situation ist beim Nicardipin beschrieben worden (Rodrigues et al. 1988). Aus diesem Grunde werden Dihydropyridine in relativ niedriger Dosierung und gewöhnlich in Kombination mit einem β-Blocker verwendet.

Zusammenfassung

Calcium-Antagonisten sind bei der Behandlung von Patienten mit stabiler Angina pectoris sinnvoll, da sie durch die Dilatation der peripheren Gefäße die Arbeitsbelastung des Herzens senken. Phenylalkylamine und Benzothiazepine zeigen eine weitere günstige Eigenschaft, da sie die Fähigkeit besitzen, die eigentliche Herzfrequenz zu verlangsamen (Kap. 13). Dies führt nicht nur zur Reduktion der Herzarbeit; es verlängert auch den Zeitraum, der der Diastole entspricht, und verlängert damit die Zeit, die für die Koronardurchblutung zur Verfügung steht. Einen ähnlichen Effekt kann man mit Dihydropyridinen erreichen, indem man sie mit einem β-Sympatholytikum kombiniert.

Tabelle 12.7 Dosisabhängigkeit des antianginösen Effekts der Calcium-Antagonisten. (Aus Hopf et al. 1983)

Substanz (mg)	Darreichungs-form	Pat. (n)	Zeitraum nach Verabreichung (min)	% Reduktion der ST-Senkung
Nifedipin				
1	i.v.	7	10	75
5	p.o.	3	120	15
10	p.o.	3	120	35
20	p.o.	18	30	48
20	p.o.	24	90	50
Verapamil				
5	i.v.	16	10	35
150	p.o.	17	60	27
240	p.o.	18	90	23
320		24	90	50
Gallopamil				
50	p.o.	12	120	48
Diltiazem				
90	p.o.	12	90	28
Fendilin				
300	p.o.	20	135	0
400	p.o.	20	135	17

i.v. intravenös; *p.o.* per os

Instabile Angina pectoris

Der Begriff „instabile Angina pectoris" wurde 1971 von Noble Fowler eingeführt, um ein sich herausbildendes Obstruktionsmuster zu beschreiben, das zu einer plötzlichen Verschlechterung eines zuvor bestehenden pektanginösen Status führt (Fowler 1971). Die Begriffe „Crescendo-Angina pectoris", „Präinfarkt-Angina pectoris" und „akzelerierte Angina pectoris" beschreiben dieselbe Situation. Es gibt mehrere Gründe, warum sich ein vorbestehender pektanginöser Zustand plötzlich verschlimmert:

1. der arteriosklerotische Plaque, der zur Primärobstruktion geführt hat, kann rupturieren;
2. Thrombozytenaggregation und Thromben können sich in dem Bereich des Plaque ansammeln;
3. der Vasomotorentonus der Koronargefäße kann plötzlich ansteigen – möglicherweise da eine Wechselwirkung zwischen Thrombozyten und Endothelzellen die Freisetzung vasoaktiver Substanzen wie Thromboxan A_2 herbeiführt; und

4. die Herzarbeitsbelastung kann plötzlich ansteigen – vielleicht aufgrund eines plötzlichen Anstiegs der Herzfrequenz oder aufgrund eines erhöhten systolischen Blutdrucks.

Der Anstieg der Herzfrequenz übt eine doppelgleisige Wirkung aus, da:
a) sie den Sauerstoffbedarf erhöht; und
b) die Gesamtzeit, in der sich das Herz in der Diastole befindet, reduziert und insofern auch die für die maximale Koronardurchblutung verfügbare Zeit.

Calcium-Antagonisten und instabile Angina pectoris

Bevor β-Rezeptorenblocker für die Behandlung von Patienten mit instabiler Angina pectoris zur Verfügung standen, lag die Mortalität nach einem Jahr durchschnittlich bei 15% (Scanlon et al. 1973). β-Rezeptorenblocker verminderten diese Mortalitätsrate auf 7% (Stone 1987). Neuere Studien bezogen Calcium-Antagonisten (Tabelle 12.7) mit ein, wobei deren Wirksamkeit unzweifelhaft bewiesen wurde. Wie bei der Prinzmetal- und der stabilen Angina pectoris scheint das chemische Profil der Calcium-Antagonisten insofern unbedeutend zu sein, da Nifedipin, Nisoldipin, Diltiazem, Verapamil und Bepridil nachweislich die Zahl der Anfälle instabiler Angina pectoris verringern konnten (Tabelle 12.8). Warum genau die Calcium-Antagonisten wirksam sind, ist unbekannt, doch sind wahrscheinlich die folgenden Faktoren daran beteiligt:
1. Verminderter Vasomotorentonus, wie bei der Prinzmetal-Angina pectoris.
2. Herabgesetzte Herzarbeit, wie bei der stabilen Angina pectoris.
3. Verlangsamte Thrombozytenaggregation. Calcium-Antagonisten konnten die Plättchenaggregation unter einer ganzen Reihe von Bedingungen hemmen (Ono u. Kimura 1981; Han et al. 1983; Ware et al. 1986; Ikeda et al. 1981). Falls die Thrombozytenaggregation eine Schlüsselrolle dabei spielt, wenn die stabile oder Prinzmetal-Angina pectoris in eine instabile Angina pectoris umgewandelt wird, dann könnte diese akute, die Plättchenaggregate auflösende Aktivität erklären, warum die Calcium-Antagonisten sich so günstig auswirken. Wenn dies zutrifft, dann könnte die thrombolytische Therapie gleich effektiv sein. Es existieren bereits Beweise für diese Auffassung (Laurence et al. 1980).

Tabelle 12.8 Calcium-Antagonisten zur Behandlung der instabilen Angina pectoris

Substanz	Pat. (n)	Tagesdosis (mg)	Literatur
Diltiazem	70	282 (Mittel)	Andre-Fouet et al. (1983)
	100	360	Theroux et al. (1985)
	29	360	Taeymans et al. (1982)
Nifedipin	126	120	Muller et al. (1984b)
	138	80	Gernstenblith et al. (1982)
Verapamil	27	360	Scheidt et al. (1982)
Nisoldipin	11	20	Otsu u. Kishida (1987)
Bepridil	23	439	Gibelin et al. (1983)

Zusammenfassung

Calcium-Antagonisten stellen eine wirksame Therapieform bei Patienten mit Angina pectoris dar – unberücksichtigt, ob es sich hierbei um eine Prinzmetal-, stabile oder instabile (oder Crescendo-) Angina pectoris handelt. Im Fall der Prinzmetal-Angina pectoris scheint die Prävention des Koronararterienspasmus die Grundlage für den günstigen Effekt dieser Substanzen zu bilden. Im Falle der stabilen Angina pectoris ist die Reduktion der Arbeitsbelastung des Herzens von allergrößter Bedeutung. Bei der instabilen Angina pectoris arbeiten wahrscheinlich eine Reihe von Faktoren zusammen – wie die Prävention des Koronararterienspasmus, verminderte Arbeitsbelastung des Herzens und Hemmung der Thrombozytenaggregation. Unter Langzeittherapie können andere Faktoren ebenfalls mitspielen, wie etwa der verzögerte Arterioskleroseprozeß. Diese verschiedenen Möglichkeiten werden in Abb. 12.6 zusammengefaßt.

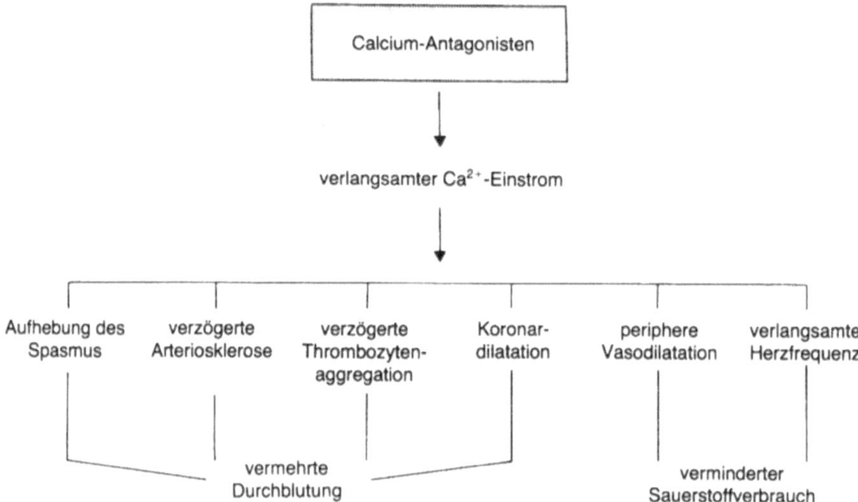

Abb. 12.6 Schematische Darstellung der Wirkungsweise der Calcium-Antagonisten bei der antianginösen Therapie

Die β-Rezeptorenblocker werden ebenfalls bei der Behandlung von Patienten mit stabiler Angina pectoris eingesetzt, doch unterscheidet sich ihr Wirkmechanismus wesentlich von demjenigen der Calcium-Antagonisten, da β-Blocker einen *direkten konstriktorischen* Effekt (Abb. 12.7), Calcium-Antagonisten aber einen *direkten dilatatorischen* Effekt auf die peripheren und koronaren Gefäße (Abb. 12.6) ausüben. In beiden Fällen werden allerdings die Stoffwechselbedürfnisse des Herzens herabgesetzt. Aber auch dann existieren noch Unterschiede (vgl. Abb. 12.6 und 12.7), da im Fall der β-Blocker der Abfall der entwickelten maximalen Spannung (verminderte Kontraktilität in Abb. 12.7) und die verlangsamte Herzfrequenz die vorherrschenden Faktoren sind, während die Reduktion des peripheren Gefäßwiderstandes weitgehend zum sauerstoffsparenden Effekt der Calcium-Antagonisten beiträgt.

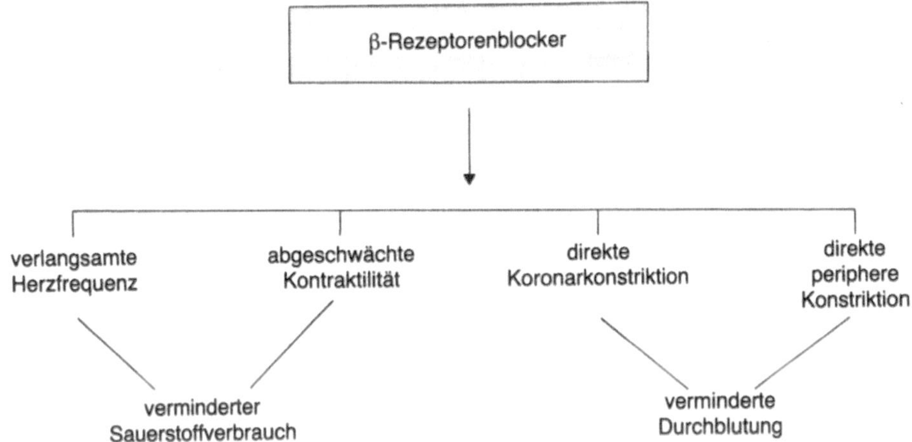

Abb. 12.7 Schematische Darstellung der Wirkungsweise der β-Rezeptorenblocker bei der antianginösen Therapie

13 Calcium-Antagonisten und Arrhythmien

My heart aches, and a drowsy numbness pains
My sense, as though of hemlock I had drunk.

KEATS, Ode an eine Nachtigall.

Der erste in die klinische Medizin eingeführte Calcium-Antagonist war Verapamil, wobei dies aufgrund seiner Potenz als Koronardilatator geschah (Hass u. Hartfelder 1962). Der klinische Nutzen dieses Antagonisten lenkte jedoch die Aufmerksamkeit auf seinen Wert als Antiarrhythmikum, insbesondere im Hinblick auf supraventrikuläre Tachyarrhythmien (Bender 1967; Schamroth 1971). Die Elektrophysiologen, allen voran Singh u. Vaughan Williams (1972), stellten bald fest, daß sich die antiarrhythmischen Eigenschaften des Verapamil sehr von jenen anderer Antiarrhythmika, die zu der Zeit verfügbar waren, wie Chinidin und Procainamid, unterschieden. Sie schlußfolgerten, daß man es als einen Prototyp einer neuen Art von Antiarrhythmikum betrachten sollte, und fügten dem Klassifikationsschema dementsprechend die *Klasse IV* hinzu (Tabelle 13.1). Andere Calcium-Antagonisten, die antiarrhythmische Eigenschaften aufwiesen, die denjenigen von Verapamil vergleichbar waren, sind etwa Diltiazem, Tiapamil, Bepridil, Gallopamil und Anipamil. Die Calcium-Antagonisten auf Dihydropyridin-Basis scheinen jedoch relativ unwirksam zu sein, zumindest soweit es die Suppression supraventrikulärer Tachyarrhythmien angeht. Auf den ersten Blick ist dies überraschend, da es sich bei den Dihydropyridinen um

Tabelle 13.1 Klassifikation der Antiarrhythmika. (Nach Singh u. Vaughan Williams 1972

Klasse	Eigenschaft	Beispiel
I	Menbranstabilisator (Hemmung des schnellen Na^+-Einwärtsstroms)	Chinidin Procainamid Lignocain Disopyramid
II	sympatholytisch	Propranolol Sotalol
III	Verlängerung des Aktionspotentials	Amiodaron
IV	Hemmung des langsamen Ca^{2+}-Einwärtsstroms	Verapamil Diltiazem Tiapamil Bepridil

Man beachte, daß einige Substanzen in einer Klasse Eigenschaften aufweisen, die typisch für eine andere sind. Beispielsweise zeigt Propranolol, das zur Klasse II der Antiarrhythmika zählt, auch eine gewisse Wirkung der Klasse-IV-Substanzen. Ähnlich zeigt Verapamil, ein Prototyp der Klasse IV, eine gewisse Aktivität der Klasse I

hochpotente Calcium-Antagonisten handelt. Bei weiterer Überlegung kommt man allerdings auf mehrere Gründe, warum die Dihydropyridine in dieser Hinsicht relativ ineffektiv sind:

1. Aufgrund ihrer Selektivität für Gefäße kann man Dosierungen, die supraventrikuläre Tachyarrhythmien unterdrücken könnten, nicht erreichen, ohne eine tiefgreifende Hypotonie hervorzurufen.

2. Wie in Kap. 8 diskutiert, zeigen diese Medikamente entweder keine "use-dependence" oder, falls sie es tun, erweist sich diese Eigenschaft als verhältnismäßig schwach. Im Gegensatz dazu sind Verapamil und Diltiazem stark "use-dependent" – was bedeutet, daß sie insbesondere bei der Verlangsamung des Ca^{2+}-Einwärtsstroms in rasch „feuernden" Geweben, wie etwa dem AV-Knoten, wirksam sind.

3. Darüber hinaus tendiert die reflektorische Stimulation des Sympathikussystems, die durch den dihydropyridin-bedingten Abfall des Blutdrucks ausgelöst wird, dazu, jedem direkten inhibitorischen Effekt entgegenzuwirken, den diese Verbindungen auf die AV-Überleitung oder auf die Aktivität des Sinusknotens ausüben könnten (Abb. 13.1).

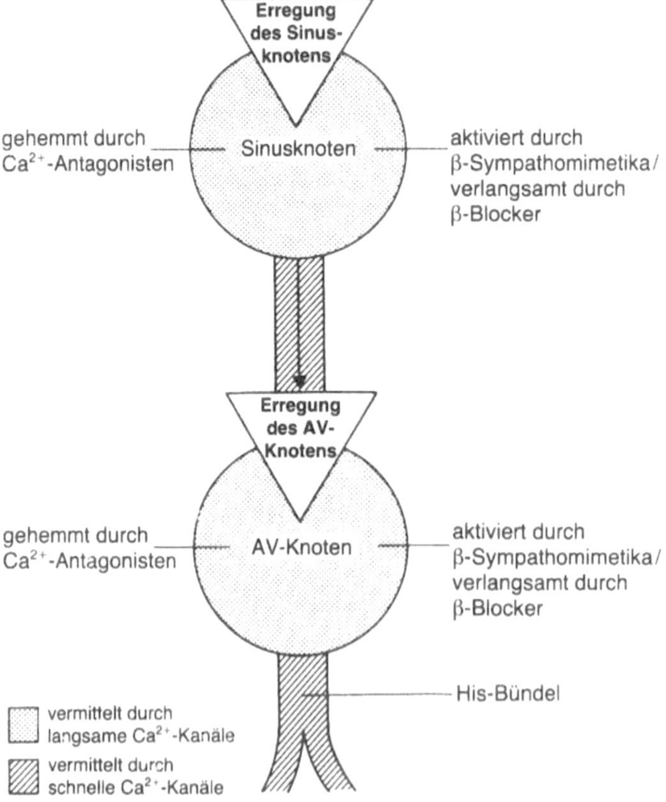

Abb. 13.1 Schematische Darstellung der Stellen, an denen Calcium-Antagonisten zur Verlangsamung der supraventrikulären Tachyarrhythmien ansetzen. Man beachte, daß der primäre Wirkungsort der Sinus- und der AV-Knoten ist. Bei klinisch relevanten Dosierungen (Kap. 5) sind die Dihydropyridine in dieser Hinsicht relativ schwach (zur Erklärung s. Text)

Das vorliegende Kapitel konzentriert sich lediglich auf 2 Aspekte der antiarrhythmischen Eigenschaften der Calcium-Antagonisten:

a) die Grundlage für ihren Einsatz bei der Behandlung der supraventrikulären Arrhythmien (Schamroth 1971; Schamroth et al. 1972; Krikler u. Spurrell 1974) – die Vorhofflimmern, Vorhofflattern, atrioventrikulär kreisende Tachykardie und Vorhoftachykardie umfassen; und

b) die Grundlage ihres Einsatzes bei der Behandlung der Ischämie und der reperfusionsbedingten Arrhythmien.

Calcium-Antagonisten und die Behandlung der supraventrikulären Tachyarrhythmien

Calcium-Antagonisten (ausgenommen die Dihydropyridine) kontrollieren supraventrikuläre Tachyarrhythmien, weil:

1. sie die elektrische Aktivität des Sinusknotens herabsetzen (Abb. 13.1); und
2. die Überleitung über den AV-Knoten verlangsamen (Zipes u. Fischer 1974) (Abb. 13.1).

Die elektrische Aktivität des Sinusknotens und des AV-Knotens hängt primär von langsamen Ca^{2+}-Einwärtsströmen ab, und es ist daher logisch, zu erwarten, daß Calcium-Antagonisten an dieser Stelle wirksam sind. Der AV-Knoten verhält sich besonders empfindlich gegenüber vielen Calcium-Antagonisten, und soweit es Verapamil, Diltiazem und Tiapamil betrifft, lautet die Reihenfolge ihrer Potenz: Verapamil >> Tiapamil > Diltiazem. Diese Medikamente verlängern die effektiven und funktionalen Refraktärzeiten im AV-Knoten (Tabelle 13.2) und verlangsamen die AV-Überleitung, und aufgrund dessen

a) verringern sie die ventrikuläre Reaktion auf Vorhofflimmern und -flattern; und
b) unterbrechen die kreisende supraventrikuläre Tachykardie, die den AV-Knoten als Teil ihres Kreislaufs benutzt (Schamroth u. Antman 1983).

Da diese Substanzen jedoch, falls überhaupt, nur eine geringe Wirkung auf die elektrische Aktivität des Ventrikels oder des His-Purkinje-Bündels besitzen (Wellens

Tabelle 13.2 Klinische elektrophysiologische Wirkungen der Calcium-Antagonisten. (Nach Singh u. Nademanee 1987)

Wirkung	Verapamil	Gallopamil	Tiapamil	Nifedipin	Diltiazem	Bepridil
QRS	0	0	0	0	0	↑
PR	↑↑	↑↑	↑↑	0	↑	↑
A-H	↑↑↑	↑↑↑	↑↑	0	↑↑	↑
Atriale ERP	0	0	0	0	0	↑
AV-Knoten-ERP	↑↑↑	↑↑↑	↑↑	V	↑↑	↑↑
AV-Knoten-FRP	↑↑↑	↑↑↑	↑↑	V	↑↑	↑↑
Ventrikuläre FRP	0	0	0	0	0	↑↑
His-Purkinje-ERP	0	0	0	0	V	↑

↑ bezeichnet einen Anstieg, „0" keinen und „V" eine variablen Effekt
ERP effektive Refraktärperiode, *FRP* funktionale Refraktärperiode

et al. 1977), stellen sie zur Kontrolle ventrikulärer Tachykardien keine effektive Therapie dar (Singh et al. 1983), wenn nicht die Tachykardie oder die Rhythmusstörung als Sekundärfolge eines Koronararterienspasmus oder eines Myokardinfarkts aufgetreten ist (Grenadier et al. 1984).

Eine detaillierte Abhandlung der verschiedenen Arrhythmien, die auf die Calcium-Antagonistenbehandlung ansprechen, sprengt eindeutig den Rahmen dieses Buches. Die Leser werden zur weitergehenden Information auf die letzten Übersichtsarbeiten von Singh u. Nademanee (1987) und Belhassen u. Horowitz (1984) verwiesen. Allerdings sollte man noch die Mechanismen erwähnen, die für den günstigen Effekt dieser Medikamente bei der Behandlung der ischämie- und reperfusionsbedingen Arrhythmien verantwortlich sind.

Calcium-Antagonisten und die Behandlung der ischämie- und reperfusionsbedingten Arrhythmien

Schmid u. Hanna (1967) und Kaumann u. Aramendia (1968) waren die ersten Untersucher, die die Effizienz eines Calcium-Antagonisten unter diesen Bedingungen beschrieben haben. Unter Verwendung von Verapamil zeigten sie, daß dieses die Inzidenz des Kammerflimmerns, verursacht durch relativ kurze Verschlußzeiten (30 min) von Koronararterien bei Hunden (Tabelle 13.3), herabsetzen konnte. Ähnliche Beobachtungen werden jetzt aus vielen verschiedenen Laboratorien und bei einer Reihe von Versuchstieren berichtet (Parratt 1985). Vergleichbare Ergebnisse erhielt man auch bei Patienten mit akutem Herzinfarkt (Sclarovsky et al. 1983; Grenadier et al. 1984). Obwohl die Mechanismen, die hier beteiligt sind, noch nicht vollständig verstanden werden, sollte man die folgenden Möglichkeiten berücksichtigen:

1. Calcium-Antagonisten sind „energiesparende" Medikamente (Kap. 11), die während der Ischämiephase die Entleerungsrate der Adenosintriphosphat-Speicher verlangsamen. Adenosintriphosphat liefert die Energie für die Na^+-K^+-ATPase-Pumpe, die für die Aufrechterhaltung der unterschiedlichen Verteilung von Na^+ und K^+ durch die Zellmembran hindurch verantwortlich ist (Kap. 2). Ein Versagen in dieser Richtung führt zu einem raschen Anstieg der extrazellulären K^+-Konzentration (Abb. 13.2) – eine Bedingung, die die elektrische Erregbarkeit begünstigt.
2. Energie in Form von Adenosintriphosphat wird ebenfalls benötigt, um die intrazelluläre Verteilung von Ca^{2+} zu kontrollieren und zu verhindern, daß es unter der Reperfusion zu einem unkontrollierten Zuwachs an Ca^{2+} kommt (Abb. 13.2).

Tabelle 13.3 Nachweis der antiarrhythmischen Eigenschaften der Calcium-Antagonisten in tierexperimentellen Studien

Spezies	Arrhythmogene Substanz	Literatur
Katze	Chloroform-Adrenalin	Melville et al. (1964)
Hund	Herzglykoside	Rodrigues-Pereira u. Viana (1968)
Hund	Koronararterien-Ligatur	Schmid u. Hanna (1967)
Hund	Koronararterien-Ligatur	Kaumann u. Aramendia (1968)

Abb. 13.2 Schematische Darstellung der Richtungen der Na^+-, K^+-, Mg^{2+}- und Ca^{2+}-Ionenwanderungen bei Reperfusion nach mehr als 30 min der Ischämie. Man beachte, daß die Ionen mit ihren relativen Konzentrationsgradienten wandern. Die Verteilungsveränderungen dieser Ionen sind eng mit dem Eintritt der reperfusionsbedingten Arrhythmien gekoppelt. Die prophylaktische Therapie mit Calcium-Antagonisten (s. Kap. 11) zeigt einen energiesparenden Effekt. Unter diesen Bedingungen wird das Ionengleichgewicht über eine längere Zeitdauer aufrechterhalten

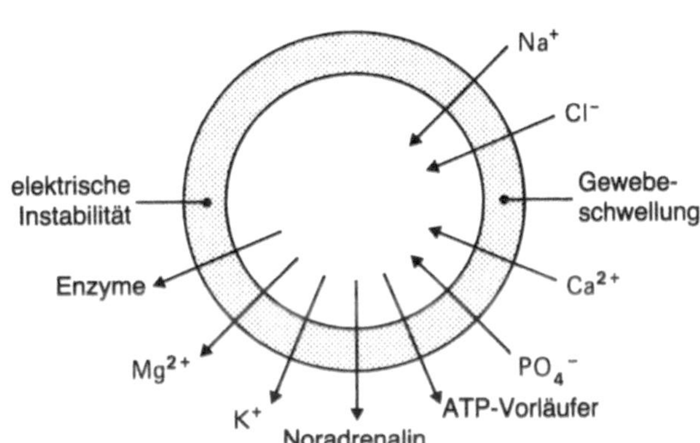

Erhöhtes intrazelluläres Ca^{2+} begünstigt einen arrhythmogenen Zustand, da es durch Aktivieren der K^+-Auswärtsströme (Kap. 5) die Dauer des Aktionspotentials verkürzt.

Der ATP-sparende Effekt der Calcium-Antagonisten würde wie derjenige, der bei prophylaktischer Verwendung dieser Medikamente eintritt (Nayler 1987), nach den Erwartungen daher die Inzidenz der Herzrhythmusstörungen während der Ischämie und in der postischämischen Reperfusionsphase herabsetzen. Eine solche Wirkung ist jedoch eine *Sekundärfolge* ihrer die langsamen Kanäle blockierenden Aktivität und kontrastiert daher mit ihrem inhibitorischen Effekt auf supraventrikuläre Tachyarrhythmien, der die *primäre* Folge ihrer inhärenten elektrophysiologischen Eigenschaften darstellt (Tabelle 13.2). Die Dihydropyridine sind genauso wirksam wie die anderen Calcium-Antagonisten hinsichtlich der Prävention der ischämie- und reperfusionsbedingten Arrhythmien (Parratt 1985).

Zusammenfassung

Einige Calcium-Antagonisten – nicht jedoch die Dihydropyridine – verlangsamen oder unterdrücken supraventrikuläre Arrhythmien, und einige erzeugen erneut Arrhythmien aufgrund ihrer Fähigkeit, die langsamen Ca^{2+}-Einwärtsströme im Sinus- und AV-Knoten einzudämmen. Dieser inhibitorische Effekt trägt zu den diesen Medikamenten inhärenten elektrophysiologischen Eigenschaften bei.

Alle Calcium-Antagonisten sind in der Lage, die ischämie- und reperfusionsbedingten Arrhythmien zu unterdrücken, doch stellt diese Wirkung eine Sekundärfolge ihrer die langsamen Kanäle blockierenden Aktivität dar.

14 Calcium-Antagonisten und die Behandlung der zerebralen Ischämie

Was die Beobachtung angeht, so wird das Glück sich nur an den vorbereiteten Geist wenden.

Louis Pasteur, Rede an die Naturwissenschaftliche Fakultät der Universität Lille, 1854

Klassische mittelalterliche Texte sind zu reichlich mit Berichten über Menschen versehen, die „von einem Schlag auf den Kopf heimgesucht wurden", als daß man sich vorstellen könnte, daß der Schlaganfall aufgrund einer zerebralen Ischämie eine Erkrankung des 20. Jahrhunderts wäre. Trotzdem hat man erst kürzlich Strategien entwickelt, um die ansonsten katastrophalen Konsequenzen dieser Erkrankung zu lindern und abzuschwächen. Viele Faktoren trugen zu diesem Fortschritt bei. Zum Beispiel

1. ist die Ereigniskette (Abb. 14.1), die im zerebralen Zelltod kumuliert, identifiziert worden; und

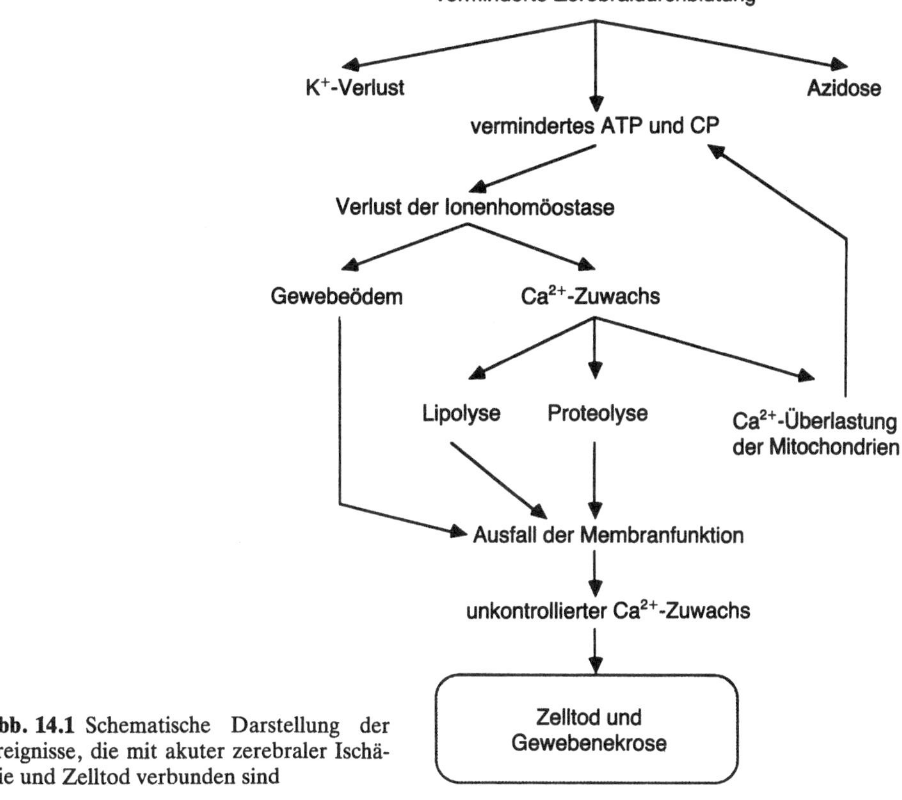

Abb. 14.1 Schematische Darstellung der Ereignisse, die mit akuter zerebraler Ischämie und Zelltod verbunden sind

2. eine Insuffizienz bei der Aufrechterhaltung der Ca^{2+}-Homöostase wurde als die letztendliche Ursache des zerebralen Zelltods und der Zellnekrose festgestellt – wie auch bei anderen Geweben, darunter Herz und Nieren.
Darüber hinaus
3. hat sich die Perfusion mit niedermolekularen Dextranen als günstig erwiesen – vermutlich aufgrund ihrer Wirkung auf die Blutrheologie (Wood u. Kee 1985);
4. wurde das Auftreten eines postischämischen Vasospasmus aufgezeichnet und als eine Hauptdeterminante der Infarktgröße identifiziert; und
5. wurden Calcium-Antagonisten hergestellt, die die Blut-Hirn-Schranke überschreiten.
Diesem letzten Punkt kommt eine beträchtliche Bedeutung zu, da
a) diese Medikamente durch die Aufhebung oder Abschwächung des Vasospasmus die Substratverfügbarkeit wiederherstellen und zur gleichen Zeit die Entfernung toxischer Metaboliten und lokal freigesetzter Vasokonstriktoren erleichtern; und
b) diese Medikamente durch die Modifizierung des übermäßigen Ca^{2+}-Einstroms durch die spannungs- und rezeptoraktivierten Ca^{2+}-Kanäle
   – die Ca^{2+}-Anhäufung herabsetzen;
   – die Stoffwechselerholung erleichtern; und
   – verhindern, daß die lokal freigesetzten spasmogenen Stoffe eine postischämische Vaskonstriktion hervorrufen.

Zwei Calcium-Antagonisten haben eine besondere Wirksamkeit bewiesen. Es sind dies Nimodipin (Abb. 14.2), ein Nifedipin-Derivat (Towart 1981; Gelmers 1987) und Emopamil (7-Cyano-8-methyl-1,7-diphenyl-3-azanonan), ein Derivat des Verapamil (Kreiglstein u. Weber 1986; Bielenberg et al. 1987b). Nimodipin zeigt eine stärker ausgeprägte Selektivität für die Zerebralgefäße (Towart 1981) und kann dementsprechend zur Aufhebung zerebraler Vasospasmen eingesetzt werden, ohne die Gefahr, den systemischen Perfusionsdruck unter die kritische Grenze abzusenken, die für eine ausreichende Perfusion des nichtischämischen Gewebes benötigt wird. Beide Medikamente haben ebenfalls einen günstigen Effekt auf den Hirnstoffwechsel, und zwar in der Art, daß in ihrer Gegenwart die Rate, mit der die energiereichen Phosphatspeicher während der postischämischen Reperfusion wiederaufgefüllt werden, erhöht wird (Bielenberg et al. 1987a, b). Das Gehirn benötigt wie jedes andere Gewebe ATP zur Aufrechterhaltung seiner Struktur und Funktion. Entsprechend könnte jede Substanz, die die Regeneration von ATP fördert, hilfreich sein, insbesondere wenn diese gleichzeitig den Vasospasmus aufhebt und die regionale Durchblutung ohne Auslösen eines „Steal"-Effekts verbessert.

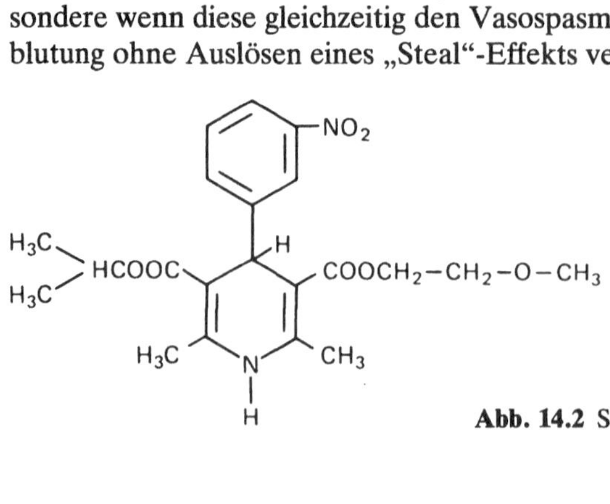

Abb. 14.2 Strukturformel von Nimodipin

Akuter ischämischer Insult und Biochemie der zerebralen Ischämie

Bevor die Daten vorgestellt werden, die zeigen, daß Nimodipin und Emopamil bei der Behandlung von Patienten mit akutem ischämischen Insult wirksam sind, ist es vielleicht sinnvoll, kurz die biochemischen Folgen dieser Erkrankung zu betrachten. Der akute ischämische Insult ist „ein neurologischer Defekt mit plötzlichem Beginn, der innerhalb von Minuten oder Stunden seinen maximalen Schweregrad erreicht und dem gewöhnlich die partielle Erholung folgt" (Gelmers 1987). Diese Entwicklung kann in 3 Phasen eingeteilt werden:
1. transitorisch-ischämische Episode;
2. progressiver Insult – gekennzeichnet durch ein ständiges Fortschreiten der neurologischen Ausfallserscheinungen; und
3. gleichbleibender Insult, bei dem die neurologischen Störungen weder verschlimmert noch verbessert werden.

Die Behandlung zielt auf die Vermeidung der Progression, und falls die Interventionen früh genug einsetzen (innerhalb 60 min), ist eine gewisse Erholung möglich (Hossmann u. Zimmerman 1974).

Die Biochemie der zerebralen Ischämie

Die zerebrale Durchblutung beträgt normalerweise zwischen 40 und 60 ml $(100 \text{ g}$ Gewebe$)^{-1}$ min^{-1}, wobei unter diesen Bedingungen die ATP- und Kreatinphosphat (CP)-Spiegel gerade unter 3 bzw. um 4,5 μmol (g Feuchtgewebe$)^{-1}$ gehalten werden (Levy u. Duffy 1975; Rehncrona et al. 1981). Unter der Voraussetzung, daß die Hirndurchblutung nicht unter 20 ml $(100 \text{ g Gewebe})^{-1}$ min^{-1} abfällt, ein Wert, der gemeinhin als „Ischämieschwelle" bezeichnet wird (Astrup et al. 1981), wird der Gehalt an ATP und CP im Gewebe einigermaßen konstant gehalten (Tabelle 14.1), denn die Glykolyse ist dann zur Hauptenergiequelle geworden. In dieser Phase setzt jedoch ein Laktatanstieg im Gewebe ein, es kommt zu einem leichten Verlust von K^+-Ionen in den Extrazellulärraum, und Vasokonstriktoren – wie Serotonin, Histamin, Noradrenalin und Arachidonsäure – akkumulieren und fördern die sekundäre Vasokonstriktion (Tabelle 14.2). Die elektrische Aktivität wird, obwohl vorhanden, vermindert, und das Gewebe wird azidotisch (Kraig et al. 1987). Die Azidose ist insbesondere in den Gliazellen ausgeprägt (Kraig u. Nicholson 1987).

Tabelle 14.1 Wirkung einer Verminderung der Hirndurchblutung auf Gewebe-ATP und -CP. (Nach Levy u. Duffy 1975; Rehncrona et al. 1981)

Durchblutung (ml $(100 \text{ g})^{-1}$ min^{-1})	% Reduktion d. Durchblutung	% Reduktion von ATP und CP
40–50	0	0
20 (Ischämieschwelle)	50	20–30
10 (kritische Ischämie)	70	50
< 10	85	95–100

Das gutperfundierte Gehirn enthält 2,7–2,95 bzw. 4,4–4,6 μmol (g Feuchtgewicht$)^{-1}$ ATP bzw. CP

Tabelle 14.2 Metabolische, neurologische und vaskuläre Konsequenzen der verminderten Hirndurchblutung

Situation	Hirndurchblutung (ml $(100\ \text{g})^{-1}\ \text{min}^{-1}$)	Funktion
normal	40–60	normal
Ischämieschwelle	20	ATP = /↓ Laktat ↑ extrazelluläres K^+ ↑ H^+ ↑ elektrische Aktivität ↓ Vasokonstriktion ↑
Infarktschwelle	10	extrazelluläres K^+ ↑↑↑ Gewebe-ATP ↓↓↓ neurales Ca^{2+} ↑↑↑ elektrische Aktivität ↓↓↓ Vasokonstriktion ↑↑↑

↑ Erhöhung; = keine Änderung; ↓ Abfall

Eine weitere Verminderung des Blutflusses auf etwa 10 ml $(100\ \text{g Gewebe})^{-1}\ \text{min}^{-1}$ ruft dramatische Veränderungen in der zerebralen Biochemie hervor. Die energiereichen Phosphatspeicher (ATP und CP) werden nun rasch entleert. Der K^+-Ionenausstrom exazerbiert, die Konzentration von H^+-Ionen im Gewebe steigt an, die Neurotransmittersynthese setzt aus, das Gewebe wird ödematös, die Neuronen sind permanent depolarisiert, und die Zellen werden mit Ca^{2+} angereichert (Hossmann et al. 1983). Dieser Zuwachs an Ca^{2+} setzt eine sekundäre Ereigniskette in Gang, indem er die *Lipolyse* auslöst – die zur Produktion von freien Fettsäuren und Arachidonsäure führt, sowie die *Proteolyse* –, die zur Fehlfunktion von Membran und Rezeptoren und zu unkontrolliertem Ca^{2+}-Zuwachs führt. Zerebraler Zelltod und Zellnekrose (Abb. 14.1) folgen als unvermeidbarer Ausgang (Siesjo 1981). Diese Situation verhält sich deutlich analog zu derjenigen, die bei anderen Geweben wie dem Herzen (Kap. 11) eintritt. Man kann bei diesem Vergleich noch einen Schritt weitergehen, denn im Gehirn wie im Herzen wird das Gewebe, das der Ischämiezone eng benachbart liegt, gewöhnlich minderdurchblutet und wird physiologisch und metabolisch anfällig, doch noch nicht irreversibel geschädigt und kann daher möglicherweise erhalten werden (Abb. 14.3).

Nachweis der Schutzwirkung der Calcium-Antagonisten bei zerebraler Ischämie

Bevor die Frage behandelt werden soll, warum die Calcium-Antagonisten unter diesen Bedingungen die Schutzwirkung erreichen, kann es nützlich sein, die Bedingungen, unter denen sich diese Schutzwirkung bestätigt, zusammenzufassen.

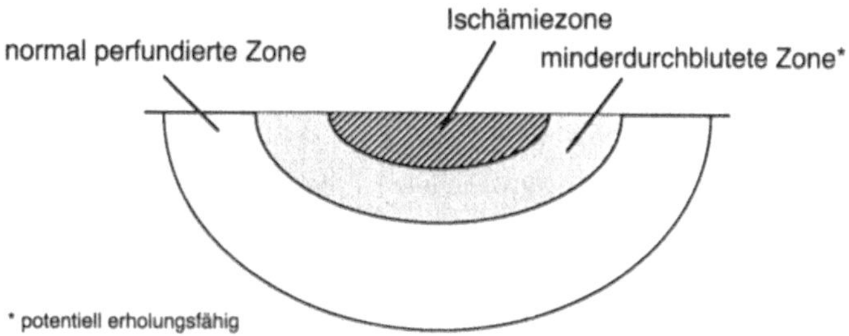

Abb. 14.3 Schematische Darstellung zur Lokalisation der minderdurchbluteten Zone in Relation zur Ischämiezone. Die minderdurchblutete Zone kann sich möglicherweise erholen, und daher ist sie das Zielgebiet der Calcium-Antagonisten, die die Blut-Hirn-Schranke überschreiten

Tierexperimentelle Studien

Frühe Studien auf diesem Gebiet sind etwa diejenigen von Kazda und seinen Mitarbeitern (Kazda et al. 1983), die apoplexanfällige Ratten mit Nimodipin behandelten. Es waren dies bedeutende Versuche, denn sie stellten fest, daß dieser bestimmte Calcium-Antagonist die Inzidenz des Apoplex, der Gefäß- und Hirnschädigung und die Morbidität verringerte. Sie stellten ebenfalls fest, daß die Schutzwirkung unabhängig von einem Blutdruckabfall eintrat. Wie Tabelle 14.3 jedoch zeigt, ist dieser Schutz weder spezifisch für apoplexanfällige Ratten noch für Nimodipin.

Tabelle 14.3 Nachweis der protektiven Wirkung der Calcium-Antagonisten bei der zerebralen Ischämie

Spezies	Medikament	Literatur
Apoplex-anfällige Ratten	Nimodipin	Kazda et al. (1983)
Wistar-Kyoto-Ratten	Nimodipin	Bielenberg et al. (1987a)
Wistar-Kyoto-Ratten	Emopamil	Bielenberg et al. (1987b)
Katzen	Nimodipin	Kazda u. Hoffmeister (1979)
Hunde	Nimodipin	Steen et al. (1983)
Hunde	Nimodipin	Newberg et al. (1984)
Pig-tail-Affen	Nimodipin	Newberg et al. (1984)
Gerbillus	Nimodipin	Heffez et al. (1985)
Ratten	Gallopamil	Weber u. Krieglstein (1985)

Ein Schutz dieser Art ist bezüglich der verminderten Mortalität, der verringerten neurologischen Ausfallserscheinungen und der verbesserten Stoffwechselsituation ausgewertet worden. Er verhält sich unabhängig von jeder Änderung des Blutdrucks, umfaßt aber:
1. Abschwächung der sekundären Hypoperfusion der Ischämiezone, vermutlich da die Calcium-Antagonisten die vasokonstriktorische Aktivität von lokal freigesetztem Histamin, Serotonin, von Arachidonsäure und Noradrenalin aufheben;
2. eine beschleunigte Erholung der energiereichen Phosphate (Tabelle 14.4); und

Tabelle 14.4 Wirkung der Vorbehandlung mit Nimodipin (50 µg) und Emopamil (4 mg kg⁻¹) auf die postischämische Erholung des Adenosintriphosphats (ATP) im Rattenhirn (µmol [g Feuchtgewicht]⁻¹). (Aus Bielenberg et al. 1987a)

| | Situation | | |
| | präischämisch | ischämisch | postischämisch |
Behandlung		10 min	2 min	5 min
Plazebo	$2{,}91 \pm 0{,}15$	$0{,}05 \pm 0{,}05$	$0{,}76 \pm 0{,}37$	$1{,}91 \pm 0{,}12$
Nimodipin	$3{,}01 \pm 0{,}16$	$0{,}10 \pm 0{,}10$	$1{,}75 \pm 0{,}31^{**}$	$2{,}21 \pm 0{,}12^{*}$
Emopamil	$3{,}04 \pm 0{,}06$	$0{,}14 \pm 0{,}10$	$1{,}81 \pm 0{,}28^{**}$	$2{,}15 \pm 0{,}15^{*}$

Versuche an männlichen Wistar-Kyoto-Ratten. $^{*}p < 0{,}05$; $^{**}p < 0{,}001$

3. eine Verminderung der postischämischen Laktatanhäufung (Bielenberg et al. 1987b).

Der protektive Effekt der Calcium-Antagonisten umfaßt daher eine vaskuläre und eine metabolische Komponente. Vermutlich betrifft die metabolische Komponente den Schutz der Mitochondrien, ein Ereignis, das fast mit Sicherheit als Sekundärfolge nach der Verminderung der Ca^{2+}-Überladung eintritt.

Klinische Untersuchungsreihen

Bisher wurde nur Nimodipin in klinischen Untersuchungsreihen über die Wirksamkeit der Calcium-Antagonisten bei der Behandlung von Patienten mit akutem ischämischen Insult eingesetzt. In den 3 Untersuchungen, die bisher durchgeführt wurden, wurde Nimodipin als Zusatzpräparat zur Standardbehandlung mit niedermolekularer Dextraninfusion gegeben. In der 1. Studie (Gelmers 1984) erhielten 31 von 60 Patienten mit akutem Schlaganfall Nimodipin (120 mg täglich über 4 Wochen) zusätzlich zur Standard-Dextraninfusion. Am Ende der 4wöchigen Behandlung war in der mit Nimodipin behandelten Gruppe die Verbesserung der neurologischen Defekte statistisch größer.

Die 2. Nimodipin-Studie (Gelmers et al. 1985) wurde als Multicenter-Studie an 164 Patienten durchgeführt. Wiederum war die Erholung von den neurologischen Ausfallserscheinungen verbessert. Jedoch war die Verminderung der Mortalität in der mit Nimodipin behandelten Gruppe (Abb. 14.4) noch ausgeprägter. Sechs der 79 Patienten, die Nimodipin erhielten (7%), verstarben, verglichen mit 18 von 85 (20%) Patienten in der Plazebogruppe (Gelmers 1987).

Die 3. Studie (Gelmers 1987) umfaßte 186 Patienten, wobei man die Behandlung innerhalb 24 h nach Auftreten der Symptome eines akuten ischämischen Insults begann. Über einen 6monatigen Nachuntersuchungszeitraum erhielt man in der Nimodipin-Gruppe bessere neurologische Resultate, doch schien sich der günstige Effekt auf Männer zu beschränken.

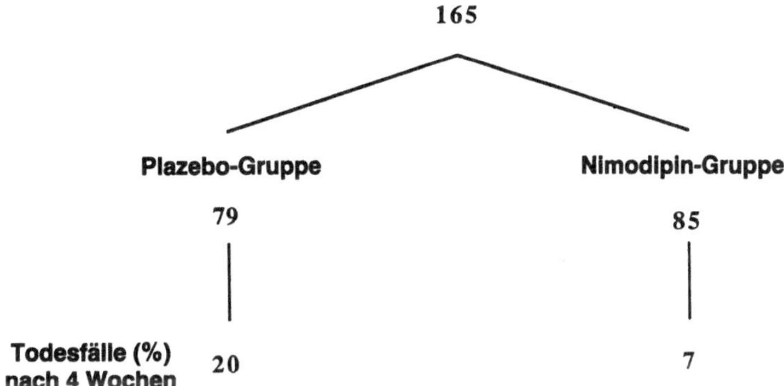

Abb. 14.4 Summe der Daten, die mit der Effizienz von Nimodipin bei der Behandlung der akuten zerebralen Ischämie in Verbindung stehen. (Aus Gelmers 1987)

Protektive Mechanismen

Über die Fähigkeit der Calcium-Antagonisten, vor dem akuten ischämischen Insult zu schützen, wird anscheinend nicht mehr diskutiert, vorausgesetzt, daß die Substanzen, die man auswählt, die Blut-Hirn-Schranke überschreiten können und die Therapie nicht hinausgezögert wird. Ihr Wirkmechanismus läßt sich schwieriger definieren. Aufs Ganze gesehen scheinen jedoch die folgenden Faktoren eine Rolle zu spielen:
1. Die Blockade der langsamen Ca^{2+}-Kanäle schwächt die vasokonstriktorische Aktivität der lokal freigesetzten spasmogenen Substanzen oder hebt sie auf (Towart 1981; White et al. 1982). Dies führt zu einer verminderten Inzidenz der sekundären Hypoperfusion.
2. Die Blockade der langsamen Ca^{2+}-Kanäle verlangsamt die Rate der Ca^{2+}-Anhäufung, hält dadurch indirekt die Mitochondrienfunktion aufrecht und verzögert den Beginn von Lipolyse und Proteolyse.

Zusammenfassung

Calcium-Antagonisten, die die Blut-Hirn-Schranke überschreiten können und die vorzugsweise auf die Zerebralgefäße wirken, sind bei der Behandlung von Patienten mit akutem ischämischen Insult sinnvoll, insbesondere, wenn die Medikamente in den frühen Phasen des Apoplex verabreicht werden. Diese Medikamente wirken protektiv, denn
1. sie erweitern vorzugsweise die Hirngefäße, verbessern dadurch die Substratversorgung und entfernen toxische Metaboliten, überschüssiges H^+ und lokal freigesetzte spasmogene Substanzen.
Zusätzlich
2. beschleunigen sie die Erholung des Stoffwechsels; und
3. sie verhindern den sekundären Vasospasmus – vermutlich aufgrund ihrer Fähigkeit, den Ca^{2+}-Einstrom durch die spannungs- und rezeptoraktivierten Ca^{2+}-Kanäle zu blockieren (Kap. 5).

15 Calcium-Antagonisten und die Behandlung der Hypertonie

> Wenn wir schon nichts Erfreuliches finden,
> so werden wir zumindest etwas Neues finden.
>
> VOLTAIRE, Candide, Kap. 17.

Eine große Anzahl verschiedener Medikamente kann zur Senkung des Blutdrucks eingesetzt werden, darunter (Tabelle 15.1) Ganglienblocker (Guanethidin), Thiazid-Diuretika, β-Blocker, Vasodilatatoren (Hydralazin, Minoxidil), α-Sympatholytika (Prazosin, Diazosin und Trimazosin), α- und β-Blocker kombiniert (Labetolol), zentral wirkende Substanzen (Clinidin und Methyldopa) und Angiotensin-Converting-Enzym-Hemmer (Captopril und Enalapril). Allerdings ist diese Liste ohne die Erwähnung der Calcium-Antagonisten unvollständig, darunter etwa die Prototypen Verapamil, Diltiazem und Nifedipin, sowie einige kürzlich entwickelte langwirkende vasoselektive Analoga (Kap. 8). Dieses Kapitel wird sich mit der blutdrucksenkenden Wirkung der Calcium-Antagonisten mit besonderer Betonung ihres Wirkmechanismus beschäftigen.

Tabelle 15.1 Antihypertensiva

Substanzklasse	Beispiele
Diuretika	Thiazide
β-Rezeptorenblocker	Propranolol, Acebutolol
α-Rezeptorenblocker	Prazosin, Trimazosin
kombinierte α- und β-Rezeptorenblocker	Labetolol
zentralwirkende Substanzen	Methyldopa, Clonidin
Blocker adrenerger Neuronen	Guanethidin, Benthanidin
Vasodilatatoren	Hydralazin
Angiotensin-Converting-Enzym-Inhibitoren	Captopril, Enalapril
Calcium-Antagonisten	Verapamil, Diltiazem, Nifedipin, Nitrendipin, Felodipin, Isradipin

Die Identifizierung der blutdrucksenkenden Aktivität der Calcium-Antagonisten

Anerkennung wegen der Entdeckung des möglichen Nutzens der Calcium-Antagonisten als Antihypertensiva gebührt einer neuseeländischen Arbeitsgruppe unter Lewis (Lewis et al. 1978). In der Einleitung eines Beitrags, den sie 1978 schrieben und in dem sie die Ergebnisse einer kleinen klinischen Untersuchungsreihe vorstellten, die sie zu der Frage durchführten, ob Verapamil eine beständige Senkung des Blutdrucks herbeiführt, schrieben die Untersucher: „*Diese Kombination aus peripherer Vasodilatation und Reduktion der Herzkontraktion müßte einen Blutdruckabfall mit sich bringen.*" Dies wurde 8 Jahre nach der intravenösen Gabe von Verapamil geschrieben, bei der eine Blutdrucksenkung nachgewiesen wurde (Bender 1970), und über 10 Jahre, nachdem Fleckenstein die calcium-antagonistische Wirkung dieser Medikamente festgestellt hatte. Im Rückblick ist es schwer zu verstehen, warum die Wirksamkeit dieser Substanzen als Antihypertensiva nicht eher untersucht worden ist. Möglicherweise weil Verapamil der erste Calcium-Antagonist war, der im Detail untersucht wurde und dessen Wirkung am Herzen das sofortige Interesse der frühen Untersucher hervorrief. Bald fand man heraus, daß Verapamil negativ-inotrope Eigenschaften hatte und eine Gewebeselektivität vermissen ließ (Kap. 8), weshalb man zu Anfang seinen Nutzen als blutdrucksenkendes Mittel übersehen hatte. Neuere Studien zeigten jedoch, daß man Verapamil zur Dilatation der peripheren Gefäße ohne Einschränkung der Herzleistung einsetzen konnte, vorausgesetzt, daß das Myokard nicht ernsthaft erkrankt war (Kap. 11 und 17) und kein Anhalt für ein Sick-Sinus-Syndrom vorlag (Kap. 13) (Müller et al. 1986; Doyle 1983). Die gesamte Situation veränderte sich, als die Calcium-Antagonisten auf Dihydropyridin-Basis entwickelt wurden, und man erkannte, daß diese vorzugsweise die Gefäße dilatatierten (Kap. 8), ohne das Myokard in seiner Funktion einzuschränken (Prichard u. Owens 1986).

Eine andere Erklärung für die vergleichsweise späte Anerkennung der blutdrucksenkenden Aktivität der Calcium-Antagonisten hat etwas mit dem Zeitpunkt ihrer Einführung zu tun. Es waren dies die 70er Jahre, als sich die β-Blocker auf dem Gipfel ihrer Popularität befanden. Die klinische Erfahrung mit β-Blockern hatte jedoch gezeigt, daß sie nicht für jeden Patienten geeignet waren und daß sie für einige – darunter Hypertoniker mit Asthma bronchiale oder Raynaud-Erkrankung (Prichard u. Owens 1986) – sogar kontraindiziert waren. Offenbar kam es dadurch zu einer Nische für andere Formen der antihypertensiven Therapie, wie diejenige mit Calcium-Antagonisten (Tabelle 15.1).

Lewis u. Mitarb. (Lewis et al. 1978; Lewis 1980) waren zweifellos die ersten Untersucher, die die dosisabhängige antihypertensive Wirkung eines *oral* verabreichten Calcium-Antagonisten beschrieben. Unter Verapamil (80 oder 120 mg, 3 mal täglich) beobachteten sie einen dosisabhängigen Abfall des Blutdrucks, der die gesamte Therapie hindurch anhielt und weder mit einer orthostatischen Hypotonie noch einer Tachykardie einherging. Man fand keinen Anhalt für eine Tachyphylaxie oder ernsthafte Nebenwirkungen. Die Hauptergebnisse ihrer Studie sind in Tabelle 15.2 zusammengefaßt. Viele ähnliche Reihen sind durchgeführt worden, und verschiedene Calcium-Antagonisten, wie Nifedipin und Diltiazem sowie Verapamil, wurden eingesetzt (Tabelle 15.3). Bei diesen Untersuchungen verfolgte man gewöhnlich 4 Hauptziele:

a) die Bestätigung der antihypertensiven Eigenschaften der in der Studie verwendeten Calcium-Antagonisten;
b) der Vergleich der Wirksamkeit dieser Medikamente als Antihypertensiva mit derjenigen anderer etablierter Schemata – darunter Diuretika, zentral wirkende Substanzen (Clonidin und Methyldopa), ACE-Hemmer und β-Rezeptorenblocker (Tabelle 15.4);

Tabelle 15.2 Gesamteffekt von Verapamil auf Blutdruck und Herzfrequenz (Mittelwert ± S.D.). (Aus Lewis et al. 1978)

Behandlung		Plazebo	80 mg 3 mal/Tag	120 mg 3 mal/Tag
RR liegend:	syst.	187,9 ± 24	172,7 ± 22	160 ± 21
(mmHg)	diast.	106,3 ± 10	92,8 ± 11	84 ± 11
RR stehend:	syst.	183,2 ± 24	163,9 ± 20	152,3 ± 19
(mmHg)	diast.	109 ± 9	95,7 ± 11	87,1 ± 12
Herzfrequenz (Schläge min^{-1})		80,7 ± 8	81,4 ± 9	77,4 ± 8

Therapiedauer: 4 Wochen; Zahl der Patienten: 23

Tabelle 15.3 Vergleichende Studien (Calcium-Antagonisten gegenüber anderen Antihypertensiva)

Studie	Literatur
Nifedipin : Bendroflumethazid	Hallin et al. (1983)
Nifedipin : Methyldopa	Guazzi et al. (1980)
Nifedipin : Atenolol	Daniels u. Opie (1986)
Felodipin : Hydralazin	Nordlander (1985)
Nitrendipin : Hydrochlorothiazid	Schoenberger et al. (1987)
Verapamil : Propranolol	Halperin et al. (1984)
Verapamil : Labetolol	Anavekar et al. (1982)
Verapamil : Atenolol	Escudero et al. (1986)
Verapamil : Pindolol	Doyle et al. (1981)
Diltiazem : Propranolol	Yamakado et al. (1983) Moser (1986)
Diltiazem : Hydrochlorothiazid	Inouye et al. (1984)

Tabelle 15.4 Allgemeine Nebenwirkungen der Antihypertensiva

Medikament	Nebenwirkung
Reserpin	Depression
Clonidin	Sedierung; Störung der Sexualfunktion
Prazosin	Schwindel, erhöhte Plasmalipide, Mundtrockenheit, orthostatische Hypotonie, sekundäre Volumenvermehrung
β-Blocker (Propranolol)	Veränderter Fettstoffwechsel, Ermüdung, kalte Extremitäten
Diuretika	Hypokaliämie, Elektrolytstörungen, vermehrte Triglyzeride, Hyperurikämie, Hypomagnesiämie
ACE-Hemmer	Hautausschlag
Vasodilatatoren (Hydralazin, Minoxidil)	Na^+- und Wasserretention
Calcium-Antagonisten	
Verapamil	Kopfschmerz
Nifedipin	peripheres Ödem, Kopfschmerz
Diltiazem	Kopfschmerz, Ödem
Felodipin	peripheres Ödem, Hautrötung

c) die Bestimmung, ob es zu wichtigen und besorgniserregenden Nebenwirkungen kommt (Tabelle 15.4); und

d) die Feststellung, ob es zu pathologischen Stoffwechselveränderungen kommt – dies ist insbesondere relevant, da viele Antihypertensiva, darunter bestimmte β-Rezeptorenblocker und Diuretika (Distler 1987; Tabelle 15.9), unerwünschte Veränderungen der Plasmalipide verursachen, und zwar durch Erhöhung der Low-density-Lipoproteine (LDL) und Verminderung der High-density-Lipoproteine (HDL).

Die bisher durchgeführten Untersuchungsreihen haben folgendes ergeben:

1. Hypertoniker, und besonders diejenigen mit niedrigem Plasmarenin, verhalten sich gegenüber der blutdrucksenkenden Wirkung der Calcium-Antagonisten empfindlicher als normotensive Patienten (Pedersen et al. 1980a; Robinson et al. 1982).

2. Schwarze Patienten scheinen empfindlicher zu sein als alters- und gewichtsmäßig übereinstimmende weiße Patienten – möglicherweise aufgrund ihres verhältnismäßig niedrigen Plasmarenins.

3. Die Medikamente sind besonders wirksam bei älteren Menschen (Abb. 15.1) (Bühler 1983; Müller et al. 1986) – möglicherweise aufgrund ihres niedrigen Plasmarenins (Bühler et al. 1982, 1984).

4. Calcium-Antagonisten, insbesondere Dihydropyridine, verursachen einen raschen Blutdruckabfall, wohingegen viele andere Antihypertensiva, wie etwa Diuretika, langsamer wirken.

5. Als deutlicher Gegensatz zu β-Blockern und Diuretika führen Calcium-Antagonisten zu keinen signifikanten pathologischen Veränderungen des Stoffwechsels. Sie senken den Blutdruck, ohne die Plasmalipide zu verändern oder einen dauernden Anstieg des Plasma-Aldosterons hervorzurufen (Distler 1987). Die Plasma-Harnsäurespiegel sinken häufig (Krusell et al. 1987), doch bleibt die Glukose – auch bei Diabetikern – unverändert (Trost u. Weidmann 1987).

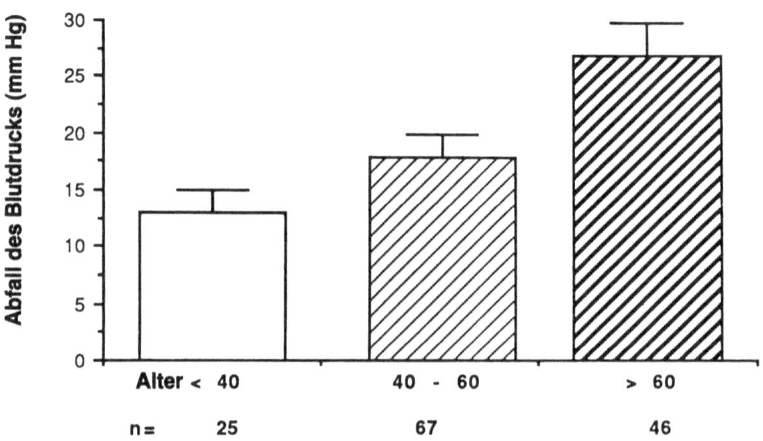

Abb. 15.1 Auswirkung des Alters auf die blutdrucksenkende Wirkung der Calcium-Antagonisten. Man beachte die stärkere Sensibilität im höheren Alter. (Aus Bühler 1983; Bühler et al. 1982)

6. Nebeneffekte, wie die Dilatation der Koronargefäße, und das Fehlen einer peripheren Vasokonstriktion oder eines Bronchospasmus bedeuten, daß man die Calcium-Antagonisten als Antihypertensiva bei Patienten einsetzen kann, die aus einer Reihe von Gründen – wie eine obstruktive Atemwegserkrankung, unzureichende Koronardurchblutung oder eine periphere Gefäßerkrankung – β-Blocker aufgrund ihres direkten konstriktorischen Effekts auf die glatte Muskulatur nicht tolerieren.

7. Obwohl ein Knöchelödem eine häufige Nebenwirkung darstellt (Kap. 19), insbesondere wenn Calcium-Antagonisten vom Dihydropyridin-Typ verabreicht wurden, fand man keinen Anhalt für eine Volumenvermehrung (Gustafsson 1987; Leonetti u. Zanchetti 1987).

8. Die Nebenwirkungen sind relativ leicht (Tabelle 18.4 und Kap. 19) und werden gut toleriert.

9. Unter der Langzeitbehandlung verlangsamen Calcium-Antagonisten die Entwicklung einer hypertoniebedingten Linksherzhypertrophie oder verhindern diese (Stasch et al. 1986) – eine Eigenschaft, die sie mit einigen der neuentwickelten ACE-Hemmer gemeinsam haben (Fernandez et al. 1988). Da die Herzhypertrophie einen wichtigen Risikofaktor des Hypertonus darstellt, kommt der Fähigkeit der Calcium-Antagonisten, ihre Entwicklung zu verlangsamen oder zu verhindern, große Bedeutung zu. Frohlich (1985) schlug mehrere mögliche Erklärungen für das gesteigerte Risiko vor, das mit der Hypertrophie verbunden ist, darunter:
   a) begleitende Myokardfibrose;
   b) Koronarinsuffizienz;
   c) beschleunigte Arteriosklerose;
   d) vermehrtes Auftreten von Arrhythmien; und
   e) größere Wahrscheinlichkeit einer kongestiven Kardiomyopathie.

10. Die antihypertensive Therapie mit Calcium-Antagonisten kann ebenfalls zum Rückgang der hypertoniebedingten Schädigung der Gefäße führen (Lundin u. Hallbach-Nordlander 1984; Jern 1987; Hansson 1987), vermutlich da sie verhindern, daß die betroffenen Gewebe mit Calcium „überladen" werden.

Auf der Basis dieser Beobachtungen wurde vermutet, daß Calcium-Antagonisten viele der Eigenschaften eines „idealen" Antihypertensivums besitzen, das nach Frohlich (1985) folgende Kriterien erfüllen sollte:

1. es sollte den arteriellen Druck primär durch die Senkung des gesamten peripheren Gefäßwiderstands reduzieren;

2. diese Senkung des Gefäßwiderstands sollte einheitlich verteilt sein, insbesondere innerhalb des Kreislaufs des Zielorgans der hypertonen Gefäßerkrankung;

3. es sollte auch als Monotherapeutikum eingesetzt werden können;

4. es sollte nicht das extrazelluläre Volumen vergrößern oder zur reflektorischen Stimulation des Herzens und der Blutgefäße führen;

5. es sollte die hypertoniebedingten Strukturveränderungen ohne Funktionseinschränkung rückführen; und

6. es sollte beim Patienten ein Gefühl des „Wohlbefindens" erzeugen (Zachariah 1987).

Vor der Beantwortung der Frage, ob die verschiedenen Calcium-Antagonisten diese Bedürfnisse erfüllen, ist es der Mühe wert, die Rolle des Calciums bei der Hypertonie zu betrachten.

Calcium und Hypertonie

Ein wesentliches Merkmal der Hypertonie ist der erhöhte periphere Gefäßwiderstand (Lund-Johansen 1979). β-Rezeptorenblocker beheben diese Veränderung indirekt als Resultat ihres negativ-inotropen Effekts am Herzen. Die direkte Wirkung der β-Blockade an den Gefäßen ist jedoch die Konstriktion. Calcium-Antagonisten *reduzieren* andererseits *den peripheren Gefäßwiderstand direkt,* indem sie die großen Arterien sowie die Arteriolen und Venen dilatieren (Laurent et al. 1987). Warum genau der periphere Gefäßwiderstand bei Hypertonikern angehoben ist, weiß man gegenwärtig nicht, doch wird die Auffassung zunehmend unterstützt, daß ein mangelhafter Calcium-Stoffwechsel hieran beteiligt ist (Bühler u. Kiowski 1987).

Die Beteiligung von Ca^{2+}-Ionen an der Muskelkontraktion wurde in früheren Kapiteln dieses Buches erwähnt. Die Ereignisse, die bei der Kontraktion der glatten Muskulatur ablaufen, sind in Abb. 15.2a) zusammengefaßt. Wie diese Abbildung zeigt, können die hier beteiligten Ca^{2+}-Ionen extra- oder intrazellulären Ursprungs sein, und sie aktivieren die Kontraktion *indirekt,* indem sie sich an das Regulator-Protein Calmodulin binden. In Komplexbildung mit Ca^{2+} aktiviert Calmodulin das Enzym Proteinkinase, das wiederum die Phosphorylierung des Myosins ermöglicht. Dies ist ein wesentlicher Schritt der Kontraktion der glatten Muskulatur. Der Herzmuskel (Abb. 15.2b) arbeitet auf leicht unterschiedliche Weise, und zwar insofern, als die Ca^{2+}-Ionen den Prozeß aktivieren, indem sie sich mit einem anderen Regulator-Protein, dem Troponin, zusammenschließen, obwohl sie für die Kontraktion erforderlich sind. Im Ca^{2+}-freien Zustand verhindert Troponin die Interaktion zwischen Myosin und Aktin im Herzen und im Skelettmuskel, weshalb der Muskel relaxiert bleibt. Umgekehrt wird der hemmende Effekt des Troponin nach Komplexbildung mit Ca^{2+} unterdrückt. Aktin und Myosin können dann in Wechselwirkung treten und damit die zur Kontraktion erforderliche Energie freisetzen.

Soweit es die essentielle Hypertonie betrifft, ist es verhältnismäßig leicht, den Gedanken zu akzeptieren, daß Ca^{2+} hieran beteiligt sind, doch ist es nicht so einfach, festzulegen, ob der Anstieg des Muskeltonus
a) auf dem erhöhten Ca^{2+} im Zytosol,
b) der Hypersensitivität der kontraktilen Proteine gegenüber Ca^{2+} oder
c) auf einer Kombination von beiden Faktoren (Morgan 1987) beruht.

Die Daten, die gegenwärtig aus den Laborstudien verfügbar sind, sind unzureichend und variieren zu stark, um eine Trennung zwischen diesen beiden Möglichkeiten zuzulassen. Beispielsweise scheint der Ca^{2+}-Gehalt der glatten Gefäßmuskelzellen hypertoner und normotoner Ratten ähnlich zu sein (Nabika et al. 1985). Ein veränderter Ca^{2+}-Transport über die Membran kommt bei einigen (Thompson et al. 1987), doch nicht bei allen Hypertoniemodellen (Kwan 1985) vor, und die Ca^{2+}-Empfindlichkeit der kontraktilen Proteine, die man aus Blutgefäßen hypertoner Ratten gewonnen hat, läßt sich praktisch nicht von derjenigen der Kontrollen unter-

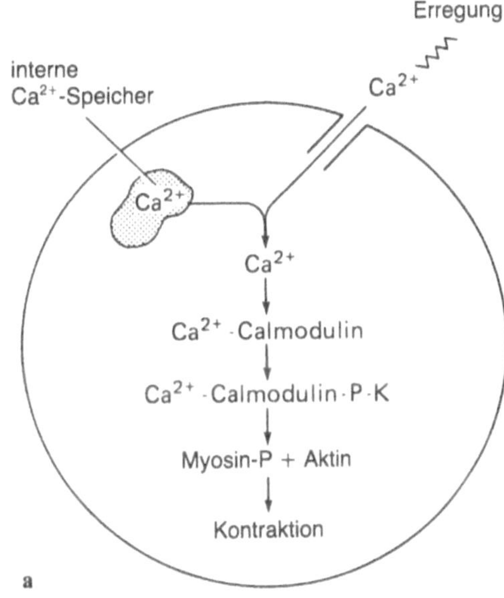

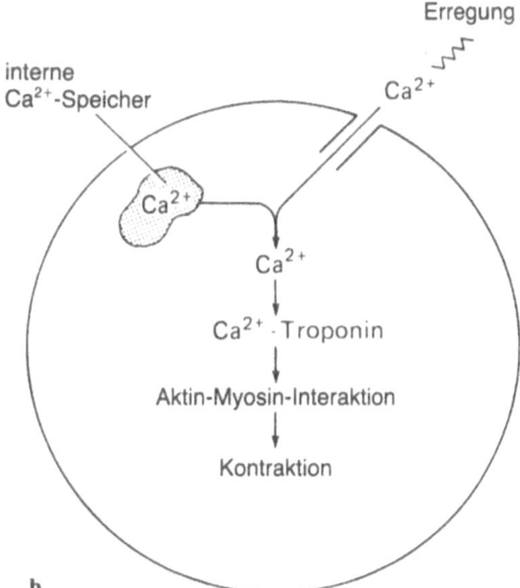

Abb. 15.2 Schematische Darstellung der Beteiligung der Ca²⁺-Ionen an der elektromechanischen Kopplung (*a*) in der glatten Muskulatur und (*b*) im Herzmuskel

scheiden. Ein beständig wiederkehrender und etwas rätselhafter Befund besteht jedoch darin, daß Thrombozyten von Hypertonikern erhöhtes Ca²⁺ im Zytosol besitzen, und daß der relative Anstieg sich proportional zum Anstieg des Blutdrucks verhält (Bühler u. Kiowski 1987). Dies könnte, jedoch nicht notwendigerweise, implizieren, daß Patienten mit essentieller Hypertonie eine weitgestreute Störung im Mechanismus (in den Mechanismen) besitzen, der (die) die Ca²⁺-Bewegung über die Membran kontrolliert (kontrollieren).

Verstärkter Ca^{2+}-Ioneneinstrom in arteriolären Widerstandsgefäßen hypertoner Versuchstiere

Neuere Studien, in denen radioaktiv markiertes Calcium als Monitor der Ca^{2+}-Einstromrate verwendet wurde (van Breeman et al. 1987; Cauvin et al. 1987), haben einige aufregende Daten geliefert, die die Hypothese bestätigen, daß eine erhöhte Calcium-Einstromrate entweder für den erhöhten vaskulären Tonus verantwortlich ist, der so charakteristisch für die essentielle Hypertonie ist, oder dabei eine Rolle spielt. An Streifen arteriolärer Widerstandsgefäße von spontan hypertonen Ratten fand van Breemans Arbeitsgruppe heraus, daß der stimulierende Effekt des Noradrenalins auf den Ca^{2+}-Einstrom in diesen Gefäßen verstärkt ist, und zwar bezogen auf denjenigen, den man bei ähnlichen Muskeln altersmäßig und genetisch übereinstimmender, jedoch normotoner Ratten fand. Gleichermaßen aufregend ist ihre Beobachtung, daß dieser hochdruckinduzierte Anstieg des Ca^{2+}-Einstroms den Ca^{2+}-Ioneneinstrom durch die Ca^{2+}-selektiven Kanäle mitbeinhalten muß, da dieser dosisabhängig durch Calcium-Antagonisten mit relativ niedriger Konzentration gehemmt werden kann. Zum Beispiel verursacht $2{,}2 \times 10^{-9}$ mol/l Nisoldipin eine 50%ige Reduktion, wenn der übermäßige Ca^{2+}-Einstrom durch Noradrenalin hervorgerufen wurde, und etwa 10 mal stärker ($1{,}1 \times 10^{-8}$ mol/l), wenn man sich die Membrandepolarisation zunutze macht, um den Ca^{2+}-Zuwachs auszulösen (Cauvin et al. 1987). Im allgemeinen scheint es 3 Hauptgründe für die Behauptung zu geben, daß ein verstärkter Ca^{2+}-Einstrom zum hypertoniebedingten Anstieg des Arteriolentonus beiträgt:
1. Man konnte nachweisen, daß der übermäßige Ca^{2+}-Einstrom sowohl in Ruhe als auch bei Aktivierung auftritt (Abb. 15.3) (van Breeman et al. 1986), gleichgültig ob die Kontraktion durch die Zugabe von Noradrenalin oder durch eine K^{+}-induzierte Membrandepolarisation ausgelöst wurde.

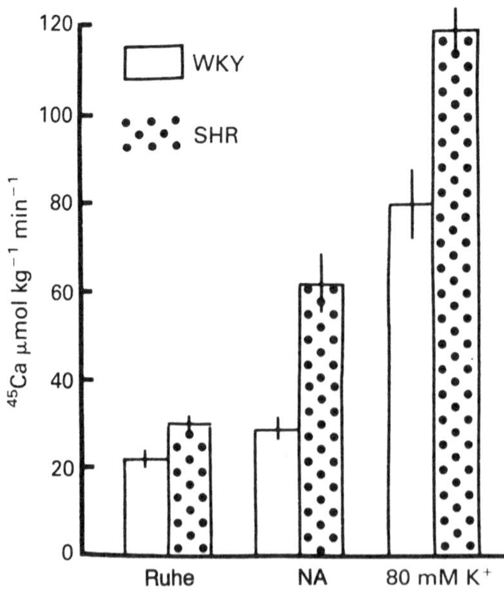

Abb. 15.3 Wirkung der Hypertonie (*SHR*) auf die Aufnahmerate von radioaktivem Ca^{2+} (^{45}Ca^{2+}) durch glatte Muskelzellen (*WKY* normotone Wistar-Kyoto-Ratten, *SHR* spontan hypertone Ratten). Der ^{45}Ca^{2+}-Einstrom wurde in Ruhe, bei K^{+}-Depolarisation und nach Zugabe von Noradrenalin (*NA*) gemessen. (Aus van Breeman et al. 1986)

2. Man benötigt nur einen geringen Anstieg des Ca^{2+}-Einstroms, um einen großen Anstieg des Gefäßtonus herbeizuführen (Morgan 1987), da die glatten Muskelzellen eine steile Kurve Ca^{2+}-Konzentration : Spannungsentwicklung aufweisen.
3. Der Weg des übermäßigen Ca^{2+}-Einstroms ist empfindlich gegenüber Calcium-Antagonisten (Cauvin et al. 1987). Dies bedeutet nicht, daß es in diesem Zusammenhang keinen anderen Weg des Ca^{2+}-Einstroms gibt, noch liefert es irgendeine Information dazu, ob der übermäßige Einstrom
   a) auf einem Anstieg der Anzahl operationaler Kanäle oder
   b) auf dem Anstieg der Ca^{2+}-Ionentransportkapazität jedes einzelnen Kanals beruht.

Falls es zu einem Anstieg der Ca^{2+}-Ionentransportkapazität der einzelnen Kanäle kommt, muß man vernünftigerweise annehmen, daß dies entweder
– auf der verlängerten Kanalöffnungszeit,
– einer erhöhten Kanalöffnungsfrequenz oder
– auf einer größeren absoluten Ca^{2+}-Ionentransportkapazität der einzelnen Kanäle beruht.

Bindungsstudien mit Radioliganden haben gewisse Anhaltspunkte dafür erbracht, daß eine vermehrte Anzahl von Ca^{2+}-Kanälen vom L-Typ in verschiedenen Geweben hypertoner Tiere vorliegt (Tabelle 15.5), doch ob diese Tatsache zum Hypertonus beiträgt oder eine Folge davon ist, muß noch bestimmt werden. Die Tatsache, daß der Ca^{2+}-Einstrom verstärkt ist, sowie das mögliche Vorhandensein zusätzlicher Kanäle liefern jedoch eine vernünftige Erklärung für den Anstieg des Gefäßwiderstands als Kennzeichen der Hypertonie. Sie liefern auch eine mögliche Erklärung für die verstärkte Empfindlichkeit der Hypertoniker gegenüber der vasodilatatorischen Wirkung der Calcium-Antagonisten.

Tabelle 15.5 Nachweis der erhöhten Anzahl (B_{max}) von Ca^{+2}-Kanälen vom L_m-Typ im Gehirn und im Herzen hypertoner Ratten

| Gewebe | Alter (Wochen) | B_{max}[a] (fmol [mg Protein]$^{-1}$) | | Änderung[d] | Literatur |
		WKY[b] (normoton)	SHR[c] (hyperton)		
Herz					
	9	100	95	–	Chatelain et al. (1984)
	10	187	218	–	Ishii et al. (1986)
	24	96	137	↑	Chatelain et al. (1984)
Gehirn					
Thalamus	10	84	92	↑	Ishii et al. (1986)
Hippocampus	10	117	142	↑	Ishii et al. (1986)

Daten beziehen sich auf die Anzahl von [^{3}H]Nitrendipin-Bindungsstellen
[a] B_{max} = Dichte der [^{3}H]Nitrendipin-Bindungsstellen. Nimmt man an, daß diese Stellen in oder nahe bei den Kanälen lokalisiert sind, liefert ihre Dichte einen Wert für die Zahl der Ca^{2+}-Kanäle vom L_m-Typ, die in einem bestimmten Gewebe vorhanden ist
[b] WKY = normotone Wistar-Kyoto-Ratten
[c] SHR = spontan hypertone Ratten
[d] ↑ = bezeichnet eine Erhöhung, „–" keine Veränderung

Tabelle 15.6 Kardio- und zerebrovaskuläre Folgen der Hypertonie

Organ	Risiko
Herz	Herzmuskelhypertrophie, die zu Infarkt und Arrhythmien führt
Koronararterien	Hoher Perfusionsdruck, der zu einem erhöhten Arterioskleroserisiko, zu Endothelschaden und Thrombose führt
Hirngefäße	Apoplex

Medikamentöse Therapie

Das Hauptziel der Hochdrucktherapie ist es, die kardiovaskuläre und zerebrovaskuläre Morbidität und Mortalität zu vermindern, und zwar ohne inakzeptable Nebenwirkungen. Zu den mit der Hypertonie einhergehenden kardiovaskulären Risiken zählen Infarkt und Arrhythmien, die hauptsächlich durch die hypertoniebedingte Hypertrophie und die unzureichende Koronardurchblutung verursacht werden (Tabelle 15.6). Diese Risiken verstärken sich schrittweise mit dem Ansteigen des Blutdrucks. Das Apoplexierisiko scheint allerdings altersbedingt zu sein und wird kaum zu einem ernsten Problem bei Patienten, die 70 Jahre noch nicht vollendet haben (Wilhelmsen 1987).

Viele der früheren Hochdruckbehandlungen hatten besorgniserregende Nebenwirkungen, waren schwer einzustellen und ermöglichten nur eine unzureichende Kontrolle des Blutdrucks (Tabelle 15.4). Andererseits scheinen Calcium-Antagonisten bestimmte eindeutige und gutdokumentierte Vorteile zu besitzen, und zwar aus folgenden Gründen:

Tabelle 15.7 Ergebnissse aus Studien, in denen Nifedipin, Verapamil und Diltiazem oral als Monotherapeutikum zur Hypertonie-Behandlung eingesetzt wurden

Studie	Anzahl d. Pat.	Dosis	Dauer[a] (Wochen)	RR-Senkung (syst./diast.) (mmHg)
Nifedipin				
Pedersen et al. (1980 b)	18	30–60 mg/Tag	4	25/17
Kowski et al. (1983)	11	20 mg 3×/Tag	6	21/13
McLeay et al. (1983)	9	10 mg alle 8 h	16	35/25
Olivari et al. (1979)	27	10 mg alle 6 h	3	33/25
Verapamil				
Bühler et al. (1982)	43	240–720 mg/Tag	13	19/15
Gould et al. (1982)	20	120–160 mg 3×/Tag	6	22/17
Lewis (1980)	23	80–120 mg 3×/Tag	4	27/22
Pedersen et al. (1980 a)	5	320–640 mg 3×/Tag	7	14/12
Doyle et al. (1981)	17	120 mg 3×/Tag		10/8
Diltiazem				
Moser (1987)	97	120–360 mg/Tag	18	13/12
Isradipin				
Elmfeldt u. Hedner (1985)	14	25 mg	4 h	15/18

[a] Mit Ausnahme von Isradipin Dauer der Behandlung 4–18 Wochen, wie angegeben

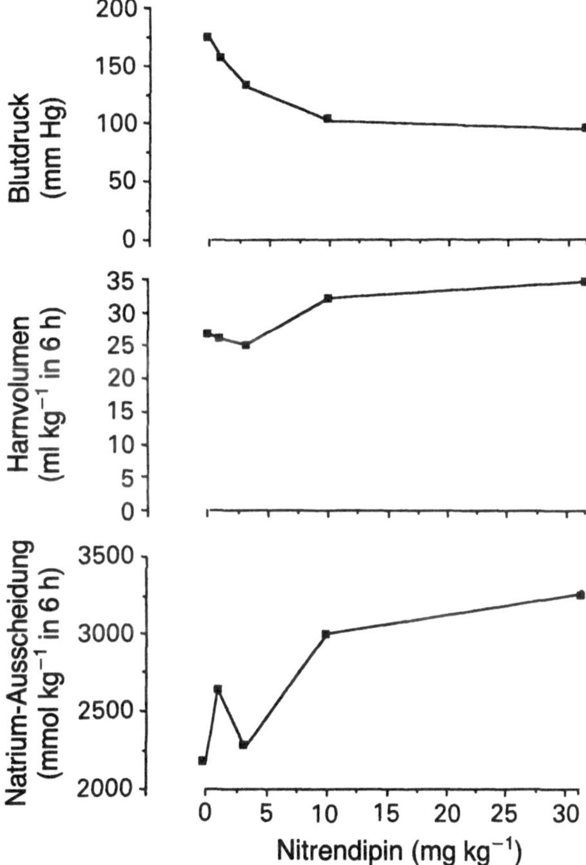

Abb. 15.4 Effekt von Nitrendipin auf Harnvolumen und Salzausscheidung bei salzbelasteten, spontan hypertonen Ratten (SHR). Man beachte, daß Urinmenge und Salzausscheidung ansteigen, obwohl der Blutdruck abfällt. (Aus Kazda et al. 1984)

1. Sie senken den Blutdruck (Tabelle 15.7) dosisabhängig (Abb. 15.4), ohne dabei orthostatische oder lageabhängige Hypotonie zu verursachen.
2. Sie lassen sich leicht einstellen, wobei die Tachyphylaxie kein bedeutendes Problem darstellt (Kap. 19).
3. Ihre blutdrucksenkende Aktivität basiert auf der arteriolären und venösen Vasodilatation und nicht auf einer Verminderung der Herzleistung (Tabelle 15.8).
4. Sie erweitern renale Blutgefäße und halten dadurch die Nierendurchblutung trotz der Verminderung des Perfusionsdrucks aufrecht (Anderson 1987). Der Nachweis einer aufrechterhaltenen Nierendurchblutung wird im 2. Diagramm der Abb. 15.5 dargestellt. Der hier eingesetzte besondere Calcium-Antagonist war Felodipin, doch wird die Nierendurchblutung gleich gut aufrechterhalten, wenn man andere Calcium-Antagonisten in blutdrucksenkender Dosierung verabreicht.
5. Darüber hinaus erzeugen Calcium-Antagonisten keine Wasser- oder Kochsalzretention. Die beiden unteren Diagramme von Abb. 15.4 illustrieren diese Tatsache für Nitrendipin, doch wirken andere Calcium-Antagonisten in ähnlicher Weise. Das Fehlen der Na^+-Retention ist eine bedeutende Eigenschaft. Es

Tabelle 15.8 Wirkung der Calcium-Antagonisten auf Herzfrequenz, peripheren Gefäßwiderstand und Pumpfunktion des Herzens

Substanz	Herzfrequenz[a]		TPR[b]	CPF[c]	Literatur
	akut	chron.			
Verapamil (90–180 mg 3×/Tag)	↓	↓	↓	–	Lund-Johansenen u. Omvik (1987)
Nitrendipin (20–80 mg tgl.)	↑	↑	↓	–	Müller et al. (1984 a)
Nifedipin (20–80 mg tgl)	↑	–	↓	–	Lund-Johansen u. Omvik (1987)
Nisoldipin 10–40 mg tgl.)	↑	–	↓	–	Lund-Johansen u. Omvik (1987)
Felodipin 25 mg tgl.	↑	–	↓	–	Aberg et al. (1987)
Isradipin (10 mg tgl.)	↑	–	↓	–	Hamilton (1987)

[a] „akut" = innerhalb von 3–8 h, „chron." = nach 24–28 h der Behandlung
[b] TPR = totaler peripherer Widerstand
[c] CPF = kardiale Pumpfunktion
↑ bedeutet Anstieg, ↓ Reduktion und „–" unverändert

erklärt wahrscheinlich, warum man keine Ödeme oder eine Volumenvermehrung antrifft, wenn man Calcium-Antagonisten als Antihypertensiva einsetzt, während dies eine häufige und unerwünschte Nebenwirkung bei anderen Vasodilatatoren, wie etwa Hydralazin, ist (Tabelle 15.4). Im Falle der Calcium-Antagonisten ist die fehlende Na$^+$-Retention wahrscheinlich mit dem Aufrechterhalten der Nierendurchblutung und der glomerulären Filtrationsrate gekoppelt, trotz

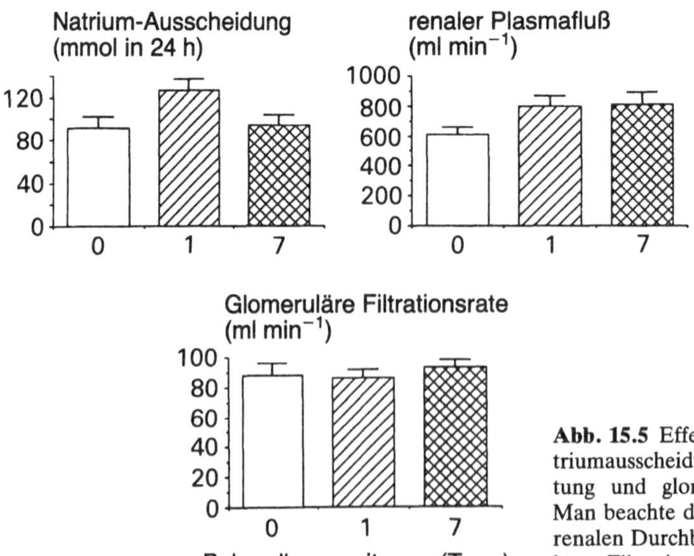

Abb. 15.5 Effekt von Felodipin auf Natriumausscheidung, renale Durchblutung und glomeruläre Filtrationsrate. Man beachte die Aufrechterhaltung der renalen Durchblutung und der glomerulären Filtrationsrate

des Blutdruckabfalls. Die Abb. 15.5 weist dies am Beispiel von Felodipin nach, doch wirken andere Calcium-Antagonisten ebenfalls nach diesem Schema.

6. Sie beeinträchtigen nicht den tagesabhängigen Rhythmus des Blutdrucks, obwohl sie während des Tages am wirksamsten sind.
7. Sie üben keine Wirkung auf Plasmalipide aus, was sie von den meisten β-Blockern unterscheidet (Distler 1987 und Tabelle 15.9).
8. Im Gegensatz zu Diuretika und β-Blockern, die dazu neigen, die Harnsäureretention zu vermehren, steigern Calcium-Antagonisten die Harnsäure-Clearance (Krusell et al. 1987).
9. Ihre blutdrucksenkende Aktivität ist um so größer, je höher der Blutdruckwert zu Beginn ist, und, wie zu Beginn dieses Kapitels erwähnt, die Wirkung ist bei älteren Patienten (Abb. 15.1) sowie bei Patienten mit niedrigen Plasmareninwerten stärker.
10. Der Blutdruckabfall löst keinen *dauernden Anstieg* der Angiotensin- oder Reninplasmaspiegel aus, wie dies bei anderen Vasodilatatoren wie Hydralazin geschieht (Tabelle 15.10). Die Noradrenalinspiegel im Plasma und im Harn können jedoch ansteigen (Tabelle 15.10), vermutlich aufgrund der reflektorischen Aktivierung des sympathischen Nervensystems. Dies gilt insbesondere für Felodipin (Tabelle 15.10). Auf Verapamil trifft es nicht zu.
11. In Versuchsmodellen zur Hypertonie verzögern Calcium-Antagonisten die Entwicklung der Herzhypertrophie und die Entstehung von Strukturveränderungen im Gefäßsystem (Jern 1987). Diese Verzögerung der hypertoniebedingten Hypertrophie ist, wie dies jetzt klar festgestellt wurde, eine Eigenschaft von besonders großer Bedeutung. Ein großer Teil der Daten stammt aus Versuchsreihen an spontan hypertonen Ratten, die man fast ihr gesamtes Leben über mit

Tabelle 15.9 Wirkung der Hypertensiva auf Plasma-Cholesterin und Triglyzeride. (Aus Distler 1987)

	Diuretika	β-Blocker (Propranolol)	Prazosin	Calcium-Antagonisten
Gesamtcholesterin	↑	–	–	–
LDL-Cholesterin	↑	↑	–	–
VLDL-Cholesterin	↑	–	–	–
HDL-Cholesterin	↑	↓	–	–
Triglyzeride	↑	↑	–	–

↑ bedeutet Anstieg, ↓ Abfall und „–" unverändert

Tabelle 15.10 Wirkung der kurz- und langfristigen Therapie mit Vasodilatatoren und Calcium-Antagonisten auf Biochemie des Plasmas und Natriumausscheidung. (Aus Elmfeldt et al. 1987; Garthoff et al. 1987; Hiramatsu et al. 1982)

Reaktion:	Felodipin		Diltiazem		Nifedipin		Verapamil		Hydralazin
	akut	chron.	akut	chron.	akut	chron.	akut	chron.	chron.
Plasma-NA	↑	↑	↑–	–	↑	–↑	–	–	↑
Harn-NA	↑	↑	–	–	–	–	–	–	↑
Plasma-Renin	↑	↑	–	–	↑	–	–	–	↑
Plasma-Angiotensin	↑	–	–	–	–	–	–	–	↑

↑ = Anstieg, „–" = unverändert

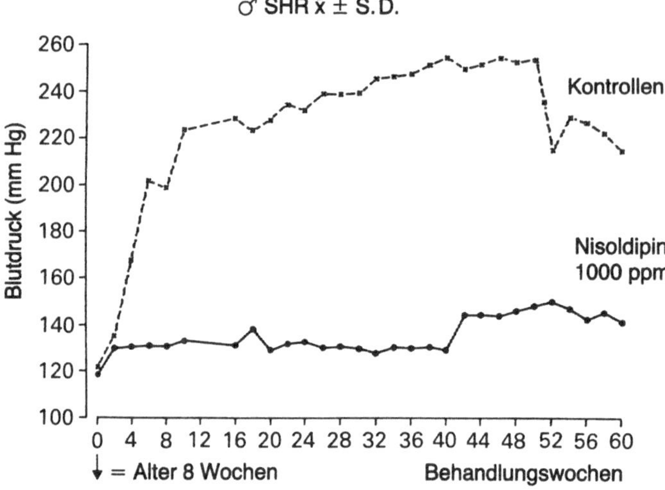

Abb. 15.6 Entwicklung des systolischen Blutdrucks bei männlichen spontan hypertonen Ratten (SHR; *Kreuze*). Man beachte den Blutdruckabfall mit fortgeschrittenem Alter. Die *untere Kurve* bezieht sich auf den Blutdruck bei SHR unter Nisoldipin-Behandlung. Die Behandlung begann im Alter von 8 Wochen. (Nach Kazda et al. 1987)

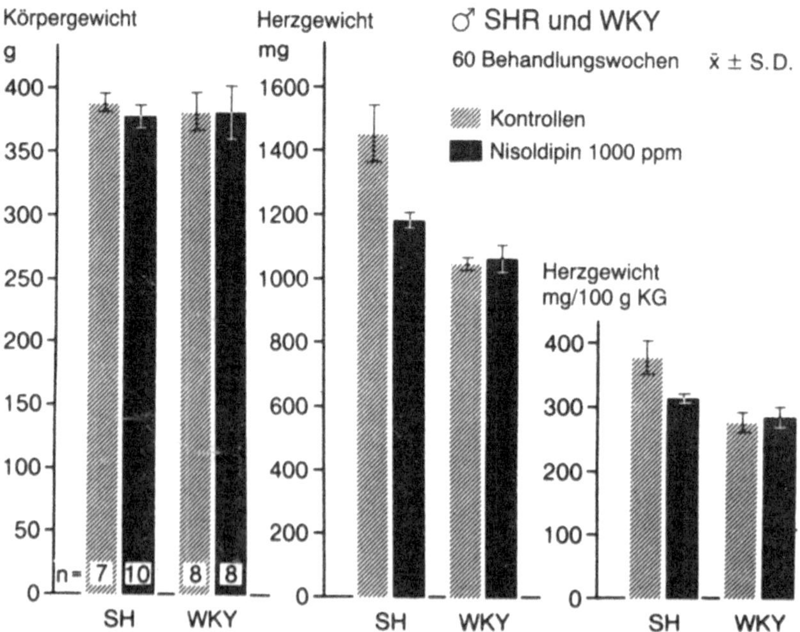

Abb. 15.7 Körpergewicht und Gewicht der Herzkammern bei spontan hypertonen Ratten (*SHR*) und normotonen Wistar-Kyoto (*WKY*)-Ratten im Alter von 68 Wochen. Effekt von Nisoldipin (*schwarze Säulen*). (Nach Kazda et al. 1987)

Futter ernährte, das Calcium-Antagonisten enthielt. Befunde, die sich auf eine solche Versuchsreihe beziehen, werden in den Abb. 15.6 und 15.7 dargestellt (Kazda et al. 1987). Die Abb. 15.6 zeigt, daß der Calcium-Antagonist Nisoldipin bei spontan hypertonen Ratten die altersabhängige Hypertonie verhinderte, während die spontan hypertonen Ratten unter Plazebo (Kontrollen in Abb. 15.6) systolische Blutdruckwerte von über 240 mmHg entwickelten. Gleichzeitig entstand, wie Abb. 15.7 zeigt, die Herzhypertrophie bei den unbehandelten (Kontrollen) spontan hypertonen Ratten (SHR in Abb. 15.7), doch nicht bei den mit Nisoldipin behandelten SH-Ratten. Die bei normotonen Wistar Kyoto-Ratten (WKY) erhobenen Befunde wurden mitaufgeführt, zum Nachweis, daß die Entwicklung der Hypertrophie bei den SHR mit deren Hypertonie in Zusammenhang steht. Die SH- und die WKY-Ratten wurden aus einem gemeinsamen Stamm gezogen und stehen daher in einer genetischen Beziehung untereinander.

Zusammenfassung

Calcium-Antagonisten senken also den Blutdruck, ohne
a) die Plasmalipide oder den Blutzucker zu verändern;
b) zu einer Na^+- oder Flüssigkeitsretention zu führen;
c) das Renin-Angiotensin-System zu aktivieren; oder
d) eine Harnsäureretention hervorzurufen.

Darüber hinaus verzögern sie die Entwicklung der Herzmuskelhypertrophie und üben eine protektive Wirkung auf Gefäße, Gehirn und Nieren aus.

Vergleich mit anderen Antihypertensiva: Wirkung auf Blutdruck und Herzfrequenz

Blutdruck

Da sich die blutdrucksenkende Wirkung der Calcium-Antagonisten dosisabhängig verhält (Abb. 15.4), ist ein Vergleich ihrer Wirksamkeit mit derjenigen anderer blutdrucksenkenden Mittel schwierig. Jedoch ist der antihypertensive Effekt des Verapamil, wenn man die Dosisabhängigkeit mitberücksichtigt, gleich groß wie derjenige der β-Blocker Propranolol (Halperin et al. 1984; Halperin et al. 1986) und Pindolol (Doyle et al. 1981), des kombinierten α- und β-Blockers Labetolol (Anavekar et al. 1982) und der Diuretika (Inouye et al. 1984). Der antihypertensive Effekt von Diltiazem ist gleich demjenigen der β-Blocker Propranolol und Metoprolol (Yamakado et al. 1983; Trimarco et al. 1984) und des Diuretikums Hydrochlorothiazid (Inouye et al. 1984), während Nifedipin gleich wirksam ist wie Metoprolol, Propranolol (Pedersen et al. 1980b; Ekelund et al. 1982) und Methyldopa (Guazzi et al. 1980). Von den in letzter Zeit entwickelten Calcium-Antagonisten scheinen insbesondere Felodipin, Isradipin, Nitrendipin und Nisoldipin wirksam zu sein (Elmfeldt et al. 1987; Graeff et al. 1987).

Herzfrequenz

Die erste Generation der Calcium-Antagonisten auf Dihydropyridin-Basis wie Nifedipin löste eine hypotoniebedingte Tachykardie aus, weshalb man sie normalerweise zusammen mit einem β-Blocker (Zanchetti 1987) verabreichte. Dieses Problem ergibt sich nicht bei den blutdrucksenkenden Dosierungen von Verapamil und Diltiazem, da der ihnen eigene herzfrequenzsenkende Effekt (Kap. 13), obwohl sie wirksame Antihypertonika sind, sicherstellt, daß es nicht zu einer reflektorischen Tachykardie kommt. Dementsprechend kann man sie als Monotherapeutikum einsetzen, um den Blutdruck zu senken, ohne einen unerwünschten Anstieg der Herzfrequenz befürchten zu müssen.

Die Monotherapie mit dem Calcium-Antagonisten auf Dihydropyridin-Basis ist heute durch die Verfügbarkeit langwirkender Analoga oder von Retard-Zubereitungen der Stammverbindungen möglich. Die verschiedenen Analoga des Nifedipin – Nitrendipin, Isradipin, Amlodipin, Felodipin und Nisoldipin – erzeugen anfangs einen geringen reflektorischen Herzfrequenzanstieg (Elmfeldt et al. 1987; Graeff et al. 1987), doch setzt dann der Barorezeptorenmechanismus wieder ein, vermutlich aufgrund der dauerhaften Blutdrucksenkung. Unter diesen Voraussetzungen kann einmal die Kombinationstherapie mit einem β-Blocker in den ersten 1–2 Tagen notwendig werden (Zanchetti 1987), die man anschließend wieder absetzt.

Wenn Phenylalkylamine und Benzothiazepine zur antihypertensiven Therapie eingesetzt werden, tritt daher keine reflexbedingte Tachykardie auf. Was die Dihydropyridine betrifft, konnte die Einführung der langwirkenden Calcium-Antagonisten und der Retard-Zubereitungen (Bursztyn et al. 1985) die Notwendigkeit einer Kombination mit einem β-Rezeptorenblocker verringern, obwohl die blutdrucksenkende Aktivität der ersten Generation dieser Substanzgruppe (Nifedipin) eine beständige reflexbedingte Tachykardie auslöste, die eine solche Kombinationstherapie erforderte. Aus diesem Grund versetzen die langen Halbwertszeiten dieser Substanzen oder ihre kontrollierte Freisetzung diese in die Lage, eine *beständige* Blutdrucksenkung herbeizuführen, die umgekehrt wiederum die Barorezeptorenmechanismen, die die Herzfrequenz kontrollieren, in Gang setzt (Korner 1980). Die Kombination mit einem β-Blocker mag daher nur in den ersten wenigen Stunden der Behandlung notwendig sein.

Wirkung auf die Nieren

Viele Vasodilatatoren, darunter Hydralazin und Minoxidil, vermindern die Wasser- und Na^+-Ausscheidung (O'Malley et al. 1977). Die Wasserretention führt offensichtlich zu einer unerwünschten Gewichtszunahme; die Senkung der Na^+-Ausscheidung führt zur Wasserretention und Ödemen. Calcium-Antagonisten üben die entgegengesetzte Wirkung aus (Bauer u. Reams 1987) und führen so zu einem akuten Na^+-Verlust (Natriurese) und einem Wasserverlust (Diurese) (Abb. 15.4). Der natriuretische Effekt der Calcium-Antagonisten hat ein beträchtliches Interesse erregt (Zanchetti 1987; Zanchetti u. Leonetti 1987). Neuere Studien ergeben folgendes:
1. Die Wirkung ist dosisabhängig (Abb. 15.4).
2. Sie ist besonders bei den Dihydropyridinen ausgeprägt.

3. Sie tritt in Erscheinung ohne jegliche Änderung der glomerulären Filtrationsrate (Abb. 15.5). Obwohl die Natriurese mit einem Anstieg der Nierendurchblutung einhergeht, kann dies nicht der einzige Grund für die Natriurese sein, da die Na^+-Ausscheidung unter der Langzeittherapie zum Normwert zurückgeht, die Nierendurchblutung jedoch hoch bleibt (Abb. 15.5). Die Natriurese scheint mit einer direkten Inhibition der tubulären Na^+-Rückresorption verbunden zu sein (Di Bona u. Sawin 1984; Brunn et al. 1986; Zanchetti u. Leonetti 1987). Alle Calcium-Antagonisten führen zu einem akuten Anstieg der Salz- und Wasserausscheidung (Tabelle 15.6), Serumelektrolyte, Plasmavolumen, die Urinausscheidung von Natrium (und Kalium) bleiben normal.

Humorale Effekte

Zusätzlich zur Natrium- und Wasserretention verursachen Vasodilatatoren wie Hydralazin (Tabelle 15.10) einen dauerhaften Anstieg des Plasmarenins, Angiotensins I und II und des Aldosterons (Hiramatsu et al. 1983). Die vasodilatoatorische Wirkung der Calcium-Antagonisten unterscheidet sich von derjenigen der allgemeinen Vasodilatatoren, da sie, evtl. mit Ausnahme von Felodipin (Elmfeldt et al. 1987), nicht zu einer *dauerhaften* Änderung von Plasmarenin, Angiotensin oder Aldosteron führen, obwohl das Plasmarenin anfangs ansteigt.

Calcium-Antagonismus und die Angiotensineffekte in der Niere

Calcium-Antagonisten reduzieren den gesamten Gefäßwiderstand, doch verursachen sie eine Natriurese. Es ist dies eine ungewöhnliche Situation, und es erhebt sich die Frage, ob diese Medikamente die Fähigkeit des Angiotensins verändern, eine renale Natriumretention herbeizuführen (Sterzel et al. 1984). Angiotensin übt seinen Effekt auf die Natriumausscheidung der Niere aus durch die Verengung der renalen Blutgefäße, die Änderung der renalen tubulären Resorption (Harris u. Navar 1985) und durch die Förderung der Aldosteronfreisetzung. Welcher dieser Prozesse, wenn überhaupt, durch Calcium-Antagonisten unterbrochen wird, ist nicht bekannt. Allerdings ist die K^+-Ausscheidung unverändert, und der Na^+-Verlust kommt rasch zustande. Die direkte Beteiligung des Aldosterons ist daher unwahrscheinlich (Sluiter et al. 1986).

Calcium-Antagonisten und Atrial-natriuretic-Peptide (ANP) im Plasma

Atrial-natriuretic-Peptide (ANP) werden von den Herzvorhöfen als Reaktion auf Volumenüberlastung, Hypertonie und kongestive Kardiomyopathie freigesetzt und verursachen Diurese, Natriurese und eine Blutdrucksenkung (Cantin u. Genest 1985; Needleman et al. 1985). Da bei Hypertonikern die Plasma-ANP-Spiegel erhöht sind (Morii et al. 1986), ist es nicht abwegig, zu überlegen, ob die blutdrucksenkende und natriuretische Aktivität der Calcium-Antagonisten mit einer veränderten ANP-Freisetzung ins Plasama einhergeht oder z.T. darauf basiert. Bei spontan hypertonen

Ratten verhindert die Gabe von Calcium-Antagonisten auf Dihydropyridin-Basis nicht den Anstieg der Plasma-ANP, doch ist dies eine Sekundärfolge und nicht für den Abfall des Blutdrucks verantwortlich (Stasch et al. 1986). Vermutlich betrifft daher die blutdrucksenkende Wirkung der Calcium-Antagonisten nicht die ANP.

Calcium-Antagonisten und Lipidstoffwechsel

Als im Laufe der Zeit Calcium-Antagonisten als Antihypertonika in Betracht gezogen wurden, waren viele andere antihypertensive Mittel bereits auf dem Markt. Dies führte automatisch zu der Frage, ob man noch ein weiteres blutdrucksenkendes Mittel benötige. Jedoch ergaben sich bei einer sorgfältigeren Auswertung der Pharmakologie vieler anderer Antihypertensiva einige unerwartete Stoffwechselkomplikationen, die bei Verwendung von Calcium-Antagonisten nicht auftreten. Diuretika verursachen beispielsweise Gicht und Hypokaliämie und reduzieren die Glukosetoleranz. Sie vermehren ebenfalls (Tabelle 15.9) die Lipoproteine LDL und VLDL im Plasma, das Gesamtcholesterin und die Triglyzeride (Distler 1987). Der α-Blocker Prazosin beeinflußt nicht die Plasmalipide, doch vermehren β-Blocker – insbesondere nichtselektive β-Blocker, denen intrinsische Sympathikusaktivität fehlt – die Plasmatriglyzeride und das LDL-Cholesterin und vermindern das HDL-Cholesterin. Dies sind unerwünschte Veränderungen, doch kann man sie im Rahmen der durch β-Blocker induzierten Hemmung der Adenylzyklase erklären. Adenylzyklase reguliert den Fettstoffwechsel durch Aktivierung der Lipoproteinlipasen, die an der katecholaminbedingten Lipolyse beteiligt sind. Allerdings vermehren nicht alle β-Blocker die Triglyzeride und das LDL-Cholesterin im Plasma. Zum Beispiel besitzen Pindolol und Acebutalol eine verhältnismäßig geringe Wirkung, und die Wirkung von Atenolol ist weniger ausgeprägt als diejenige von Propranolol.

Calcium-Antagonisten zeigen, auch wenn sie in relativ hoher Dosierung gegeben werden, weder einen Effekt auf das Gesamtcholesterin, noch auf das LDL- oder HDL-Cholesterin (Tabelle 15.9). Dies spricht offensichtlich für ihren Einsatz als Antihypertensiva, besonders da atheromatöse Veränderungen als Risikofaktor der Hypertonie anerkannt sind.

Calcium-Antagonisten und Hypertonie bei niedrigem Renin

Die Basis der vermehrten Sensibilität von Low-renin-Hypertonikern gegenüber dem blutdrucksenkenden Effekt der Calcium-Antagonisten wird noch nicht vollständig verstanden, obwohl man bereits vielerorts über einen Zusammenhang berichtet (Bühler et al. 1984). Zwei Faktoren spielen wahrscheinlich eine Rolle:
1. Bei Low-renin-Patienten sind die von β-Rezeptoren modifizierten Reaktionen abgeschwächt; und
2. die Reflexe der Barorezeptoren vermindert.

So reagiert bei jungen Patienten mit hohem Plasma-Renin der Sympathikus und das Angiotensin-Renin-System als Gegenpart auf jeden Blutdruckabfall, während bei älteren Low-renin-Patienten diese Wiederanpassung nicht stattfinden kann. Auf dieser Grundlage kann man vorhersagen, daß junge High-renin-Patienten gut auf β-Rezeptorenblocker und Angiotensin-Converting-Enzym-Hemmer ansprechen werden, während Calcium-Antagonisten viel eher die Medikamente der Wahl beim Low-renin-Patienten sein werden. Häufig handelt es sich bei diesen um ältere Patienten.

Der Schutzeffekt der Calcium-Antagonisten gegenüber dem hypertoniebedingten Gefäßschaden und der Herzmuskelhypertrophie

Viele Mittel, die einen unkontrollierten Ca^{2+}-Zuwachs fördern, erzeugen eine Zellnekrose. Fleckenstein hat den Begriff „Calcium-Überladung" zur Beschreibung dieses Phänomens benutzt, und obwohl er zunächst auf das Herz angewandt wurde, konnten neuere Studien aus Fleckensteins eigenem Labor (Fleckenstein et al. 1987) und von anderen Forschern (Kazda et al. 1987) zeigen, daß es sich hierbei um ein weitverbreitetes Phänomen handelt, das Gefäße, Nieren, Gehirn und Herz umfaßt. Der Tatsache, daß Calcium-Antagonisten gegenüber dieser Schädigung schützen, kommt klinische Bedeutung zu.

Gefäße

In einer besonders interessanten Versuchsreihe, die man an einem Stamm salzempfindlicher Ratten (Dahl-Ratten) ausgeführt hatte, fanden Kazda und seine Arbeitsgruppe heraus, daß die Entwicklung der Hypertonie unter diesen Voraussetzungen mit einer Gefäßnekrose einherging, die Intimadegeneration, Mediahyperplasie und Periarteriitis beinhaltete. Diese Veränderungen waren in den afferenten glomerulären Arterien ausgeprägt und resultierten letztendlich in einem Kollaps und in der Degeneration der Glomeruli. Sie fanden große Kalkablagerungen in den glatten Muskelzellen der Nierenarterien. Unter diesen Bedingungen besitzen Calcium-Antagonisten, wie Nisoldipin, Nifedipin, Nitrendipin und Nimodipin, einen Schutzeffekt; der Beweis:
1. die Ca^{2+}-Überladung des Gewebes wird reduziert; und
2. eine längere Überlebenszeit resultiert.

Beim Nitrendipin (Kazda et al. 1984) und Nimodipin (Kazda et al. 1987) erscheint der Schutzeffekt unabhängig von jeglichem Blutdruckabfall. Calcium-Antagonisten schützen vermutlich daher bei solchen Voraussetzungen nicht nur, weil sie Vasodilatatoren sind, sondern auch, weil sie einen direkten zellulär schützenden Effekt besitzen, dessen Mechanismus unbekannt ist.

Strukturelle Gefäßveränderungen in den präkapillären Arteriolen sind, nach Hansson (1987), „ein Schlüsselmerkmal der Hypertonie". Das Verhältnis Wand:Lumen ist erhöht aufgrund der Hypertrophie der glatten Gefäßmuskulatur. Als Folge ist der innere Durchmesser der Präkapillaren verengt, was umgekehrt zur strukturell begründeten Hyperaktivität und zum erhöhten Widerstand führt. Die Behandlung mit Antihypertensiva mit Hilfe von Calcium-Antagonisten der Dihydropyridin-Gruppe kehrt diese Strukturveränderungen um und normalisiert damit den Quotienten Wand:Lumen (Lundin u. Hallback-Nordlander 1984; Friberg et al. 1986). Wie bei Kazdas Studien scheint der günstige Effekt der Dihydropyridin-Therapie auf den Quotienten Wand:Lumen nicht einfach auf der Senkung des Blutdrucks zu beruhen.

Herz

Die Herzmuskelhypertrophie stellt eine der unerwünschten Folgen der Hypertonie dar, und obwohl man gemeinhin annimmt, daß sie als direkte Konsequenz der linksventrikulären Nachlast auftritt, weisen neuere Untersuchungen darauf hin, daß trophische Faktoren eine Rolle spielen könnten. Abgesehen von der Ursache vermindern Dihydropyridine, darunter Nitrendipin (Kazda et al. 1984), Nimodipin (Kazda et al. 1987) und Amlodipin (Nayler 1988), den Schweregrad der Hypertrophie. Andere Vasodilatatoren jedoch, wie etwa Hydralazin, sind unwirksam, während einige (z.B. Minoxidil) tatsächlich die Hypertrophie verstärken (Kazda et al. 1984).

Nieren

Der Schutzeffekt der blutdrucksenkenden Therapie auf die Nieren stellt wahrscheinlich eine Sekundärfolge des protektiven Effekts auf die renalen Gefäße dar, obwohl man in diesem Stadium einen direkten protektiven Effekt nicht ausschließen kann.

Gehirn

Der Nachweis des protektiven Effekts der blutdrucksenkenden Therapie am Gehirn mit nachfolgender Inzidenzverminderung des ischämischen Apoplex und der zerebralen Blutung ist bekannt (Conen et al. 1987). Die Beweise des protektiven Effekts der Calcium-Antagonisten in diesem Bereich stammten anfangs aus Studien an apoplexanfälligen, spontan hypertonen Ratten (Kazda et al. 1982), wurden aber auch bei Menschen gesammelt (Conen et al. 1987; Gelmers 1987), und zwar für Phenylalkylamine sowie für Dihydropyridine.

Insgesamt sind Calcium-Antagonisten also nicht nur Antihypertensiva, sondern sie bewirken auch:
a) eine Rückbildung der Herzmuskelhypertrophie oder einen Stop der Entwicklung;
b) einen Schutz der Gefäße und eine Normalisierung des Quotienten Wand:Lumen; und
c) eine Inzidenzverringerung der zerebralen Ischämie und des Apoplex.

Grundlage der blutdrucksenkenden Wirkung

Obwohl die blutdrucksenkenden Eigenschaften der Calcium-Antagonisten heute ohne jeden Zweifel erwiesen sind, ist ihr Wirkmechanismus weniger eindeutig, insbesondere wenn man sie auf der subzellulären Ebene betrachtet. Bestimmt spielt eine verminderte Ca^{2+}-Einstromrate durch die Ca^{2+}-Kanäle vom L-Typ eine wichtige Rolle, doch kennt man andere Eigenschaften, die man in Betracht ziehen muß, wie etwa ihre Fähigkeit, die vasokonstriktorische Reaktion auf Angiotensin II (Hof 1984; Huelsemann et al. 1985; Cooper et al. 1985) und auf die Stimulation der α-Rezeptoren abzuschwächen (Woodman et al. 1986; van Zwieten et al. 1987).

Was die angiotensin-induzierte konstriktorische Reaktion betrifft, sind ganz sicher die in der Gefäßwand lokalisierten Angiotensin-Rezeptoren für die Förderung des Ca^{2+}-Einstroms verantwortlich (van Zwieten et al. 1987), und zwar durch Kanäle, die rezeptorgesteuert, aber auch empfindlich gegenüber Calcium-Antagonisten sind. Ob diese rezeptorgesteuerten Kanäle in den Gefäßen und insbesondere in den Widerstandsgefäßen von Hypertonikern vorherrschen, ist unbekannt; wenn dies aber der Fall ist, könnte man auf die Überempfindlichkeit der Hypertoniker gegenüber der blutdrucksenkenden Wirkung der Calcium-Antagonisten und die Überempfindlichkeit der Widerstandsgefäße gegenüber den Konstriktoren rückschließen. Im Falle der durch α-Rezeptoren hervorgerufenen Konstriktion treten sowohl α_1- als auch α_2-vermittelte Reaktionen auf. Die α_1-Stimulation fördert die Kontraktion durch die Freisetzung von intrazellulärem Ca^{2+}, die α_2-Stimulation durch die Steigerung der Ca^{2+}-Einstromrate. Beide Reaktionen werden jedoch durch Calcium-Antagonisten gedämpft (Woodman et al. 1986).

Zusammenfassung

Die vasodilatatorische Wirkung der Calcium-Antagonisten ist komplex und umfaßt die verlangsamte Rate des Ca^{2+}-Ioneneinstroms sowohl durch spannungsempfindliche als auch rezeptorgesteuerte Kanäle. Die Wirkung dieser Medikamente beim Einsatz als Antihypertensiva erscheint kompliziert und sollte nicht nur hinsichtlich ihrer blutdrucksenkenden Aktivität betrachtet werden, denn darüber hinaus

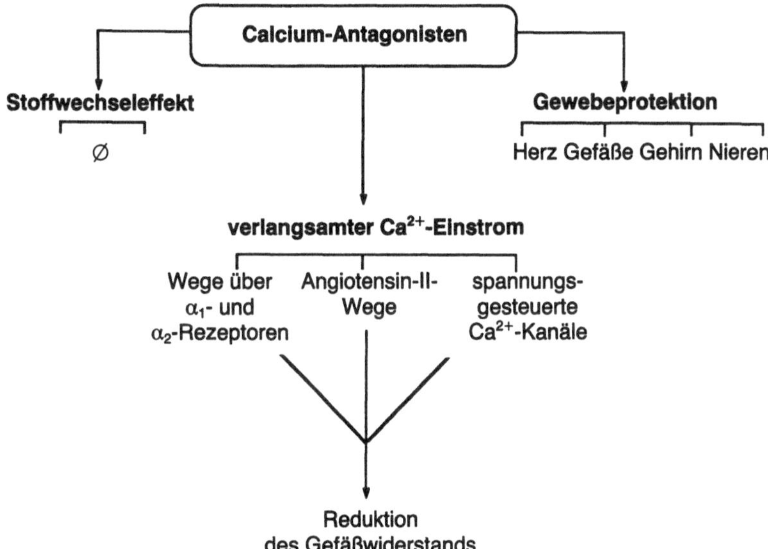

Abb. 15.8 Schematische Darstellung der Wirkungsweise der Calcium-Antagonisten als Antihypertensiva

(Abb. 15.8) bleiben größere Stoffwechsel- oder Ionenstörungen aus, wobei sie die Gefäße schützen, einer Herzmuskelhypertrophie vorbeugen, die Inzidenz des Apoplex und der Zerebralblutung reduzieren und die Nierenfunktion erhalten. All diese Faktoren gemeinsam zeichnen diese Substanzen vor anderen Vasodilatatoren aus.

16 Calcium-Antagonisten und Arteriosklerose

Es gibt eine schöne Geschichte (Schwartz et al. 1985) über „ein Prüfungskomitee aus drei Blinden, die einen Elefanten untersuchen. Der erste, der ein Ohr in der Hand hält, beschreibt ein großes Blatt; das zweite Mitglied der Gruppe befühlt ein Bein und beschreibt einen Baumstamm; der Vorsitzende des Prüfungsausschusses faßt den Schwanz und erkennt darin die Frucht. Einstimmig beschloß der Ausschuß, daß es sich hier um einen Bananenbaum handelte". Diese Situation trifft genauso auf die gegenwärtige Auffassung zur Arteriosklerose zu, die man verschiedentlich als „ein klinisches Problem des Fettstoffwechsels", „ein epidemiologisches Problem von klinischen Risikofaktoren", „die Faszination des Biologen an zellulärer Proliferation" und endlich als ein Problem der „Thrombose" betrachtet hat. Mit anderen Worten, sie ist ein „multifaktorieller Elefant". Man kennt viele Prozesse, die zur Bildung des arteriosklerotischen Plaques beitragen. Dazu zählen:
1. ein erhöhter Plasmaspiegel der Low-density-Lipoproteine (LDL);
2. Thrombozytenaggregation;
3. Proliferation, Migration und Degeneration glatter Muskelzellen;
4. verletzte (oder geschädigte) Endothelzellen;
5. überschießende Synthese von Matrix (Kollagen, Elastin und Proteoglykane);
6. eine verminderte Zahl von LDL-Rezeptoren; und
7. Kalkablagerung.

Die Beteiligung des Calciums ist jedoch nicht auf die Ablagerung in degenerativ veränderter glatter Muskulatur und Endothelzellen beschränkt. Thrombozytenaggregation, Zellproliferation und -migration, Synthese von Protein und Kollagen und die Einbindung von Makromolekülen durch die Lipide sind insgesamt Ca^{2+}-abhängige Vorgänge (Tabelle 16.1). Als einmal die Beteiligung des Ca^{2+} erkannt war, begannen die Untersucher, nach Wegen zur Kontrolle seiner Verfügbarkeit zu suchen. Eine der frühesten Interventionen, die untersucht wurden, betraf das chelatbildende Äthylendiamintetraazetat (EDTA) (Wartman et al. 1967). In neuerer Zeit konzentrierte sich jedoch die Aufmerksamkeit auf die Verwendungsmöglichkeiten von Calcium-Antagonisten, und bei einer Reihe von Studien an cholesterinernährten Tieren (Kaninchen und Paviane) wiesen chemisch unvereinbare Calcium-Antagonisten – darunter Nifedipin, Verapamil, Isradipin (PN 200-110), Diltiazem und Nicardipin (Tabelle 16.2) – allesamt die Fähigkeit auf, den Arteriskleroseprozeß zu verlangsamen.

Tabelle 16.1 Ca^{2+}-abhängige Prozesse, die an der Bildung arteriosklerotischer Plaques beteiligt sind

Ca^{2+}-abhängiges Ereignis	Literatur
Plaqueanhäufung	Ribeiro et al. (1982)
	J. Mehta et al. (1983)
	P. Metha et al. (1983)
PDGF-Freisetzung	Ross (1981)
Zellproliferation und -migration	Ross u. Glomset (1976)
Protein- und Kollagensynthese und -sekretion	Metcalfe et al. (1986)
	Kramsch et al. (1981)
Lipid-bindende Makromoleküle und Rezeptoren	Stein et al. (1985)
Endothelschaden und Nekrose	Schanne et al. (1979)
Resorption von Cholesterin und Elastin	Hornbeck u. Partridge (1975)
Bindung von Lipoproteinen an Glykosaminoglykane	Srinivasan u. Sawyer (1970)

PDGF platelet-derived growth factor (von Thrombozyten stammender Wachstumsfaktor)

Tabelle 16.2 Wirkungen der Therapie mit Calcium-Antagonisten auf die Bildung von fetthaltigen Plaques

Substanz und Darreichungsform	Spezies	Behandlungsdauer (Wochen)	% Cholesterin im Futter	Blutgefäße	Verminderung d. Läsionen (%)	Literatur (s. unten)
Nifedipin						
80 mg/kg/Tag p. o.	Kaninchen	8	2	Aorta	50	1
80 mg/kg/Tag p. o.	Kaninchen	8	2	Aorta	69	2
1 mg/kg/Tag p. o.	Kaninchen	8	2	Aorta	26	3
Verapamil						
1,5 mg/kg/Tag s. c.	Kaninchen	10	0,5	Aorta	54	4
8 mg/kg/Tag p. o. + 0,5 mg/kg/Tag	Kaninchen	10	0,5	Aorta	66	5
8 mg/kg/Tag p. o.	Kaninchen	8	2	Aorta	48	3
Verapamil	Kaninchen	24	0,3 + 3% Sojabohnen	Aorta	26	6
Diltiazem						
80 mg/kg/Tag i. p.	Kaninchen	10	1	Aorta	97	7
103 mg/kg/Tag p. o.	Kaninchen	10	2	Aorta	37	8
PN 200–110						
0,3 mg/kg/Tag p. o.	Kaninchen	10	2	Aorta	31	9
Nicardipin						
80 mg/kg/Tag p. o.	Kaninchen	8	2	Aorta	75	10
Lanthanum						
35 mg/kg/Tag	Kaninchen	10	0,5	Aorta	19	11
40–120 mg/kg/Tag p. o.	Affen	52	0,1	Aorta	27	12
40 mg/kg/Tag p. o.	Kaninchen	10	2	Aorta	38	13

Literatur: (1) Henry u. Bentley (1981); (2) Willis et al. (1985); (3) Panagiotopoulos u. Nayler (1986); (4) Blumein et al. (1984); (5) Rouleau et al. (1983); (6) Sievers et al. (1987); (7) Sugano et al. (1986); (8) Ginsburg et al. (1983); (9) Habib et al. (1986); (10) Willis et al. (1985); (11) Rouleau et al. (1981); (12) Kramsch et al. (1981); (13) Ginsburg et al. (1983)

Die für die Calcium-Antagonisten gewonnenen Resultate waren bemerkenswert konstant hinsichtlich der antiarteriosklerotischen Wirkung dieser Substanzen. Diese Wirkung

1. ist unabhängig von der blutdrucksenkenden Aktivität;
2. ist nicht auf eine bestimmte Gruppe von Calcium-Antagonisten beschränkt;
3. ist von einer Veränderung des a) Cholesterins oder b) Calciums im *Plasma* unabhängig;
4. geht einher mit einer Verminderung des Ca^{2+} und des Cholesterins in der Gefäßwand; und
5. erfordert das Vorhandensein von LDL-Rezeptoren – diese Notwendigkeit der LDL-Rezeptoren erklärt, warum die Calcium-Antagonisten bei WHHL (Watanabe heritable hyperlipidaemic)-Kaninchen arteriosklerotische Plaquebildungen nicht verlangsamen (van Niekerk et al. 1984; Tilton et al. 1985), da diesen Kaninchen die LDL-Rezeptoren fehlen.

Welches Modell?

Es stellt ein Problem dar, ein geeignetes Modell zur Auswertung der Wirksamkeit eines antiarteriosklerotischen Therapieschemas zu finden, auch wenn die Arteriosklerose bei einem breiten Spektrum von Tieren auftritt, insbesondere wenn man sie bei cholesterin- oder fettreicher Fütterung hält (Gresham 1983). Hühner, *White-Carneau*-Tauben, Papageien und Truthähne (die zufälligerweise einen überraschend hohen systolischen Blutdruckwert zeigen, der häufig 200 mmHg überschreitet) sind stark anfällig gegenüber der Erkrankung. Sie kommt vor bei Reptilien (auch Anakonda und Krokodil), bei Elefanten in Gefangenschaft (wo die Läsionen sehr denjenigen der menschlichen Atherome ähneln) und bei Schweinen, Kaninchen und Affen, wo zumindest bei der Gattung *Macacca* die nahrungsbedingte Arteriosklerose in der Hauptkoronararterie vorkommt. Hunde jedoch sind weniger anfällig, wenn sie nicht bei gleichzeitig bestehender Hypothyreose große Cholesterinmengen zu sich nehmen. Die geringe Anfälligkeit des Hundes mag z. T. auf ihrer hohen LDL-Katabolismusrate beruhen. So befindet sich jedes LDL-Teilchen nur für 15 h im Kreislauf, gegenüber 30 h beim Pavian und 2–5 Tage beim Menschen (Goldstein u. Brown 1982).

Modelle unversehrter Versuchstiere

Das am häufigsten verwendete Tierversuchsmodell ist das cholesterin-ernährte Kaninchen. Obwohl der Pavian ein geeigneteres Modell darstellt, da die Cholesterinablagerungen in seinen Koronargefäßen auftreten, wird er doch nur selten auf der Basis seiner Fütterung untersucht. Die Ratte ist ungeeignet, da Nagetiere mit Ausnahme des Meerschweinchens (Weinstein u. Heider 1987), anders als der Mensch, der die Hauptmasse seines Cholesterins in der LDL-Form transportiert, das Cholesterin in Form der High-density-Lipoproteine weitertragen. Da größere Plasma-HDL-Spiegel gegen Fetteinlagerung schützen (Paigen et al. 1985), entwickelt die mit

Cholesterin gefütterte Ratte keine Arteriosklerose, wenn nicht andere Begleitbedingungen – wie Vitamin-D-Kalzinose – hinzukommen.

Die Russen scheinen als erste erkannt zu haben, daß das Füttern von Kaninchen mit einer cholesterinreichen Nahrung die Arteriosklerose hervorruft (Anitschkow 1925). Bei diesem Modell ergeben sich jedoch mehrere Probleme.

1. Die benötigten Cholesterinspiegel im Plasma übertreffen deutlich jene, die man in der Klinik antrifft.
2. Das Muster der Cholesterinablagerung und der Plaquebildung unterscheidet sich gänzlich von dem des Menschen. Bei Kaninchen entwickeln sich die atheromatösen Plaques in der Aorta und in den intramuralen, doch nicht in den subepikardialen Arterien (Ginsburg et al. 1983). Beim Menschen kommt die intramurale Atherombildung der Koronarien selten vor.
3. Die sich rasch entwickelnden Läsionen, die nach nur wenigen Wochen der cholesterinreichen Fütterung proliferieren, zeigen ein schaumzelliges Bild und ähneln daher nicht den gewöhnlich beim Menschen angetroffenen arteriosklerotischen Plaques (Henry 1985; Ross 1986).
4. Die Geschwindigkeit der Läsionbildung variiert und ist daher schwer zu quantifizieren (Henry 1985). Die Quantifizierung des Ausmaßes des Atheroms hängt entweder von der Bestimmung des Gefäßwandanteils, der von sudanrotgefärbten Läsionen eingenommen wird, oder vom Cholesterinassay in den Wandsegmenten ab. Diese Techniken sind in sich recht akkurat und leicht durchführbar. Sie besitzen allerdings den Nachteil, daß sie Arteriensegmente zur Analyse benötigen. Dies stellt ein Problem dar, denn
   a) der Ort und das Ausmaß der Atherombildung variieren, wodurch komparative Studien schwierig werden;
   b) die Tiere müssen getötet werden, wodurch man sich jede Möglichkeit nimmt, eine Regression bei dem entsprechenden Tier zu untersuchen; und
   c) die auf diese Weise gewonnenen Daten liefern keine Information darüber, ob eine veränderte Atheromrate auf einer veränderten Cholesterin-Katabolismusrate oder auf einer veränderten Dichte der LDL-Rezeptoren beruhte.

Isolierte glatte Muskelzellen

Ein alternativer Ansatz, der zunehmend Popularität gewinnt (Orekhov et al. 1986; Weinstein u. Heider 1987), ist der Gebrauch isolierter aortaler glatter Muskelzellen. Es gibt 2 Arten von arteriellen glatten Muskelzellen: die „kontraktilen Zellen", die mit Myofibrillen angefüllt sind und die man auch als „Arbeitspferde" bezeichnet hat (Campbell u. Campbell 1985), und die „synthetischen Zellen". Die synthetischen Zellen sind für die Synthese von Kollagen, Elastin und Proteoglykanen verantwortlich, die die extrazelluläre Matrix und die Spannungselemente der Arterienwand darstellen. Früh im arteriosklerotischen Prozeß wandern arterielle glatte Muskelzellen in die Intimazone der Gefäßwand, wo sie proliferieren und damit enorme Mengen an Matrixmaterial (Kollagen, Elastin und Proteoglykane) produzieren, die zusammen mit den eindringenden Makrophagen Lipide anhäufen. Die Biochemie dieser Vorgänge kann man wahrscheinlich genauer in isolierten glatten Muskelzellen verfolgen und kontrollieren. Glücklicherweise behalten isolierte aortale glatte Muskelzel-

Tabelle 16.3 Wirkung des Calcium-Antagonisten PN 200–110 auf die Calcium-Aufnahme in isolierte glatte Muskelzellen der Aorta. (Aus Weinstein u. Heider 1987)

PN 200–110	% Hemmung der Ca^{2+}-Aufnahme
10^{-9} M	14
10^{-8} M	45
10^{-7} M	147

len ihre spannungsempfindlichen Ca^{2+}-selektiven Kanäle (Ruegg et al. 1985) und ihre Empfindlichkeit gegenüber Calcium-Antagonisten (Weinstein u. Heider 1987) – wie man dies an der Fähigkeit des Antagonisten PN 200-110 (Tabelle 16.3) ablesen kann, die spannungsinduzierte Ca^{2+} ($^{45}Ca^{2+}$)-Aufnahme zu hemmen. Aus diesem Grunde stellen diese Muskelzellen ein nützliches Modell dar.

Die Bildung der arteriosklerotischen Plaques

Der Plaque

Wie zu Beginn dieses Kapitels bemerkt, nehmen insgesamt Endothel- und glatte Muskelzellen, Blutplättchen und Makrophagen an der Bildung des arteriosklerotischen Plaques teil (Abb. 16.1). Die Läsion entsteht zuerst als ein Fettstreifen – eine „weitgehend flache, lipidbeladene Läsion, die sowohl aus Makrophagen als auch einigen glatten Muskelzellen besteht" (Ross 1986). Die lipidbeladenen glatten Muskelzellen und Makrophagen bezeichnet man häufig als „Schaumzellen". Der Auslöser zur Bildung dieser frühen Läsionen ist wahrscheinlich ein Endothelschaden, der

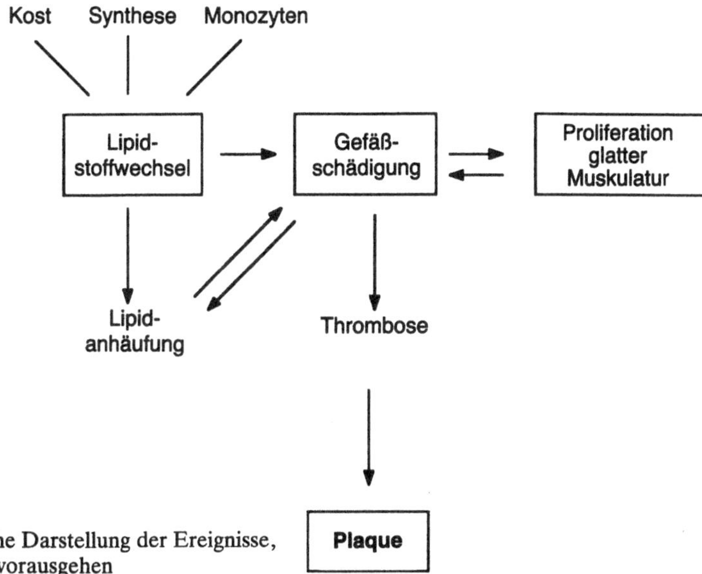

Abb. 16.1 Schematische Darstellung der Ereignisse, die der Plaquebildung vorausgehen

wiederum durch eine Vielfalt von Faktoren, wie etwa Hypercholesterinämie, Viren, Scherkräfte (Hypertonie), Immunreaktionen und Homozystein, verursacht wird. Die Rolle der Hypercholesterinämie ist kompliziert. Sie mag eine Änderung der Membranviskosität durch eine Verschiebung des Cholesterin:Phospholipid-Verhältnisses hervorrufen. Daneben wird LDL-Cholesterin abgebaut, wenn es mit Makrophagen in Berührung kommt, wobei einige der Abbauprodukte toxische freie Radikale darstellen, die bekanntermaßen zu Membranlücken führen können.

LDL-Rezeptoren und Plasmacholesterin

LDL stellt das Haupttransportprotein des Plasmacholesterins dar. Der erste Schritt bei der Entfernung des LDL-Cholesterinkomplexes aus dem Plasma umfaßt seine Bindung an membranständige LDL-Rezeptoren, wonach der gesamte Komplex (LDL-Cholesterin plus Rezeptor) internalisiert und abgebaut wird. Das freie Cholesterin wird zur Reparatur an Membranen und zur Hormon- und Gallensäuresynthese gebraucht. Gewöhnlich arbeitet das System als „Rezeptor-Abwärtsregulation", wobei sich beim Anstieg des intrazellulären Cholesterins die Dichte der LDL-Rezeptoren verringert. Wenn die Plasmacholesterinspiegel jedoch außerordentlich hoch sind und wenn es insbesondere zum Endothelschaden gekommen ist, werden die glatten Muskelzellen, Makrophagen und Endothelzellen mit Cholesterin überladen.

Risikofaktoren

Vom rein theoretischen Standpunkt aus kann man die Risikofaktoren in 4 Hauptgruppen unterteilen:
a) erhöhtes LDL im Plasma (z. B. große Cholesterinaufnahme);
b) verstärkte Membranpermeabilität der Endothel- und glatten Muskelzellen hinsichtlich Ca^{2+} (z. B. Hypertonie, Zigarettenrauchen);
c) anomale LDL-Rezeptordichte (z. B. Patienten mit familiärer Hypercholesterinämie); und
d) insuffizienter Cholesterinmetabolismus.

Risikofaktoren des Typs a) und b) können mit entsprechender Diät, Medikation und einer veränderten Lebensweise angegangen werden. Die Faktoren unter c) und d) sind jedoch schwieriger zu beeinflussen, teilweise weil sie voneinander abhängig sind (Goldstein u. Brown 1982). Vermutlich wird ein ideales antiarteriosklerotisches Therapieschema alle diese Risikofaktoren modifizieren, das Plasma-LDL senken, den exzessiven Ca^{2+}-Zuwachs verhindern, den Cholesterinkatabolismus verbessern und die LDL-Rezeptordichte vergrößern.

Nachweis der Schutzwirkung der Calcium-Antagonisten

Versuche an Kaninchen und Pavianen (Tabelle 16.2 und Abb. 16.2) haben gezeigt, daß Calcium-Antagonisten, wenn man sie gleichzeitig oder sogar noch vor Einfüh-

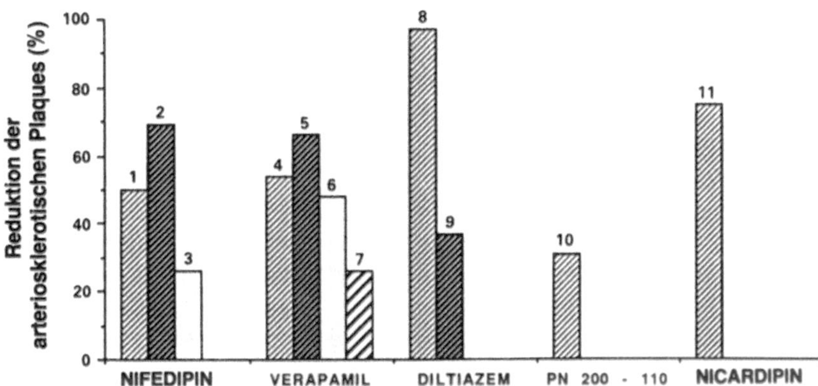

Abb. 16.2 Daten aus 12 Laboratorien, die den Nachweis einer calcium-antagonistisch induzierten Verzögerung der Arteriosklerose bei cholesterin-gefütterten Tieren erbringen. Die Einzelheiten der Versuchsbedingungen und die Kodierung der Bezugszahlen werden in Tabelle 16.2 aufgeführt

rung der cholesterinreichen Fütterung einführt, das Fortschreiten der Arteriosklerose verzögert. Diesselben Studien konnten nicht beweisen, daß eine Regression eintrat, obgleich dies möglich ist. Cholesterinentzug z. B. und die Zugabe von Cholestyramin fördern die Regression, vorausgesetzt, daß man den arteriosklerotischen Prozeß nicht für längere Zeiträume hatte fortschreiten lassen.

Im allgemeinen kann man die Mittel, die die Entwicklung der atheromatösen Läsionen verlangsamen, ohne das Plasmacholesterin zu senken, in 3 Hauptgruppen einteilen: Calcium-Chelatbildner, Antisympathikotonika oder Sympatholytika und Calcium-Antagonisten (Tabelle 16.4). Die Heterogenität dieser Verbindung allein reicht aus zur Vermutung, daß die Mechanismen, mit denen die antiarteriosklerotischen Therapieschemata die Plaquebildung verzögern, komplex und multifaktoriell ablaufen.

Tabelle 16.4 Mittel zur Verlangsamung der Arteriosklerose

Substanz	Literatur
Calcium-Antagonisten	
Nifedipin	Henry u. Bentley (1981)
Verapamil	Rouleau et al. (1983)
Diltiazem	Sugano et al. (1986)
Nicardipin	Willis et al. (1985)
PN 200–110	Habib et al. (1986)
Lanthanum	Kramsch et al. (1980)
Calcium-Chelatbildner	
EDTA	Wartman et al. (1967)
Thiophon	
Chondroitonsulfat A	Morrison et al. (1972)
Diphosphorische Säure	Rosenblum et al. (1975)
Antagonisten der Katecholamine	
Reserpin	Whittington-Coleman u. Carrier (1970)
Propranolol	Whittington-Coleman et al. (1973)

Antiarteriosklerotische Wirkung der Calcium-Antagonisten

Studien an Kaninchen und Pavianen (Tabelle 16.2) sowie an isolierten aortalen Muskelzellen beweisen nicht nur, daß die Calcium-Antagonisten die Arteriosklerose in diesen Versuchsmodellen verlangsamen kann, sie lassen auch einige Rückschlüsse zu ihrem Wirkmechanismus zu.

Wie bereits zu Beginn dieses Kapitels bemerkt, umfassen die *theoretischen* Möglichkeiten bezüglich der Effizienz der Calcium-Antagonisten unter diesen Umständen ein verändertes Plasma-LDL, verminderte reine Belastung (und damit verminderte Verletzung der Gefäßwände) aufgrund einer Vasodilatation, unterdrückte glatte Muskelzellproliferation, verzögerte Thrombozytenaggregation, Schutz des Endothels, vermehrte LDL-Rezeptor-vermittelte LDL-Clearance, Proliferation der LDL-Rezeptoren und Suppression der Synthese des Matrixmaterials (Kollagen, Elastin und Glykosaminoglykan). Allerdings scheint es, daß nur einige dieser Mechanismen an der Wirkung beteiligt sind (Abb. 16.3).

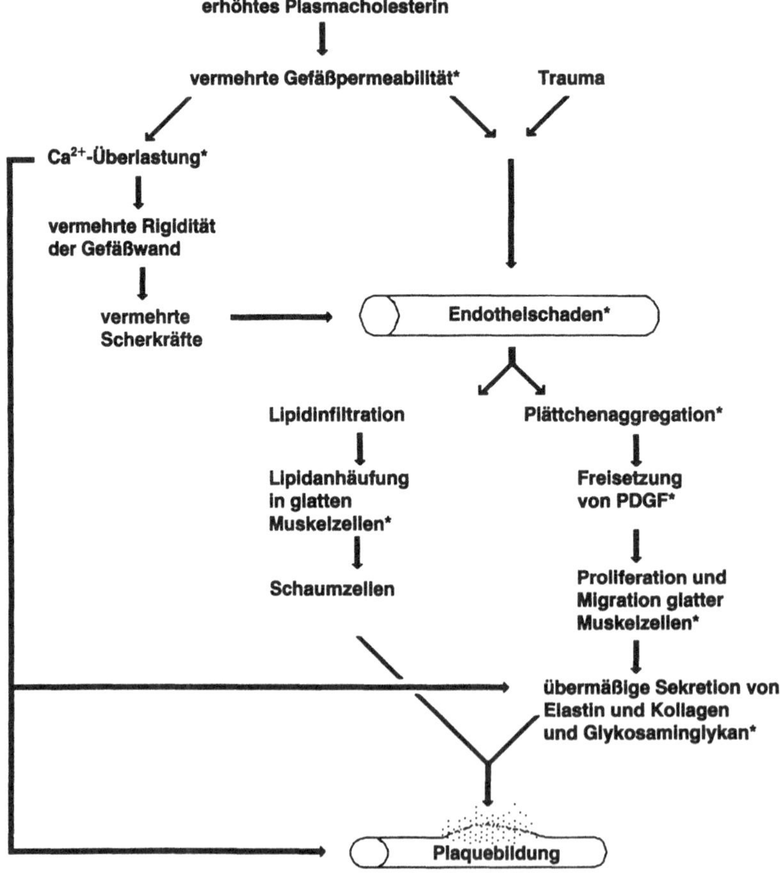

Abb. 16.3 Diagramm zu den Orten, an denen Calcium-Antagonisten eine andere antiarteriosklerotische Aktivität ausüben können

Wirkungsweise

Plasmacholesterin

Verapamil, Nifedipin, PN 200-110, Diltiazem und Nicardipin haben sich als antiarteriosklerotisch wirksam erwiesen (Tabelle 16.2). Diltiazem und Nicardipin (Sugano et al. 1986; Ohata et al. 1984), doch weder Verapamil, Nifedipin noch PN 200-110, senken das LDL-Cholesterin im Plasma (Rouleau et al. 1983; Henry u. Bentley 1981; Habib et al. 1986). Eine Senkung des Plasma-LDL kann daher vorteilhaft, doch nicht wesentlich für die antiarteriosklerotische Wirkung dieser Medikamente sein.

Vasodilatation und verminderte Gefäßwandverletzung

Diesem Faktor kann keine überragende Bedeutung zukommen, da andere blutdrucksenkende Mittel, wie Methyldopa (Nayler u. Panagiotopoulos 1986) und Hydralazin (Blumein et al. 1984) weder das Fortschreiten verlangsamen noch den Arterioskleroseprozeß umkehren.

Proliferation glatter Muskelzellen

Diese stellt eine wesentliche Komponente der Arteriosklerose dar (Abb. 16.1). Mit ziemlicher Gewißheit wird sie durch einen mitogenen Wachstumsfaktor (PDGF) ausgelöst, der von Plättchenaggregaten freigesetzt wird. Calcium-Antagonisten (Nilsson et al. 1985; Saito et al. 1986) hemmen diesen Prozeß, indem sie die Kopplung zwischen dem mitogenen Auslöser (PDGF) und der DNA-Synthese unterbrechen. Sie verlangsamen daher die Zellproliferation.

Plättchenaggregation

Der mitogene Auslöser PDGF, der die Proliferation der glatten Muskelzellen in Gang setzt, stammt aus Thrombozyten und wird als Reaktion auf die Aggregation dieser Zellen freigesetzt. Verapamil, Nifedipin und Diltiazem (Ono u. Kimura 1981; J. Mehta et al. 1983; P. Mehta et al. 1983; Johnsson 1981; Ware et al. 1986) verzögern die Thrombozytenaggregation und verlangsamen als direkte Folge davon die PDGF-Freisetzung. Dies ist von Bedeutung, da die Plättchenaggregation der PDGF-Freisetzung vorausgeht, die wiederum die Zellproliferation nach sich zieht.

Endothelschaden

In anderen Situationen, wie etwa der postischämischen Reperfusion, schützen Calcium-Antagonisten das Endothel gegen einen durch Ca^{2+}-Überladung verursachten Schaden (McDonagh u. Roberts 1986). Dieser Schutzeffekt kann sich ebenfalls während des arteriosklerotischen Prozesses abspielen, in dem aufgrund des übermäßigen Cholesterins die Endothelzellen gegenüber Ca^{2+} hyperpermeabel werden (Kummerow 1985).

Direkte Wirkung auf LDL-Rezeptoren

Es gibt einige Hinweise darauf, daß die Calcium-Antagonisten die durch LDL-Rezeptoren vermittelte LDL-Clearance erhöhen. Zwei Prozesse (Abb. 16.4) können daran beteiligt sein – eine Proliferation der LDL-Rezeptoren (Stein et al. 1985) und eine gesteigerte Abbaurate von Lysosomen auf dem Boden einer verstärkten Aktivität der lysosomalen Cholesterylesterhydrolase (Etingin u. Hajjar 1985). Das Endergebnis wäre dann die verlangsamte Rate der Cholesterinakkumulation.

Effekt auf extrazelluläres Matrixmaterial

Weinstein u. Heider (1987) haben kürzlich vorgeschlagen, daß „die Glykosaminoglykane und Proteoglykane der Arterienwand als eine Kombination aus einer Ionenaustausch- und einer Gelsiebsäule vorgestellt werden könnten", die in Gegenwart von

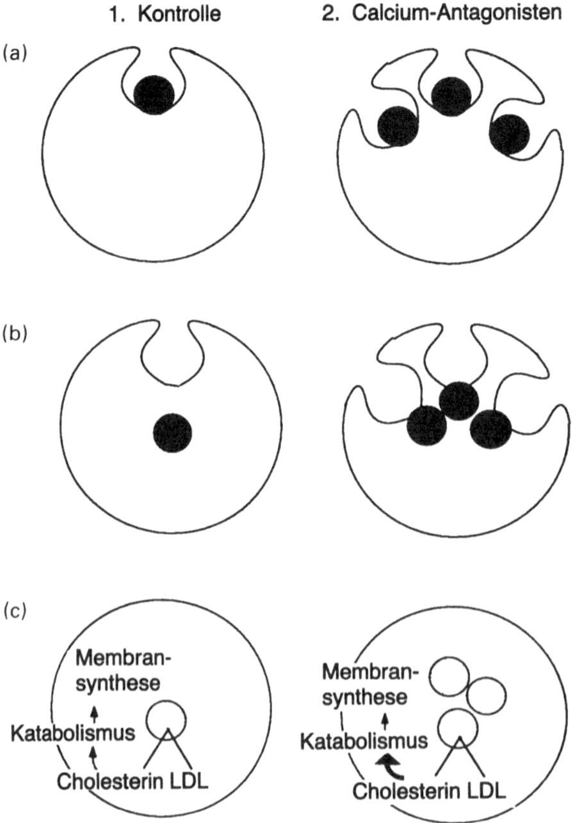

Abb. 16.4 Schematische Darstellung des Effekts der Calcium-Antagonisten auf die LDL-Rezeptordichte und den Cholesterinkatabolismus. Die Kontrollreihe (*li. Ausschnitt*) zeigt den LDL-Cholesterinkomplex, der (*a*) an die Membran gebunden ist, (*b*) internalisiert (durch Endozytose) und (*c*) katabolisiert ist. Der *re. Ausschnitt* (Calcium-Antagonist) zeigt (*a*) einen calcium-antagonistisch induzierten Anstieg der LDL-Rezeptordichte, (*b*) Internalisierung der Rezeptoren und (*c*) verstärkten Cholesterinkatabolismus. Diese Wege sind an der antiarteriosklerotischen Aktivität der Calcium-Antagonisten beteiligt

bivalenten Kationen (einschließlich Ca^{2+}) unlösliche Komplexe mit LDL abfängt und bildet. Die früheren Studien von Kramsch (1985) zeigten, daß Mittel, die Ca^{2+} verdrängen, die Akkumulation von Fetten in den Arterien hemmen. Die Ca^{2+}-Antagonisten könnten in ähnlicher Weise arbeiten (Nayler u. Szeto 1972). Allerdings kommt zumindest einigen dieser Substanzen noch eine möglicherweise bedeutendere Rolle zu, nämlich die Hemmung der Matrixproduktion (Kollagen, Elastin und Glykosaminoglykan) (Weinstein u. Heider 1987).

Relevanz der Daten

Ob den Daten der Tierversuche, wie sie in Tabelle 16.2 aufgeführt wurden, Relevanz zur Kontrolle der natürlich auftretenden Arteriosklerose beim Menschen zukommt, wird noch diskutiert, wobei noch laufende klinische Untersuchungsreihen diese Debatte letztlich beenden werden (Lichtlen et al. 1987). Die Versuchsmodelle können ungeeignet sein, und einige der Substanzspiegel, die in früheren Studien verabreicht wurden, könnten beim Menschen nicht verwendet werden. Jedoch erreichte man in 2 vergleichsweise neuen Studien (Habib et al. 1986; Sievers et al. 1987) eine Schutzwirkung mit therapeutisch annehmbaren Dosierungen (0,3 mg kg^{-1} Tag^{-1} für PN 200-110 und einem Plasmaspiegel von 41 ng ml^{-1} für Verapamil). Offensichtlich besteht also das Problem der passenden Dosierung nicht mehr.

Es gibt andere Probleme, die es schwierig machen, die Daten aus Tierversuchen auf den Menschen zu übertragen. Ein besonderer Anlaß zur Besorgnis besteht darin, daß die meisten Laborstudien sich auf die frühen Stadien der arteriosklerotischen Veränderungen konzentriert haben, wo eher die „Schaumzellen" als die Plaques vorherrschen. Langfristige Studien werden jedoch momentan beim Menschen (Lichtlen et al. 1987) sowie an Tieren durchgeführt.

Zusammenfassung

Laborstudien an cholesterinreich gefütterten Tieren konnten zeigen, daß Calcium-Antagonisten die Entwicklung der Arteriosklerose verzögern, jedoch nicht eine Regression herbeiführen können. Der Mechanismus ist hierbei multifaktoriell und umfaßt einen direkten Effekt der Calcium-Antagonisten auf einige biochemische Vorgänge bei Zellproliferation, Matrixbildung und Cholesterinkatabolismus.

17 Calcium-Antagonisten und die Behandlung der kongestiven Herzinsuffizienz, der hypertrophischen Kardiomyopathie, des Raynaud-Syndroms und der Migräne

> Be near me when my light is low,
> When the blood creeps, and the nerves prick
> And tingle, and the heart is sick.
>
> TENNYSON, In Memoriam.

Dieses Kapitel beschäftigt sich mit einigen der neueren Indikationen der Calcium-Antagonisten, nämlich ihrem Einsatz in der medikamentösen Behandlung von Patienten mit kongestiver Herzinsuffizienz, hypertrophischer Kardiomyopathie, Raynaud-Syndrom und Migräne.

Kongestive Herzinsuffizienz

Die kongestive Herzinsuffizienz setzt sich aus 3 wesentlichen Komponenten zusammen:
1. *geschwächte Kontraktion* – führt zur verminderten Fähigkeit des Myokards zum Spannungsaufbau;
2. *pulmonale Stauung* – hervorgerufen durch einen erhöhten Füllungsdruck und ein normales oder vermindertes Schlagvolumen; und
3. *neurohumorale Anpassungserscheinungen* – wie:
   a) Aktivierung des sympathischen Nervensystems;
   b) Aktivierung des Renin-Angiotensin-Systems; und
   c) periphere Ödeme.

Die Erkrankung kann sich aus einer Reihe von Gründen entwickeln, dazu zählen:
1. eine übermäßige Druckbelastung (wie bei arterieller Hypertonie);
2. eine übermäßige Volumenbelastung (wie bei Aorten- oder Mitralinsuffizienz);
3. eine eingeschränkte linksventrikuläre Füllung (wie bei bestimmten Kardiomyopathien und restriktiver Mitralstenose; und
4. eine primäre Myokarderkrankung (wie bei Myokarditis und Stoffwechselstörungen); die Stoffwechselstörungen können einen mangelnden oxydativen Metabolismus, den Verlust der Calcium-Homöostase, einen pathologisch veränderten Katecholaminstoffwechsel und veränderte Proteinsynthese- und -abbauraten beinhalten.

Häufig kommt es bei diesen Veränderungen zu folgendem Verlauf:
Abfall der Kontraktilität $\rightarrow$ Anstieg des Füllungsdrucks $\rightarrow$ Anstieg der Wandspannung $\rightarrow$ erhöhter Stoffwechselbedarf und Entwicklung einer Fibrose $\rightarrow$ starrer, unelastischer und hypertrophierter Ventrikel.

Medikamentöse Behandlung der kongestiven Herzinsuffizienz: die Rolle der Calcium-Antagonisten

Die gegenwärtigen Vorstellungen bei der medikamentösen Behandlung der kongestiven Herzinsuffizienz umfassen:

a) Einsatz eines Mittels, das positiv-inotrop wirkt, um die Kontraktionskraft zu verstärken;

b) Verminderung der übermäßigen Vor- und Nachlast, um die Arbeitsbelastung des Herzens zu verringern;

c) Eindämmen der Aktivität des Renin-Angiotensin-Systems; und

d) Verminderung der Herzfrequenz, dadurch Herabsetzung der Sauerstoffverbrauchsrate, wodurch Zeit für eine ausreichende Ventrikelfüllung und in der Diastole Zeit für eine adäquate Koronardurchblutung zur Verfügung steht.

Auf vielen Wegen wird die „Entlastung" des Herzens durch Reduktion der Vor- und Nachlast der direkten Anhebung des Inotropiestatus des Myokards vorgezogen, weil jedes Mittel, das einen direkten positiv-inotropen Effekt auf das Herz ausübt, unweigerlich den Sauerstoffverbrauch erhöht und daher eine ischämische Schädigung verursachen oder eine vorbestehende Schädigung verschlimmern kann. Die eingesetzten inotrop wirkenden Mittel sind etwa Digitalis, die Sympathomimetika Dopamin und Dobutamin und die Phosphodiesterase-Hemmer, wie etwa Amrinon.

Die Verwendung des Digitalis als inotrop wirkendes Mittel wird durch das fehlende Ansprechen des Herzens und durch die Tatsache eingeschränkt, daß es eine leicht konstriktorisch wirkende Substanz darstellt. Allerdings besitzt es andere Vorteile, z. B. die Tatsache, daß es den Vagus stimuliert und daher die Herzaktion verlangsamt und damit eine bessere Füllung ermöglicht. Es ist ebenfalls ein mildes Diuretikum – eine Eigenschaft, die man an der Fähigkeit, die Na^+-K^+-ATPase-Aktivität der renalen Tubuli zu hemmen, ablesen kann. Dies führt zu einer verminderten Wiederaufnahme von Na^+ und daher zu einem größeren Na^+- und Wasserverlust. Das Endergebnis besteht in einem verminderten Kreislaufvolumen und also einer Reduktion der Vorlast.

Der Einsatz der Sympathomimetika als inotrop wirkende Medikamente bei Patienten mit kongestiver Herzinsuffizienz wird durch die Schwächung der β-Rezeptorreaktion eingeschränkt, die unter diesen Bedingungen auftritt (Bristow et al. 1982). Phosphodiesterase-Hemmer wie Amrinon finden manchmal Verwendung, doch sind sie aufgrund ihrer Nebenwirkungen, wozu die Thrombozytopenie gehört, begrenzt einsatzfähig. Darüber hinaus wirken einige von ihnen arrhythmogen.

Falls ein Glykosid (wie etwa Digitalis) verwendet wird, wird es gewöhnlich mit einem Diuretikum kombiniert, auch wenn die Glykoside bereits milde Diuretika darstellen. Durch die verhinderte Wiederaufnahme von Na^+- und Cl^--Ionen in die renalen Tubuli fördern Diuretika den Na^+- und daher auch den Wasserverlust. Sie agieren daher als „entlastende Mittel", da sie das zirkulierende Blutvolumen verringern. Viele Diuretika sind milde Vasodilatatoren, wobei sie die Kombination dieser Eigenschaft mit derjenigen des Na^+-Verlusts zu idealen Mitteln bei der medikamentösen Behandlung der Patienten mit kongestiver Herzinsuffizienz machen sollte. Jedoch verursachen sie auch einen K^+-Verlust und können daher Arrhythmien hervorrufen. Zusätzlich zeigen sie unter Langzeittherapie einen unerwünschten Effekt am Plasmalipidprofil (Kap. 16). Im Laufe der vergangenen Jahre wurde die gefäßerweiternde Therapie zu einer etablierten Form der medikamentösen Behandlung bei Patienten mit kongestiver Herzinsuffizienz. Das Therapieziel bestand in der Dilatation der arteriellen Widerstandsgefäße, wodurch der systemische Gefäßwiderstand und daher der Widerstand gegen die linksventrikuläre Auswurfleistung vermindert wurde. Die Vasodilatatoren, die man zu diesem Zweck verwenden kann, sind Nitroprussid, Prazosin, Hydralazin, Nitrate, Angiotensin-Converting-Enzym(ACE)-Hemmer und Calcium-Antagonisten.

Nitroprussid und Prazosin erweitern sowohl venöse Kapazitäts- als auch arterielle Widerstandsgefäße. Sie vermindern daher die Vorlast und damit auch den linksventrikulären Füllungsdruck. Darüber hinaus vermindern sie die Nachlast, da sie die arteriellen Widerstandsgefäße erweitern. Das Endergebnis besteht in einem Anstieg der Herzleistung (Tabelle 17.1).

Tabelle 17.1 Vasodilatatoren bei der Behandlung von Patienten mit kongestiver Herzinsuffizienz

Medikament	Reaktion				
	art. WG	ven. KG	Vorlast	Nachlast	Herzleistung
Nitroprussid	↓	↓	↓	↓	↑
Prazosin	↓	↓	↓	↓	↑
Hydralazin	↓	–	–	↓	↑
Nitrate	–	↓	↓	–	↑
ACE-Hemmer	↓	–	–	↓	↑
Calcium-Antagonisten (z. B. Nitrendipin)	↓	–↓	–↓	↓	↑

↑ bedeutet Anstieg, ↓ Abfall, „–" = keine Wirkung
art. WG arterielle Widerstandsgefäße
ven. KG venöse Kapazitätsgefäße

Hydralazin erweitert die arteriellen Widerstandsgefäße und reduziert damit die Nachlast. Nitrate wirken entgegengesetzt insofern, als sie die venösen Kapazitätsgefäße erweitern und damit die Vorlast reduzieren (Tabelle 17.1).

ACE-Hemmer, wie etwa Captopril und Enalopril, und Calcium-Antagonisten auf Dihydropyridin-Basis dilatieren die arteriellen Widerstandsgefäße und werden aus diesem Grund als „entlastende Mittel" bei Patienten mit kongestiver Herzinsuffizienz eingesetzt. Einige der Studien, die mit Calcium-Antagonisten durchgeführt wurden, sind in Tabelle 17.2 aufgeführt. Theoretisch gibt es zumindest 2 andere Gründe (neben ihrer Fähigkeit, die Nachlast zu vermindern), warum Calcium-Antagonisten zur Behandlung von Patienten mit kongestiver Herzinsuffizienz nützlich sind – obwohl ihre Fähigkeit, die Nachlast herabzusetzen, von primärer Bedeutung ist. So
a) dilatieren einige von ihnen, wie Diltiazem (Walsh et al. 1984), die venösen Kapazitätsgefäße und vermindern damit die Vorlast; und
b) schafft im Falle von Verapamil und Diltiazem ihr die Herzfrequenz vermindernder Effekt mehr Zeit für die Ventrikelfüllung und die Koronardurchblutung.

Tabelle 17.2 Calcium-Antagonisten bei der Behandlung der kongestiven Herzinsuffizienz

Medikamente	Literatur
Nifedipin	Polese et al. (1979)
	Klugmann et al. (1980)
	Elkayam et al. (1984)
	Leier et al. (1984)
	Kurnick et al. (1984)
Diltiazem	Walsh et al. (1984)
Nitrendipin	Olivari et al. (1984)
Nisoldipin	Klimchi et al. (1987)
Isradipin	Broudy et al. (1987)
	Greenberg et al. (1987)
Nicardipin	Lahiri et al. (1984)
Felodipin	Emanuelsson et al. (1985)

Calcium-Antagonisten besitzen gegenüber vielen anderen Vasodilatatoren einige Vorteile, die in Tabelle 17.1 aufgelistet sind, da

1. sie prompt wirken;
2. sie die arteriellen Widerstandsgefäße ohne Beeinträchtigung der renalen oder hepatischen Durchblutung dilatieren;
3. sie gut toleriert werden und keine Tachyphylaxie oder ernsthaften Entzugssymptome erkennen lassen (Kap. 19);
4. der günstige Effekt unter Belastung aufrechterhalten wird (Broudy et al. 1987);
5. die Reaktion dosisabhängig ist; und
6. Calcium-Antagonisten, wie in Kap. 15 besprochen, weder zur Salz- noch Wasserretention führen, noch den Glukose- oder Lipidstoffwechsel stören, noch einen dauernden Effekt auf das Angiotensin-Renin-System ausüben.

Als man zum ersten Mal vorschlug, Calcium-Antagonisten zur Behandlung von Patienten mit geschwächter systolischer Pumpleistung einzusetzen, wurde dem mit einer gewissen Skepsis begegnet. Wie in Kap. 5 erläutert, beruhte dies auf der Tatsache, daß diese Medikamente eine kardiodepressive Wirkung besaßen. Allerdings hat die Erfahrung gezeigt, daß unter In-vivo-Bedingungen dieser negativen Inotropie entgegengewirkt wird durch

a) die Verminderung der Nachlast, die mit der begleitenden arteriellen Dilatation verbunden ist; und
b) eine reflektorisch bedingte Sympathikusentladung.

Welcher Calcium-Antagonist eignet sich am ehesten?

Obwohl Phenylalkylamine (Verapamil) und Benzothiazepine (Diltiazem) den peripheren Gefäßwiderstand herabsetzen und daher die Nachlast verringern, sind sie keine idealen Calcium-Antagonisten bei der Behandlung der kongestiven Herzinsuffizienz. Dies beruht auf ihrem *relativen* Mangel an Selektivität innerhalb des Herz-Kreislauf-Systems (Kap. 8). Verapamil ist kein Calcium-Antagonist der Wahl bei Patienten mit kongestiver Herzinsuffizienz, und zwar nicht, weil es die arteriellen

Widerstandsgefäße nicht dilatiert, sondern weil es einen bedeutenden negativ-inotropen Effekt ausübt, der der Verbesserung der linksventrikulären Funktion, die durch die Verringerung der Nachlast erreicht wird, entgegenläuft oder diese einschränkt. Wie Colucci (1987) aufzeigte, kann diese negative Inotropie bei Patienten mit eingeschränkter Myokardfunktion zu einem erhöhten Füllungsdruck des linken Herzens führen. Chew et al. (1981) kam zu einer ähnlichen Schlußfolgerung, nachdem er Anstiege des linksventrikulären Füllungsdrucks bei herzinsuffizienten Patienten beobachtet hatte, die Verapamil erhalten hatten. Dieser dekompensierende Effekt des Verapamil wird natürlich bei Patienten mit kongestiver Herzinsuffizienz verstärkt, und zwar aufgrund der geschwächten Aktivität des sympathischen Nervensystems. Er wird ebenfalls durch die begleitende Einnahme von β-Rezeptorenblockern verstärkt.

Daten bezüglich des Einsatzes von Diltiazem unter diesen Bedingungen sind relativ rar, doch in einer Studie erreichte man einen 50%igen Anstieg des Schlagvolumens und eine 27%ige Erhöhung der Schlagleistung (Walsh et al. 1984). Gleichzeitig fiel die Herzfrequenz um mehr als 20% ab. Obwohl es gefährlich ist, auf der Grundlage einer einzigen Studie zu extrapolieren, widerspricht die negativ-inotrope Wirkung des Diltiazem nicht seinem Einsatz bei der Behandlung der kongestiven Herzinsuffizienz. Die weitaus vielversprechendsten Calcium-Antagonisten sind zu diesem Zweck die Dihydropyridine, da sie vorzugsweise auf die Gefäße wirken (Kap. 8). Es ist daher unwahrscheinlich, daß ihr Einsatz die Pumpleistung des Myokards weiter beeinträchtigen sollte.

Klinische Studien mit Calcium-Antagonisten auf Dihydropyridin-Basis zur Behandlung der kongestiven Herzinsuffizienz

Die erste dokumentierte Untersuchungsreihe, bei der Calcium-Antagonisten zur Behandlung von Patienten mit kongestiver Herzinsuffizienz eingesetzt wurden, scheint diejenige von Polese et al. (1979) zu sein. Sie benutzten Nifedipin und erhielten einen Anstieg der Herzleistung und des Schlagvolumens, damit einhergehend einen Abfall des systemischen Gefäßwiderstands, eine Reduktion des Arteriendrucks und einen Abfall des linksventrikulären enddiastolischen Volumens. Die Vermutung schien daher vernünftig zu sein, daß es zu folgendem Ablauf der Ereignisse gekommen war (Abb. 17.1):

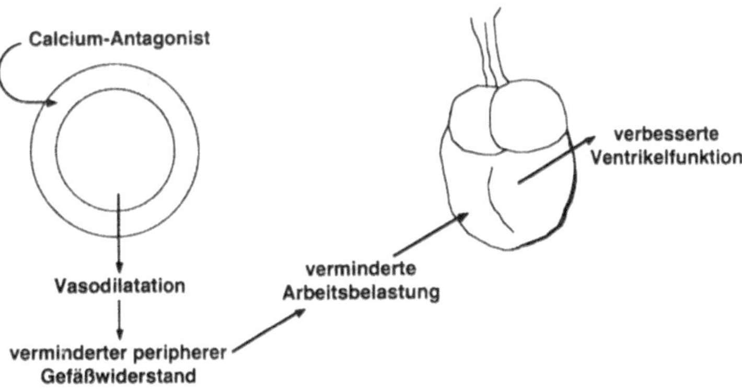

Abb. 17.1 Schematische Darstellung der Wirkungsweise der vasoselektiven Calcium-Antagonisten bei der Behandlung der kongestiven Herzinsuffizienz

Tabelle 17.3 Wirkung der Calcium-Antagonisten auf Dihydropyridin-Basis auf den Herzindex (HI) und andere hämatologische Werte

Parameter	HI ($1\ min^{-1}\ m^{-2}$)	LVEP (mmHG)	SVR ($dyn\ s^{-1}\ cm^{-2}$)	MABD (mmHg)	LVEF (%)
Nifedipin (20 mg oral) (Klugmann et al. 1980)					
V	$2,4 \pm 0,7$	21 ± 8	1763 ± 752	93 ± 15	26 ± 7
N	$3,1 \pm 1,0$	$14,7 \pm 7$	1090 ± 411	76 ± 11	36 ± 12
Nitrendipin (10–20 mg oral) (Olivari et al. 1984)					
V	$1,91 \pm 0,38$	NV	1689 ± 347	$84 \pm 9,2$	NV
N	$2,45 \pm 0,34$		1231 ± 310	$76 \pm 9,2$	
Nisoldipin (10–20 mg) (Kimchi et al. 1987)					
V	$2,0 \pm 0,3$	26 ± 14	1921 ± 425	89 ± 13	26 ± 14
N	$2,6 \pm 0,6$	29 ± 15	1243 ± 320	79 ± 11	29 ± 15
Isradipin (5–15 mg) (Broudy et al. 1987)					
V	$2,1 \pm 0,3$	19 ± 7	1740 ± 500	90 ± 11	NV
N	$2,8 \pm 0,6$	17 ± 6	995 ± 300	75 ± 6	

HI Herzindex; *LVEP* left-ventricular end-diastolic pressure (linksventrikulärer enddiastolischer Druck); *SVR* systemic vascular resistance (systemischer Gefäßwiderstand); *MABD* mittl. arterieller Blutdruck; *LVEF* left-ventricular ejection fraction (linksventrikuläre Auswurffraktion)
V vor, *N* nach Verabreichung des Medikaments. *NV* Daten nicht verfügbar

Calcium-Antagonismus → verlangsamter Ca^{2+}-Einstrom → Relaxation der arteriellen Widerstandsgefäße → verringerter Widerstand gegen die linksventrikuläre Auswurfleistung → erhöhtes Schlagvolumen.

Der *Nettoeffekt besteht in einer Verminderung der linksventrikulären Nachlast und einer verstärkten Muskelverkürzung.* Seit dieser Studie von Polese wurden viele weitere Studien durchgeführt (Tabelle 17.2). Die detaillierten Ergebnisse von 4 Studien sind in Tabelle 17.3 aufgeführt. Obwohl in Tabelle 17.2 nicht in Einzelheiten dargestellt, ist die Studie mit Isradipin von besonderem Interesse, da durch diese ohne Zweifel festgestellt wurde, daß die günstige Wirkung der Calcium-Antagonisten unter körperlicher Belastung aufrechterhalten wird.

Wenn man Dihydropyridine Patienten ohne kongestive Herzinsuffizienz verabreicht – wie etwa zur Hypertoniebehandlung –, findet man häufig einen initialen, doch ziemlich kurzfristigen Anstieg der Herzfrequenz (Tabelle 15.8). Dies geschieht nicht, wenn man Patienten mit kongestiver Herzinsuffizienz Dihydropyridine gibt (Tabelle 17.4), vermutlich deshalb, weil der die Katecholamine entleerende Effekt der kongestiven Herzinsuffizienz die reflektorische Reaktion auf den Abfall des mittleren Arteriendrucks unterdrückt.

Zusammenfassung

Calcium-Antagonisten auf Dihydropyridin-Basis können eingesetzt werden, um die Herzleistung bei Patienten mit kongestiver Herzinsuffizienz zu steigern. Ihr Wirkmechanismus ist in Abb. 17.1 zusammengefaßt. Der Abfall des systemischen arteriellen Widerstands, welcher die grundlegende Wirkung unter diesen Bedingungen darstellt,

Tabelle 17.4 Calcium-Antagonisten auf Dihydropyridin-Basis bei der Behandlung der kongestiven Herzinsuffizienz

Substanz	Dosis	Form	Herzfrequenz	Literatur
Nifedipin	20 mg	p.o.	–	Klugmann et al. (1980)
Nitrendipin	10–20 mg	p.o.	–	Olivari et al. (1984)
Nicardipin	10 mg	i.v.	–	Burlew et al. (1986)
	60–90 mg	p.o.	–	Bellinetto u. Lessem (1984)
Nimodipin	5–20 mg	p.o.	–	Kimchi et al. (1987)
	0,12 µg/kg	i.v.	–	Lewis et al. (1987)
	6 µg/kg	i.v.	–	Notz et al. (1987
Isradipin	15 mg	p.o.	–	Broudy et al. (1987)

p.o. per os; *i.v.* intravenös; „–" = unverändert

ergibt sich aus ihrer Fähigkeit, den Ca^{2+}-Ioneneinstrom in die glatten Muskelzellen der Gefäße zu verlangsamen. Dihydropyridine, und besonders einige der in letzter Zeit entwickelten Substanzen dieser Gruppe, sind unter diesen Umständen die Calcium-Antagonisten der Wahl, und zwar dank ihrer Selektivität für die Gefäße und ihrer langen Wirkdauer. Ihre Verwendung muß allerdings immer mit einer sorgfältigen Aufzeichnung des Arteriendrucks einhergehen, um sicherzustellen, daß es nicht zu einer Minderperfusion kommen kann.

Calcium-Antagonisten und die Behandlung der hypertrophischen Kardiomyopathie

Die hypertrophische Kardiomyopathie wird charakterisiert durch
a) eine massive linksventrikuläre Hypertrophie, die oft das Kammerseptum miteinbezieht;
b) eine verkleinerte Herzkammer; und
c) pathologisch veränderte und desorganisierte Myofibrillen.

Obwohl die genaue Ursache der Myopathie noch nicht erkannt wurde, weisen Studien zur Ätiologie dieser Erkrankung anhand von Tieren – darunter der Syrische Hamster, der diese Krankheit spontan entwickelt – auf eine Beteiligung einer Katecholaminstörung hin.

Bezüglich der Konsequenzen für die Funktion manifestiert sich die Erkrankung als
a) eingeschränkte diastolische Entspannung;
b) verminderte linksventrikuläre diastolische Füllung; und
c) ein großer intraventrikulärer systolischer Gradient aufgrund der Opposition zwischen dem hypertrophierten Septum und der Mitralklappe.

Bis vor kurzem war wenig über die molekulare Basis der eingeschränkten Relaxation bekannt, die so typisch für diese Erkrankung ist. Allerdings haben neuere Studien, die calcium-empfindliche Farbreagenzien benutzten, die intrazellulär angewendet werden können, gezeigt, daß es zu einer pathologischen Veränderung bei den

Mechanismen kommt, die für die Aufrechterhaltung der intrazellulären Calcium-Homöostase verantwortlich sind (Morgan et al. 1987; Bleifeld 1987).

Die medikamentöse Behandlung der Patienten mit hypertrophischer Kardiomyopathie zielt auf die notwendige Verbesserung der diastolischen Funktion ab. Während die gegenwärtige Behandlung der kongestiven Herzinsuffizienz (s. oben) die Verminderung der Arbeitsbelastung des Herzens durch Reduktion des Widerstands innerhalb des arteriellen Systems zum Ziel hat, konzentriert sich die Behandlung der hypertrophischen Kardiomyopathie auf die *Verbesserung* der Diastole.

Verapamil hat sich unter diesen Bedingungen als besonders wirksam erwiesen. So
a) verbessert es die linksventrikuläre Entspannung, eine Tatsache, die zuerst von Kaltenbach et al. (1979) dokumentiert wurde;
b) erhöht es die linksventrikuläre Füllungsrate;
c) verringert es die Wahrscheinlichkeit einer subendokardialen Ischämie.

Die Langzeittherapie mit Verapamil (Hanrath et al. 1983) hat gezeigt, daß seine günstigen Effekte unter körperlicher Belastung aufrechterhalten werden. Die symptomatischen Zeichen einer Verbesserung sind u. a.: weniger häufige Dyspnoe, Angina pectoris und Schwindel sowie eine Verbesserung der Arbeitsleistung (Kaltenbach et al. 1979; Hanrath et al. 1980). Obwohl andere Calcium-Antagonisten, wie Nifedipin (Betocchi et al. 1982a, b; Lorell et al. 1982; Kurnick et al. 1986) und Diltiazem (Suwa et al. 1984), in Studien zum günstigen Effekt der Calcium-Antagonisten eingesetzt wurden, scheint unter diesen Umständen Verapamil die größte Linderung zu verschaffen (Chatterjee 1987).

Zusammenfassung

Die hypertrophische Kardiomyopathie ist eine obstruktive Erkrankung mit einer sekundären Komponente – die eingeschränkte diastolische Relaxation und der hyperkontraktile Status. Der Calcium-Antagonist der Wahl ist zur medikamentösen Behandlung dieser Erkrankung das Verapamil. Vermutlich beruht seine Effizienz auf der Fähigkeit,
a) die diastolische Entspannung zu verbessern;
b) die Koronardurchblutung aufrechtzuerhalten; und
c) möglicherweise die Kontraktilität zu unterdrücken.

Warum genau die diastolische Relaxation verbessert wird, wurde bisher noch nicht festgestellt. Der hieran beteiligte Mechanismus beeinflußt vermutlich, direkt oder indirekt, einige Aspekte der Calcium-Homöostase.

Calcium-Antagonisten und Raynaud-Syndrom

Obwohl die Erkrankung, die man heute als Raynaud-Syndrom kennt, zum ersten Mal vor über 100 Jahren beschrieben wurde (Raynaud 1862), gab es bis zur Entdeckung der Calcium-Antagonisten keine wirksame Behandlung dieser Krankheit. Raynaud erkannte die Veränderung, die heute seinen Namen trägt, aufgrund variabler Ausprägungen der Blässe, der Zyanose und manchmal der Gangrän der Finger, und er postulierte, daß dafür ein kälteinduzierter Arterienspasmus verantwortlich sei. Moderne Untersuchungsmethoden – venöse Okklusionsplethysmographie, Arteriographie der Hand und Blutdruckmessung an den Fingern – bestätigten, daß der Vasospasmus den Kausalfaktor darstellte. In vieler Hinsicht sind daher das Raynaud-Syndrom und die Prinzmetal-Angina pectoris ähnlich (Kap. 12), denn bei beiden ist ein Vasospasmus von Arterien beteiligt.

Man kann das Raynaud-Syndrom in 2 Untergruppen teilen: in die *primäre* und *sekundäre* Raynaud-Erkrankung. Das primäre Syndrom umfaßt die Obstruktion der digitalen Arteriendurchblutung als alleinige Konsequenz des arteriellen Vasospasmus. Daher ist die Obstruktion wie bei der Prinzmetal-Angina pectoris dynamischer Natur. Das sekundäre Syndrom steht in Zusammenhang mit permanenten obstruktiven Läsionen in erkrankten Digitalarterien, häufig bei Patienten mit generalisierten strukturellen mikrovaskulären Veränderungen und verbunden mit systemischer Sklerodermie.

Calcium-Antagonisten, und besonders vasoselektive Calcium-Antagonisten, sind bemerkenswert wirksam bei der Herabsetzung der Frequenz und der Schwere der vasospastischen Episoden dieses Syndroms. Die Antagonisten, die man erfolgreich eingesetzt hat, waren unter anderem Nifedipin (Olivari et al. 1979; Iliopoulou et al. 1983; Kahan et al. 1983; Malamet et al. 1985; Sarkozi et al. 1984, 1986; Wigley et al. 1987), Nicardipin (Wigley et al. 1987; van Heereveld et al. 1988), Verapamil (Kinney et al. 1982) und Diltiazem (Rheoda et al. 1985). Jetzt konzentriert sich die Aufmerksamkeit hauptsächlich auf den Nutzen der Dihydropyridine bei der Behandlung dieser Erkrankung, wobei man kurz- und langfristige Studien mit einer ganzen Reihe von Verfahren durchgeführt hat, z. B.. mit der Technik de Xenon-Auswaschens und der Hitze-Clearance, um die Wirksamkeit der Behandlung zu beweisen. Die erzielten Ergebnisse sind bemerkenswert gleichartig, und zwar in folgenden Punkten:
1. Calcium-Antagonisten, insbesondere solche auf Dihydropyridin-Basis, verringern die Inzidenz der digitalen vasospastischen Attacken bei Patienten mit primärer Raynaud-Erkrankung, sind aber weniger wirksam bei der sekundären Raynaud-Erkrankung (van Heereveld et al. 1988).
2. Der Nutzen, der sich aus der Therapie mit Calcium-Antagonisten ergibt, ist nicht abhängig von der Hemmung der Thrombozytenaktivierung, obwohl die Calcium-Antagonisten einen inhibitorischen Effekt auf die Plättchenfunktion in vitro ausüben (Ikeda et al. 1981; Han et al. 1983; Mehta et al. 1983; Addonizio et al. 1982).

Wirkungsweise der Calcium-Antagonisten beim primären Raynaud-Syndrom

Obwohl die verstärkte Thrombozytenaktivierung bei Patienten mit Raynaud-Erkrankung nachgewiesen wurde (Zahavi et al. 1980; Kahaleh et al. 1982; Malamet et al. 1985), und trotz der Tatsache, daß die Plättchenaggregation und die aus Thrombozyten stammenden konstriktorischen Substanzen für den arteriellen Vasospasmus verantwortlich sein und die Konsequenzen dieser Vasokonstriktion verschlimmern könnten, hat eine neue Studie gezeigt, daß der hemmende Effekt der Calcium-

Antagonisten auf die Plättchenaktivierung und -aggregation nicht für ihren günstigen
Effekt unter diesen Umständen verantwortlich ist (Wigley et al. 1987).

Da die Kontraktion der glatten Muskelzellen Ca^{2+}-abhängig abläuft, beruht die
Fähigkeit der Calcium-Antagonisten, den Vasospasmus der Fingerarterien, der für
das Raynaud-Syndrom verantwortlich ist, aufzuheben, fast sicher auf ihrer Fähigkeit,
den Ca^{2+}-Einstrom durch die Ca^{2+}-selektiven und gegenüber Calcium-Antagonisten
empfindlichen Kanäle zu hemmen.

Calcium-Antagonisten und Migräne

Zu den meisten Migräneanfällen gehört eine Prodromalphase mit zerebrovaskulärer
Konstriktion, die zur zerebralen Ischämie führt (Edmeads 1977). Wenn die initiale
Phase der Migräne auf einer Vasokonstriktion beruht, dann ist die Vermutung
vernünftig, daß die Calcium-Antagonisten hier einen hilfreichen Effekt haben könnten – vorausgesetzt, sie werden prophylaktisch eingesetzt. Es gibt bereits einige
Hinweise darauf, daß dies zutrifft (Louis 1981), doch sind noch weitere Studien
erforderlich, bevor man sich diese Substanzen bei dieser Indikation zunutze machen
kann. Möglicherweise ist dies ein weiterer Bereich der Medizin, bei dem man die
langwirkenden Calcium-Antagonisten vorziehen sollte.

Schlußfolgerung

Kongestive Herzinsuffizienz, hypertrophische Kardiomyopathie, Migräne und Raynaud-Syndrom stellen Beispiele für Erkrankungen dar, die schwierig zu behandeln
sind, die aber gut auf die Calcium-Antagonisten ansprechen. Bei der kongestiven
Herzinsuffizienz, dem Raynaud-Syndrom und der Migräne kann man die Wirksamkeit dieser Mittel durch ihre Fähigkeit erklären, daß sie den arteriellen Widerstand
herabsetzen, eine Wirkung, die wiederum durch die Fähigkeit erklärt werden kann,
den Ca^{2+}-Ioneneinstrom in glatte Gefäßmuskelzellen zu verlangsamen. Was ihre
Wirksamkeit bei der Linderung der Symptome angeht, die mit der hypertrophischen
Kardiomyopathie einhergehen, ist die Erklärung weniger eindeutig, doch aus den
bisher bekannten Ergebnissen erscheint es wahrscheinlich, daß hier ein direkter
Effekt auf die Mechanismen beteiligt ist, die die diastolische Relaxation sowie die
Kontraktion der glatten Muskulatur regulieren.

18 Pharmakologische Wechselwirkungen mit Calcium-Antagonisten

> Vielleicht werden wir eines Tages froh sein, uns auch
> an diese Dinge zu erinnern.
>
> VIRGIL

Obwohl die Calcium-Antagonisten zur Behandlung von Patienten mit Angina pectoris und paroxysmaler supraventrikulärer Tachyarrhythmie entwickelt wurden, werden sie nun zur Behandlung zahlreicher anderer Erkrankungen eingesetzt, wie z. B. (Tabelle 18.1) Hypertonie (Kap. 15), Arrhythmien (Kap. 13), kongestive Herzinsuffizienz und Kardiomyopathien (Kap. 17), koronare Herzkrankheit (Kap. 11), Raynaud-Syndrom, Ösophagus-Achalasie und Migränekopfschmerz. Es werden auch zunehmende Beweise für ihren Nutzen auf anderen Gebieten erbracht, darunter die Behandlung von Morphium-Entzugssymptomen (Bongianni et al. 1986) und der Zytostatikavergiftung (Rogan et al. 1984). Solch weitgestreute Indikationen führen

Tabelle 18.1 Klinischer Einsatz der Calcium-Antagonisten

kardiovaskulär:

Arrhythmien:
  Vorhofflattern
  paroxysmale supraventrikuläre Tachykardie
Angina pectoris:
  chronisch, stabil und vasospastisch
Hypertonie
periphere vaskuläre Erkrankung (AVK)
Raynaud-Syndrom
zerebraler Gefäßspasmus
kongestive Herzinsuffizienz
hypertrophische Kardiomyopathie
Apoplex
Migräne

Andere:

Achalasie
vorzeitige Wehentätigkeit
Adjuvans bei immunsuppressiver Therapie
Potenzierung der Wirkung von Zytostatika
Gewebeprotektion:
  Herz, Nieren, Gehirn
Kokain-Intoxikation:
  Vorbeugung der kardialen Intoxikation
Morphium-Entzugssymptome
Alkoholentzugssymptome
Arteriosklerose

Tabelle 18.2 Häufige Nebenwirkungen der Calcium-Antagonisten Verapamil, Diltiazem, Nifedipin und Felodipin

Verapamil	Diltiazem	Nifedipin	Felodipin
Obstipation	Kopfschmerz	Knöchelödem	Knöchelödem
Kopfschmerz	Gesichtsröte	Kopfschmerz	Gesichtsröte
Schwindelgefühl	Knöchelödem	Gesichtsröte	Herzklopfen
Übelkeit	Bradykardie	Übelkeit	Schwindel
Bradykardie			Müdigkeit

Daten über Verapamil und Nifedipin aus Flechter u. Bulpitt (1986)

zu der Möglichkeit, daß Calcium-Antagonisten zusammen mit anderen Medikamenten oder in Gegenwart anderer Medikamente (Kombinationstherapie) eingesetzt werden.

Die Kombinationstherapie kann vorteilhaft sein, da sie es ermöglicht, den Patienten individuell besser auf die medikamentöse Therapie einzustellen. Hierzu können gehören:
1. Potenzierung der Wirkung des primären Medikaments;
2. Überwindung einer Überempfindlichkeitsreaktion; und
3. entweder Ausschaltung oder Linderung unerwünschter Nebenwirkungen (Tabelle 18.2).

Zum Beispiel könnten Patienten mit schwerer Hypertonie vielleicht die hohen Plasmaspiegel des Verapamil nicht tolerieren, die zur Kontrolle des Hypertonus erforderlich sind, und zwar aufgrund der begleitend auftretenden Obstipation. Die kombinierte Therapie mit einem Diuretikum löst gewöhnlich das Problem, nicht deshalb, weil das Diuretikum einen direkten Effekt auf die Darmmotilität ausübt, sondern weil der zusätzliche blutdrucksenkende Effekt sicherstellt, daß man die zufriedenstellende Blutdruckkontrolle mit einer niedrigeren Dosis von Verapamil erreichen kann. Wenn ein Calcium-Antagonist auf Dihydropyridin-Basis, wie etwa Nifedipin oder Nitrendipin, zur Verstärkung der Koronardurchblutung eingesetzt wird, ist der reflektorisch bedingte Anstieg der Herzfrequenz oft nicht akzeptabel, der durch den begleitenden Abfall des systemischen Blutdrucks ausgelöst wird. Jedoch kann man den Anstieg der Herzfrequenz vermeiden (Abb. 18.1), indem man gleichzeitig einen β-Rezeptorenblocker (Dargie 1986; Dargie et al. 1986; Stanley et al. 1988) verabreicht. Diese 2 Beispiele betreffen eine absichtlich eingeführte Medikamentenkombination. Es können aber auch zufällige Kombinationen auftreten.

Was die Medikamentenkombination mit Calcium-Antagonisten angeht, müssen dazu mindestens 2 Fragen beantwortet werden:
1. Wird die Wirksamkeit der Calcium-Antagonisten durch das Vorhandensein einer anderen Substanz beeinflußt?
2. Modifizieren die Calcium-Antagonisten die Wirkung der anderen Medikamente?

Häufig anzutreffende Kombinationen sind z.B. Calcium-Antagonisten, kombiniert mit Herzglykosiden, anderen Antiarrhythmika, β- und α-Blocker, Anästhetika, H_2-Rezeptor-Blocker und gelegentlich andere, doch chemisch nichtverwandte Calcium-Antagonisten.

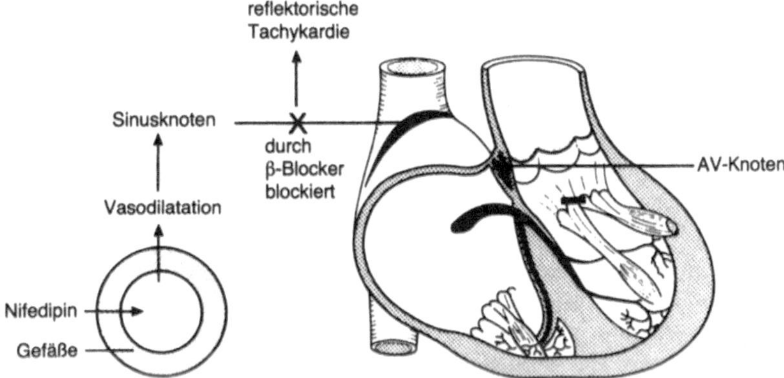

Abb. 18.1 Schematische Darstellung der günstigen Wirkung nach Gabe eines β-Blockers bei Patienten unter der Therapie mit Calcium-Antagonisten auf Dihydropyridin-Basis. Der β-Blocker schwächt den reflektorisch bedingten Anstieg der Herzfrequenz, der durch den Blutdruckabfall ausgelöst wird, ab oder hebt diesen auf

Pharmakologische Wechselwirkung: Allgemeine Prinzipien

Die pharmakologischen Wechselwirkungen können als 2 Arten auftreten:
1. *Pharmakokinetisch:* Die verfügbare Menge des Medikaments, das mit dem Rezeptor interagiert, wird verändert.
2. *Pharmakodynamisch:* Die Reaktion auf das Medikament wird verändert aufgrund einer Summierung von Reaktionen. Beispielsweise summieren sich die kardiodepressiven und negativ-dromotropen (die Erregungsleitung verlangsamenden) Wirkungen des Verapamil mit denjenigen des Propranolol. In ähnlicher Weise summiert sich der vasodilatatorische Effekt mit demjenigen des α-Blockers Prazosin.

Was die Calcium-Antagonisten betrifft, kann ihr Einsatz in Kombination mit anderen Medikamenten sowohl zu pharmakokinetischen als auch pharmakodynamischen Interaktionen führen (Piepho et al. 1987).

Kombinierter Einsatz von Calcium-Antagonisten und Herzglykosiden

Calcium-Antagonisten werden heute bei der Behandlung von Patienten mit kongestiver Herzinsuffizienz eingesetzt, da ihre peripher vasodilatatorische Wirkung, wie in Kap. 17 beschrieben, einen „entlastenden" Effekt am Herzen sicherstellt. In diesem Zusammenhang ist es ganz naheliegend, zu erwarten, daß sie in Verbindung mit einem Herzglykosid verabreicht werden können.

Verapamil und Digoxin

Werden Verapamil und Digoxin gemeinsam verabreicht, ist Vorsicht angeraten, da
1. eine pharmakokinetische Interaktion zwischen ihnen zu höheren als den erwarteten Plasmadigoxinspiegeln führt; und
2. eine pharmakodynamische Interaktion eine ausgeprägte Bradykardie aufgrund des Summationseffekts auf die Erregungsleitung auslösen kann.

Klein u. Mitarb. waren die ersten Untersucher, die über die unerwartet hohen Plasmaspiegel an Digoxin bei Patienten berichteten, die Digoxin und Verapamil erhielten (Klein et al. 1980). Dieser Anstieg des Plasmadigoxins ist von beträchtlicher Bedeutung, da die Glykoside eine relativ geringe therapeutische Breite besitzen (Differenz zwischen der Plasmakonzentration, die zur Erzielung der erforderlichen therapeutischen Antwort benötigt wird, und derjenigen, die toxische Zeichen hervorruft). Es ist heute bekannt, daß 240–280 mg Tag^{-1} Verapamil die Plasmadigoxinspiegel um mehr als 60% anheben kann, wodurch es zu Werten kommt, bei denen sich die Toxizität bereits im EKG nachweisen läßt. Die kombinierte Therapie mit Verapamil führte, wie man sogar weiß, zu Plasmadigoxinspiegeln von 4 ng ml^{-1}, die ausreichend sind, um eine Asystolie und einen akuten Herzinfarkt herbeizuführen (Zatuchini 1984).

Hinweise auf das Vorkommen erhöhter Plasmadigoxinspiegel bei Patienten unter Verapamil sind überreichlich in der Literatur vorhanden. Die mittleren Ergebnisse aus 7 Berichten sind in Tabelle 18.3 aufgeführt. In diesen Studien lagen die Plasmadigoxinspiegel vor Beginn der Verapamil-Therapie bei 0,75 ng ml^{-1} und bei 1,23 ng ml^{-1} nach 7tägiger Kombinationstherapie: Dies bedeutet einen durchschnittlichen Anstieg um 62%.

Der verapamil-induzierte Anstieg des Plasmadigoxins beruht auf einer pharmakokinetischen Wechselwirkung zwischen den beiden Verbindungen, die in ihrem Prinzip in Abb. 18.2 aufgezeichnet ist. Zur Digoxin-Clearance gehören sowohl nichtreanale (Leber) als auch renale Clearance, und zwar in einem Verhältnis von 1:4. Die renale Clearance setzt sich wiederum zusammen aus glomerulärer Filtration (GF) und tubulärer Sekretion. Die GF von Digoxin wird von Verapamil nicht beeinflußt, doch wird die *tubuläre Sekretion supprimiert,* und zwar um 50% oder mehr (Klein et al. 1982). Diese Veränderung der tubulären Sekretion ist wahrscheinlich für den

Tabelle 18.3 Wirkung von Verapamil auf Plasmadigoxin

Studie	Tagesdosis (mg)	% Anstieg des Plasmadigoxins
Belz et al. (1981)	240	77
Schwartz et al. (1982)	320	69
Klein et al. (1982)	240	72
Pedersen et al. (1982)	360	40
Belz et al. (1982)	360	62
Belz et al. (1983)	240–360	70
Panidis et al. (1983)	240–480	45

Der mittlere Plasmadigoxinspiegel betrug 0,77 ng/ml vor und 1,23 ng/ml während der Kombinationstherapie mit Verapamil

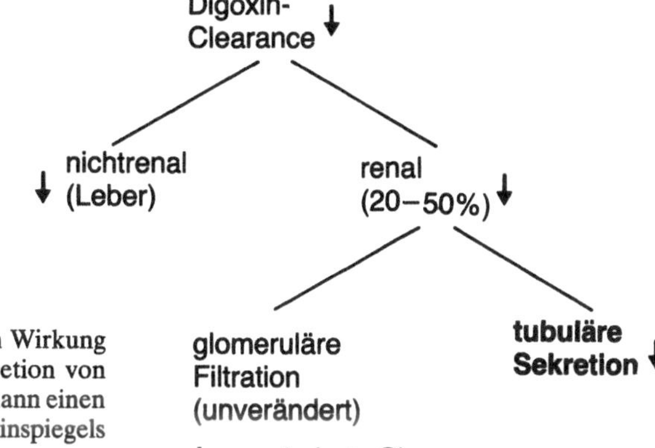

Abb. 18.2 Diagramm zur depressiven Wirkung von Verapamil auf die tubuläre Sekretion von Digoxin in der Niere. Diese Wirkung kann einen deutlichen Anstieg des Plasmadigoxinspiegels herbeiführen

größten Teil des Anstiegs des Plasmadigoxins verantwortlich, der auftritt, wenn Patienten unter Digoxintherapie Verapamil erhalten.

Die Wirkung des Verapamil auf die Digoxin-Clearance entwickelt sich fortschreitend, doch hat das Plasmadigoxin innerhalb von 7–14 Tagen der Kombinationstherapie gewöhnlich einen asymptotischen Wert erreicht. Patienten, die anscheinend unter diesen Umständen das höchste Risiko einer Digoxinintoxikation tragen, sind solche mit eingeschränkter Nieren- und Leberfunktion, darunter insbesondere ältere Menschen.

Verapamil und Digitoxin

Die gemeinsame Gabe von Verapamil und Digitoxin führt ebenfalls zu erhöhten Digitoxinspiegeln (Kuhlmann 1985), doch ist das Risiko hier geringer als dasjenige beim Digoxin, vermutlich, weil die Nierenausscheidung unbeeinflußt bleibt.

Gallopamil und Digoxin

Gallopamil übt ebenfalls einen hemmenden Effekt auf die tubuläre Sekretion des Digoxins in der Niere aus, doch sind die Effekte (Tabelle 18.4) gering im Vergleich zu denjenigen des Verapamil (Belz et al. 1983).

Diltiazem und Digoxin

Im Verhältnis zu Verapamil besitzt Diltiazem nur einen unbedeutenden Effekt auf die Plasmadigoxinspiegel. Unter Diltiazem mit einer Dosierung bis zu 360 mg Tag^{-1} fanden Boden et al. (1985) keinerlei Veränderung der Plasmadigoxinspiegel bei gesunden jungen Erwachsenen. Andere (Beltrami et al. 1985) konnten keine Veränderungen hinsichtlich der Urinausscheidung feststellen. Es gibt jedoch Berichte

Tabelle 18.4 Wirkung von Calcium-Antagonisten auf die Plasmadigoxinspiegel

Medikament	Tagesdosis (mg)	Erhöhung des Digoxinspiegels (%)
Verapamil	240–280	61
Gallopamil	150	16
Diltiazem	180	21
Nifedipin	40–60	15
Nitrendipin	20	94
Felodipin	10	40

Daten aus Piepho et al. (1987) und Rehnqvist et al. (1987), basierend auf einer 1- bis 2wöchigen Kombinationstherapie

(Kuhlmann 1985; Yoshida et al. 1984) über Erhöhungen des Plasmadigoxins und eine verminderte renale Clearance unter der Kombinationstherapie mit Diltiazem, insbesondere bei älteren Patienten, bei denen die Nieren- und Leberfunktion eingeschränkt war. Eine Wirkung auf die Plasmaproteinbindung des Digoxins oder eine Veränderung der Blutvolumenverteilung wurde als Ursache des Anstiegs ausgeschlossen. Insgesamt scheint es, daß Diltiazem sehr wohl einen Anstieg des Plasmadigoxins bewirkt, der jedoch im Vergleich mit demjenigen, der durch Verapamil verursacht wird, zu vernachlässigen ist.

Diltiazem und Digitoxin

Gegenwärtig findet man keine Hinweise darauf, daß Diltiazem auf die Pharmakokinetik des Digitoxins eine Wirkung ausübt.

Nifedipin und Digoxin

Im Vergleich mit Verapamil besitzt Nifedipin nur einen geringen Effekt auf das Plasmadigoxin. Belz et al. (1983) und Schwartz et al. (1984) zeigten beide, daß das Plasmadigoxin, obwohl eine Tagesdosis von 15–60 mg Nifedipin keinen beständigen Effekt auf die Nieren-Clearance des Digoxins zeigt, um etwa 15% ansteigen kann. Vermutlich beruht dies auf dem verlangsamten Lebermetabolismus. Einige der anderen Dihydropyridine zeigen jedoch ein unterschiedliches Profil. So erhöhten 20 mg Tag^{-1} Nitrendipin, sogar bei gesunden freiwilligen Probanden, die Plasmadigoxinspiegel von 0,96 auf 1,98 ng ml^{-1} über einen Zeitraum von nur 1 Tag (Kirch et al. 1984). Dies bedeutet einen Anstieg von 106%, was den Plasmadigoxinspiegel deutlich in den toxischen Bereich hineinbringt.

Felodipin und Digoxin

Felodipin ist einer der neuesten eingeführten Calcium-Antagonisten. Leider führt es ebenfalls zu einem Anstieg des Plasmadigoxins. Rehnqvist et al. (1987) konnten

Plasmaspiegel von über 2,3 ng ml^{-1}, in einem Fall von 6 ng ml^{-1}, bei Patienten entdecken, die mit 10 mg Tag^{-1} Felodipin behandelt wurden. Wie bei den anderen Calcium-Antagonisten liegt dem Anstieg des Plasmadigoxins eine beeinträchtigte renale Clearance zugrunde, die bei älteren Menschen und bei Patienten mit Nieren- und Leberfunktionsstörungen ausgeprägter ist.

Nifedipin und Digitoxin

Wie Diltiazem zeigt eine therapeutische Dosis Nifedipin (40–60 mg Tag^{-1}) keine Wirkung auf das Plasmadigitoxin oder seine Ausscheidung.

In der Schlußfolgerung liefert die gegenwärtige Erfahrung mit dem kombinierten Einsatz von Calcium-Antagonisten und Digoxin den Beweis einer pharmakokinetischen Wechselwirkung, die zu erhöhten Plasmadigoxinspiegeln führen kann. Diese Wirkung ist besonders ausgeprägt bei Verapamil und Nitrendipin. Wenn allerdings Digitoxin in Kombination mit Verapamil, Nifedipin oder Diltiazem eingesetzt wird, werden die Plasmaspiegel des Digitoxins entweder nicht oder nur geringfügig durch den Calcium-Antagonisten angehoben. Digitoxin scheint daher unter diesen Umständen ungefährlicher als Digoxin zu sein.

Es stellen sich 2 bedeutende Konsequenzen der pharmakokinetischen Wechselwirkung zwischen Calcium-Antagonisten (insbesondere Verapamil, Nitrendipin und Felodipin) und Digoxin dar:
1. sie kann zur Digoxinvergiftung führen; und
2. die Digoxinspiegel können bei plötzlichem Entzug der Calcium-Antagonisten unter den therapeutisch relevanten Wert abfallen, da die renale tubuläre Ausscheidung wiedereinsetzt.

Kombinierte Therapie mit α-Rezeptorenblockern

Es ist bekannt, daß es unter der Kombinationstherapie mit einem α-Rezeptorenblokker, wie Prazosin, und einem Calcium-Antagonisten – besonders diejenigen der Dihydropyridin-Gruppe (Jee u. Opie 1984; Sluiter et al. 1985) – zu einem steilen Blutdruckabfall kommen kann. Es gibt zumindest 2 mögliche Erklärungen dafür (Abb. 18.3). Zunächst werden die blutdrucksenkenden Wirkungen der beiden Medikamente normalerweise summiert. Zweitens wird der α-Rezeptorenblocker jede vom Sympathikus vermittelte kompensierende konstriktorische Reaktion auf den durch den Calcium-Antagonisten verursachten Blutdruckabfall blockieren.

Verapamil und α-Blocker

Der kombinierte Einsatz von Verapamil und α-Rezeptorenblockern scheint weniger besorgniserregend zu sein als die Kombination eines Calcium-Antagonisten der Dihydropyridin-Gruppe mit einem α-Blocker. Hierfür kommen 2 Begründungen in Frage, nämlich eine pharmakokinetische und eine pharmakodynamische. Die pharmakokinetische Wechselwirkung betrifft die direkte Interaktion des Verapamil mit den Bindungsstellen für α-Rezeptorenblocker (Nayler et al. 1982). Hiernach werden weniger Stellen zur Bindung von Prazosin zur Verfügung stehen. Als Folge davon wird die vasodilatatorische Antwort auf Prazosin abgeschwächt. Die pharmakodynamische Interaktion ist wahrscheinlich von größerer Bedeutung und tritt auf, da Verapamil eine die Herzfrequenz verlangsamende Wirkung besitzt, und zwar aufgrund seines inhibitorischen Effekts auf den Sinusknoten und die AV-Überleitung. Unter diesen Umständen wird die reflektorisch bedingte Tachykardie, die normalerweise mit der durch α-Blocker verursachten Hypotonie einhergeht, unterdrückt.

Diltiazem und α-Blocker

Obwohl Diltiazem einen geringen direkten Effekt auf die α-Rezeptoren besitzt, verlangsamt es wie Verapamil die AV-Überleitung. Die kombinierte Therapie wird daher, obwohl es zu einer dauerhaften Hypotonie kommen kann, nicht von einer schweren Tachykardie begleitet, die gewöhnlich auftritt, wenn ein α-Blocker und ein Calcium-Antagonist auf Dihydropyridin-Basis gemeinsam verabreicht werden.

Nifedipin und α-Blocker

Bei dieser Kombination sind plötzliche Blutdruckabfälle bekannt (Jee u. Opie 1984), vermutlich aufgrund des vasodilatatorischen Summationseffekts der 2 Substanzen. Diese exzessive Reaktion ist nicht der Kombination aus α-Rezeptorenblocker und Calcium-Antagonisten auf Dihydropyridin-Basis eigen. Sie kann ebenfalls auftreten, wenn Calcium-Antagonisten mit anderen Antihypertensiva kombiniert werden, z. B. Angiotensin-Converting-Enzym(ACE)-Hemmer, zentral wirksamen α-Blocker, wie Clonidin, und direkt wirksame Vasodilatatoren, wie Hydralazin. Die Kombination aus einem Calcium-Antagonisten auf Dihydropyridin-Basis und einem α-Blocker kann ebenfalls zur schweren Tachykardie führen, da keines der Medikamente fähig ist, den reflektorisch bedingten Anstieg der Herzfrequenz, der durch den deutlichen Blutdruckabfall ausgelöst wird, zu blockieren.

Im allgemeinen kann daher die Kombination mit Verapamil oder Diltiazem und einem α-Blocker, wie Prazosin, eine wirksame vasodilatatorische Therapie ohne reflektorische Tachykardie ermöglichen. Im Gegensatz dazu kann der Blutdruckabfall plötzlich erfolgen und geht dann gewöhnlich mit einer ausgeprägten Tachykardie einher, wenn die Kombination aus einem Calcium-Antagonisten der Dihydropyridin-Gruppe und Prazosin den peripheren Gefäßwiderstand herabsetzt. Diese beiden Ereignisse sind nicht erwünscht.

Kombinierte Therapie aus β-Rezeptorenblocker und Calcium-Antagonist

Den gemeinsamen Einsatz von Calcium-Antagonisten und β-Rezeptorenblockern hielt man ursprünglich für kontraindiziert, primär wegen mehrerer fast tödlich endender Episoden bei intravenöser Gabe von Bolusdosen Verapamil bei kritisch erkrankten Patienten unter Propranololtherapie. Im Nachhinein hätte man den Ausgang bei

Tabelle 18.5 Wirkungen von Calcium-Antagonisten und β-Rezeptorenblockern auf die Kreislaufparameter

	Calcium-Antagonisten			β-Blocker
	Verapamil	Nifedipin	Diltiazem	Propranolol
Herzfrequenz	↓↓	↑	↓	↓
Koronardurchblutung	↑	↑	↑	↓
Kontraktilität	↓	↓↑	↓	↓
Erregungsleitung	↓↓	–	↓	↓
peripherer Widerstand	↓	↓	↓	↑

dieser Kombination bei Patienten mit schwer beeinträchtigter ventrikulärer Funktion vorhersagen können, denn beide Medikamente verlangsamen die Erregungsleitung und beide sind negativ-inotrop (Tabelle 18.5). Aus rein theoretischer Sicht gibt es jedoch auch Gründe für die Auffassung, daß eine Kombinationstherapie β-Rezeptorenblocker/Calcium-Antagonist sinnvoll sein kann. Was die koronare Herzkrankheit betrifft, könnte der durch den Calcium-Antagonisten induzierte Anstieg der Sauerstoffversorgung, der mit der koronardilatierenden Wirkung verbunden ist, die durch den β-Blocker hervorgerufene Senkung des Sauerstoffbedarfs ergänzen. Ein solch günstiger Effekt ist aus den Daten in Tabelle 18.6 ersichtlich, wo die Inzidenz der Episoden mit ST-Senkung bei Patienten unter der Kombinationstherapie niedriger liegt als unter Monotherapie. Zusätzlich hebt die β-Blockade den vom Sympathikus vermittelten, reflektorisch bedingten Anstieg der Herzfrequenz, der durch die vasodilatatorische Reaktion auf die Calcium-Antagonisten (z. B. Nifedipin) hervorgerufen wird, die die AV-Überleitung nicht verlangsamen, auf oder schwächt diese ab (Tabelle 18.5). Trotz dieser möglichen Vorteile ist die kombinierte Therapie nicht ohne Risiko, da unter bestimmten Umständen eine schwere Hypotonie, Bradykardie, Dyspnoe und sogar Herzinsuffizienz hervorgerufen werden können, insbesondere wenn als Calcium-Antagonist Verapamil gewählt wird. Der Risikograd hängt primär davon ab, wie gut die ventrikuläre Funktion aufrechterhalten bleibt. Packer et al. (1982) fanden z. B. unerwünschte Nebenwirkungen bei dieser Kombination bei weniger als 10% der Patienten mit guterhaltener linksventrikulärer Funktion. Bei Patienten mit schwer beeinträchtigtem linken Ventrikel stieg die Inzidenz solcher

Tabelle 18.6 Wirkung einer Kombinationstherapie mit Calcium-Antagonist und β-Blocker auf Anfälle mit ST-Senkung bei Patienten mit koronarer Herzkrankheit

Serie I Pat. (n)	Plazebo	Verapamil (360 mg/Tag)	Atenolol (100 mg/Tag)	Verapamil (360 mg/Tag) + Atenolol (100 mg/Tag)
15	3,5%	1%	1%	0,3%
Serie II Pat. (n)	Plazebo	Nifedipin (60 mg/Tag)	Propranolol (480 mg/Tag)	Nifedipin (60 mg/Tag) + Propranolol (480 mg/Tag)
16	11%	5,5%	2,8%	0,2%

Die Ergebnisse werden ausgedrückt als % der Patientenzahl in jeder Serie. Die Verapamil/Atenolol-Daten stammen aus Dargie (1986), die Nifedipin/Propranolol-Daten aus Lynch et al. (1980). Die Beobachtungszeiträume betrugen 24 bzw. 48 h

Nebenwirkungen auf 25% an. Andere (Leon et al. 1985) haben die Inzidenz der unerwünschten Nebenwirkungen bei der Kombinationstherapie auf etwa 14% geschätzt.

Verapamil und β-Rezeptorenblockade

Die Bais der ungünstigen Reaktionen, die durch diese Kombination hervorgerufen werden, ist sowohl pharmakodynamisch als auch pharmakokinetisch. Die *pharmakodynamische* Wechselwirkung betrifft die Summierung der Einzeleffekte der Medikamente auf die Herzfrequenz, die Erregungsleitung, die Kontraktilität und den Blutdruck (Tabelle 18.5). Die *pharmakokinetische* Grundlage der Wechselwirkung ergibt sich aus

1. der Fähigkeit des Verapamil, die "First-pass"-Extraktion einiger β-Blocker in der Leber, wie etwa von Metropolol und Propranolol (McLean et al. 1985) (nicht jedoch von Atenolol); und
2. die Fähigkeit, β-Blocker vom Plasmaprotein zu verdrängen, eine Wirkung, die zu einem Anstieg der Plasmaspiegel der ungebundenen β-Blocker führt.

Diltiazem und β-Blocker

Diltiazem ist dem Verapamil in folgenden Punkten ähnlich:
1. es verdrängt plasmagebundenes Propranolol;
2. es vermindert die "First-pass"-Extraktion in der Leber (Pieper 1984); und
3. es supprimiert Herzfrequenz und Überleitung (Abb. 18.3), Effekte, die sich mit denjenigen der β-Blocker summieren.

Calcium-Antagonisten auf Dihydropyridin-Basis und β-Rezeptorenblockade

Diese Kombination ist weit entfernt von ungünstigen Nebenwirkungen, sie ist vielmehr in ihrer Auswirkung günstig. Die Grundlage dieses günstigen Effekts kann einer

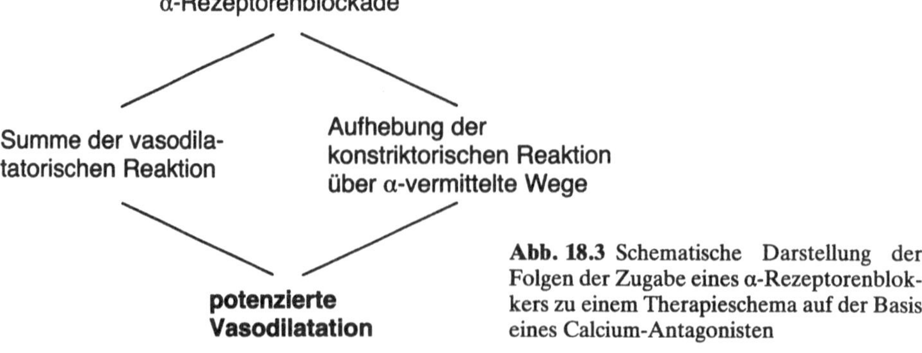

Abb. 18.3 Schematische Darstellung der Folgen der Zugabe eines α-Rezeptorenblockers zu einem Therapieschema auf der Basis eines Calcium-Antagonisten

pharmakodynamischen Reaktion zugeschrieben werden, weil die β-Rezeptorenblokkade den durch den Sympathikus vermittelten Anstieg der Herzfrequenz, der durch den ausgeprägten vasodilatatorischen Effekt der Dihydropyridine ausgelöst wird, kontrolliert. Obwohl Diltiazem und Verapamil Propranolol von den Proteinbindungsstellen verdrängen, fehlt bei Nifedipin, Nicardipin oder Felodipin diese Wirkung. Von daher bleiben die Plasmaspiegel des freien Propranolols unverändert, wenn eines dieser 3 Dihydropyridine in Kombination mit Propranolol eingesetzt wird.

Im allgemeinen kann daher die Kombinationstherapie Verapamil/β-Blocker bei Patienten mit eingeschränkter linksventrikulärer Funktion diese Funktionsstörung verstärken und die Herzfrequenz auf einen inakzeptablen Wert absenken. Die Kombination von Diltiazem und β-Blocker ist ungefährlicher, obwohl die Bradykardie immer noch ein Problem darstellen kann. Im Gegensatz dazu ist es oft vorteilhaft, einem Behandlungsschema, das einen Calcium-Antagonisten auf Dihydropyridin-Basis enthält, einen β-Blocker hinzuzufügen, da der β-Blocker die reflektorisch bedingte Tachykardie, die mit der vom Dihydropyridin induzierten Vasodilatation in Zusammenhang steht, supprimiert (Abb. 18.1).

Kombinationstherapie mit Antiarrhythmikum und Calcium-Antagonist

Calcium-Antagonisten werden selten in Kombination mit anderen Antiarrhythmika eingesetzt, es sei denn durch Zufall. Aus pharmakodynamischer Sicht zählen zu den Konsequenzen einer solchen Kombination schwere Bradykardie und möglicherweise Herzinsuffizienz. Dieses Resultat kann man dem Summationseffekt der Medikamente auf Erregungsleitung und auf den Inotropiestatus des Myokards zuschreiben (Abb. 18.4). Die Wirkung kann so stark sein, daß sie eine Kontraindikation der kombinierten Therapie darstellt (Leon et al. 1985). Diese Kontraindikation trifft besonders auf den kombinierten Einsatz von entweder Verapamil oder Diltiazem auf der einen Seite und einem Antiarrhythmikum, wie Procainamid, Disopyramid oder Quinidin, auf der anderen Seite zu, da diese Medikamente ebenfalls die Erregungsleitung verlangsamen.

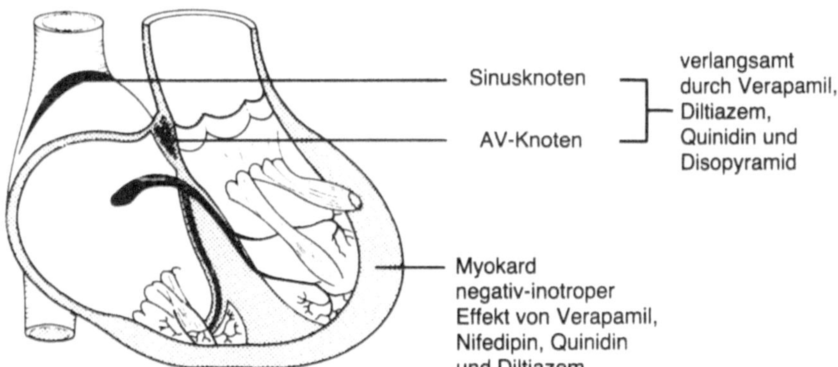

Abb. 18.4 Schematische Darstellung der Effekte von Calcium-Antagonisten und anderen Antiarrhythmika auf den Sinus- und den AV-Knoten sowie auf das Myokard

Die Gabe von Nifedipin an Patienten, die bereits mit einer Quinidintherapie eingestellt sind, kann aus anderen Gründen besorgniserregend sein. Die negativ-inotropen Wirkungen dieser Substanzen summieren sich. Daneben, und vermutlich aufgrund des „volumenvermehrenden" Effekts, der mit der vasodilatatorischen Reaktion auf Nifedipin einhergeht, fällt der Plasmaquinidinspiegel häufig in einem solchen Maß ab (Farringer et al. 1984), daß ein zufriedenstellender therapeutischer Wert nicht länger erzielt werden kann.

Interaktion der Calcium-Antagonisten mit H$_2$-Rezeptorenblockern

H$_2$-Rezeptorenblocker werden heute überall verschrieben, wobei Cimetidin wahrscheinlich die häufigste Wahl darstellt. Es ist ein potenter H$_2$-Rezeptorenblocker, doch kann seine Begleitmedikation mit Substanzen, die in der Leber metabolisiert werden, ein Problem darstellen, denn Cimetidin verringert die Leberdurchblutung und, was noch wichtiger ist, hemmt die Oxydierung von Medikamenten in den Mikrosomen (Somogyi u. Gugler 1982). Verapamil, Nifedipin, Nitrendipin, Felodipin und Diltiazem werden insgesamt extensiv durch die Oxydasen der Lebermikrosomen metabolisiert (Piepho 1985). Es kann daher nicht sehr überraschen, daß Cimetidin die Bioverfügbarkeit der Calcium-Antagonisten vergrößert. Diese Vergrößerung kann ganz wesentlich sein: etwa 40% bei Patienten, denen normale Dosen Verapamil verabreicht werden (Loi et al. 1985), sogar 80% bei Patienten, die 1 000 mg Cimetidin und 40 mg Nifedipin pro Tag erhalten (Kirch et al. 1983) und etwa 50% bei Patienten, die 1200 mg Cimetidin und 60 mg Diltiazem pro Tag einnehmen (Winship et al. 1985). Die Grundlage über diese Wechselwirkung wird in Abb. 18.5 dargestellt. Sie hängt nicht von der cimetidin-bedingten Reduktion der Leberdurchblutung ab, man kann sie aber auf die cimetidin-bedingte Verlangsamung des oxydativen Medikamen-

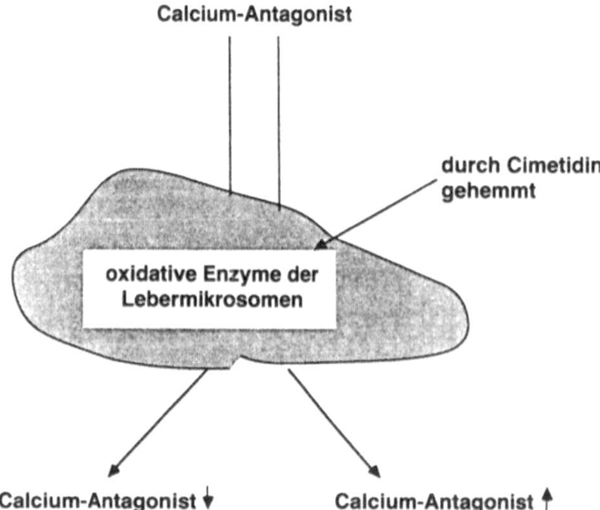

Abb. 18.5 Schematische Darstellung der Effekte des H$_2$-Rezeptorenblockers Cimetidin auf den Leberstoffwechsel der Calcium-Antagonisten. Man beachte, daß der hemmende Effekt von Cimetidin auf die mikrosomalen Enzyme der Leber zu einer verzögerten Abbaurate der Calcium-Antagonisten führt

tenstoffwechsels durch die Leberenzyme zurückführen. Was deren Wechselbeziehung mit dem Metabolismus der Calcium-Antagonisten angeht, weisen die 3 häufig verwendeten H_2-Blocker nach der Potenz die folgende Reihenfolge auf: Cimetidin > Ranitidin = Sucralfat.

Wechselwirkung mit anderen Medikamenten

Es gibt viele andere Beispiele der medikamentösen Wechselwirkungen der Calcium-Antagonisten, die bisher noch nicht angesprochen wurden. Beispielsweise können Medikamente, die die Oxydase der Lebermikrosomen aktivieren, die Leber-Clearance der Calcium-Antagonisten beschleunigen. Rifampicin, Isoniazid, Ethambutol, Pentobarbital, Phenytoin, Carbamazepin und Suphinpyrazon zeigen diese Eigenschaft und steigern dementsprechend die Rate der Clearance einiger Calcium-Antagonisten, einschließlich Verapamil und Gallopamil, aus dem zirkulierenden Blut. Ihr Einsatz erhöht daher die Wahrcheinlichkeit einer inadäquaten calcium-antagonistischen Therapie.

Nifedipin und Phenytoin

Unter bestimmten Bedingungen kann der kombinierte Einsatz von Nifedipin und Phenytoin zur Phenytoinvergiftung führen. Es gibt 2 Gründe, warum man eine solche Auswirkung erwarten kann. Erstens bindet sich Nifedipin fest an Plasmaproteine und verdrängt dabei Phenytoin, das eine relativ schwache Bindung eingeht. Zweitens hemmt Nifedipin die Parahydroxylierung des Phenytoins in der Leber. Da die Parahydroxylierung in der Leber einen der Hauptwege der Phenytoineliminierung darstellte, kann Nifedipin erheblich erhöhte Plasmaphenytoinspiegel erzeugen. Felodipin besitzt eine ähnliche Wirkung.

Verapamil und Carbamazepin

Verapamil verlangsamt die Clearance des Carbamazepin aus dem zirkulierenden Blut. Die Plasmabindung wird nicht beeinflußt (Macphee et al. 1986), doch wird die Clearance in der Leber verlangsamt. Es kann daher zur Carbamazepinvergiftung kommen.

Äthanol und Dihydropyridine

Tierversuche haben den Nachweis des Synergismus zwischen den Dihydropyridinen Nifedipin und Nimodipin und Äthanol erbracht. Dies beruht darauf, daß sowohl Äthanol als auch die Dihydropyridine potente Vasodilatatoren darstellen, und darauf, daß sie gemeinsame Wege der Dehydrogenierung benutzen. Der resultierende Metabolismuswettbewerb ruft daher eine erhöhte Halbwertszeit hervor. Vermutlich wird sich Felodipin ähnlich auswirken.

Tabelle 18.7 Interaktion von Verapamil und Nifedipin mit Anästhetika

Anästhetikum	Reaktion	Literatur
Verapamil		
Isofluran	kardiale Depression	Kates et al. (1983)
Halothan	Bradykardie	Zuck u. Rao (1983)
Nifedipin		
Halothan	kardiale Depression	Marshall et al. (1983)
	Hypotonie	Tosone et al. (1983)
	Tachykardie	Tosone et al. (1983)
Fentanyl-Pancuronium	kardiale Depression	Nussmeier et al. (1983)

Interaktion mit Anästhetika

Mehrere Untersucher haben von übermäßig starken Reaktionen auf Calcium-Antagonisten berichtet, wenn sie gemeinsam mit Anästhetika verabreicht werden. Einige der häufiger beobachteten Reaktionen sind in Tabelle 18.7 aufgeführt. Eine logische Erklärung könnte darin bestehen, daß die Anästhetika das lipophile Verhalten der Calcium-Antagonisten verstärken und in der Folge die Menge des Medikaments, das mit dem Rezeptor in der Lipiddoppelschicht der Zellmembran in Wechselwirkung tritt, vergrößert wird, ohne daß es zu irgendeiner Änderung der Plasmakonzentration oder Bioverfügbarkeit kommt.

Zweifache calcium-antagonistische Therapie

Die chemische Heterogenität der Calcium-Antagonisten (Kap. 4), ihre unterschiedlichen pharmakologischen Profile (Kap. 5) und die Vielfältigkeit ihrer Bindungsstellen (Kap. 6) ermöglichen es, einen gewissen Nutzen aus einer Kombination von Calcium-Antagonisten der verschiedenen Untergruppen zu ziehen. Zum Beispiel kann aus rein theoretischer Sicht der kombinierte Einsatz von Diltiazem und Nifedipin von Vorteil sein, da Diltiazem den Anstieg der Herzfrequenz, der durch die vasodilatatorische Reaktion auf Nifedipin ausgelöst wird, blockieren würde. Eine gemeinsame Medikation mit Diltiazem und Felodipin kann gleichermaßen sinnvoll sein. Es ist jedoch möglich, daß ein kombiniertes Therapieschema mit Diltiazem/Nifedipin oder Diltiazem/Felodipin aus einem ganz anderen Grund vorteilhaft sein kann. Die Bindungsstudien mit Radioliganden, die in Kap. 6 beschrieben wurden, zeigten, daß Diltiazem tatsächlich die Bindungskapazität der Bindungsstellen für Dihydropyridine in isolierten Membranfragmenten erhöht. Falls ein solcher Effekt in einem intakten Organ auftritt, kann dies ein Mittel zur Akzentuierung der Aktivität eines bestimmten Calcium-Antagonisten – in diesem Fall Nifedipin oder Felodipin – ohne Erhöhung der Plasmakonzentration darstellen. Zumindest einen Bericht gibt es in der Literatur, der diesen Gedanken bestätigt. Kimura u. Kishida (1981) fanden heraus, als sie die Fähigkeit von Nifedipin, Diltiazem und Verapamil analysierten, die Inzidenz von pektanginösen Attacken bei Patienten mit Variant-Angina pectoris zu vermindern,

Tabelle 18.8 Pharmakokinetische Interaktionen zwischen Medikamenten

Wirkung von Calcium-Antagonisten auf die Plasmaspiegel der Herzglykoside, β-Blocker, Antiepileptika und Antiarrhythmika

Calcium-Antagonist	Herzglykosid	
	Digoxin	Digitoxin
Verapamil	↑↑↑	↑
Gallopamil	↑	–
Nifedipin	↑	–
Diltiazem	↑↑↑↑	–
Nitrendipin	↑	NV
Felodipin		–

Calcium-Antagonist	β-Blocker		
	Propranolol	Metropolol	Atenolol
Verapamil	↑	↑	–
Nifedipin	–	–	–
Diltiazem	↑	↑	–

Calcium-Antagonist	Antiarrhythmikum
	Chinidin
Verapamil	–
Nifedipin	↓↓
Diltiazem	–

Calcium-Antagonist	Antiepileptikum
	Phenytoin
Verapamil	↑↑
Felodipin	↑↑

Wirkung anderer Medikamente auf Plasmaspiegel und Bioverfügbarkeit der Calcium-Antagonisten

Medikament	Calcium-Antagonist		
	Verapamil	Nifedipin	Diltiazem
H₂-Rezeptorenblocker (Cimetidin > Ranitidin)	↑	↑	↑
Leberenzyminduktoren Rifampicin Sulfinpyrazon	↓ ↓	– –	↓ ↓
Antiepileptika Phenytoin Carbamazepin	– ↑	↑↑↑ 	–

↑ bezeichnet eine Erhöhung, „–" keine Veränderung, *NV* nicht verfügbar, ↓ eine Senkung

daß bei einer bestimmten Untergruppe von Patienten die Kombination von Nifedipin und Diltiazem wirksamer als jedes Medikament für sich allein war. Selbstverständlich kann dieser zusätzliche Nutzen auf der verlangsamenden Wirkung des Diltiazem auf die Herzfrequenz beruht haben – eine Wirkung, die die durch Nifedipin induzierte reflektorische Tachykardie supprimieren würde. Er kann ebensogut, zumindest z. T.,

Tabelle 18.9 Pharmakodynamische Interaktionen zwischen Medikamenten unter der Kombinationstherapie

Therapie	Calcium-Antagonist	Reaktion
antiarrhythmisch	Verapamil	verlangsamte Überleitung Depression der linksventrikulären Funktion
	Nifedipin	–
	Diltiazem	verlangsamte Überleitung
gefäßerweiternd	Verapamil	Hypotonie
	Diltiazem	–
	Nifedipin	schwere Hypotonie Tachykardie
anästhesierend	Verapamil	verlangsamte Überleitung
	Nifedipin	Hypotonie
β-Rezeptorblockade	Verapamil	verlangsamte Überleitung Depression der linksventrikulären Funktion
	Diltiazem	verlangsamte Überleitung
	Nifedipin[a]	kontrollierte Herzfrequenz
	Felodipin	kontrollierte Herzfrequenz

[a] Die Kombination eines β-Blockers mit Nifedipin oder Felodipin ist weit verbreitet, um die reflektorisch bedingte Tachykardie, die aufgrund der Absenkung des Perfusionsdrucks durch die Calcium-Antagonisten verursacht wird, zu bekämpfen

auf der allosterischen Wechselwirkung zwischen den Bindungsstellen für diese Substanzen beruht haben.

Schlußfolgerungen

Calcium-Antagonisten treten pharmakokinetisch und pharmakodynamisch in Wechselwirkung mit anderen Medikamenten, wie etwa β-Blocker, Herzglykoside, Antiarrhythmika, H_2-Rezeptor-Blocker und Antikonvulsiva (Tabellen 18.8 und 18.9). Da den Calcium-Antagonisten eine gemeinsame Chemie fehlt, und aufgrund von Unterschieden hinsichtlich ihrer Stoffwechselwege, muß man die Möglichkeit einer pharmakokinetischen Wechselwirkung mit anderen Medikamenten auf der Basis der Einzelsubstanzen betrachten. Zusätzlich können die Calcium-Antagonisten durch ihre starke Bindung an Plasmaproteine andere, schwächer gebundene Medikamente verdrängen, und so zu unerwartet hohen Plasmaspiegeln dieser Substanzen (z. B. Phenytoin) führen.

Die pharmakodynamische Wechselwirkung der Calcium-Antagonisten mit anderen Medikamenten kann manchmal von Vorteil sein. Beispiele sind die kombinierte Therapie von Nifedipin und β-Blockern (Dargie 1986), die Kombination von Felodipin und β-Blockade (Hedner et al. 1987) und möglicherweise die Kombination aus Diltiazem und Nifedipin (Kimura u. Kishida 1981).

19 Nebenwirkungen, Tachyphylaxie, Entzugssymptome und Kontraindikationen

The great tragedy of Science – the slaying of a beautiful hypothesis by an ugly fact.

T. H. HUXLEY, Biogenesis and Ablogenesis

Huxley könnte hier gut über die moderne Pharmakologie geschrieben haben, denn der Einführung eines neuen Therapeutikums geht fast immer die Unsicherheit über die erwünschten positiven Wirkungen, die man von diesem Mittel verlangt, voraus. Die Fragen, die dann gewöhnlich gestellt werden, sind folgende:

1. Ist das neue Medikament oder Therapieschema wirksamer als bereits vorhandene Behandlungsformen?
2. Entwickeln die Patienten unter der Langzeittherapie eine Tachyphylaxie gegenüber diesem Medikament?
3. Kommt es zu Entzugssymptomen?
4. Kommt es zu besorgniserregenden Nebenwirkungen?

Im Fall der Calcium-Antagonisten stellt keiner dieser Punkte ein ernstes Problem dar. Sie sind wirksam, und es muß bezweifelt werden, daß es zu einer Tachyphylaxie kommt. Die Nebenwirkungen werden gewöhnlich toleriert, die Entzugssymptome sind entweder zu vernachlässigen oder existieren nicht, und Kontraindikationen lassen sich leicht definieren.

Wirksamkeit

In einigen der vorhergehenden Kapitel dieses Buches wurden die therapeutischen Einsatzmöglichkeiten der Calcium-Antagonisten beschrieben, darunter ihr Einsatz bei der Behandlung von Angina pectoris, Hypertonie, Arrhythmien, hypertrophischer Kardiomyopathie, Raynaud-Syndrom, koronarer Herzkrankheit und, unter bestimmten Umständen, kongestiver Herzinsuffizienz. Ebenfalls β-Rezeptorenblocker werden zur Behandlung einer Vielzahl dieser Erkrankungen, doch nicht aller, eingesetzt. Da die β-Blocker fest etabliert waren, als die Calcium-Antagonisten in die westliche Medizin Eingang fanden, erhebt sich natürlich die Frage, ob man die Calcium-Antagonisten wirklich benötigt oder ob es sich bei ihnen nur um bloße „Spielzeuge" der Pharmakologen handelt. Das Problem läßt sich leicht lösen, denn „einige Patienten unter β-Blockertherapie empfinden die Nebenwirkungen als nicht akzeptabel und brechen die Behandlung ab" (MacLean 1988); bei anderen sind sie kontraindiziert. Die Nebenwirkungen der β-Blocker äußern sich z.B. in Magen-Darm-Verstimmung, Müdigkeit, Krankheitsgefühl, Schlaflosigkeit, Bronchospasmen, Kältegefühl der Extremitäten, Verschlimmerung einer Claudicatio und depressive Verstimmung (Cruikshank 1983). Calcium-Antagonisten rufen *keinen* Broncho-spasmus hervor und ebenso keine Konstriktion der peripheren Gefäße. Sie können daher unter Bedingungen verabreicht werden, unter denen sich der Einsatz der β-Blocker verbietet. So stellen weder Asthma bronchiale noch die periphere arterielle Verschlußkrankheit (noch das Raynaud-Syndrom) Kontraindikationen dar. Aller-dings kann man der Behauptung widersprechen, daß die Wirksamkeit der Calcium-Antagonisten bei der Behandlung vieler Herz-Kreislauf-Erkrankungen sich derartig darstellt, daß man sie als Medikamente der ersten Wahl benutzen sollte.

Einer der sich am raschesten ausbreitenden Einsatzbereiche für Calcium-Antago-nisten ist die Behandlung der Hypertonie (Kap. 15). Hier wiederum stehen zahlreiche andere Therapiestrategien zur Verfügung. Diuretika, α- und β-Blocker, Angiotensin-Converting-Enzym(ACE)-Hemmer und Vasodilatatoren – darunter Hydralazin und Minoxidil – werden häufig eingesetzt. Damit erhebt sich wieder die Frage: Braucht man die Calcium-Antagonisten wirklich? Es herrscht generelle Übereinstimmung darüber, daß man Calcium-Antagonisten braucht und daß man sie als „mögliche Substanzen der ersten Wahl" (Zanchetti 1987) für die Behandlung von Hypertoni-kern betrachten sollte. Diese Schlußfolgerung gründet sich auf 3 wichtige Eigenschaf-ten dieser Medikamente:

1. Sie senken den Blutdruck, *ohne zur Natrium- oder Wasserretention zu führen*. Dies unterscheidet sie von anderen allgemeinen Vasodilatatoren.
2. Sie reduzieren nicht die Nierendurchblutung.
3. Anders als β-Blocker, die den Blutdruck durch die Verminderung der Herzleistung senken, erreichen dies Calcium-Antagonisten durch die *Verminderung des peri-pheren Gefäßwiderstands*. Da das Kennzeichen der Hypertonie ein erhöhter peri-pherer Gefäßwiderstand ist (Lund-Johansen 1979), müssen Medikamente, die den peripheren Gefäßwiderstand eher senken als anheben, von Vorteil sein (Kap. 15).

Ähnliche Argumente lassen sich zu den Calcium-Antagonisten in der Therapie anderer Erkrankungen finden: Arrhythmien und koronare Gefäßspasmen. In jedem Fall bieten jedoch die Calcium-Antagonisten gewisse Vorteile gegenüber bestehen-den Therapieformen. Über ihre Wirksamkeit besteht daher kein Zweifel mehr, doch existieren, wie bei fast allen Formen der Therapie mit chemischen Verbindungen, Nebenwirkungen. Glücklicherweise sind diese minimal und leicht beherrschbar (Tabelle 19.1).

Nebenwirkungen

Peripheres Ödem

Das periphere Ödem ist die am häufigsten auftretende Nebenwirkung der Calcium-Antagonisten, insbesondere der Dihydropyridine. Das Ödem ist abends am stärksten und beschränkt sich gewöhnlich auf die Knöchel, breitet sich aber gelegentlich auch an Händen und Fingern aus. Es tritt bei bis zu 15% der Patienten auf, die eine Dihydropyridin-Therapie erhalten (Gustafsson 1987), und ist besonders unangenehm bei Patienten mit vorwiegend sitzender Beschäftigung. Allerdings stellt das Ödem keinen bedeutenden Anlaß zur Besorgnis dar, da es durch den vaskulären Effekt der

Tabelle 19.1 Nebenwirkungen der oral und intravenös verabreichten Calcium-Antagonisten

Calcium-Antagonist	Nebenwirkung	
	oral	intravenös
Verapamil	Obstipation (30%) Gesichtsröte (8%) Schwindelgefühl (6%) Kopfschmerz (8%) AV-Block (1%) Verstärkung einer Herzinsuffizienz	Hypotonie Bradykardie
Nifedipin	Knöchelödem (15%) Gesichtsröte (12%) Kopfschmerz (6%) Übelkeit (4%) Tachykardie (15%) Schwindelgefühl (3%)	NG NG
Diltiazem	Kopfschmerz (2%) Gesichtsröte (1%) Übelkeit (3%) Knöchelödem (2%) Obstipation (22%)	Hypotonie Bradykardie
Felodipin	Gesichtsröte (5%) Knöchelödem (15%) Kopfschmerz (7%) Schwindelgefühl (1%)	Hypotonie Tachykardie

Die Zahlen in Klammern werden hinzugesetzt, um eine Vorstellung von der Häufigkeit zu geben, mit der die Nebenwirkungen angetroffen werden. Die Daten wurden der Literatur entnommen
NG nicht geeignet: Nifedipin wirkt rasch, wenn man es oral verabreicht, und wird daher nicht intravenös injiziert

Medikamente und nicht durch eine Beeinträchtigung am Myokard verursacht wird. Sein Auftreten ist daher nicht als Signal für eine beginnende Herzinsuffizienz zu betrachten.

Zwei Faktoren tragen zu diesem Ödem bei:

1. Die durch Calcium-Antagonisten hevorgerufene Vasodilatation verursacht einen Anstieg des hydrostatischen Kapillardrucks, der wiederum die Flüssigkeitsfiltration erhöht. Ganz gleich, welcher Calcium-Antagonist verabreicht wird, Nifedipin, Nimodipin, Felodipin, Isradipin, Verapamil, Diltiazem oder Nisoldipin, derselbe Grad der Vasodilatation verursacht denselben Anstieg des hydrostatischen Kapillardrucks und daher dieselbe Erhöhung der Flüssigkeitsfiltration.
2. Die Vorgänge, die die Kapillardurchblutung automatisch regulieren, und möglicherweise die Lymphdrainage laufen Ca^{2+}-abhängig ab (Gustafsson 1987) und werden aus diesem Grund durch Calcium-Antagonisten beeinflußt. Dies gilt vor allem für die Dihydropyridine; dies mag erklären, warum die Knöchelödeme am augenscheinlichsten auftreten, wenn Calcium-Antagonisten dieser bestimmten Gruppe eingenommen werden. Dieses Knöchelödem geht mit einer präkapillären Vasodilatation und einer erhöhten kapillären Filtration einher.

Tachykardie (und Herzklopfen)

Diese Nebenwirkungen sind besonders ausgeprägt unter der Monotherapie mit Dihydropyridinen. Die Ursache ist ein reflektorisch bedingter Anstieg der Herzfrequenz, der durch den starken und dauerhaften Abfall des peripheren Gefäßwiderstands ausgelöst wird. Sie treten trotz eines gleich großen Blutdruckabfalls nicht unter der Therapie mit Verapamil oder Diltiazem auf, da diese Calcium-Antagonisten die AV-Überleitung verlangsamen (s. Abb. 18.4).

Die durch die Dihydropyridine hervorgerufene reflektorische Tachykardie kann leicht durch die gleichzeitige Gabe von β-Blockern beherrscht werden. Zum Beispiel wird häufig Atenolol in Verbindung mit Nifedipin eingesetzt (Anderton et al. 1988), um die durch Nifedipin induzierte Tachykardie zu kontrollieren. Die Begleitmedikation mit einem β-Blocker bietet den zusätzlichen Vorteil, daß dieser einige der anderen Begleiterscheinungen der Dihydropyridine – wie etwa Knöchelödem, Hautröte und Kopfschmerz (Tabelle 19.2) – unterdrückt.

Tabelle 19.2 Vorherrschende Nebenwirkungen. (Aus Anderton et al. 1988)

Nebenwirkung	Therapie		
	Nifedipin[a]	Atenolol[b]	Nifedipin und Atenolol[c]
Schwindelgefühl	2	1	3
Hautrötung und Hitzewellen	20	2	8
Kopfschmerz	16	6	11
Knöchelödem	5	0	1
Herzklopfen/ Tachykardie	4	0	0

[a] Gesamttagesdosis Nifedipin 40 mg
[b] Gesamttagesdosis Atenolol 60 mg
[c] 20 mg Nifedipin + 50 mg Atenolol
Daten von 81 Patienten, die aufgrund ihrer Hypertonie behandelt wurden

Kopfschmerz und Gesichtsröte

Diese Nebenwirkungen treten bei allen Calcium-Antagonisten häufig auf (Tabelle 19.1), doch sind sie selten intensiv genug, um ein Absetzen zu rechtfertigen, obwohl dies gelegentlich vorkommen kann. In einer Studie, bei der man 47 Hypertonikern Nifedipintabletten gab, brach allerdings ein Patient die Behandlung aufgrund starker Kopfschmerzen ab (Bursztyn et al. 1985). Die Nebenwirkungen in Form von Kopfschmerz und Gesichtsröte verschwinden gewöhnlich unter der Dauertherapie, wahrscheinlich aufgrund einer Autoregulation.

Tabelle 19.3 Nebenwirkungen durch Nifedipin, 20 mg ret. 2 mal/Tag, und Verapamil, 160 mg 3 ml/Tag. (Aus Midtbo et al. 1986)

Nebenwirkung	Nifedipin	Verapamil
Kopfschmerz	11	2
Obstipation	4	9
Hautrötung	3	2
Schwindelgefühl	3	0
sinoatrialer Block	0	1
vermehrte Miktion	5	3

Daten von 28 Patienten

Obstipation

Diese Begleiterscheinung ist bei den Phenylalkylaminen (Verapamil, Anipamil, Gallopamil) (Tabelle 19.3) am ausgeprägtesten, doch tritt sie auch bei Diltiazem auf. Obwohl lästig, ist sie normalerweise keine ernste Nebenwirkung und leicht zu beheben. Darüber hinaus verhält sie sich, gemeinsam mit den anderen Nebenwirkungen, dosisabhängig und tritt häufig unter der Dauertherapie in den Hintergrund.

Nebenwirkungen in Relation zu denjenigen anderer Antihypertensiva

Man kann eine Vorstellung von der relativen Milde der durch Calcium-Antagonisten hervorgerufenen Nebenwirkungen erhalten, wenn man sie mit denjenigen vergleicht, die durch eine äquivalente Form der antihypertensiven Therapie erzeugt werden. In Tabelle 19.4 werden die Nebenwirkungen aufgelistet, die im Zusammenhang mit einigen der häufig eingesetzten Antihypertensiva auftreten. Ganz eindeutig sind viele dieser Nebenwirkungen weniger gut tolerabel als jene, die bei Calcium-Antagonisten auftreten, die eine äquivalente Blutdrucksenkung herbeiführen. Diuretika können z. B. zur Hypokaliämie und zu Arrhythmien führen. Sie verusachen auch Gicht, verschlimmern den Diabetes mellitus, rufen einen Magnesiumverlust und einen Anstieg des Plasma-LDL-Cholesterins (Tabelle 19.4 und Kap. 15) hervor. Die Calcium-Antagonisten zeigen keine dieser Nebenwirkungen. Asthma bronchiale, Verschlimmerung der Claudicatio intermittens, Exazerbation einer Herzinsuffizienz, unerträgliche Kälte der Extremitäten und erhöhte Plasma-LDL-Cholesterinspiegel stellen häufige Nebenwirkungen der Therapie mit β-Blockern dar, insbesondere bei einem nichtkardioselektiven Blocker (Propranolol). Husten ist eine störende Nebenwirkung der ACE-Hemmer, und Methyldopa kann zu einer autoimmunhämolytischen Anämie, zu Leberintoxikation und Depression führen. Orthostatische Hypotonie ist ebenfalls ein häufiger Nebeneffekt bei zahlreichen der herkömmlichen antihypertensiven Behandlungsformen, der aber nicht bei Verwendung der Calcium-Antagonisten zu verzeichnen ist.

Verglichen mit diesen Nebenwirkungen sind diejenigen, die durch Calcium-Antagonisten hervorgerufen werden, verhältnismäßig mild und gut zu tolerieren. Das Plasma-Lipidprofil wird nicht beeinflußt (Kap. 16), Ödeme entstehen nicht, und es

Tabelle 19.4 Häufig mitgeteilte Nebenwirkungen von Antihypertensiva, einschließlich Calcium-Antagonisten. (Mod. nach Fletcher u. Bulpitt 1986)

Substanzgruppe	Beschwerden
Diuretika	Impotenz, Lethargie, Obstipation, Übelkeit, Schwindelgefühl, abgeschwächte Libido, Gicht, Hypokaliämie, Verschlechterung eines Diabetes
β-Rezeptorenblocker	Lethargie, Schwindelgefühl, lebhafte Träume, Kältegefühl der Extremitäten, Dyspnoe, Asthma, Verstärkung einer Herzinsuffizienz, verändertes Plasmalipidprofil
α-Rezeptorenblocker	orthostatische Hypotonie
zentralwirkende Substanzen:	
Methyldopa	Diarrhoe, Müdigkeit, Gewichtszunahme, Mundtrockenheit, lebhafte Träume, autoimmunhämolytische Anämie, Leberintoxikation, Depression
Clonidin	Müdigkeit, Mundtrockenheit, Schlafstörungen, Obstipation
Vasodilatatoren:	
Hydralazin	Herzklopfen, Hautrötung, Kopfschmerz, Angina pectoris, orthostatische Hypotonie, Wasser- und Na^+-Retention
Angiotensin-Converting-Enzym-Inhibitoren:	
Captopril, Enalapril	Hautausschlag, Husten, Geschmacksverlust, Proteinurie
Calcium-Antagonisten:	
Verapamil	Obstipation, Schwindelgefühl, Kopfschmerz
Nifedipin	Knöchelödem, Kopfschmerz, Tachykardie, Hautrötung, Schwindelgefühl, Verstärkung einer Ischämie
Diltiazem	Kopfschmerz, Übelkeit, Gesichtsröte, Knöchelödem, Obstipation

kommt nicht zur Natriumretention (Kap. 15). Es kommt zu keiner signifikanten Verschlechterung des Diabetes mellitus oder einer peripheren Gefäßerkrankung (AVK); Arrhythmien werden nicht hervorgerufen, ein Bronchospasmus nicht provoziert, und – was von großer Bedeutung ist – die Patienten berichten beständig über ein Gefühl des „Wohlbefindens".

Die Calcium-Antagonisten können jedoch nicht bedenkenlos eingenommen werden. Unter bestimmten Umständen können sie eine ischämische Schädigung exazerbieren und eine Herzinsuffizienz verstärken. Diese Umstände werden in einem späteren Abschnitt dieses Kapitels abgehandelt, der sich mit den Kontraindikationen beschäftigt. Eine Vorstellung über die Häufigkeit, mit der Komplikationen auftreten können, wird durch die Studie von Stone et al. (1983) deutlich, bei der man die Wirksamkeit von Nifedipin an einer Probandengruppe von 716 Patienten mit Angina pectoris verschiedener Typen untersucht hat. Die Untersucher fanden heraus, daß die Inzidenz der Angina pectoris wirklich bei 13–29% der Patienten anstieg. Möglicherweise ging dieser Anstieg mit einer übermäßigen Reduktion des peripheren Gefäßwiderstands einher, wodurch es zu einer inakzeptablen Senkung des Koronarperfusionsdrucks und einer Senkung des „Flows" über die Obstruktion hinweg kam.

Tachyphylaxie

Die Entwicklung der Tachyphylaxie ist ein allgemein bekanntes Phänomen in der Medizin, doch tritt es selten unter der Therapie mit Calcium-Antagonisten auf.

Die Toleranzentwicklung gegenüber Nitroglyzerin ist wahrscheinlich einer der bekanntesten Fälle von Tachyphylaxie. Bereits im Jahre 1898 schrieb Laws in einem Beitrag über Fabrikarbeiter, die mit Nitroglyzerin umgingen: „In etwa einer Woche gewöhnten sich die neuen Arbeiter an das Gift und hatten keine Kopfschmerzen mehr ... doch die Linderung war nicht dauerhaft. Nach 2- bis 3tägiger Abwesenheit von der Arbeit kamen die Kopfschmerzen zurück, sobald die Tätigkeit wieder aufgenommen wurde. Einige leiden jeden Montag morgen an Kopfschmerzen." Um das Jahr 1914 hatten sich die Männer daran gewöhnt, Nitroglyzerin unter ihre Hutbänder zu stecken, wenn sie fern von der Arbeitsstelle waren, um ihre Immunität gegenüber dem Kopfschmerz zu erhalten (Ebright 1914). Tachyphylaxie kann sich hinsichtlich der Nebenwirkungen der Calcium-Antagonisten entwickeln, obwohl die Eindämmung der Tachykardie, die eine der Hauptnebenwirkungen der Dihydropyridine darstellt, eher die „Neueinstellung der Barorezeptoren" widerspiegelt. Eine Tachyphylaxie im Hinblick auf die anderen Hauptwirkungen tritt selten auf. Beim Verapamil kennt man ein berichtetes Ereignis, das man als Nachweis einer Tachyphylaxie interpretiert hat. Hier ging es um den Einsatz von Verapamil bei einem 68jährigen Patienten, der wegen supraventrikulärer Tachykardie behandelt worden war. An 3 aufeinanderfolgenden Tagen mußte man ansteigende Dosen (10–15 mg) des Medikaments intravenös verabreichen, um die Tachykardie zu beherrschen, obwohl man am 1. Tag nur 2,5 mg davon benötigt hatte (Aderka et al. 1986). Am 4. Tag waren 30 mg Verapamil nicht ausreichend, auch wenn sie intravenös und in Kombination mit Digoxin gegeben wurden. Aderka und seine Kollegen interpretierten diesen Vorfall als Beweis der Tachyphylaxie bei Verapamil. Da es keine weiteren Berichte über eine Tachyphylaxie bei Verapamil gibt, muß es sich entweder um eine Überempfindlichkeitsreaktion oder um eine Verschlechterung des Grundleidens gehandelt haben. Bei der oralen Form des Verapamil kann möglicherweise eine offensichtliche Tachyphylaxie durch seine stereoselektive Inaktivierung induziert werden.

Anscheinend gibt es sehr wenige Hinweise auf eine Tachyphylaxie, die sich unter Dihydropyridin-Behandlung entwickelt, obwohl die Wirksamkeit des Nifedipin bei einigen Untersuchungsreihen über Antihypertensiva nach einigen Behandlungswochen abzunehmen scheint. Ob dies auf einer Tachyphylaxie, auf einer Verschlimmerung der Grunderkrankung oder auf der mangelnden Compliance des Patienten beruht, ist nicht bekannt. Soweit es Diltiazem betrifft (Abel u. Hollingsworth 1986), gibt es nur einen berichteten Fall über eine Toleranzetnwicklung im Hinblick auf die Relaxierung glatter Muskulatur bei Versuchstieren.

Entzugssymptome

Ausgedehnte und lange Einnahme jedes Medikaments kann zu Problemen führen, wenn die Substanz plötzlich abgesetzt wird. Der plötzliche Entzug von β-Rezeptorenblockern erzeugt z. B. manchmal als "rebound effect" eine adrenerge Überempfindlichkeit, die zu einer Exazerbation der Angina pectoris, zu ventrikulären Arrhythmien, zum Herzinfarkt und sogar zum Tod führen kann (Croft et al. 1986). In einer Studie (Olsson et al. 1984) nahmen 14 von 58 Patienten, die in eine Metropolol-Studie aufgenommen worden waren, die Metropolol-Behandlung aufgrund von Entzugssymptomen wieder auf. Siebzehn dieser Patienten litten an verstärkter Angina pectoris und 11 an „unangenehm veränderter Gemütslage". Die Mechanismen, die für die Entzugssymptome bei β-Blockern verantwortlich sind, sind eine Hyperaggregabilität der Thrombozyten, eine verstärkte Plasmarenin-Aktivität, eine Linksverschiebung der Oxi-Hämoglobin-Dissoziationskurve, erhöhte Katecholamine im Plasma, erhöhte Triiodthyronin-Spiegel und eine vermehrte Anzahl oder eine Affinitätsänderung der β-Rezeptoren (Croft et al. 1986).

Es finden sich geringe Beweise zu Entzugsproblemen nach dem plötzlichen Absetzen von Calcium-Antagonisten. In einigen Fällen wurden Episoden von instabiler Angina pectoris und Myokardischämie berichtet. Mehta u. Lopez (1986) fanden z. B. heraus, daß 2 von 15 Patienten, die mit Nisoldipin behandelt worden waren, bei plötzlichem Entzug eine instabile Angina pectoris, ein weiterer Patient einen akuten Herzinfarkt entwickelten. Bei einer anderen Probandengruppe von 143 Patienten unter Verapamil-Therapie beobachteten Subramanian et al. (1983) Ereignisse, die sie als Entzugssymptome deuteten (charakterisiert durch schwere Angina pectoris), bei 8,5% der Patienten, sobald das Verapamil plötzlich abgesetzt wurde. Allerdings ist nicht klar, ob bei diesen Fällen die besorgniserregenden Symptome Entzugssymptome oder einfach der erneute Ausdruck der Grunderkrankung waren. Bei einer Untersuchungsreihe mit Nisoldipin könnte die Thrombozytenhyperaktivität eine Rolle gespielt haben, da die Dihydropyridinbehandlung die Dichte der α_2-Rezeptoren auf den Blutplättchen erhöht (Mehta u. Lopez 1986). Eine solche Wirkung würde die Thrombozyten gegenüber dem Aggregationseffekt des Adrenalins sensibilisieren und dadurch zur Plättchenaggregation, damit dann zur Angina pectoris und möglicherweise zum Herzinfarkt führen. Eine Änderung der Anzahl der Bindungsstellen für Calcium-Antagonisten scheint hieran nicht beteiligt zu sein, da die Dauerbehandlung mit Calcium-Antagonisten nicht zu wesentlichen Änderungen der Rezeptorendichte führt (Kap. 6).

Kontraindikationen

Die hauptsächlichen Kontraindikationen der calcium-antagonistischen Therapie sind in Tabelle 19.5 aufgeführt.

Tabelle 19.5 Kontraindikationen für Calcium-Antagonisten

Kontraindikation	Calcium-Antagonist		
	Verapamil	Nifedipin	Diltiazem
Hypotonie	+	+ +	+
Bronchospasmus	0	0	0
Sinusbradykardie	+	0	+
Sick-Sinus-Syndrom	+	0	+
AV-Überleitungsstörungen	+ +	0	+ +
schwere Herzinsuffizienz	+ +	+/0	+

+ bezeichnet das Vorliegen und 0 das Fehlen einer Kontraindikation

Störungen der Erregungsleitung

Aufgrund ihrer Wirkung auf die AV-Überleitung können weder Verapamil (und seine Derivate) noch Diltiazem verabreicht werden, wenn eine Sinusbradykardie, ein Sick-Sinus-Syndrom oder Störungen der AV-Überleitung vorliegen. Andererseits sind gewöhnlich die Dihydropyridine, mit Ausnahme des Nigludipin (Hosono u. Taira 1987), unter diesen Bedingungen verhältnismäßig unbedenklich, da sie die AV-Überleitung nicht verlangsamen.

Hypotonie

Der Bronchospasmus stellt keine Kontraindikation dar, allerdings die schwere Hypotonie, weil die Minderdurchblutung des Myokards tatsächlich eine ischämische Schädigung verursachen und eine vorbestehende Ischämie verschlimmern kann. Dies scheint bei einigen der neueren klinischen Studien vorgekommen zu sein (Bursztyn et al. 1985).

Linksherzinsuffizienz

Hierdurch kann sich ebenfalls der Einsatz der Calcium-Antagonisten verbieten, insbesondere jener Substanzen, wie Verapamil, die depressiv auf den Herzmuskel wirken. Falls das Myokard schwer beeinträchtigt ist, kann die Zugabe eines kardial depressiv wirkenden Calcium-Antagonisten die Herzleistung bis zu einem Punkt herabsetzen, an dem der Kreislauf nicht länger aufrechterhalten werden kann. Diltiazem, das weniger kardial depressiv wirkt als Verapamil, ist unter diesen Umständen anscheinend ungefährlicher als Verapamil. Die Dihydropyridine, einschließlich Nifedipin, können manchmal aufgrund ihrer Fähigkeit, die Nachlast des Herzens zu reduzieren, von Nutzen sein (Stone et al. 1983).

Kombination mit β-Rezeptorenblockern

Diese Kombination, die man einmal als gefährlich angesehen hatte, wird heute häufig zur Behandlung von Patienten eingesetzt, bei denen die reflektorische Tachykardie ein Problem darstellt. Dies gilt besonders für Patienten, die mit Dihydropyridinen behandelt werden. Es gibt jedoch Umstände, unter denen diese Kombination mit Vorsicht in Betracht gezogen werden sollte, und zwar nicht aufgrund des Synergismus der beiden Medikamente, sondern durch ihre Summationseffekte. Zu diesen Umständen zählen das Vorliegen einer schweren Linksherzinsuffizienz und, im Fall von Verapamil und Diltiazem, Erregungsleitungsstörungen. Intravenös injiziertes Verapamil sollte nicht bei Patienten Anwendung finden, die mit β-Blockern behandelt werden.

Leberinsuffizienz

Wenn auch die Leberinsuffizienz keine Kontraindikation bei diesen Medikamenten darstellt, so ist doch eine sorgfältige Überwachung der Dosierung erforderlich, da alle diese Substanzen in der Leber abgebaut werden (Kap. 18).

Niereninsuffizienz

Sie stellt keine Kontraindikation dar, da diese Medikamente keine Natriumretention herbeiführen und in der Leber metabolisiert werden, wo es zu einem deutlichen "First-pass"-Effekt kommt.

Praktische Schlußfolgerungen

Die Calcium-Antagonisten sind therapeutisch wirksam und zeigen keine bedeutenden Nebenwirkungen. Ihr plötzliches Absetzen erzeugt keine schweren Entzugssymptome. Das Fehlen einer Tachyphylaxie macht sie zu geeigneten Mitteln für die Langzeittherapie. Zu den wichtigen Kontraindikationen für ihren Einsatz gehören schwere Linksherzinsuffizienz und, bei Diltiazem und den Phenylalkylaminen (Verapamil, Anipamil, Gallopamil, Tiapamil), schwere Erregungsleitungsstörungen. Unter bestimmten Umständen, wie bei schwerer Linksherzinsuffizienz und Überleitungsstörungen, ist die Kombinationstherapie β-Rezeptorenblocker/Calcium-Antagonist gefährlich. Bei fehlender ventrikulärer Herzinsuffizienz jedoch und insbesondere, wenn Dihydropyridine verabreicht werden, benötigt man diese Kombination, um die reflektorische Tachykardie zu beherrschen.

20 Wie sieht die Zukunft der Calcium-Antagonisten aus?

> If you can look into the seeds of time,
> And say which grain will grow, and which will not,
> Speak then to me, who neither beg nor fear
> Your favours nor your hate.
>
> W. SHAKESPEARE, Macbeth I.3.

Dieses Buch wurde mit dem Ziel geschrieben, eine vernünftige Kurzfassung und einen aktuellen Bericht zum gegenwärtigen Stand unseres Wissens über die Wirkungsweise der Calcium-Antagonisten zu vermitteln, und zwar als Hintergrund, vor dem man ihre Effizienz bei der Behandlung eines breiten Spektrums von kardiovaskulären und anderen Erkrankungen (Tabelle 20.1) auswerten kann. Das Material, das präsentiert wurde, läßt wenig Raum für Zweifel daran, daß der klinische Wert der Prototypen – Verapamil, Nifedipin und Diltiazem – heute sicher festgestellt wurde (Tabelle 20.2). Diese Antagonisten der ersten Generation stellen keine idealen Mittel dar, und aus diesem Grunde wurden nun neue oder Calcium-Antagonisten der zweiten Generation entwickelt (Tabelle 20.2). Wahrscheinlich werden einige dieser neuen Substanzen nur als Forschungswerkzeuge überleben. Diejenigen, die letztlich zum Einsatz in der Klinik ausgewählt werden, werden mehr leisten müssen als ihre Vorgänger. Hier erhebt sich die Frage nach den zusätzlichen Eigenschaften, die wünschenswert erscheinen. Es gibt 3 Forderungen, die einem spontan einfallen. Sie lauten folgendermaßen:

1. Man benötigt eine stärkere Potenz – eine Eigenschaft, die aufgrund der Nebenwirkungen (Kap. 19), die man berücksichtigen muß, von Bedeutung ist.
2. Die Medikamente sollten eine lange Wirkdauer haben – eine Eigenschaft, die man heute als wichtig ansieht, nicht nur, wegen des Wunsches nach einer Einmalgabe pro Tag, sondern auch da
   a) viele der Erkrankungen, bei denen Calcium-Antagonisten als mögliche Mittel der ersten Wahl indiziert sind, eine prophylaktische Einnahme verlangen; und
   b) die Aufrechterhaltung eines gesenkten Blutdrucks über 24 h (Kap. 15), insbesondere im Fall der Dihydropyridine, den reflektorischen Anstieg der Herzfrequenz, wahrscheinlich aufgrund der Neueinstellung der Barorezeptoren, zu unterdrücken scheint. Dies ist besonders wichtig, da dadurch die Notwendigkeit einer Kombinationstherapie (Kap. 18) (β-Blocker in Kombination mit einem Calcium-Antagonisten der Dihydropyridin-Gruppe) verringert wird, wenn nicht die Tachykardie belastungsabhängig auftritt.
3. Die dritte Forderung nach neueren Calcium-Antagonisten zielt auf eine verbesserte Gewebeselektivität ab. Dies ist wiederum von besonderer Bedeutung bei den Dihydropyridinen, und tatsächlich trat diese Eigenschaft bereits bei einigen der neueren Nifedipin-Analoga, darunter Nitrendipin, Nisoldipin und Nimodipin, zu Tage.

Tabelle 20.1 Aktuelle und potentielle Einsatzmöglichkeiten von Calcium-Antagonisten

Momentaner Einsatz
kardial:
  Vorhofflattern
  supraventrikuläre Tachykardie
  Kardiomyopathie
  Herzinsuffizienz

vaskulär:
  Angina pectoris
  Hypertonie
  arterielle Verschlußkrankheit
  Raynaud-Syndrom
  zerebraler Gefäßspasmus

nichtvaskulär:
  Achalasie
  Dysmenorrhoe
  vorzeitige Wehentätigkeit

Potentieller Einsatz

Gewebeprotektion:
  Herz
  Gehirn
  Leber
  Nieren
  Blutgefäße

Behandlung von Entzugssymptomen bei:
  Alkohol
  Morphium
  Phencyclidin
  Epilepsie
  Kinetose

Potenzierung der Chemotherapie bei:
  Krebs
  Gewebeabstoßung

Arteriosklerose

Migräne

Vergiftung durch:
  Kokain
  Imipramin
  Immunsuppressiva

Schistosomen-Infektionen

Die Möglichkeiten sind in dieser Liste noch nicht ausgeschöpft

Da die Suche nach neuen, gewebespezifischen, potenteren und länger wirkenden Calcium-Antagonisten anhält, kann man sich nur schwer vorstellen, daß sich neue Antagonisten der Entdeckung oder der Synthese entziehen. Dies ist eine aufregende Aussicht, da diese Substanzen, falls sie wirklich gewebespezifisch wirken, zu einem bedeutenden Fortschritt in der Behandlung der Patienten mit schwerer Hypotonie, und bei einer Verbindung, die spezifisch auf das Myokard wirkt, der Patienten mit Herzinsuffizienz führen. Während man unmöglich den zukünftigen Fortschritt auf

Tabelle 20.2 Calcium-Antagonisten der Klasse A der 1. und 2. Generation

1. Generation	2. Generation
Verapamil	Amlodipin
Nifedipin	Anipamil
Diltiazem	Felodipin
	Gallopamil
	Isradipin
	Nicardipin
	Nigludipin
	Niludipin
	Nimodipin
	Nisoldipin
	Nitrendipin
	Ryosidin

Man beachte: Calcium-Antagonisten der 2. Generation sind langwirkend, hochpotent und oft gewebespezifisch. Ihre verstärkte Potenz geht gewöhnlich mit dem reduzierten Auftreten minder schwerer Nebenwirkungen einher. Klasse A: Klasse A in Fleckensteins Klassifikation (s. Kap. 7)

diesem Gebiet abschätzen kann, kann man vernünftigerweise erwarten, daß die Aufklärung der gesamten Aminosäuresequenz der Rezeptorbindungsdomänen (Kap. 6) zu einem enormen Anreiz führen wird, denn es wird dann möglich sein, die Wirkungsweise dieser Verbindungen auf molekularer Ebene zu untersuchen. Es sollte ebenfalls möglich sein, „Designer-Substanzen" zu entwickeln, eigens dafür geschneidert, in eine bestimmte Bindungsdomäne des Rezeptors hineinzupassen. Kommt es dazu, wird den Prototypen (Verapamil, Nifedipin und Diltiazem) die Aufgabe zugewiesen, den „goldenen Standard" für die neuen Antagonisten zu bilden.

Es ist nicht nur die Anzahl der zukünftig für die klinische Praxis entwickelten Calcium-Antagonisten, die einen großartigen Aufschwung erleben wird; das Spektrum der Erkrankungen, bei denen ihr Einsatz indiziert ist, wird sich ebenfalls so vergrößern, daß sich dieses nun über das Herz-Kreislauf-System hinaus auch auf die Behandlung von Symptomen erstrecken wird, die durch Morphiumentzug und Alkoholintoxikation verursacht werden. Diese Medikamente werden ebenfalls benutzt, um die onkostatische Aktivität der etablierten tumorhemmenden Stoffe zu verstärken und so die immunsuppressive Therapie und die Therapie bei Transplantatrejektion zu erleichtern und die Wirksamkeit verschiedener Antimalariaschemata zu intensivieren. Auch innerhalb des kardiovaskulären Systems befindet sich die erneute Anerkennung ihrer Wirksamkeit in vollem Aufschwung – insbesondere hinsichtlich ihrer Fähigkeit, die Arteriosklerose zu verlangsamen und eine zytoprotektive Wirkung nicht nur im Myokard, sondern auch an den Gefäßen zu entfalten. Insgesamt gibt es daher noch eine ganze Menge über die Calcium-Antagonisten zu erfahren. Wie sie genau mit ihren Rezeptorkomplexen interagieren, um die Aktivität der Ca^{2+}-Kanäle zu modifizieren, ist auf der molekularen Ebene noch nicht geklärt, sogar ihr klinisches Potential wurde noch nicht vollständig ausgenutzt.

Die Erforschung dieses klinischen Potentials wird zweifellos sorgfältig kontrollierte, große Multicenterstudien erfordern, und entsprechend wird der Fortschritt in diese Richtung langsam vorangehen. Was jedoch die Experimente zur Wirkungsweise dieser Medikamente angeht, wird dieser Fortschritt wahrscheinlich rasch vonstatten gehen. Dies ist deshalb der Fall, weil heute, da die spezifischen Rezeptorstellen identifiziert, ihre chemischen Eigenschaften festgestellt (Kap. 6), die ionenleitenden Kanäle isoliert, in künstliche Membranen eingesetzt und sogar geklont wurden, das Feld für die Molekularbiologen freigeräumt ist. Auf jedem anderen Gebiet der Biologie führte das zu einer Explosion des Wissens, und es gibt keinen Grund dafür, warum die Calcium-Antagonisten und die ionenleitenden Kanäle, an denen sie ihre Wirkung entfalten, nicht eine ähnliche Entwicklung erleben sollten. Möglicherweise ist die Suche nach der Quelle des „Calcium-Antagonismus" gerade der Beginn! Allerdings ist es vielleicht zweckmäßig, sich daran zu erinnern, daß die Calcium-Antagonisten, obwohl sie in der westlichen Medizin neu entdeckt wurden, in der traditionellen chinesischen Medizin (Kap. 1) seit Jahrhunderten Anwendung fanden. Vielleicht werden die zukünftigen Entwicklungen auf diesem Gebiet einem unterschiedlichen Muster folgen – oder es könnte sein, daß T.S. Eliot recht hatte, als er schrieb:

> Time present and time past
> Are both perhaps present in time future
> And time future contained in time past.

Four Quartets: Burnt Norton, I.

Literatur

Abel MH, Hollingsworth M (1986) The effects of long-term infusion of salbutamol diltiazem and nifedipine on uterine contractions in the ovariectomized, post-partum rat. British Journal of Pharmacology 88:557–584

Aberg H, Lindsjö M, Morlin B (1987) Comparative trial of felodipine and nifedipine in refractory hypertension. Drugs 29 (Suppl. 2):117–123

Adachi H, Shoji T (1986). Characteristics of the inhibition of ligand binding to serotonin receptors in rat brain membranes by verapamil. Japanese Journal of Pharmacology 41:431–435

Addonizio UP, Fisher CA, Strauss JF, Edmunds HL (1982) Inhibition of human platelet function by verapamil. Thrombosis Research 28:545–556.

Aderka D, Leoy A, Pinkhas J, Tiqua P (1986) Tachyphylaxis to verapamil. Archives of International Medicine 146:207

Affolter H, Coronado R (1985) Planar bilayer recording of single calcium channels from purified muscle transverse tubules. Biophysics Journal 47:434a

Agnew, WS (1984) Voltage-regulated sodium channel molecules. Annual Review of Physiology 46:517–530

Almers, W, McCleskey EW (1984) Non-selective conductance in calcium channels of frog muscle: calcium selectivity in a single-file pore. Journal of Physiology 353:585–608

Almers W, Fink R, Palade PT (1981) Calcium depletion in frog muscle tubules: The decline of calcium current under maintained depolarization. Journal of Physiology 312:177–207

Almers W, McCleskey EW, Palade PT (1986) The mechanism of ion selectivity in calcium channels of skeletal muscle membrane. Membrane Control of Cellular Activity, Vol. 33 (ed H Ch Lüttgau) pp 61–74. Gustav-Fischer-Verlag, Stuttgart

Anavekar SM, Barter C, Adam WR, Doyle AE (1982) A double-blind comparison of verapamil and labetalol in hypertensive patients with coexisting chronic obstructive airways disease. Journal of Cardiovascular Pharmacology 4 (Suppl 3):374–377

Anderson S (1987) Glomerular hypertension and hyperfusion in progressive renal disease. Journal of Cardiovascular Pharmacology 10 (Suppl 5):S14–S18

Andersson KE, Ingemarsson I, Ulmsten U, Wingerup L (1979) Inhibition of prostaglandin-induced uterine activity by nifedipine. British Journal of Obstetrics and Gynaecology 86:175–179

Anderton JL, Vallance BD, Stanley NN, Crowe PF, Mittra B, Perks WH (1988) Atenolol and sustained release nifedipine alone and in combination in hypertension. A randomized, double-blind, crossover study. Drug 35 (Suppl 4):22–26

Andre-Fouet X, Usdin JP, Gayet CH, Wilner C, Thizy JF, Viallet M, Apoil E, Vernant P, Pont M (1983) Comparison of short term efficacy of diltiazem and propranolol in unstable angina at rest. A randomized trial in 70 patients. European Heart Journal 4:691–698

Anitschkow N (1925) Einige Ergebnisse der experimentellen Atheroskleroseforschung. Verhandlungen Der Deutschen Gesellschaft für Pathologie 20:149–154

Aoki K, Asano M (1986) Effects of Bay K8644 and nifedipine on femoral arteries of spontaneously hypertensive rats. British Journal of Pharmacology 88:221–230

Armstrong D, Eckert R (1987) Voltage-activated calcium channels that must be phosphorylated to respond to membrane depolarization. Proceedings of the National Academy of Sciences USA 84:2518–2522

Ashcroft FM, Standen NB, Stanfield PR (1979) Calcium currents in insect muscle. Journal of Physiology 291:51P–52P

Astrup J, Siesjo BK, Symon L (1981) Thresholds in cerebral ischemia. The ischemic penubra. Stroke 12:723–725

Avila-Sakar AJ, Cota G, Gamboa-Al-Deco R, Garcia J, Huerta M, Muniz J, Stefani E (1986) Skeletal muscle Ca^{2+} channels. Journal of Muscle Research and Cell Motility 7:291–298

Balwierczak JL, Johnson CL, Schwartz A (1987) The relationship between the binding site of [^{3}H]-d-cis-diltiazem and that of other non-dihydropyridine calcium entry blockers in cardiac sarcolemma. Molecular Pharmacology 31:175–179

Ban T, Kojima M, Sada H, Oshita S (1982) Effects of prenylamine on transmembrane action potentials as related to the changes in external potassium concentration in guinea pig papillary muscle. Journal of Cardiovascular Pharmacology 4:601–608

Barchi RL (1982) Biochemical studies on the excitable membrane sodium channel. International Review of Neurobiology 23:69–101

Barnes PJ, Wilson NM, Broen MJ (1981) A calcium antagonist, nifedipine, modifies exercise induced asthma. Thoras 36:726–730

Bassingthwaighte, JB, Fry CH, McGuigan JAS (1976) Relationship between internal calcium and outward current in mammalian ventricular muscle: a mechanism for the control of the action potential. Journal of Physiology 262:15–37

Battani F, Govoni S, Rius RA, Trabucchi M (1985) Age-dependent increase in [^{3}H]verapamil binding to rat cortical membranes. Neuroscience Letters 61:67–71

Bauer JH, Reams G (1987) Short- and long-term effects of calcium entry blockers on the kidney. American Journal of Cardiology 59:66A–71A.

Bean BP, Cohen CJ, Tsien RW (1983) Lidocaine block of cardiac sodium channels. Journal of General Physiology 81:613–642

Bean BP, Nowycky MC, Tsien RW (1984) Beta-adrenergic modulation of calcium channels in frog ventricular heart cells. Nature 307:371–375.

Bekkers JM, Greeff NG, Neumcke B (1983) The conductance of sodium channels in the squid giant axon. Journal of Physiology 343:24–25

Bekkers JM, Greeff NG, Keynes RD, Neumcke B (1984) The effect of local anaesthetics on the asymmetry current in the squid giant axon. Journal of Physiology 352:653–668.

Belhassen B, Horowitz LN (1984) Role of intravenous verapamil for ventricular tachycardia. American Journal of Cardiology 54:1141–1143

Bellinetto A, Lessem J (1984) Effects of nicardipine hydrochloride in cardiac failure: a dose titration and tolerance study. Current Therapeutic Research 36:938–950

Belton P, Grundfest H (1961) Comparative effects of drugs on graded responses of insect muscle fibers. Federation Proceedings 20:399

Beltrami TR, May JJ, Bertino JS (1985) Lack of effects of diltiazem on digoxin pharmacokinetics. Journal of Clinical Pharmacology 25:390–392.

Belz GG, Doering W, Munkes R, Matthews J (1983) Interaction between digoxin and calcium antagonists and antirrhythmic drugs. Clinical Pharmacology and Therapeutics 33:410–417

Bender F (1967) Isoptin zur Behandlung der tachykarden Form des Vorhofflatterns. Medizinische Klinik 62:634–636

Bender F (1970) Die Behandlung der tachycarden Arrhythmien und der arteriellen Hypertonie mit Verapamil. Arzneimittel-Forschung/Drug Research 20:1310–1325

Benham CD, Hess P, Tsien RW (1987) Two types of calcium channel in single smooth muscle cells from rabbit ear artery studied with whole-cell and single-channel recordings. Circulation Research 61 (Suppl 1):I-10–I-16

Benzer T, Raftery MA (1973) Solubilization and partial characterization of the tetrodotoxin binding component from nerve axons. Biochemical and Biophysical Research Communications 51:939–944

Berridge MJ, Irvine RF (1984) Inositol triphosphate, a novel second messenger in cellular signal transduction. Nature 312:315–321

Bersohn MM, Shine KI (1983) Verapamil protection of ischaemic isolated rabbit heart: Dependence of pretreatment. Journal of Molecular Cellular Cardiology 15:659–671

Betocchi F, Ansalone G, Snatarelli P, Loperfido F, Scabbia E, Zecchi P, Manzoli U (1982a) Oral nifedipine in the long term management of severe chronic heart failure. Journal of Cardiovascular Pharmacology 4:847–855

Betocchi S, Bonow RP, Bacharach SL et al. (1982b) Isovolumic relaxation period in hypertrophic cardiomyopathy: assessment by radionuclide angiography. Journal of American College of Cardiology 7:74

Bianchi CP, Shanes AM (1959) Calcium influx in skeletal muscle at rest, during activity, and during potassium contracture. Journal of General Physiology 42:803–815

Bielenberg GW, Beck T, Sauer D, Burnoil M, Krieglstein J (1987a). Effects of cerebroprotective agents on cerebral blood flow and on postischemic energy metabolism in the rat brain. Journal of Cerebral Blood Flow and Metabolism 7:480–488

Bielenberg GW, Haubruck H, Krieglstein J (1987b) Effects of calcium entry blocker emopamil on postischemic energy metabolism of the isolated perfused rat brain. Journal of Cerebral Blood Flow and Metabolism 7:489–496

Bkaily G, Sperelakis N, Renaud JF, Payet MD (1985) Apamin, a highly specific Ca^{2+} blocking agent in heart muscle. American Journal of Physiology 248:H961–H965

Bleifeld WH (1987) Diastolic ventricular function in primary and secondary hypertrophy: The influence of verapamil. Diastolic Relaxation of the Heart (Ed W Grossman and B Lorell) pp 281–290. Martinus Nijhoff, Boston

Blumlein SL, Sievers R, Kidd P, Parmley WW (1984) Mechanism of protection from atherosclerosis by verapamil in the cholesterol-fed rabbit. American Journal of Cardiology 54:884–889

Boden WE, More G, Sharma S, Bough EW, Korr KS, Shulman RS (1985) Does high-dose diltiazem increase serum digoxin level? (abstract). Journal of American College of Cardiology 5:419

Bohm M, Burmann H, Meyer W, Nose M, Schmitz W, Scholz H (1985) Positive inotropic effect of Bay K8644: cAMP-independence and lack of inhibitory effect of adenosine. Naunyn-Schmiedeberg's Archives of Pharmacology 329:447–450

Bolton TB (1979) Mechanisms of action of transmitters and other substances on smooth muscle. Physiological Reviews 59:606–718

Bolton TB, Kitamura K, Morel N (1983) Use-dependent effects of calcium entry blocking drugs on the electrical and mechanical activities of guinea-pig Taenia caeci. British Journal of Pharmacology 78:174P

Bongianni F, Carla V, Moroni F, Pellegrini-Giampietro DE (1986) Calcium channel inhibitors suppress the morphine withdrawal syndrome in rats. British Journal of Pharmacology 88: 561–567

Bortolotti M, Labo G (1981) Clinical and manometric effects of nifedipine in patients with esophageal achalasia. Gastroenterology 80:39–44

Bostrom SL, Ljung B, Mardh S, Forsen S, Thulin E (1981) Interaction of the antihypertensive drug felodipine with calmodulin. Nature 292:777–778

Bourdillon, PDV, Poole-Wilson PA (1982) The effects of verapamil, quiescence and cardioplegia on calcium exchange and mechanical function in ischemic rabbit myocardium. Circulation Research 50:360–368

Brandt BL, Hagiwara S, Kidokoro Y, Miyazaki S (1976) Action potentials in the rat chromaffin cell and effects of acetylcholine. Journal of Physiology 263:417–439

Braunwald E, Kloner RA (1982) The stunned myocardium: prolonged, postischemic ventricular dysfunction. Circulation 66:1146–1149

Bristow MR, Ginsburg R, Minobe W, Cubicciotti RS, Sageman WS, Lurie K, Billingham ME, Harrison DC, Stinson EB (1982) Decreased catecholamine sensitivity and beta-adrenergic receptor density in failing human hearts. New England Journal of Medicine 307:205–221

Broudy DR, Greenberg BH, Siemienczuk D (1987) Beneficial effects of the calcium antagonist PN 200-110 in patients with congestive heart failure. Journal of Cardiovascular Pharmacology 10:190–195

Broustet JP, Mora B, Douard H (1987) Mono- or combination therapy for stable angina pectoris. Journal of Cardiovascular Pharmacology 10 (Suppl 2):S38–S47

Brown AM, Yatani A, Lacerda AE, Gurnola GB, Possani LD (1987) Neurotoxins that act selectively on voltage-dependent cardiac calcium channels. Circulation Research 61 (Suppl I):16–19

Bruun NE, Ibsen H, Skott P, Giese J, Holstein-Rathlou NH (1986) Redistribution of renal tubular sodium resorption during long-term treatment with nifedipine in patients with essential hypertension. Journal of Hypertension 4 (Suppl 6):S177–S179

Bühler FR (1983) Age and cardiovascular response adaption. Determinants of an antihypertensive treatment concept primarily based on beta blockers and calcium entry blockers. Hypertension (Suppl III):III-94–III-100

Bühler FR, Kiowski W (1987) Calcium antagonists in hypertension. Journal of Hypertension *5* (Suppl. 3):S3–S10

Bühler FR, Hulthen UL, Kiowski W, Bolli P (1982) Greater antihypertensive efficacy of the calcium channel inhibitor verapamil in older and low renin patients. Clinical Science *63*:S439–S442

Bühler FR, Boli P, Kiowski W, Erne P, Hulthen UL, Block LH (1984) Renin profiling to select antihypertensive baseline drugs: renin inhibitors for high and calcium entry blockers for low-renin patients

Burlew B, Jafri SM, Goldberg AD, Gheorghiade M, Goldsteins S (1986) Hemodynamic effects of nicardipine hydrochoride in patients with congestive heart failure. Clinical Research *34*:285A

Bursztyn M, Grossman E, Rosenthal T (1985) Long-acting nifedipine in moderate and severe hypertension patients with serious concomitant disease. American Heart Journal *110*:96–101

Bussmann WD, Seher W, Gruengras M (1984) Reduction of creatine kinase and creatine kinase-MB indexes of infarct size by intravenous verapamil. American Journal of Cardiology *54*:1224–1230

Butchers PR, Skidmore IF, Vardey CJ, Wheeldon A (1981) Calcium antagonists in exercise-induced asthma. British Medical Journal *282*:1792

Cachelin AB, de Peyer JE, Kokubun S, Reuter H (1983) Sodium channels in cultured cardiac cells. Journal of Physiology *340*:389–401

Campbell DT (1982) Do protons block Na^+ channels by binding to a site outside the pore? Nature *298*:165–167

Campbell GR, Campbell JH (1985) Recent advances in molecular pathology: Smooth muscle phenotypic changes in arterial wall homeostasis: implications for the pathogenesis of atherosclerosis. Experimental Molecular Pathology *42*:139–162

Campbell TJ (1983) Kinetics of onset of rate-dependent effects on refractoriness in guinea pig ventricle, and provide a theoretical basis for their subclassification. Cardiovascular Research *17*:344–352

Campbell TJ, Vaughan Williams EM (1983) Voltage and time-dependent depression of maximum rate of depolarization of guinea pig ventricular action potentials by two new antiarrhythmic drugs, flecainide and lorcainide. Cardiovascular Research *17*:251–258

Cantin M, Genest J (1985) The heart and the atrial natriuretic factor. Endocrinology Review *6*:107–127

Capucci A, Bracchetti D, Carini GC, Di Cio G, Maresta A, Magnani B (1981) Propranolol versus verapamil in patients with unstable angina. Calcium Antagonism in Cardiovascular Therapy. Experience with Verapamil (ed A Zanchetti, DM Krikler) pp 69–72. Excerpta Medica, Amsterdam

Carbone E, Lux HD (1987a) Single low-voltage-activated calcium channels in chick and rat sensory neurones. Journal of Physiology *386*:571–601

Carbone E, Lux HD (1987b) Kinetics and selectivity of a low-voltage activated calcium current in chick and rat sensory neurones. Journal of Physiology *386*:547–570

Catterall WA (1986) Structure of voltage-sensitive sodium and calcium channels. Membrane Control of Cellular Activity, Vol 33 (ed HCh Lüttgau) pp 3–27. Gustav Fischer Verlag, Stuttgart/New York

Cauvin C, Van Breemen C (1985) Different Ca^{2+} channels along the arterial tree. Journal of Cardiovascular Pharmacology *7*:S4–S10

Cauvin C, Loutzenhiser R, Van Breemen C (1983) Mechanisms of calcium antagonist-induced vasodilation. Annual Review of Pharmacology and Toxicology *23*:373–396

Cauvin C, Lukeman S, Cameron J, Hwang O, Meisheri K, Yamamoto H, van Breemen C (1984a) Theoretical bases for vascular selectivity of Ca^{2+} antagonists. Journal of Cardiovascular Pharmacology *6*:S630–S638

Cauvin C, Saida K, van Breemen C (1984b) Extracellular Ca dependence and diltiazem inhibition of contraction in rabbit conduit arteries and mesenteric resistance vessels. Blood Vessels *21*:23–31

Cauvin C, Hwang O, Yamamoto M, van Breemen C (1987) Effect of dihydropyridines on tension and calcium-45 influx in isolated mesenteric resistance vessels from spontaneously hypertensive and normotensive rats. American Journal of Cardiology *59*:116B–122B

Cena V, Garcia AG, Khoyi MA, Solaices M, Sanchez-Garcia P (1985) Effect of dihydropyridine Bay K8644 on the release of [³H] noradrenaline from the rat isolated vas deferens. British Journal of Pharmacology *84*:299–308

Cerrina J, Denjean A, Alexandre G, Lockhart A, Duroux P (1981) Inhibition of exercise induced asthma by a calcium antagonist, nifedipine. American Review of Respiratory Diseases *123*:156–160

Chatelain P, Demol D, Roba J (1984) Comparison of [^{3}H] nitrendipine binding to heart membranes of normotensive and spontaneously hypertensive rats. Journal of Cardiovascular Pharmacology *6*:220–223

Chatterjee K (1987) Calcium antagonist agents in hypertrophic cardiomyopathy. American Journal of Cardiology *59*:146B–152B

Chew C, Hecht H, Colett J, McCallister R, Singh B (1981) Influence of severity of ventricular dysfunction on hemodynamic responses to intravenously administered verapamil in ischemic heart disease. American Journal of Cardiology *47*:917–922

Chien KR, Reeves JP, Buja LM, Bonte F, Parkey RW (1981) Phospholipid alterations in canine ischemic myocardium. Circulation Research *48*:711–719

Chierchia S, Patrono C, Crea F, Ciabattoni G, DeCaterina R, Cinotti GA, Distante A, Maseri A (1982) Effects of intravenous prostacyclin in variant angina. Circulation *65*:470–477

Chierchia S, Davies G, Berbenboom G, Crea F, Maseri A (1984) Alpha-adrenergic receptors and coronary spasm: an elusive link. Circulation *69*:8–14

Colucci WS (1987) Usefulness of calcium antagonists for congestive heart failure. American Journal of Cardiology *59*:52B–58B

Conen D, Bertel O, Dubach UC (1987) Cerebral blood flow and calcium antagonists in hyptertension. Journal of Hypertension *5* (Suppl 4):S75–S80

Cooper CL, Shaffer JE, Malik KU (1985) Mechanism of action of angiotensin II and bradykinin on prostaglandin synthesis and vascular tone in the isolated rat kidney: effect of calcium antagonists and calmodulin inhibitors. Circulation Research *56*:97–108

Cooper CL, Vandaele S, Barhanin J, Fosset M, Lazdunski M, Hosey MM (1987) Purification and characterization of the dihydropyridine-sensitive voltage-dependent calcium channel from cardiac tissue. Journal of Biological Chemistry *262*:509–512

Coronado R (1987) Planar bilayer reconstitution of calcium channels: Lipid effects on single-channel kinetics. Circulation Research *61*:I-46–I-52

Coronado R, Affolter H (1986) Characterization of dihydropyridine-sensitive calcium channels from purified skeletal muscle transverse tubules. Ion Channel Reconstitution (ed C Miller) pp 483–505. Plenum Press, New York

Corr PB, Snyder DW, Cain ME, Crafford JR, Gross RW, Sobel BE (1981) Electrophysiological effects of amphiphiles on canine Purkinje fibres. Implications for dysrhythmia secondary to ischaemia. Circulation Research *49*:354–363

Courtney KR (1980a) Structure-activity relations for frequency-dependency sodium channel block in nerve by local anesthetics. Journal of Pharmacology and Experimental Therapeutics *213*:114–119

Courtney KR (1980b) Interval-dependent effects of small antiarrhythmic drugs on excitability of guinea-pig myocardium. Journal of Molecular and Cellular Cardiology *12*:1273–1286

Crea F, Deanfield J, Crean P, Sharom M, David G, Maseri A (1985) Effects of verapamil in preventing postinfarction angina and reinfarction. American Journal of Cardiology *55*:900–904

Croft CH, Rude RE, Gustafson N, Stone PH et al (1986) Abrupt withdrawal of β blockade therapy in patients with myocardial infarction. Effects of infarct size, left ventricular function, and hospital course. Circulation *73*:1281–1290

Cronin MJ (1982) Some calcium and lysosome antagonists inhibit 3H-Spiperone binding to the porcine anterior pituitary. Life sciences *30*:1385–1389

Cruikshank JM (1983) How safe are beta blockers? Drugs *25* (Suppl 2):331–340

Cruz LJ, Johsnon DS, Olivera BM (1987) Characterization of the w-Conotoxin target. Evidence for tissue-specific heterogeneity in calcium channel types. Biochemistry *26*:820–824

Curtis BM, Catterall WA (1986) Reconstitution of the voltage-sensitive calcium channel purified from skeletal muscle transverse tubules. Biochemistry *25*:3077–3083

Dalby AJ, Bricknell OL, Opie LH (1981) Effect of glucose-insulin-potassium infusions on epicardial ECG changes and on myocardial metabolic changes after coronary artery ligation in dogs. Cardiovascular Research *15*:588–598

Daly MJ, Elz JS, Nayler WG (1985) The effect of verapamil on ischaemia-induced changes to the sarcolemma. Journal of Molecular and Cellular Cardiology *17*:667–674

Daniels AR, Opie LH (1986) Atenolol plus nifedipine for mild to moderate systemic hypertension after fixed doses of either agent or alone. American Journal of Cardiology *57*:965–970

Danish Multicenter Study Group on Verapamil in Myocardial Infarction (1984) Verapamil in acute myocardial infarction. American Journal of Cardiology 54:24E-28E

Danish Study Group on Verapamil in Myocardial Infarction (1987) The Danish studies on verapamil in acute myocardial infarction. British Journal of Clinical Pharmacology 21:197S-204S

Dargie HJ (1986) Combination therapy with β-adrenoceptor blockers and calcium antagonists. British Journal of Clinical Pharmacology 21 (Suppl 2):155S-160S

Dargie H, Cleland J, Findlay I, Murray G, McInnes G (1986) Combination of verapamil and beta blockers in systemic hypertension. American Journal of Cardiology 57:80D-82D

Dawber TR, Moore FE, Mann GV (1957) Coronary heart disease in the Framingham Study. American Journal of Public Health 47 (Part 2):4-24

Dawson JR, Whitaker NHG, Sutton GC (1981) Calcium antagonist drugs in chronic stable angina. Comparison of verapamil and nifedipine. British Heart Journal 46:508-512

De Jong JW, Harmeson E, DeTombe PP, Keijzer E (1982) Nifedipine reduces adenine nucleotide breakdown in ischaemic rat heart. European Journal of Pharmacology 81:89-96

De Vries DJ, Beart PM (1984) Competitive inhibition of [³H] spiperone binding to D-2 dopamine receptors in striatal homogenates by organic calcium channel antagonists and polyvalent cations. European Journal of Pharmacology 109:417-419

Deeg P, Weiss KH, Schmitz H (1987) Anti-ischemic effect of nisoldipine in patients with stable angina pectoris. Nisoldipine (ed PG Hugenholtz, J Meyer): pp 244-248. Springer-Verlag, Berlin

Deitmer JW (1984) Evidence for two voltage-dependent calcium currents in the membrane of the ciliate Stylomychia mytilus. Journal of Physiology 355:137-159

Di Bona GF, Sawin LL (1984) Renal tubular site of action of felodipine. Journal of Pharmacology and Experimental Therapeutics 228:420-424

Dillon JS, Nayler WG (1987) [³H]-Verapamil binding to rat cardiac sarcolemmal membrane fragments; an effect of ischaemia. British Journal of Pharmacology 90:99-109

Dillon JS, Nayler WG (1988) The Ca²⁺-antagonist and binding properties of the phenylalkylamine Anipamil. British Journal of Pharmacology (in Press)

Distler A (1987) Review of current therapeutic principles in hypertension. Journal of Cardiovascular Pharmacology 10 (Suppl 1):S134-S138

Douglas JS, Duncan PG (1983) Catecholamine induced relaxation in tracheal and broncheal tissues from young and old guinea pigs: effects of hydrocortisone and 1105421. The Pharmacologist 25:185

Doyle AE (1983) Comparison of beta-adrenoceptor blockers and calcium antagonists in hypertension. Hypertension 5:103-108

Doyle AE, Anavekar SN, Oliver LE (1981) A clinical trial of verapamil in the treatment of hypertension. Calcium Antagonism in Cardiovascular therapy: Experience with Verapamil (ed A Zanchetti), pp 252-258. Excerpta Medica, Amsterdam

Dretchen KL, Raines A (1984) Nitrendipine and skeletal muscle contractility and a mode of spasticity. Nitrendipine (ed A Scriabine, S Vanov, K Deck), pp 387-395. Urban and Schwarzenberg, Baltimore/Munich

Ebright GE (1914) The effects of nitroglycerin on those engaged in its manufacture. Journal of the American Medical Association 62:201-202

Edmeads J (1977) Cerebral blood flow in migraine. Headache 17:148-152

Ehara T, Kaufmann R (1978) The voltage- and time-dependent effects of (−)-verapamil on the slow inward current in isolated cat ventricular myocardium. Journal of Pharmacology and Experimental Therapeutics 207:49-55

Ekelund LG, Ekelund C, Rossner S (1982) Antihypertensive effects at rest and during exercise of a calcium blocker, nifedipine, alone and in combination with metoprolol. Acta Medica Scandanavica 212:71-75

Elkayam U, Weber L, Torkan B, McKay CR, Rahimtoola SH (1984) Comparison of hemodynamic response to nifedipine and nitroprusside in severe chronic congestive heart failure. American Journal of Cardiology 53:1321-1325

Elmfeldt D, Hedner T (1985) Antihypertensive effects of felodipine compared with placebo. Drugs 29 (Suppl 2):109-116

Elmfeldt D, Hedner T, Westerling S (1987) Felodipine in hypertension − A review. Journal of Cardiovascular Pharmacology 10 (Suppl 1I):S154-S160

Emanuelsson H, Hjalmarson A, Holmberg S, Waegstein F (1985) Acute hemodynamic effects of felodipine in congestive heart failure. European Journal of Clinical Pharmacology 28:489-493

Endo M, Hirosawa K, Kaneko N, Hase K, Inoue Y, Konno S (1976) Prinzmetal's variant angina, coronary arteriogram, and left ventriculogram during angina attack induced by methacholine. New England Journal of Medicine *294*:252–255

Epstein FH, Ostrander LD, Johnson BC et al (1965) Epidemiological studies of cardiovascular disease in a total community – Tecumseh, Michigan. Annals of Internal Medicine *62*:1170–1187

Escudero J, Hernandez H, Martinez F (1986) Comparative study of the antihypertensive effect of verapamil and atenolol. American Journal of Cardiology *57*:54D–58D

Etingin OR, Hajjar DP (1985) Nifedipine increases cholesteryl ester hydrolytic activity in lipid-laden rabbit arterial smooth muscle cells. Journal of Clinical Investigation *75*:1554–1558

Fabiato A, Fabiato F (1979) Calcium and cardiac excitation-contraction coupling. Annual Review of Physiology *41*:473–484

Fairhurst AS, Whittaker ML, Erlert J (1980) Interactions of D600 (Methoxyverapamil) and local anesthetics with rat brain α-adrenergic and muscarinic receptors. Biochemical Pharmacology *29*:155–162

Fang Da-Chao and Jiang Ming-Xing (1986) A new calcium antagonist of Chinese Medicinal origin: tetrandrine. Journal of Hypertension *4* (Suppl 6):S150–S152

Farringer JA, Green JA, O'Rourke RA, Linn WA, Clement WA (1984) Nifedipine-induced alterations in serum quinidine concentration. American Heart Journal *108*:1570–1572

Fatt P, Ginsborg BL (1958) The ionic requirements for the production of action potentials in crustacean muscle fibres. Journal of Physiology *142*:516–543

Fatt P, Katz B (1953) The electrical properties of crustacean muscle fibres. Journal of Physiology *120*:171–204

Fenwick EM, Marty A, Neher E (1982) Sodium and calcium channels in bovine chromaffin cells. Journal of Physiology *331*:599–635

Fernandez D, Snedden W, Fernandez PG, Nath C, Vasdev S, Triggle CR, Lee C (1988) Cardiac hypertrophy in experimental hypertension: Interaction of the sodium ion, blood pressure and lisinopril. The Canadian Journal of Cardiology *4*:44–48

Ferry DR, Glossmann H (1982) Identification of putative calcium channels in skeletal muscle microsomes. FEBS Letters *148*:331–337

Finkel MS, Marks ES, Patterson RE, Speir EH, Steadman K, Keiser HR (1986) Increased cardiac calcium channels in hamster cardiomyopathy. American Journal of Cardiology *57*:1205–1206

Fleckenstein A (1971) Specific inhibitors and promotors of calcium action in the excitation-contraction coupling of heart muscle and their role in the prevention or production of myocardial lesions. Calcium and the Heart (ed P Harris, L Opie):pp 135–138. Academic Press, New York

Fleckenstein A (1983a) Calcium antagonism in heart and smooth muscle. Experimental Facts and Therapeutic Prospects, pp 1–399. Wiley, New York

Fleckenstein A (1983b) History of calcium antagonists. Circulation Research *52*:I3–I16

Fleckenstein A, Fleckenstein-Grün G, Frey M, Zorn J (1987) Future directions in the use of calcium antagonists. American Journal of Cardiology *59*:177B–187B

Fletcher AE, Bulpitt CJ (1986) Assessment of quality of life in cardiovascular therapy. British Journal of Clinical Pharmacology *21* (Suppl 2):173S–181S

Flockerzi V, Oeken HJ, Hofmann F, Pelzer D, Cavalie A, Trautwein W (1986) Purified dihydropyridine-binding site from skeletal muscle t-tubules is a functional calcium channel. Nature *323*:66–68

Fosset M, Jaimovich E, Delpont E, Lazdunski M (1983) [³H] Nitrendipine receptors in skeletal muscle. Properties and preferential localization in transverse tubules. Journal of Biological Chemistry *258*:6086–6092

Foster E, DeJong D, Connelly C, Apstein CS (1984) Failure of nifedipine and reperfusion to reduce infarct size relative to region at risk as measured by NADH fluorophotography. Circulation *70*:506–512

Fowler NO (1971) Preinfarction angina. A need for an objective definition and for a controlled clinical trial of its management. Circulation *44*:755

Fox AP, Hess P, Lansman JB, Niltus B, Nowycky MC, Tsien RW (1986) Shifts between modes of calcium channel gating as a basis for pharmacologic modulation of calcium influx in cardiac, neuronal and smooth-muscle-derived cells. New Insights into Cell and Membrane Transport Processes (eds G Poste, ST Crooke):pp 99–124. Plenum Press, New York

Fox AP, Hess P, Lansman JB, Nowycky MC, Tsien RW (1986) Slow variations in the gating properties of single calcium channels in guinea pig heart cells, chick neurons and neuroblastoma cells. Journal of Physiology *353*:75P

Fox KM, Deanfield J, Selwyn A, Krickler S, Wright C (1983) Treatment of chronic stable angina pectoris with nifedipine. Proceedings of the 5th International Adalat Symposium. New Therapy of Ischaemic Heart Disease and Hypertension (ed M Kaltenbach and HN Neufeld): pp 197–204. Excerpta Medica, Amsterdam

Freedman SB, Dawson G, Villereal ML, Miller RJ (1984) Identification and characterization of voltage-sensitive calcium channels in neuronal clonal cell lines. Journal of Neurosciences 4:1453–1467

Friberg P, Wahlander H, Nordlander M (1986) Structural and functional adaptations within the myocardium and coronary vessels after antihypertensive therapy in spontaneously hypertensive rats. Journal of Hypertension 4 (Suppl 3):S519–S521

Frishman WH, Charlap S, Goldberg J, Kimmel B, Stroh J, Dorsa F, Allen L, Strom J (1985) Comparison of diltiazem and nifedipine for both angina pectoris and systemic hypertension. American Journal of Cardiology 56:41H–46H

Frohlich ED (1985) Hemodynamic effects of calcium entry-blocking agents in normal and hypertensive rats and man. American Journal of Cardiology 56:21H–27H

Fuji Y, Nomoru S, Oshita Y, Sakurai J (1986) Excitatory effect of Clostridium perfringens alpha toxin on the isolated aorta. British Journal of Pharmacology 88:531–539

Fujibay Y, Yamazaki S, Chang B, Rajagopalan RE, Meerbaum S, Corday E (1985) Comparative echocardiographic study of recovery of diastolic versus systolic function after brief periods of coronary occlusion: Differentiation effects of intravenous nifedipine administered before and after occlusion. Journal of American College of Cardiology 6:1289–1298

Fujiwara M, Muramatsu I, Hidaka H, Ikushima S, Ashida K (1979) Effects of goniopora toxin, a polypeptide isolated from coral, on electromechanical properties of rabbit myocardium. Journal of Pharmacology and Experimental Therapeutics 210:153–157

Fukushima Y, Hagiwara S (1985) Currents carried by monovalent cations through calcium channels in mouse neoplastic β lymphocytes. Journal of Physiology 358:255–284

Galizzi JP, Fosset M, Lazdunski M (1985) Characterization of the Ca^{2+} coordination site regulating binding of Ca^{2+} channel inhibitors d-cis-diltiazem, (±) beprildil and (−) desmethoxyverapamil to their receptor site in skeletal muscle transverse tubule membranes. Biochemical and Biophysical Research Communications 132:49–55

Ganitkevich VYA, Shuba MF, Smirnov SV (1987) Calcium-dependent inactivation of potential-dependent calcium inward current in an isolated guinea-pig smooth muscle cell. Journal of Physiology 392:431–449

Gardner JM, Fambrough DM (1979) Acetycholine receptor degradation measured by density labelling. Effects of cholinergic ligands and evidence against recycling Cell 16:661–674

Garthoff B, Kazda S, Knorr A, Luckhaus G, Stoepel K (1984) Pharmacology of a new antihypertensive calcium antagonist: nitrendipine. Nitrendipine (ed A Scriabine, S Vanov K Deck):pp 11–24. Urban and Schwarzenberg, Baltimore/Munich

Garthoff B, Hirth C, Federman A, Kazda S, Stasch J-P (1987) Renal effects of 1,4-dihydropyridines in animal models of hypertension and renal failure. Journal of Cardiovascular Pharmacology 9 (Suppl 1):S8–S13

Geary GS, Smith GT, Suehiro GT, McNamara JJ (1982) Failure of nifedipine therapy to reduce myocardial infaction size in the baboon. American Journal of Cardiology 49:331–338

Gelmers HJ (1984) The effect of nimodipine on the clinical course of patients with acute ischemic stroke. Acta Neurologica Scandanavica 69:232–239

Gelmers HJ (1987) Effect of Calcium Antagonists on the Cerebral Circulation. American Journal of Cardiology 59:173B–176B

Gelmers HJ, Gorter K, de Weerdt CJ, Wiezer HJA (1985) Efficacy of treatment with nimodipine (calcium antagonists) in patients with acute ischemic stroke; a placebo-controlled, double blind, randomized, multi-centre trial. Journal of Cerebral Blood Flow and Metabolism 5 (Suppl 1):S337–S338

Gelmers HJ, Gorter K, de Weerdt CJ, Wiezer HJA (1988) A controlled trial of nimodipine in acute ischemic stroke. New England Journal of Medicine 318:203–207

Gerstenblith G. Ouyang P, Achuff SC, Bulkley BH et al (1982) Nifedipine in unstable angina: a double-blind, randomized trial. New England Journal of Medicine 306:885–889

Gibelin P, Leonetti J, Morand Ph (1983) Etude comparée en double insu de deux calcibloquers dans l'angor instable (bepridil et diltiazem). A propos de 43 cas. Revue de Medecine 24:1317–1321

Gibson RS, Beller GA, Gheorghiada M, Nygaard TW, Watson DD, Huey BL, Sayre SL, Kaiser DL (1986) The prevalence and clinical significance of residual myocardial ischemia 2 weeks after uncomplicated non-Q-wave infarction: a prospective natural history study. Circulation 73:-1186–1198

Ginsburg R, Bristow MR, Harrison DC, Stinson EB (1980) Studies with isolated human coronary arteries. Some general observations, potential mediators of spasm, role of calcium antagonists. Chest 78 (Suppl):180–186

Ginsburg R, Lamb IH, Schroeder JS, Hu M, Harrison DC (1982) Randomized double-blind comparison of nifedipine and isosorbide dinitrate therapy in variant angina pectoris due to coronary spasm. American Heart Journal 103:44–48

Ginsburg R, Davis K, Bristow MR, McKennett K, Kodsi SR, Billingham EM, Schroeder JS (1983) Calcium antagonists suppress atherogenesis in aorta but not in the intramural coronary arteries of cholesterol-fed rabbits. Laboratory Investigation 49:154–158

Glaubiger G, Tsai BS, Lefkowitz RJ, Weiss B, Johnson EM (1978) Chronic guanethidine treatment increases cardiac β-adrenergic receptors. Nature 278:240–242

Glossmann H, Ferry DJ (1983) Molecular approach to the calcium channel. Drug Development and Evaluation (ed A Fleckenstein, K Hashimoto, M Herrmann, A Schwartz, L Seipel), pp 63–94, Fischer-Verlag, Stuttgart

Glossmann H, Ferry DR (1985) Assay for calcium channels. Methods of Enzymology 109:513–550

Glossmann H, Ferry DR, Lubbecke F, Mewes R, Hoffmann F (1982) Calcium channels: direct identification with radioligand binding studies. Trends in Pharmacological Sciences 3:431–437

Glossmann H, Ferry DR, Goll A, Rombusch M (1984) Molecular pharmacology of the calcium channel: Evidence for subtypes, multiple drug-receptor sites, channel subunits, and the development of a radioiodinated 1,4-dihydropyridine calcium channel label [^{125}I]Iodine. Journal of Cardiovascular Pharmacology 6:S608–S621

Glossmann H, Ferry DR, Goll A, Striessnig J, Zernig G (1985 a). Channels and calcium channel drugs: Recent biochemical and biophysical findings. Arzneimittel Forschung/Drug Research 35:1917–1935

Glossmann H, Ferry DR, Goll A, Striessnig J, Zernig G (1985 b) Calcium channels: introduction into their molecular pharmacology. Cardiovascular Effects of Dihydropyridine-Type Calcium Antagonists and Agonists (ed. A. Fleckenstein, C. Van Breemen, R. Gross and F. Hoffmeister), pp 113–139. Springer-Verlag, Berlin

Glossmann H, Ferry DR, Striessnig J, Goll A, Moosburger K (1987 a) Resolving the structure of the Ca^{2+} channel by photoaffinity. Trends in Pharmacological Sciences 8:95–100

Glossmann H, Ferry DR, Striessnig J, Goll A, Moosburger K, Schirmer M (1987 b). Interaction between calcium channel ligands and calcium channels. Circulation Research 61 (Suppl 1):1-30–1-36

Godfraind T (1986) Calcium entry blockade and excitation contraction coupling in the cardiovascular system (with an ettempt of pharmacological classification). Acta Pharmacologica et Toxicologia 58 (Suppl 2):5–30

Godfraind T (1987) Classification of the calcium antagonists. American Journal of Cardiology 59:IIB–23B

Godfraind T, Miller R, Wibo M (1986) Calcium antagonism and calcium entry blockade. Pharmacological Reviews 38:321–416

Godfraind T, Egleme C, Finet M, Jaumin P (1987 a) The actions of nifedipine and nisoldipine on the contractile activity of human coronary arteries and human cardiac tissue in vitro. Pharmacology and Toxicology 61:79–84

Godfraind T, Egleme C, Finet M, Debande B, Jaumin P (1987 b) Comparison of nifedipine and nisoldipine on human arteries and human cardiac tissues in vitro. Nisoldipine (ed PG Hugenholtz, J Meyer), pp 36–44. Springer-Verlag, Berlin

Goldstein JL, Brown MS (1982) Lipoprotein receptors: Genetic defense against atherosclerosis. Circulation Research 30:417–422

Goll A, Ferry DR, Striessnig J, Schober M, Glossmann H (1984) (−)-[^{3}H]Desmethoxyverapamil, a novel Ca^{2+} channel probe. FEBS Letters 176:371–377

Goll A, Glossmann H, Mannhold R (1986) Correlation between the negative inotropic potency and binding parameters of 1,4-dihydropyridine and phenylalkylamine calcium channel blockers in cat heart. Naunyn-Schmiedeberg's Archives of Pharmacology 334:303–312

Gottlieb SI, Weiss JL, Flaherty JT, Millits ED, Ouyang P, Gottlieb SH, Shapioro EP, Chandra N, Townsend SN, Buckley BH, Gernstenblith G (1984) Effect of nifedipine on clinical course and left ventricular function in low risk acute myocardial infarction. A double-blind randomized trial. Circulation 70:II-257 (abstract)

Gould BA, Hornung RS, Mann S, Balasubramanian B, Raftery EB (1982) Slow channel inhibitors verapamil and nifedipine in the management of hypertension. Journal of Cardiovascular Pharmacology 4 (Suppl 4):S369–S373

Graeff K-H, Ziegler R, Wingender KD, Rämsch KD, Ahr G, Schmitz H (1987) Plasma level-effect relationships for some acute cardiovascular effects of nisoldipine and other dihydropyridine calcium channel antagonists. Nisoldipine (ed PG Hugenholtz, J Meyer):pp 67–75. Springer-Verlag, Berlin

Greenberg B, Siemienczuk D, Broudy D (1987) Hemodynamic effects of PN 200–110 in congestive heart failure. American Journal of Cardiology 59:70B–74B

Grenadier E, Alpan G, Maor N, Keidar S, Binenboim C, Marguiles T, Palant A (1984) Polymorphous ventricular tachycardia in acute myocardial infarction. American Journal of Cardiology 53:1280–1283

Gresham GA (1983) Animal models of atherosclerosis. An Integrated View on Atherosclerosis vol 58 (ed H Peters, GA Gresham, R Paoletti). Plenum Press, New York, pp 241–245

Guazzi MD, Fiorentini C, Olivari MT, Bartonelli A, Necchi G, Polese A (1980) Short- and long-term efficacy of a calcium-antagonistic agent (nifedipine) combined with methyldopa in the treatment of severe hypertension. Circulation 61:913–919

Gustafsson D (1987) Microvascular mechanisms involved in calcium antagonists edema formation. Journal of Cardiovascular Pharmacology 10 (Suppl 1):S121–S131

Haas H, Hartfelder G (1962) α-Isopropyl-α[(N-methyl-N-homoveratryl)-y amino-propyl]-3,4-dimethoxyphenylacetonitril, eine Substanz mit coronargefäßerweiternden Eigenschaften. Arzneimittel-Forschung 12:549–558

Habib JB, Bossaller C, Henry PD (1986) Suppression of atherogenesis in cholesterol-fed rabbit with a low-dosed calcium antagonist (PN 200 110). Journal of the American College of Cardiology 7:58A

Hagerup L (1968) From Hansen P., An investigation of 50-year-old persons in Glostrup in 1964–65. Ugeskr Laeger 130:1145–1148

Hagiwara S, Byerly L (1981) Calcium channel. Annual Review of Neurosciences 4:69–125

Hagiwara S, Jaffe LA (1979) Electrical properties of egg cell membranes. Annual Review of Biophysics and Bioengineering 8:385–416

Hagiwara S, Kidokoro Y (1971) Na and Ca components of action potential in amphioxus muscle cells. Journal of Physiology 219:217–232

Hagiwara S, Ozawa S, Sand O (1975) Voltage clamp analysis of two inward current mechanisms in the egg cell membrane of a starfish. Journal of General Physiology 65:617–644

Hagiwara N, Irisawa H, Kanegama M (1988) Contribution of two types of calcium currents to the pacemaker potentials of rabbit sino-atrial node cells. Journal of Physiology 395:233–253

Hagman M, Jönsson D, Wilhelmsen L (1977) Prevalence of angina pectoris and myocardial infarction in a general population sample of Swedish men. Acta Medica Scandinavica 201:571–577

Hallin L, Andren L, Hansson L (1983) Controlled trial of nifedipine and bendroflumethizide in hypertension. Journal of Cardiovascular Pharmacology 6:1083–1085

Halperin AK, Gross KM, Rogbers JF, Cubeddu LX (1984) Verapamil and propranolol in essential hypertension. Clinical Pharmacology and Therapeutics 36:750–758

Helperin AK, Cubeddu LX, Hill C (1986) The role of calcium channel blockers in the treatment of hypertension. American Heart Journal 111:363–382

Hamilton BP (1987) Treatment of essential hypertension with PN 200-110 (isradipine). American Journal of Cardiology 59:141B–145B

Hamilton CA, Dalrymple HN, Reid JL, Summer DJ (1984) The recovery of α-adrenoceptor function and binding sites after phenoxybenzamine. An index of receptor turnover. Naunyn-Schmiedeberg's Archives of Pharmacology 325:34–41

Hamilton SL, Yatani A, Hawkes MJ, Redding K, Brown AM (1985) Atrotoxin: a specific agonist for calcium currents in heart. Science 229:182–184

Han P, Boatwright C, Ardlie NG (1983) Effect of the calcium entry blocking agent nifedipine on activation of human platelets and comparison with verapamil. Thrombosis and Haemostasis 50:513–517

Hanrath P, Mathey DG, Kremer P, Sonntag F, Bleifeld W (1980) Effect of verapamil on left venticular isovolumic relaxation time and regional left ventricular filling in hypertrophic cardiomyopathy. American Journal of Cardiology 45:1258–1264

Hanrath P, Schluter M, Sonntag F, Diemert J, Bleifeld MD (1963) Influence of verapamil therapy on left ventricular performance at rest and during exercise in hypertrophic cardiomyopathy. American Journal of Cardiology 52:544–548

Hansson L (1987) Regression of structural alterations of hypertension with calcium antagonists – vascular hypertrophy. Journal of Hypertension 5 (Suppl 4):S71–S74

Harris PJ, Navar LG (1985) Tubular transport responses to angiotensin II. American Journal of Physiology 248:F621–F630

Harthshorne JC, Catterall WA, Messner DJ, Coppersmith JC (1982) The saxitoxin receptor of the sodium channel from rat brain; evidence for two nonidentical β-subunits. Journal of Biological Chemistry 257:13888–13891

Hattori Y, Nakaya H, Tohse N, Kanno M (1986) Vascular and cardiac effects of a new dihydropyridine derivative, YC-170: a comparison with Bay K8644. The Journal of Pharmacology and Experimental Therapeutics 238:670–678

Hedberg A, Kempf F, Josephson ME, Molinoff PB (1985) Coexistence of Beta 1 and Beta 2 adrenergic receptors in the human heart: Effects of treatment with receptor antagonists or calcium entry blockers. Journal of Pharmacology and Experimental Therapeutics 234:561–568

Hedner T, Asplund J, Collste P, Danielson M, Eliasson K, Elmfeldt D et al (1987) Clinical evaluation of felodipine in hypertensive patients previously treated with a triple drug regime. Drugs 34, (Suppl 3):161–162

Heffez DS, Passonneau JV (1985) Effect of nimodipine on cerebral metabolism during ischemia and recirculation in the mongolian gerbil. Journal of Cerebral Blood Flow and Metabolism 5:523–528

Henderson R, Wang JH (1972) Solubilization of a specific tetrodotoxin-binding component from garfish olfactory nerve membrane. Biochemistry 11:4565–4569

Henry PD (1985) Atherosclerosis, calcium, and calcium antagonists. Circulation 72:456–459

Henry PD, Bentley KI (1981) Suppression of atherogenesis in cholesterol-fed rabbit treated with nifedipine. Journal of Clinical Investigation 68:1366–1369

Henry PD, Shuchleib R, Clark RE, Perez JE (1979) Effect of nifedipine on myocardial ischemia: analysis of collateral flow, pulsatile heat and regional muscle shortening. American Journal of Cardiology 44:817–824

Heschler J, Rosenthal W, Trautwein W, Schultz G (1987) The GTP-binding protein, G_0, regulates neuronal calcium channels. Nature 325:445–447

Hess P, Tsien R (1984) Mechanism of ion permeation through calcium channels. Nature 309:453–456

Hess P, Lansman JB, Tsien RW (1984) Different modes of Ca channel gating behaviour favoured by dihydropyridine Ca agonists and antagonists. Nature 311:538–544

Hess P, Lansman JB, Tsien RW (1985a). Mechanism of calcium channel modulation by dihydropyridine agonists and antagonists. Control and Manipulation of Calcium Movement (ed JR Parratt):pp 189–212. Raven Press, New York

Hess P, Lansman JB, Tsien RW (1985b) A novel type of cardiac calcium channel in ventricular cells. Nature 443–446

Heyden S, Bartel AG, Tabesh E et al (1971) Angina pectoris and the Rose questionnaire. Archives of Internal Medicine 128:961–964

Hill JA, Feldman RL, Pepine CJ, Conti CR (1982) Randomized double-blind comparison of nifedipine and isosorbide dinitrate in patients with coronary arterial spasm. American Journal of Cardiology 49:431–438

Hille B (1970) Ionic channels in nerve membrane. Progress in Biophysics and Molecular Biology 21:1–32

Hille B (1977) Local anaesthetics: Hydrophilic and hydrophobic pathways for drugreceptor reaction. Journal of General Physiology 69:497–515

Hillis LD, Braunwald E (1978) Coronary artery spasm. New England Journal of Medicine 299:695–702

Hiramatsu K, Yamagishi F, Kubota T, Yamada T (1982) Acute effects of the calcium antagonist, nifedipine, on blood pressure, pulse rate, and the renin-angiotensin-aldosterone system in patients with essential hypertension. American Heart Journal 104:1346–1350

Hodgkin AL, Keynes RD (1957) Movements of labelled calcium in squid giant axons. Journal of Physiology 138:253–281

Hof RP (1984) The calcium antagonists PY 108–068 and verapamil diminish the effects of angiotensin II: Sites of interaction in the peripheral circulation of anaesthetized cats. British Journal of Pharmacology 82:51–60

Hof RP, Salzmann R, Siegl H (1987) Selective effects of PN200-110 (Isradipine) on the peripheral circulation and the heart. American Journal of Cardiology 59:30B–36B

Hof RP, Scholtysik G, Loutzenhiser R, Vuorela HJ, Neumann P (1984) 200-110, a new calcium antagonist: Electrophysiological, inotropic and chronotropic effects of guinea pig myocardial tissue and the effects on contration and calcium uptake of rabbit aorta. Journal of Cardiovascular Pharmacology 6:399–406

Hof RP, Ruegg UT, Hof A, Vogel A (1985) Stereoselectivity at the calcium channel: Opposite action of the anantiomers of a 1,4-dihydropyridine. Journal of Cardiovascular Pharmacology 7:689–693

Hohnloser S, Weirich J, Antoni H (1982) Effects of mexiletine on steadystate characteristics and recovery kinetics of V_{max} and conduction velocity in guinea pig myocardium. Journal of Cardiovascular Pharmacology 4:232–239

Hondegehm LM, Katzung BG (1984) Antiarrhythmic agents: the modulated receptor mechanism of actions of sodium and calcium channel-blocking drugs. Annual Review of Pharmacology and Toxicology 24:387–423

Hongo M, Traube M, McAllister RG, McCallum RW (1984) Effects of nifedipine on esophageal motor function in humans: Correlation with plasma nifedipine concentration. Gastroenterology 86:8–12

Hopf R, Dowinsky S, Kaltenbach M (1983) Use of the calcium channel blocking agents in treatment of classic exertional angina. Calcium Channel Blocking Agents in the Treatment of Cardiovascular Disorders (ed PH Stone, EM Antman), pp 241–268. Futura, New York

Hornebeck W, Partridge SM (1975) Conformational changes in fibrous elastin due to calcium ions. European Journal of Biochemistry 51:73–78

Hosono M, Taira N (1987) Coronary vasodilator versus cardiac effects of MCI-176, a novel quinazolinone calcium antagonist, in the dog heart. Journal of Cardiovascular Pharmacology 9:633–640

Hossmann KA, Zimmerman V (1974) Resuscitation of brain after one hour of complete ischemia. Brain Research 4:59–74

Hossmann KA, Paschen W, Csiba L (1983) Relationship between calcium accumulation and recovery of cat brain after prolonged cerebral ischemia. Journal of Cerebral Blood Flow and Metabolism 3:346–353

Hudak WJ, Lewis RE, Kuhn WL (1970) Cardiovascular pharmacology of perhexiline. Journal of Pharmacology and Experimental Therapeutics 173:371–382

Huelsmann JL, Bernd-Sterzel R, McKenzie DE, Wilcox CS (1985) Effects of a calcium entry blocker on blood pressure and renal function during angiotensin-induced hypertension. Hypertension 7:374–379

Hunter L, Lopes AG, Boulpaep EL, Giebisch GH (1984) Single channel recordings of calcium-activated potassium channels in the apical membrane of rabbit cortical collecting tubules. Proceedings of the National Academy of Sciences USA 81:4237–4239

Ichihara K, Haneda T, Onodera S, Abiko Y (1987) Inhibition of ischemia-induced subcellular redistribution of lysosomal enzymes in the perfused rat heart by the calcium entry blocker, diltiazem. Journal of Pharmacology and Experimental Therapeutics 242:1109–1113

Ikeda Y, Kikuchi M, Toyama KI, Watanabe K, Ando Y (1981) Inhibition of human platelet functions by verapamil. Thrombosis and Haemostasis 45:158–161

Iliopoulou A, Turner P, Warrington SJ (1983) Acute haemodynamic effects of a new calcium antagonist, nicardipine, in man, a comparison with nifedipine. British Journal of Clinical Pharmacology 15:59–66

Inouye IK, Massie BM, Benowitz N, Simpson P, Loge D (1984) Antihypertensive therapy with diltiazem and comparison with hydrochlorothiazide. American Journal of Cardiology 53:1588–1592

Ishii K, Kano T, Kurobe Y, Ando J (1983) Binding of [^{3}H] nitrendipine to heart and brain membranes from normotensive and spontaneous hypertensive rats. European Journal of Pharmacology 88:277–278

Ishii K, Kano T, Ando J, Yoshida H (1986) Binding of [^{3}H] nitrendipine to cardiac and cerebral membranes from normotensive and renal, deoxycorticosterone/NaCl and spontaneously hypertensive rats. European Journal of Pharmacology 123:271–278

Iwasaki S, Satow Y (1971) Sodium and calcium-dependent spike potentials in the secretory neuron soma of the x-organ of the crayfish. Journal of General Physiology 57:216–238

Janis RA, Triggle DJ (1984) 1,4-dihydropyridine Ca^{2+} channel antagonists and activators. A comparison of binding characteristics with pharmacology. Drug Development Research 4:257–274

Janis RA, Silver PJ, Triggle DJ (1987) Drug action and cellular calcium regulation. Advances in Drug Research 16:309–591

Jee LD, Opie LH (1984) Nifedipine for hypertension and angina pectoris interactions during combination therapy. Perspectives in Cardiovascular Research, Vol 9 (ed AM Katz), pp 339–346. Raven Press, New York

Jennings RB, Schaper J, Hill ML, Steenbergen C, Reimer K (1985) Effect of reperfusion late in the phase of reversible ischemic injury. Circulation Research 56:262–278

Jennings RB, Reimer KA, Steenbergen C (1986) Myocardial ischemia revisited. The osmolar load, membrane damage, and reperfusion. Journal of Molecular and Cellular Cardiology 18:769–780

Jern S (1987) Reversibility of vascular hypertrophy in pharmacologically treated patients. Journal of Cardiovascular Pharmacology 10 (Suppl 5):S112–S115

Jim K, Harris A, Rosenberger LB, Triggle DJ (1981) Stereoselective and non-stereoselective effects of D600 (methoxyverapamil) in smooth muscle preparations. European Journal of Pharmacology 76:67–72

Johnson SM, Mauritson DR, Willerson JT, Hillis LD (1981) A controlled trial of verapamil for Prinzmetal's variant angina. New England Journal of Medicine 304:862–866

Johnsson H (1981) Effects by nifedipine (adalat) on platelet function in vitro and in vivo. Thrombosis Research 21:523–528

Julian DG (1982) Definition of angina pectoris. What is Angina? (ed DG Julian, KI Lie, L Wilhelmsen), pp 12–13. AB Hässle, Mölndal, Sweden

Kahaleh MB, Osborn I, LeRoy EC (1982) Elevated levels of circulating platelet aggregates and beta-thromboglobulin in scleroderma. Annals of Internal Medicine 96:610–613

Kahan A, Weber S, Amor B, Menkes CJ, Hodara M, DeGeorges M (1983) Nifedipine and Raynaud's phenomenon associated with connective tissue disease. International Angiology 4:221–223

Kaltenbach M, Hopf R, Kober G, Blussman WP, Keller M, Petersen Y (1979) Treatment of hypertrophic obstructive cardiomyopathy with verapamil. British Heart Journal 42:32–42

Kano M, Shimada Y (1973) Tetrodotoxin-resistant electrical activity in chick skeletal muscle cells differentiated in vitro. Journal of Cellular Physiology 81:85–90

Karlsberg RP, Henry PD, Ahmend SA (1977) Lack of protection of ischemic myocardium by verapamil in conscious dogs. European Journal of Pharmacology 42:339–346

Kass RS (1987) Voltage dependent modulation of cardiac calcium channel current by optical isomers of Bay K8644: Implications for channel gating. Circulating Research 61 (Suppl 1):I1–15

Kass RS, Tsien RW (1975) Multiple effects of calcium antagonists on the plateau currents in cardiac Purkinje fibers. Journal of General Physiology 6:169–192

Kates RA, Kaplan JA, Guyton RA, Dorsey L, Hug CC, Hatcher CR (1983) Hemodynamic interactions of verapamil and isoflurane. Anesthesiology 59:132–138

Kaumann AJ, Aramendia P (1968) Prevention of ventricular fibrillation induced by coronary ligation. Journal of Pharmacology and Experimental Therapeutics 164:326–332

Kawachi Y, Tomoike H, Maruoka Y, Kikuchi Y, Araki H, Ishii Y, Tanaka K, Nakamura M (1984) Selective hypercontraction caused by ergonovine in the canine coronary artery under conditions of induced atherosclerosis. Circulation 69:441–450

Kay AR, Wong RKS (1987) Calcium current activation kinetics in isolated pyramidal neurones of the Ca1 regions of the mature guinea-pig hippocampus. Journal of Physiology 392:603–616

Kazda S, Hoffmeister F (1979) Effect of some cerebral vasodilators on the postischemic impaired cerebral perfusion in cats. Acta Pharmakologie 307:R43

Kazda S, Towart R (1981) Differences in the effects of the calcium antagonists nimodipine (Bay e9736) and bencyclan on cerebral and peripheral vascular smooth muscle. British Journal of Pharmacology 72:582P–583P

Kazda S, Garthoff B, Luckhaus G, Nash G (1982) Prevention of cerebrovascular lesions and mortality in stroke-prone spontaneously hypertensive rats by the calcium antagonist nimodipine. Calcium Modulations (ed A Albertini, R Paoletti), pp 155–167. Elsevier Biomedical Press, Amsterdam

Kazda S, Garthoff B, Luckhaus G (1983) Calcium antagonists prevent brain damage in stroke prone spontaneously hypertensive rats. Journal of Cerebral Blood Flow and Metabolism 3:526–527

Kazda S, Garthoff B, Luckhaus G (1984) Mode of antihypertensive action of nitrendipine. Journal of Cardiovascular Pharmacology 6:S956–S962

Kazda S, Grunt M, Hirth C, Pries W, Stasch JP (1987) Calcium antagonism and protection of tissues from calcium damage. Journal of Hypertension 5 (Suppl 4):S37–S42

Keynes RD (1979) Ion channels in the nerve-cell membrane. Scientific American 240:98–107

Keynes RD (1983) Voltage-gated ion channels in the nerve membrane. Proceedings of the Royal Society of London B220:1–30

Kidokoro Y (1975) Spontaneous calcium action potentials in a clonal pituitary cell line and their relationship to prolactin secretion. Nature 258:741–742

Kidokoro Y, Hagiwara S, Henkart MP (1974) Electrical properties of obliquely striated muscle fibre membrane of Anodonta glochidium. Journal of Comparative Physiology 90:321–338

Kimchi A, Ellrodt AG, Shah PK, Riedinger MS, Charuzi Y, Berman DS, Swan HTC (1987) Hemodynamic effects of nisoldipine in patients with severe heart failure. In Nisoldipine (ed PG Hugenholtz, J Meyer), pp 307–314. Springer-Verlag, Berlin

Kimura E, Kishida H (1981) Treatment of variant angina with drugs: a survey of 11 cardiology institutes in Japan. Circulation 63:844–848

Kinney EL, Nicholas GG, Gallo J, Pontoriero C, Fellis R (1982) The treatment of severe Raynaud's phenomena with verapamil. Journal of Clinical Pharmacology 22:74–76

Kiowski W, Bertel O, Erne P et al (1983) Hemodynamic and reflex responses to acute and chronic antihypertensive therapy with the calcium entry blocker nifedipine. Hypertension 5 (Suppl I):170–174

Kirch W, Janisch HD, Heidemann H, Ramsch K, Ohnhaus EE (1983) Einflub von cimetidine und ranitidin auf pharmacokinetik und antihypertensioen effekt von nifedipin. Deutsch Medizinische Wochenschrift 108:1757–1761

Kirch W, Hutt HJ, Heidemann H, Ramsch K, Janisch HD, Ohnhaus EE (1984) Drug interactions with nitrendipine. Journal of Cardiovascular Pharmacology 6 (Suppl 7):S892–S985

Kleber AG (1983) Resting membrane potential, extracellular potassium activity, and intracellular sodium activity, during acute global ischemia in isolated perfused guinea pig hearts. Circulation Research 52:442–450

Klein HH, Schubothe M, Nebendahl K, Kreuzer H (1984) The effect of two different diltiazem treatments on infarct size in ischemic, reperfused porcine hearts. Circulation 69:1000–1005

Klein HO, Kaplinsky E (1982) Verapamil and digoxin: their respective effects on atrial fibrillation and their interaction. American Journal of Cardiology 50:894–902

Klein HO, Lang R, DiSegni E, Kaplinsky E (1980) Verapamil digoxin interaction. New England Journal of Medicine 303:160

Klein HO, Lang R, Weiss E, DiSegni E, Libhaber C, Guerrero J, Kaplinsky E (1982) The influence of verapamil on serum digoxin concentration. Circulation 65:998–1003

Kleinhaus AL, Pritchard JW (1975) Calcium dependent action potentials' produced in leech Retzius cells by tetraethylammonium chloride. Journal of Physiology 246:351–361

Klockner U, Isenberg G (1986) Tiapamil reduces the calcium inward current of isolated smooth muscle cells. Dependence on holding potential and pulse frequency. European Journal of Pharmacology 127:165–171

Kloner RA, Braunwald E (1987) Effects of calcium antagonists on infarcting myocardium. American Journal of Cardiology 59:84B–94B

Klugmann S, Salvi A, Camerini F (1980) Haemodynamic effects of nifedipine in heart failure patients. British Heart Journal 43:440–446

Kobayashi M, Ochi R, Ohizumi Y (1987) Maitotoxin-activated single calcium channels in guinea pig cardiac cells. British Journal of Pharmacology 92:665–672

Kohlhardt M, Seifert C, Hondeghem LM (1983) Tonic and phasic INa blockade by antiarrhythmics: Different properties of drug binding to fast sodium channels as judged from V_{max} studies with propafenone and derivatives in mammalian ventricular myocardium. Pflügers Archives 396:199–209

Kokubun S, Reuter H (1984) Dihydropyridine derivatives prolong the open state of Ca chemicals in cultured cardiac cells. Proceedings of the National Academy of Sciences USA 81:4824–4827

Konnerth A, Lux HD, Morad M (1987) Proton-induced transformation of calcium channel in chick dorsal root ganglion cells. Journal of Physiology 386:603–633

Korner PI (1980) The present status of the autoregulation theory of hypertension. Clinical and Experimental Pharmacology and Physiology 7:521–525

Kostyuk PG, Krishtal OA (1977) Effect of calcium and calcium-chelating agents on the inward and outward current in the membrane of mollusc neurones. Journal of Physiology 270:569–580

Kostyuk PG, Krishtal OA, Doroshenko PA (1974a) Calcium currents in snail neurones. I. Identification of calcium current. Pflügers Archives 348:83–93

Kostyuk PG, Krishtal OA, Doroshenko PA (1974b) Calcium currents in snail neurones. II. The effect of external calcium concentration on the calcium inward current. Pflügers Archives 348:95–104

Kostyuk PG, Mironov SL, Shuba YM (1983) Two ion-selecting filters in the calcium channel of the somatic membrane of mollusc neurones. Journal of Membrane Biology 76:83–93

Kraig RP, Nicholson C (1987) Profound acidosis in presumed glia during ischemia. Cerebrovascular Diseases, 15th Princeton-Williamsberg Conference (ed ME Raichle, WJ Powers), pp 97–102. Raven Press, New York

Kraig RP, Petito CK, Plum F, Pulsinelli W (1987) Hydrogen ions kill brain at concentrations reached in ischemia. Journal of Cerebral Blood Flow and Metabolism 7:379–386

Kramsch D (1985) Calcium antagonists and atherosclerosis. Advances in Experimental and Medical Biology 183:323–348

Kramsch DM, Aspen AJ, Apstein CS (1980) Suppression of experimental atherosclerosis by the Ca^{++}-antagonist lanthanum. Journal of Clinical Investigation 65:967–981

Kramsch DM, Aspen AJ, Rozier LJ (1981) Atherosclerosis: prevention by agents not affecting abnormal levels of blood lipids. Science 213:1511–1512

Krieglstein J, Weber J (1986) Calcium entry blockers protect brain energy metabolism against ischemic damage. Oxygen Transport to Tissue VIII (ed IS Longmuir), pp 243–251. Plenum Press, New York

Krikler DM (1987) Calcium antagonists for chronic stable angina pectoris. American Journal of Cardiology 59:95B–100B

Krikler DM, Spurrell RAJ (1974) Verapamil in the treatment of paroxysmal supraventricular tachycardia. Postgraduate Medical Journal 50:447–453

Krusell LR, Jespersen LT, Schmitz A, Thomsen K, Pedersen OL (1987) Repetitive natriuresis and blood pressure. Long-term calcium entry blockade with isradipine. Hypertension 10:577–581

Kuhlmann J (1985) Effects of verapamil, diltiazem, and nifedipine on plasma levels and renal excretion of digotoxin. Clinical Pharmacology and Therapeutics 38:667–673

Kummerow FA (1985) Lipoprotein responses and artery wall responses as factors affecting the development of atherosclerosis. Atherosclerosis (ed KT Lee): Annals of the New York Academy of Sciences, Vol 454, pp 46–51

Kurnick PB, Tiefenbrunn AJ, Ludbrook PA (1984) The dependence of the cardiac effects of nifedipine on the response of the peripheral vascular system. Circulation 69:963–976

Kurnick PB, Courtois MR, Ludbrook PA (1986) Effect of nifedipine on intrinsic myocardial stiffness in man. Circulation 74:126–134

Kwan CY (1985) Dysfunction of calcium handling by smooth muscle in hypertension. Canadian Journal of Physiology and Pharmacology 63:366–374

Kwast M, Tabakoff B, Hoffman P (1987) Effect of ethanol on cardiac β adrenoceptors. European Journal of Pharmacology 142:441–445

Lahiri A, Tovey J, Kohli RS, Robinson CW, Carvana MP, Harlo BJ, Raftery EB (1984) Intravenous nicardipine in patients with chronic heart failure: a nuclear stethoscope study. Postgraduate Medical Journal 60 (Suppl 4):35–38

Lange R, Ingwall J, Hale SL, Alker KJ, Braunwald E, Kloner RA (1984) Preservation of high-energy phosphates by verapamil in reperfused myocardium. Circulation 70:734–741

Langer SZ, Schoemaker H (1985) [³H]-Diltiazem labels a specific recognition site associated with the calcium channel in the rat cerebral cortex. British Journal of Pharmacology 85:278P

Lansman JB, Hallam TJ, Rink TJ (1987) Single stretch-activated ion channels in vascular endothelial cells as mechanotransducers. Nature 325:811–813

Latorri R, Coronado R, Vergara C (1984) K^+ channels gated by voltage and ions. Annual Review of Physiology 46:485–495

Laurence JR, Shepherd JT, Bone I, Rogan AS, Fulton WF (1980) Fibrinolytic therapy in unstable angina pectoris: a controlled clinical trial. Thrombosis Research 17:767–777

Laurent S, Kim D, Smith TW, Marsh JD (1985) Inotropic effect, binding properties, and calcium flux effects of the calcium channel agonist CGP 28392 in intact cultured embryonic chick ventricular cells. Circulation Research 56:676–682

Laurent S, London G, Marchais S, Pannier B, Safar M (1987) Vascular compliance in hypertension: Therapeutic implications. Journal of Cardiovascular Pharmacology *10* (Suppl 5):S108–S111

Laws GC (1898) The effects of nitroglycerin on those who manufacture it. Journal of the American Medical Association *31*:793–794

Lazdunski M (1983) Apamin, a neurotoxin specific for one class of Ca^{2+}-dependent K^+ channels. Cell Calcium *4*:421–428

Lazdunski M, Renaud JF (1982) The action of cardiotoxins on cardiac plasma membranes. Annual Review of Physiology *44*:463–473

Lee KS, Tsien RW (1983) Mechanisms of calcium channel blockade by verapamil, D600, diltiazem and nitrendipine in single dialyzed heart cells. Nature *302*:790–794

Lee KS, Tsien RW (1984) High selectivity of calcium channels in single dialysed heart cells of the guinea-pig. Journal of Physiology *354*:253–272

Lee KS, Marban E, Tsien RW (1985) Inactivation of calcium channels in mammalian heart cells: Joint dependence on membrane potential and intracellular calcium. Journal of Physiology *364*:395–411

Lefer AM, Polansky EW, Bianch CP, Narayan S (1979) Influence of verapamil on cellular integrity and electrolyte concentrations of ischemic myocardial tissue in the cat. Basic Research in Cardiology *74*:555–567

Leff SE, Gariano R, Creese I (1984) Dopamine receptor turnover rates in rat striatum are age-dependent. Proceedings of the National Academy of Sciences USA *81*:3910–3914

Leier CV, Patrick TJ, Hermiller J, Pacht KD, Huss P, Magorien RD, Unverferth DV (1984) Nifedipine in congestive heart failure: effects on resting and exercise hemodynamics and regional blood flow. American Heart Journal *108*:1461–1468

Leon MB, Rosing DR, Bonow RD, Epstein SE (1985) Combination therapy with calcium channel blockers and beta blockers for chronic stable angina pectoris. American Journal of Cardiology *55*:69B–80B

Leonetti G, Zanchetti A (1987) Effects of calcium antagonists on renal hemodynamics and water and sodium excretion in hypertensive patients. Journal of Cardiovascular Pharmacology *10* (Suppl 5):S93–S97

Levy DE, Duffy TE (1975) Effect of ischemia on energy metabolism in the gerbil cerebral cortex. Journal of Neurochemistry *24*:1287–1289

Lewis BS, Shefer A, Merdler A, Flugelman M, Hardoff R, Halon DA (1987) Acute effects of intravenous nisoldipine on hemodynamics and left ventricular function in cardiac failure. Nisoldipine (ed PG Hugenholtz, J Meyer), pp 315–323. Springer-Verlag, Berlin

Lewis DL, Weight FF (1986) A GTP-binding protein mediates inhibition of calcium channels in ATT-20 cells. Society for Neuroscience Abstracts *11*:1191

Lewis GRJ (1980) Verapamil in the management of chronic hypertension. Clinical Investigative Medicine *3*:175–177

Lewis GRJ, Morley KD, Lewis BM, Bones PJ (1978) The treatment of hypertension with verapamil. New Zealand Medical Journal *87*:351–354

Lichtlen PR, Nellessen U, Rafflenbeul W, Jost S, Hecker H (1987) International nifedipine trial on anti-atherosclerotic therapy (INTACT). Cardiovascular Drugs and Therapy *1*:71–79

Lievre M, Descotes J, Brazier JL, Chah QT, Faucon G (1981) Effect of diltiazem therapeutic plasma levels on cardiac conduction and refractoriness. Archives International Pharmacodynamic *252*:272–283

Linden J, Brooker G (1982) Evidence for persistent activation of cardiac slow channels in low-calcium solutions. American Journal of Physiology *242* (Heart Circ Physiol *11*):H827–H833

Lindenberg BS, Weiner DA, McCabe CH, Cutler SS, Ryan TJ, Klein MD (1983) Efficacy and safety of incremental doses of diltiazem for the treatment of stable angina pectoris. Journal of the American College of Cardiology *2*:1129–1133

Lindner E von (1969) Untersuchungen zum Wirkungsmechanismus von Prenylamin. Arzneimittel-Forschung/Drug Research *19*:15–19

Livesley B, Catley PF, Campbell RC, Oram S (1973) Double-blind evaluation of verapamil, propranolol, and isosorbide dinitrate against a placebo in the treatment of angina pectoris. British Medical Journal *1*:375–378

Ljung G, Nordlander M (1987) Pharmacodynamic properties of felodipine. Drugs *34* (Suppl 3):7–15

Llinas R, Hess R (1976) Tetrodotoxin-resistant dendritic spikes in avian Purkinje cells. Proceedings of the National Academy of Sciences, USA *73*:2520–2523

Loi CM, Rollins DE, Dukes GE, Peat MA (1985) Effect of cimetidine on verapamil disposition. Clinical Pharmacology and Therapeutics 37:654–657

Lombert A, Norman RI, Lazdunski M (1983) Affinity labelling of the tetrodotoxin-binding component of the Na^+ channel. Biochemical and Biophysical Research Communications 114:126–130

Lorrell BH, Paulus WJ, Grossman W, Wynne J, Cohn PF (1982) Modification of abnormal left ventricular diastolic properties by nifedipine in patients with hypertrophic cardiomyopathy. Circulation 65:499–507

Lorimer AR, Cox FC, Greaves DA et al (1974) Prevalence of hyperlipoproteinaemia in apparently healthy men. British Heart Journal 36:192–196

Louis P (1981) A double-blind placebo-controlled prophylactic study of flunarizine in migraine. Headache 21:235–239

Lucchi L, Govoni S, Battaini F, Pasinetti G, Trabucchi M (1985) Ethanol administration in vivo alters calcium ion control in rat striatum. Brain Research 332:376–379

Lund-Johansen P (1979) Spontaneous changes in central hemodynamics in essential hypertension – a 10 year follow-up study. Hypertension, Determinants, Complications and Intervention (ed G Onesti, CR Klimt), pp 201–209. Grune and Stratton, New York

Lund-Johansen P, Omvik P (1987) Central hemodynamic changes of calcium antagonists at rest and during exercise in essential hypertension. Journal of Cardiovascular Pharmacology 10 (Suppl 1):S139–S148

Lundin SA, Hallback-Nordlander MIL (1984) Regression of structural cardiovascular changes by antihypertensive therapy in spontaneously hypertensive rats. Journal of Hypertension 2:11–18

Lynch PJ, Dargie HJ, Krikler S, Krikler DM (1980) Objective assessment of antianginal treatment: a double blind comparison of propranolol, nifedipine and their combination. British Medical Journal 281:184–187

Maan AC, Hosey MM (1987) Analysis of the properties of binding of calcium-channel activators and inhibitors to dihydropyridine receptors in chick heart membranes. Circulation Research 61:379–388

MacAlpin RN, Kattus AA, Alvaro AB (1973) Angina pectoris at rest with preservation of exercise capacity. Prinzmetal's variant angina. Circulation 47:946–958

McCleskey EW, Almers W (1985) The Ca channel in skeletal muscle is a large pore. Proceedings of the National Academy of Sciences USA 82:7149–7153

McCleskey EW, Fox AP, Feldman DH, Cruz LJ, Olivera BM, Tsien RW, Yoshikami D (1987) ω-Conotoxin: direct and persistent blockade of specific types of calcium channels in neurons but not muscle. Proceedings of the National Academy of Sciences USA 84:4327–4331

McCluskey EW, Fox AP, Feldman DH, Cruz LJ, Olivera BM, Tsien RW, Yoshikami D (1987) ω-Conotoxin: Direct and persistent blockade of specific types of calcium channels in neurones but not muscle. Proceedings of the National Academy of Sciences USA 84:4327–4331

McDonagh PF, Roberts DJ (1986) Prevention of transcoronary macromolecular leakage after ischemia – reperfusion by the calcium entry blocker nisoldipine. Circulation Research 58:127–136

McDonald T, Pelzer D, Trautwein W (1980) On the mechanism of slow calcium channel block in heart. Pfluegers Archives 385:175–179

McLean AJ, Knight R, Harrison PM, Harper RW (1985) Clearance based oral drug interaction between verapamil and metoprolol and comparison with atenolol. American Journal of Cardiology 55:1628–1629

Maclean D (1988) Aims of combination therapy – improved quality of life or better blood pressure control. Drugs 35 (Suppl 4):16–21

McLeay RAB, Stallard TJ, Watson RDS, Littler WA (1983) The effect of nifedipine on arterial pressure and reflex cardiac control. Circulation 67:1084–1090

Macphee GJA, McInnes GT, Thompson GG, Brodie MJ (1986) Verapamil potentiates carbamazepine neurotoxicity: a clinically important inhibiting interaction. Lancet i:700–703

Malacroft RF, Lorell BH, Mudge GH, Holman BL, Iodine J, Bifoick L, Cohn PF (1982) Beneficial effects of nifedipine on regional myocardial blood flow in patients with coronary artery disease. Circulation 65:I-32–I-37

Malamet RL, Wise RA, Ettinger WH, Wigley FM (1985) Nifedipine in the treatment of Raynaud's phenomenon. American Journal of Medicine 78:602–608

Mannhold R, Rodenkirchen R, Bayer R (1982) Qualitative and quantitative structure activity relationships of specific Ca antagonists. Progress in Pharmacology 5:25–52

Marban E, Kitakaze M, Kusuoka H, Porterfield J, Yue DT, Chacko VP (1987) Intracellular free calcium concentration measured with ^{19}F NMR spectroscopy in intact ferret hearts. Proceedings of the National Academy of Sciences USA *84*:6005–6009

Marshall AG, Kissin I, Reves JG, Bradley EL, Blackstone EH (1983) Interaction between negative inotropic effects of halothane and nifedipine in the isolated rat heart. Journal of Cardiovascular Pharmacology *5*:592–597

Marx JL (1980) Coronary artery spasms and heart disease. Science *208*:1127–1130

Maseri A (1986) Coronary blood flow and myocardial perfusion in humans: Mechanisms of acute transient myocardial ischemia. Journal of Cardiovascular Pharmacology *8* (Suppl 3):S17–S20

Maseri A, L'Abbate A, Baroldi G, Chierchia S, Marzilli M et al (1978) Coronary vasospasm as a possible cause of myocardial infarction. A conclusion derived from the study of "preinfarction" angina. New England Journal of Medicine *229*:1271–1277

Matsumura Y, Sasaki Y, Shinyama H, Monimoto S (1985) The calcium antagonist Bay K8644, inhibits renin release from rat kidney cortical slices. European Journal of Pharmacology *117*:369–372

Matthews EK, Sakamoto Y (1975) Electrical characteristics of pancreatic islet cells. Journal of Physiology *246*:421–437

Matucci R, Bennardini F, Sciammarella ML, Baccaro C, Stendardi I, Franconi F, Giotti A (1987) [^{3}H]-Nitrendipine binding in membranes obtained from hypoxic and reoxygenated heart. Biochemical Pharmacology *36*:1059–1062

Mehta J, Lopez LM (1986) Calcium-blocker withdrawal phenomenon: increase in affinity of alpha$_2$ adrenoceptors for agonist as a potential mechanism. American Journal of Cardiology *58*:242–246

Mehta J, Mehta P, Ostrowski N, Crews F (1983) Effects of verapamil on platelet aggregation, ATP release and thromboxane generation. Thrombosis Research *30*:469–475

Mehta P, Mehta J, Ostrowski N, Brigmon L (1983) Inhibitory effect of diltiazem on platelet activation caused by calcium ionophore A 23187 plus ADP on epinephrine in subthreshold concentrations. Journal of Laboratory and Clinical Medicine *102*:332–339

Melville KI, Shister HE, Huq S (1964) Improveratril: experimental data on coronary dilitation and antiarrhythmic action. Canadian Medical Association Journal *90*:761–770

Metcalfe JC, Moore JP, Smith GA, Hesketh TR (1986) Calcium and cell proliferation. British Medical Bulletin *42*:405–412

Methfessel C, Sakmann B (1986) Ion channels and signal transmission. Membrane Control of Cellular Activity, Vol 33 (ed H Ch Lüttgau), pp 141–153. Gustav Fischer Verlag, Stuttgart

Middleton E (1980) Antiasthmatic drug therapy and calcium ions: review of pathogenesis and the role of calcium. Journal of Pharmacology Science *69*:243–251

Midtbo K, Hals O, Lauve O, van der Meer J, Storstein L (1986) Studies on verapamil in the treatment of essential hypertension: a review. British Journal of Clinical Pharmacoloy *21*:165S–171S

Mikkelsen E, Kazda S, Nyborg NCB (1985) Effect of light and Bay K8644, a new 1,4-dihydropyridine on mechanical responses of rat thoracic aorta. Acta Pharmacologica et Toxicologica *56*:126–132

Miller RJ (1987) Multiple calcium channels and neuronal function. Science *235*:46–52

Mitra R, Morad M (1985) Ca^{2+} and Ca^{2+}-activated K$^+$ currents in mammalian gastric smooth muscle cells. Science *229*:269–272

Miyahara JT, Akau CK, Yasumoto T (1979) Effects of ciguatoxin and maitotoxin on the isolated guinea pig atria. Research Communications in Chemistry, Pathology and Pharmacology *25*:177–180

Miyazaki S, Takahashi K, Tsuda K (1972) Calcium and sodium contributions to regenerative responses in the embryonic excitable cell membrane. Science *176*:1441–1443

Montiel C, Artalejo AR, Garcia AG (1984) Effects of the novel dihydropyridine Bay K8644 on adrenomedullary catecholamine release evoked by calcium reintroduction. Biochemistry and Biophysical Research Communications *120*:851–857

Moolenaar WH, Spector I (1978) The calcium current and the activation of a slow potassium conductance in voltage-clamped mouse neuroblastoma cells. Journal of Physiology *292*:307–323

Morgan JP, MacKinnon R, Feldman M, Grossman W, Gwathmey J (1987) The effects of cardiac hypertrophy on intrecellular Ca^{2+} handling. Diastolic Relaxation of the Heart (ed W Grossman, B Lorell), pp 97–107. Martinus Nijhoff, Boston

Morgan KG (1987) Role of calcium ion in maintenance of vascular smooth muscle tone. American Journal of Cardiology *59*:24A–28A

Morii N, Nakoa K, Kihara M, Sugawara A, Sakamoto M, Yamori Y, Imura H (1986) Decreased content in the left atrium and increased plasma concentration of atrial natriuretic polypeptide in spontaneously hypertensive rats. Biochemical and Biophysical Research Communications *135*:74–81

Morrison LM, Bajwa GS, Alfin-Slater RB, Ershoff BH (1972) Prevention of vascular lesion by chondroitin sulfate A in the coronary artery and aorta of rats induced by a hypervitaminosis D, cholesterol-containing diet. Atherosclerosis *16*:105–118

Moser M (1986) Historical perspective on the management of hypertension. American Journal of Medicine *80*:1–11

Moser M (1987) Calcium entry blockers for systemic hypertension. American Journal of Cardiology *59*:115A–121A

Moskowitz RM, Piccini PA, Narcarelli GV, Zelis R (1979) Nifedipine therapy for stable angina pectoris: preliminary results of effects on angina frequency and treadmill exercise response. American Journal of Cardiology *44*:811–816

Moss AJ (1988) Long-term effect of diltiazem on mortality and reinfarction after myocardial infarction (MI) – The MDPIT study. American Journal of Cardiology *11*:Abstract 22A

Motz W, Klepzig M, Strauer BE (1987) Effects of nisoldipine in heart failure. Nisoldipine (ed PG Hugenholtz, J Meyer), pp 324–328. Springer-Verlag, Berlin

Mozhayeva GN, Naumov AP, Negulyaev YA, Nosyreva ED (1977) The permeability of aconitine-modified sodium channels to univalent cations in myelinated nerve. Biochimica et Biophysica Acta *466*:461–473

Müller FB, Bolli P, Erne P, Block LH, Kiowski W, Bühler FR (1984a) Antihypertensive therapy with long-acting calcium antagonist, nitrendipine. Journal of Cardiovascular Pharmacology *6*:- S1073–S1076

Müller FB, Ha HR, Hotz H, Schmidlin O, Follath F, Bühler FR (1986) Once a day verapamil in essential hypertension. British Journal of Clinical Pharmacology *21*:143S–147S

Muller JE, Turi ZG, Pearle DL, Schneider JF, Serfas DH, Morrison J et al (1984b) Nifedipine and conventional therapy for unstable angina pectoris: a randomized, double-blind comparison. Circulation *69*:728–739

Murphy KMM, Gould RJ, Snyder SH (1982) Autoradiographic visualization of [^{3}H] nitrendipine binding sites in rat brain. Localization to synaptic zones. European Journal of Pharmacology *81*:517–519

Mustafa SJ, Askar AO (1986) Effect of calcium entry blockers and adenosine on the relaxation of large and small coronary arteries. Life Sciences *38*:877–885

Nabika T, Velletri PA, Beaven MA, Endo J, Lovenberg W (1985) Vasopressin-induced calcium increases in smooth muscle cells from spontaneously hypertensive rats. Life Sciences *37*:579–584

Nagao T, Matlib MA, Franklin D, Millard RW, Schwartz A (1980) Effects of diltiazem, a calcium antagonist, on regional myocardial function and mitochondria after brief coronary occlusion. Journal of Molecular and Cellular Cardiology *12*:29–43

Naitoh Y, Eckert R, Friedman K (1972) A regenerative calcium response in Paramecium. Journal of Experimental Biology *56*:667–681

Nakayama N, Kirley TL, Vaghy PL, McKenna E, Schwartz A (1987) Purification of a putative Ca^{2+} channel protein from rabbit skeletal muscle. Journal of Biological Chemistry *262*:6572–6576

Nayler WG (1966) Efflux and influx of calcium in the physiology of muscle contraction. Clinical Orthopaedics *46*:157–182

Nayler WG (1982a) Calcium antagonist: classification and properties. Calcium Regulation by Calcium Antagonists, American Chemical Society Symposium No 201 (ed RG Rahwan, DT Witak), pp 1–16. American Chemical Society, New York

Nayler WG (1982b) Protection of the myocardium against post-ischaemic reperfusion damage. Journal of Thoracic and Cardiovascular Surgery *84*:897–905

Nayler WG (1983) Calcium and cell death. European Heart Journal *4* (Suppl 6):33–41

Nayler WG (1987) Calcium antagonists and the ischaemic myocardium. International Journal of Cardiology *15*:267–285

Nayler WG (1988) The effect of amylodipine on hypertension-induced cardiac hypertrophy and reperfusion-induced calcium overload. Journal of Cardiovascular Pharmacology In Press

Nayler WG, Elz JS (1986) Reperfusion injury: Laboratory artifact or clinical dilemma. Circulation *74*:215–221

Nayler WG, Panagiotopoulos S (1986) Calcium antagonism. Proceedings of II Asian Pacific Adalat Symposium (Ed DT Kelly) ADIS Press, Auckland, New Zealand, pp 3–11

Nayler WG, Sturrock WJ (1985) Inhibitory effect of calcium antagonists on the depletion of cardiac norepinephrine during post ischemic reperfusion. Journal of Cardiovascular Pharmacology 7:581–587

Nayler WG, Szeto J (1972) Effect of verapamil on contractility, oxygen utilization, and calcium exchangeability in mammalian heart muscle. Cardiovascular Research 6:120–128

Nayler WG, Ferrari R, Williams A (1980) Protective effect of pretreatment with verapamil, nifedipine and propranolol on mitochondrial function in the ischemic and reperfused myocardium. American Journal of Cardiology 46:242–248

Nayler WG, Thompson JC, Jarrott B (1982) The interaction of calcium antagonists (slow channel blockers) with myocardial α-adrenoceptors. Journal of Molecular and Cellular Cardiology 14:185–188

Naylor WG, Panagiotopoulos S, Elz J, Sturrock WJ (1987) Fundamental mechanisms of action of calcium antagonists in myocardial ischemia. American Journal of Cardiology 59:75B–83B

Nayler WG, Buckley DJ, Elz J (1988) Hypoxia and relaxation. Diastolic Relaxation of the Heart (ed W Grossman, BH Lorrell), pp 67–72. Martinus Nijhoff, Boston

Needleman P, Adams SP, Cole BR, Currie MG, Geller DM, Michener ML, Saper CB, Schwartz D, Standaert DG (1985) Antriopeptins as cardiac hormones. Hypertension 7:469–482

Neher E, Sakmann B (1976) Single channel currents recorded from membrane of denervated frog muscle fibres. Nature 260:799–802

Nelson MT (1986) Calcium channels. Ion Channel Reconstitution (ed C Miller), pp 507–522. Plenum Press, New York

Newberg LA, Steen PA, Milde JH, Gisvold SE, Lanier WL, Scheithauer BW, Michenfelder JD (1984) Effects of nimodipine on cerebral blood flow and neurologic function following complete global ischemia in dogs and primates. Proceedings of the First International Nimotop Symposium (ed E Betz, K Deck, F Hoffmeister), pp 99–104. Schattauer-Verlag, Stuttgart

Nigdikar SV, Bowditch J, Dow JW (1986) Calcium antagonists and adenine nucleotide metabolism in rat heart. Cardiovascular Research 20:604–608

Nilius B, Hess P, Lansman JB, Tsien RW (1986) Two kinds of Ca channel in isolated ventricular cells from guinea pig heart. Membrane Control of Cellular Activity, Vol 33 (ed H Ch Lüttgav), pp 75–82. Gustav-Fischer-Verlag, Stuttgart

Nilsson J, Sjolund M, Palmberg L, Von Euler AM, Jonzon B, Thyberg J (1985) The calcium antagonist nifedipine inhibits arterial smooth muscle proliferation. Atherosclerosis 58:109–122

Nishiyama T, Kobayashi A, Haga T, Yamazaki N (1986) Chronic treatment with nifedipine does not change the number of [^{3}H] nitrendipine and [^{3}H] dihydroalprenolol binding sites. European Journal of Pharmacology 121:167–172

Nonner W, Rojas E, Stämpfli R (1975a) Displacement currents in the node of Ranvier. Voltage and time dependence. European Journal of Physiology 354:1–18

Nonner W, Rojas E, Stämpfli R (1975b) Gating currents in the mode of Ranvier: voltage and time dependence. Philosophical Transactions of the Royal Society of London B270:483–492

Nordlander M (1985) Haemodynamic effects of short and long term administration of felodipine in spontaneously hypertensive rats. Drugs 29 (Suppl 2):90–101

Nowycky MC, Fox AP, Tsien RW (1985a) Three types of neuronal calcium channel with different calcium agonist sensitivity. Nature 316:440–443

Nowycky MC, Fox AP, Tsien RW (1985b) Long-opening mode of gating of neuronal calcium channels and its promotion by the dihydropyridine calcium agonist Bay K8644. Proceedings of the National Academy of Sciences USA 82:2178–2182

Nussmeier NA, Curting PE, Murphy DA, Guyton RA, Crauer JM, McAllister RG, MacNeill DC, Santora AH (1983) Nifedipine: cardiovascular effects after sublingual administration during fentaryl-pancuronium anesthesia in man. Anesthesiology 59:A34

Ohata I, Sakamoto N, Nagano K, Maeno H (1984) Low density lipoprotein-lowering and high density lipoprotein-elevating effects of nicardipine in rats. Biochemical Pharmacology 33:2199–2205

Ohizumi Y, Yasumoto T (1983) Contractile response to the rabbit aorta to maitotoxin, the most potent marine toxin. Journal of Physiology 337:711–721

O'Lague PH, Potter DD, Furshpan EJ (1978) Studies on rat sympathetic neurons developing in cell culture. Development Biology 67:384–403

Oliva PB, Potts DE, Pluss RG (1973) Coronary arterial spasm in Prinzmetal angina. Documentation by coronary arteriography. New England Journal of Medicine 288:745–751

Olivari MT, Bartorelli C, Polese A, Fiorentini C, Moruzzi P, Guazzi MD (1979) Treatment of hypertension with nifedipine, a calcium antagonist agent. Circulation 59:1056–1062

Olivari MT, Levine TB, Cohn JM (1984) Acute hemodynamic effects of nitrendipine in chronic congestive heart failure. Journal of Cardiovascular Pharmacology 6:S1002–S1005

O'Malley K, Velaseo M, Wells J, McNay JL (1977) Control plasma renin activity and changes in sympathetic tone as determinants of minoxidil-induced increase in plasma renin activity. Journal of Clinical Investigation 55:230

Olsson G, Hjemdahl P, Rehnqvist N (1984) Rebound phenomena following gradual withdrawal of chronic metoprolol treatment in patients with ischemic heart disease. American Heart Journal 108:454–462

Ono H, Kimura M (1981) Effect of Ca^{2+}-antagonist vasodilators, diltiazem, nifedipine, perhexiline and verapamil, on platelet aggregation in vitro. Arzneimittel-Forschung 31:1131–1134

Opie LH (1984) Pumps, channels and currents. The Heart, pp 42–46. Grune and Stratton, London

Opie LH, Buhler FR, Fleckenstein A, Hansson L et al (1987) International Society and Federation of Cardiology: Working group on classification of calcium antagonists for cardiovascular disease. American Journal of Cardiology 60:630–632

Orekhov AN, Tertov VV, Khashimov KA, Kudryashov SA, Smirnov VN (1986) Antiatherosclerotic effects of verapamil in primary culture of human aortic intimal cells. Journal of Hypertension 4 (Suppl 6):S153–S155

Osterrieder W (1986) Inhibition of the fast Na^+ inward current by the Ca^{2+} channel blocker tiapamil. Journal of Cardiovascular Pharmacology 8:1101–1106

Otsu F, Kishida H (1987) Antianginal efficacy of nisoldipine in patients with unstable angina pectoris: evaluation on Holter ECG. Nisoldipine (ed PG Hugenholtz, J Meyer), pp 115–122. Springer-Verlag, Berlin

Packer MD, Leon MB, Bonow RO, Kieval J, Rosing DR, Subramanian VB (1982) Hemodynamic and clinical effects of combined verapamil and propranolol therapy in angina pectoris. American Journal of Cardiology 50:903–912

Paigen B, Le Boeuf RC, Mitchell D, Holmes P, Lusis AJ, Reue K (1985) Genetics of atherosclerosis susceptibility in mice. Circulation 72:III–281

Palmer LG (1986) The epithelial sodium channel. New Insights into Cell and Membrane Transport Processes (ed G Poste, ST Crooke), pp 327–344. Plenum Press, New York

Panten V, Zielmann S, Schrader MT, Lenzen S (1985) The dihydropyridine derivative, Bay K8644, enhances insulin secretion by isolated pancreatic islets. Naunyn-Schmiedeberg's Archives of Pharmacology 328:351–353

Papano AJ (1970) Calcium-dependent action potentials produced by catecholamines in guinea pig atrial muscle fibres depolarized by potassium. Circulation Research 27:379–390

Parodi O, Maseri A, Simonetti I (1979) Management of unstable angina at rest by verapamil: a double blind cross-over study in coronary care unit. British Heart Journal 41:167–174

Parodi O, Simonetti I, Michaelassi C, Carpeggiani C, Biagini A, L'Abbate A, Maseri A (1986) Comparison of verapamil and propranolol therapy for angina pectoris at rest. A randomized, multiple-crossover, controlled trial in the coronary care unit. American Journal of Cardiology 57:899–906

Parratt JR (1985) Blockade of calcium channels: Effects on ventricular arrhythmias arising as a result of myocardial ischemia and reperfusion. Control and Manipulation of Calcium Movement (ed JR Parratt), pp 367–385. Raven Press, New York

Patel KR (1982) Calcium antagonists in exercise-induced asthma. British Medical Journal 282:932–933

Patmore L, Whiting RL (1982) Calcium entry blocking properties of tashinone 11-A sulphonate, an active principal of the antianginal extract, Dan Shen. British Journal of Pharmacology 75:149–152

Payet MD (1982) Effect of lidocaine on fast and slow inactivation of sodium current in rat ventricular cells. Journal of Pharmacology and Experimental Therapeutics 223:235–240

Pedersen OL, Christensen CK, Mikkelsen E (1980a) Relationship between antihypertensive effect and steady state plasma concentration of nifedipine given alone or in combination with a beta-adrenoceptor blocking agent. European Journal of Clinical Pharmacology 18:287

Pedersen OL, Christensen NJ, Rämsch KD (1980b) Comparison of acute effects of nifedipine in normotensive and hypertensive man. Journal of Cardiovascular Pharmacology 2:357–366

Pepine CJ, Feldman RL, Whittle J, Curry RC, Conti CR (1981) Effect of diltiazem in patients with variant angina. A randomized double-blind trial. American Heart Journal 101:719–725

Perez JE, Sobel BE, Henry PH (1980) Improved performance of ischemic canine myocardium in response to nifedipine and diltiazem. American Journal of Physiology 239:H658–H663

Pieper JA (1984) Diltiazem binding to human serum proteins. Clinical Pharmacology and Therapeutics 35:266

Piepho RW (1985) Individualization of calcium-entry blocker dosage for systemic hypertension. American Journal of Cardiology 56:105H–111H

Piepho RW, Culbertson VL, Rhodes RS (1987) Drug interactions with the calcium entry blockers. Circulation 75 (Suppl 5):V181–V194

Pierce GN, Rich TL, Langer GA (1987) Trans-sarcolemmal CA^{2+} movements associated with contraction of the rabbit right ventricular wall. Circulation Research 61:805–814

Polese A, Fiorentini C, Olivari M, Guazzi MD (1979) Clinical use of a calcium antagonist agent (nifedipine) in acute pulmonary edema. American Journal of Medicine 66:825–830

Poole-Wilson PA, Harding DP, Bourdillon PDV, Tones MA (1984) Calcium out of control. Journal of Molecular and Cellular Cardiology 16:175–187

Powers RE, Colucci WS (1985) An increase in putative voltage dependent calcium channel number following reserpine treatment. Biochemistry and Biophysical Research Communications 132:844–849

Preuss KC, Brooks HL, Zyvoloski MG, Gross GJ, Warltier DC (1984) Hemodynamic effects of the dihydropyridine CA^{2+} agonist, CGP 28392, in conscious dogs. Federation Proceedings 43:551a

Previtali M, Salerno J, Tavazzi L, Ray M, Medici A, Chimienti M, Specchia B, Bobba P (1980) Treatment of angina at rest with nifedipine: a short-term controlled study. American Journal of Cardiology 45:825–830

Prichard BNC, Owens CWI (1986) The management of hypertension. British Journal of Clinical Pharmacology 21 (Suppl 2):129S–142S

Prinzmetal M, Kennamer R, Merliss R, Wada T, Bor N (1959) Angina pectoris: 1. A variant form of angina pectoris. American Journal of Medicine 27:375–388

Quandt FN, Narahashi T (1982) Modification of single Na^+ channels by batrachotoxin. Proceedings of the National Academy of Sciences USA 79:6732–6736

Ramkumar V, El-Fakahany EE (1984) Increase in [^{3}H] nitrendipine binding sites in the brain in morphine-tolerant mice. European Journal of Pharmacology 102:371–372

Raynaud M (1862) On asphyxia and symmetrical gangrene of the extremities. Translated (1888) by Thomas Barlow. New Sydenham Society, London

Rehncrona S, Rosen I, Siesjo BK (1981) Brain lactic acidosis and ischemic cell damage: biochemistry and neurophysiology. Journal of Cerebral Blood Flow and Metabolism 1:297–311

Rehnqvist N, Billing E, Moberg L, Lundman T, Olsson G (1987) Pharmacokinetics of felodipine and effect on digoxin plasma levels in patients with heart failure. Drugs 34 (Suppl 3):33–42

Reimer KA, Jennings RB (1981) Total ischemia in dog hearts, in vitro. II. High energy phosphate depletion and associated defects in energy metabolism, cell volume regulation and sarcolemmal integrity. Circulation Research 49:901–911

Reimer KA, Jennings RB (1984) Verapamil in two reperfusion models of myocardial infarction. Temporary protection of severely ischemic myocardium without limitation of ultimate infarct size. Laboratory Investigations 51:655–667

Reuter H (1974) Exchange of calcium ions in the mammalian myocardium: mechanisms and physiological significance. Circulation Research 34:599–605

Reuter H (1979) Properties of two inward membrane currents in the heart. Annual Review of Physiology 41:413–424

Reuter H (1983) Calcium channel modulation by neurotransmitters, enzymes and drugs. Nature 301:569–571

Reuter H (1984) Ion channels in cardiac cell membranes. Annual Review of Physiology 46:473–484

Reuter H, Stevens CF, Tsien RW, Yellen G (1982) Properties of single calcium channels in cardiac cell culture. Nature 297:501–504

Rheoda A, McCans J, Willian AR, Ford PM (1985) A double blind placebo controlled crossover randomized trial of diltiazem in Raynaud's phenomenon. Journal of Rheumatology 12:724–727

Ribeiro LGT, Brandon TA, Horak JK, Ware JA, Miller RR, Solis RT (1982) Inhibition of platelet aggregation by verapamil: Quantification by in vivo and in vitro techniques. Journal of Cardiovascular Pharmacology 4:170–173

Ritchie AK (1979) Catecholamine secretion in a rat pheochromocytoma cell line: Two pathways for calcium entry. Journal of Physiology 286:541–561

Ritchie JM, Rogart RB (1977a) The binding of saxitoxin and tetradotoxin to excitable tissue. Review of Physiology and Biochemical Pharmacology 79:1–50

Ritchie JM, Rogart RB (1977b) Density of sodium channel in mammalian myelinated nerve fibres and nature of the axonal membrane under the myelin sheath. Proceedings of the National Academy of Sciences USA 74:211–215

Rivier J, Galyean R, Gray WR, Azimi-Zonooz A, McIntosh JM, Cruz LJ, Olivera BM (1987) Neuronal Calcium Channel Inhibitors. Journal of Biological Chemistry 262:1194–1198

Robertson D, Alastair JJW, Vaughn WK, Robertson RM (1982) Exacerbation of vasotonic angina pectoris by propranolol. Circulation 65:281–285

Robertson RM, Robertson D, Roberts LJ, Maas RL, Fitzgerald GA, Friesinger GC, Oates JA (1982) Thromboxane A_2 in vasotonic angina pectoris: evidence from direct measurements and inhibitor trials. New England Journal of Medicine 304:998–1003

Robinson BF, Dobbs RG, Bayley S (1982) Effects of forearm resistance vessels to verapamil and sodium nitroprusside in normotensive and hypertensive man. Clinical Science 63:33–42

Rodrigues EA, Kohli RS, Hains ADB, Lahiri A, Raftery EB (1988) Comparison of nicardipine and verapamil in the management of chronic stable angina. International Journal of Cardiology 18:357–369

Rodrigues-Pereira E, Viana AP (1968) The actions of verapamil on experimental arrhythmias. Arzneimittel-Forschung 18:175–179

Rogan AM, Hamilton TC, Young RC, Klecker RW, Ozols RF (1984) Reversal of adriamycin resistance by verapamil in human ovarian cancer. Science 224:994–996

Rogg H, Criscione L, Truog A, Meier M (1985) In vitro comparative studies of the calcium-entry activators YC-170, CGP 28392, and Bay K8644. Journal of Cardiovascular Pharmacology 7:S31–S37

Rose G (1971) Predicting coronary heart disease from minor symptoms and electrocardiographic findings. British Journal of Preventive Social Medicine 25:94–96

Rosenberg RL, Hess P, Reeves JP, Smilowitz H, Tsien RW (1986) Calcium channels in planar lipid bilayers: Insights into mechanisms of ion permeation and gating. Science 231:1564–1567

Rosenblum IY, Flora L, Eisenstein R (1975) The effects of disodium ethane-1-hydroxy-1,1-diphosphate (EHDP) on a rabbit model of athero-arteriosclerosis. Atherosclerosis 22:411–424

Rosenthal SJ, Ginsburg R, Lamb IH, Baim DS, Schroeder JS (1980) Efficacy of diltiazem for control of symptoms of coronary arterial spasm. American Journal of Cardiology 46:1027–1032

Ross R (1981) Atherosclerosis: A problem of the biology of arterial wall cells and their interactions with blood components. Arteriosclerosis 1:293–311

Ross R (1986) The pathogenesis of atherosclerosis – an update. New England Journal of Medicine 314:488–500

Ross R, Glomset JA (1976) The pathogenesis of atherosclerosis. New England Journal of Medicine 295:369–377

Rouleau JL, Parmley WW, Stevens J, Wikman-Coffelt J, Sievers R, Mahley RW, Havel RJ, Brecht W (1983) Verapamil suppresses atherosclerosis in cholesterol-fed rabbits. Journal of the American College of Cardiology 1:1453–1460

Rowland E, Evans T, Krikler DM (1979) Effect of nifedipine on atrioventricular conduction as compared with verapamil. British Heart Journal 42:124–127

Ruegg UT, Doyle VM, Zuber JF, Hof RP (1985) A smooth muscle cell line suitable for the study of voltage sensitive calcium channels. Biochemistry and Biophysical Research Communications 130:447–453

Ruskoaho H, Toth M, Lang RE (1985) Atrial natriuretic peptide secretion: Synergistic effect of phorbol ester and A23187. Biochemistry and Biophysical Research Communications 133:581–588

Saito Y, Fujiyama Y, Shirai K, Yoshida S (1986) Effect of nifedipine on lipid metabolism in smooth muscle cells. Proceedings of the 6th International Adalat Symposium on New Therapy of Ischaemic Heart Disease and Hypertension (ed PR Lichtten), pp 480–483. Excerpta Medica, Amsterdam

Sakmann B, Neher E (1984) Patch clamp techniques for studying ionic channels in excitable membranes. Annual Review of Physiology 46:455–472

Sanchez JA, Stefani E (1978) Inward calcium current in twitch muscle fibres of the frog. Journal of Physiology 283:197–209

Sanguinetti MC, Kass RS (1984) Voltage-dependent block of calcium current in calf cardiac Purkinje fiber by dihydropyridine calcium channel antagonists. Circulation Research 55:336–348

Sanguinetti MC, Krafte DS, Kass RS (1986) Voltage-dependent modulation of Ca channel current in heart cells by Bay K8644. Journal of General Physiology 88:369–392

Sano K, Enomoto K, Maeno T (1987) Effects of synthetic w-conotoxin, a new type of Ca^{2+} antagonist, on frog and mouse neuromuscular transmission. European Journal of Pharmacology 141:235–241

Sarkozi J, McCarthy DD, Lee P (1984) The use of long term nifedipine in a patient with Raynaud's syndrome secondary to mixed connective tissue disease. Journal of Rheumatology 11:408–410

Sarkozi J, Bookman AAM, Mahon W, Ramsay C, Detsky AS, Keystone EC (1986) Nifedipine in the treatment of ideopathic Raynaud's syndrome. Journal of Rheumatology 13:331–336

Satoh K, Wada Y, Taira N (1984) Differential effects of Bay K8644, a presumed calcium channel activator, on sinoatrial nodal and ventricular automaticity of the dog heart. Naunyn-Schmiedeberg's Archives of Pharmacology 326:190

Satow Y, Kung C (1979) Voltage sensitive Ca-channels and the transient inward current in Paramecium tetraurelia. Journal of Experimental Biology 78:149–161

Scanlon PF, Nemickas R, Moran JF, Talano JV, Amirparvitz F, Pifarre R (1973) Accelerated angina pectoris. Clinical, hemodynamic, arteriographic and therapeutic experience in 85 patients. Circulation 47:19–26

Schamroth L (1971) Immediate effects of intravenous verapamil on atrial fibrillation. Cardiovascular Research 5:419–424

Schamroth L, Antman EM (1983) Calcium channel blocking agents in the treatment of cardiac arrhythmias. Calcium Channel Blocking Agents in the Treatment of Cardiovascular Discorders (ed PH Stone and EM Antman), pp 347–375. Futura, New York

Schamroth L, Krikler DM, Garrett C (1972) Immediate effects of intravenous verapamil in cardiac arrhythmias. British Medical Journal 1:660–662

Schanne OF, Ruiz-Ceretti E, Payet MD, Deslauriers Y (1979) Influence of varied $[Ca^{2+}]_0$ and $[Na^+]_0$ on electrical activity of clusters of cultured cardiac cells from neonatal rats. Journal of Molecular and Cellular Cardiology 11:477–484

Scheidt S, Frishman WH, Packer M, Mehta J, Parodi O, Subramanian VB (1982) Long-term effectiveness of verapamil in stable angina and unstable angina pectoris. One-year-follow-up of patients treated in placebo-controlled double-blind randomized clinical trials. American Journal of Cardiology 50:1185–1190

Schmid A, Barhanin J, Coppola T, Borsotto M, Lazdunski M (1986) Immunochemical analysis of subunit structures of 1,4-dihydropyridine receptors associated with voltage-dependent Ca^{2+} channels in skeletal, cardiac, and smooth muscles. Biochemistry 25:3492–3495

Schmid A, Kazazoglou T, Renaud JF, Lazdunski M (1984) Comparative changes of levels of nitrendipine Ca^{2+} channels of the tetrodotoxin-sensitive Na^+ channels and of ouabain-sensitive (Na^+-K^+)-ATPase following denervation of rat and chick skeletal muscle. Federation of European Biochemical Societies Letters 172, pp 114–118

Schmid A, Renaud JF, Lazdunski M (1985) Short and long term effects of β-adrenergic effectors and cyclic AMP on nitrendipine-sensitive voltage-dependent Ca^{2+} channels of skeletal muscle. Journal of Biological Chemistry 260:13041–13046

Schmid JR, Hanna C (1967) A comparison of the antiarrhythmic actions of two new synthetic compounds iproveratril and MJ 1999, with quinidine and pronethalol. Journal of Pharmacology and Experimental Therapeutics 156:331–338

Schneider JA, Sperelakis N (1974a). Valinomycin blockade of slow channels in guinea pig hearts perfused with elevated K^+ and isoproterenol. European Journal of Pharmacology 27:349–354

Schneider JA, Sperelakis N (1974b). The demonstration of energy dependence of the isoproterenol-induced transcellular Ca^{2+} current in isolated perfused guinea pig hearts: an explanation for medical failure in ischemic myocardium. Journal of Surgery Research 16:389–403

Schoenberger JA, Glasser SP, Ram CVS, McMahon SG, Vanov SK, Leibowitz DA (1984) Comparison of nitrendipine combined with low-dose hydrochlorothiazide alone in mild to moderate essential hypertension. Journal of Cardiovascular Pharmacology 6:S1105–S1108

Schramm M, Thomas G, Towart R, Franckowiak G (1983a) Activation of calcium channels by novel 1,4-dihydropyridines: a new mechanism for positive inotropics or smooth muscle stimulants. Arzneimittel Forschung/Drug Research 33:1268–1272

Schramm M, Thomas G, Towart R, Franckowiak G (1983b) Novel dihydropyridines with positive inotropic action through activation of Ca^{2+} channels. Nature 303:535–536

Schroeder JS, Feldman RH, Giles TD et al (1982) Multiclinic controlled trial of diltiazem for Prinzmetal's variant angina. American Journal of Medicine 72:227–232

Schwartz JB, Raizner A, Akers S (1984) The effect of nifedipine on serum digoxin concentrations in patients. American Heart Journal 107:669–673

Schwartz LM, McCleskey EW, Almers W (1985) Dihydropyridine receptors in muscle are voltage-dependent but most are not functional calcium channels. Nature 314:747–751

Schwartz SM, Reidy MR, Clowes A (1985) Kinetics of atherosclerosis: A stem cell model. Annals of the New York Academy of Sciences 454:292–304

Schwartzkroin PA, Slawsky M (1977) Probable calcium spikes in hippocampal neurones. Brain Research 135:157–161

Sclarovsky S, Strasberg B, Fuchs J, Lewin RF et al (1983) Multiform accelerated idioventricular rhythm in acute myocardial infarction: electrocardiographic characteristics and response to verapamil. American Journal of Cardiology 52:43–47

Seifen E, Kennedy RH (1986) The positive chronotropic effects of Bay K8644 and calcium as influenced by temperature. European Journal of Pharmacology 127:233–238

Shen AC, Jennings RB (1972) Kinetics of calcium accumulation in acute myocardial ischaemic injury. American Journal of Pathology 67:441–452

Shimokawa H, Tomoike H, Nabeyama S, Yamamoto H, Araki H, Nakamura M, Ishii Y, Tanaka A (1983) Coronary artery spasm induced in atherosclerotic miniature swine. Science 221:560–562

Shull GE, Schwartz A, Lingrel JB (1985) Amino acid sequence of the catalytic subunit of the (Na^+ and K^+)ATPase deduced from a complimentary DNA. Nature 316:691–695

Siesjo BK (1981) Cell damage in the brain: a speculative hypothesis. Journal of Cerebral Blood Flow and Metabolism 1:155–186

Sievers RE, Rashid T, Garrett J, Blumlein S, Parmley WW (1987) Verapamil and diet halt progression of atherosclerosis in cholesterol-fed rabbits. Cardiovascular Drugs and Therapy 1:65–69

Singh BN (1986) The mechanism of action of calcium antagonists relative to their clinical applications. British Journal of Clinical Pharmacology 21:109S–121S

Singh BN, Nademanee K (1987) Use of calcium antagonists for cardiac arthythmias. American Journal of Cardiology 59:153B–162B

Singh BN, Vaughan Williams EM (1972) A fourth class of antidysrhythmic action? Effect of verapamil on ouabain toxicity, on atrial and ventricular intracellular potentials, and on other features of cardiac function. Cardiovascular Research 6:109–119

Singh BN, Nademanee K, Baky S (1983) Calcium antagonists: Uses in the treatment of cardiac arrhythmias. Drugs 25:125–164

Sirnes PA, Overskeid K, Pedersen TR, Bathen J, Drivenes A, Froland GS, Kjekshus JK, Landmark K, Rokseth R, Sirnes KE, Sundoy A, Torjussen BR, Westlund KM, Wik BA (1984) Evolution of infarct size during the early use of nifedipine in patients with acute myocardial infarction. The Norwegian Multicentre Trial. Circulation 4:638–644

Scattebol A, Triggle DJ (1986) 6-Hydroxydopamine treatment increases β-adrenoceptors and Ca^{2+} channels in rat heart. European Journal of Pharmacology 127:287–289

Sluiter HE, Huysmans FTM, Thien TA, Koene RAP (1985) The influence of alpha adrenergic blockade on the acute antihypertensive effect of nifedipine. European Journal of Clinical Pharmacology 29:263–267

Sluiter HE, Wetzels JFM, Huysman TM, Koene RAP (1986) The dihydropyridine calcium antagonist, felodipine antagonizes the renal effects of exogenous angiotensin II in normotensive volunteers. Journal of Hypertension 4 (Suppl 6), S174, S176

Smith DS (1966) The organization and function of the sarcoplasmic reticulum and T-system of muscle cells. Progress in Biophysics and Molecular Biology 16:107–142

Somogyi A, Gugler R (1982) Drug interactions with cimetidine. Clinical Pharmacokinetics 7:23–41

Spedding M (1984) Changing surface charge with salicylate differentiates between subgroups of calcium antagonists. British Journal of Pharmacology 83:211–220

Spedding M (1985) Calcium antagonist subgroups. Trends in Pharmacological Sciences 6:109–114

Spedding M (1987) Three types of Ca^{2+} channels explain discrepancies. Trends in Pharmacological Sciences 8:115–117

Spedding M, Mir AK (1987) Direct activation of Ca^{2+} channels by palmitoyl carnitine, a putative endogenous ligand. British Journal of Pharmacology 93:457–468

Sperelakis N (1984) Cyclic AMP and phosphorylation in regulation of Ca^{++} influx into myocardial cells and blockade by calcium antagonistic drugs. American Heart Journal 107:347–357

Srinivasan S, Sawyer PM (1970) Rise of surface charge on blood vessel wall, blood cells and prosthetic materials in intravascular thrombosis. Journal of Colloid Interface Science 32:456–463

Stanley NN, Thirkettle JL, Varma MPS, Larkin H, Heath ID (1988) Efficacy and tolerability of atenolol, nifedipine and their combination in the management of hypertension. Drugs 35(Suppl 4), 29–35

Stasch JP, Kazda S, Hirth C (1986) Effect on hypertension, cardiac hypertrophy and atrial natriuretic peptides of treatment with nitrendipine in SHR. Journal of Hypertension 4 (Suppl 6), S160–S162

Steen PA, Newberg LA, Milde JH, Michenfelder JD (1983) Nimodipine improves cerebral blood flow and neurologic recovery after complete ischemia in the dog. Journal of Cerebral Blood Flow and Metabolism 3:38–43

Stefani E, Chiarandini DJ (1982). Ionic channels in skeletal muscle. Annual Review of Physiology 44:357–372

Stefani E, Uchitel OD (1976) Potassium and calcium conductance in slow muscle fibres of the toad. Journal of Physiology 255:435–448

Stein O, Leitersdorf E, Stein Y (1985) Verapamil enhances receptormediated endocytosis of low density lipoproteins by aortic cells in culture. Arteriosclerosis 5:35–44

Sterzel RB, Huelseman JL, McKenzie DE, Wilcox CS (1984) Nitrendipine reverses vasoconstriction and renal hemodynamic changes in experimental hypertension. Journal of Cardiovascular Pharmacology 6 (Suppl 7), S1024, S1027

Stone PH (1987) Calcium antagonists for Prinzmetal's variant angina unstable angina and silent myocardial ischemia: Therapeutic tool and probe for identification of pathophysiologic mechanisms. American Journal of Cardiology 59:101 B–115 B

Stone PH, Muller, JE, Turi ZG, Geltman E, Jaffe AS, Braunwald E (1983) Efficacy of nifedipine therapy in patients with refractory angina pectoris: Significance of the presence of coronary vasospasm. American Heart Journal 106:644–652

Striessnig J, Goll A, Moosburger K, Glossmann H (1986) Purified calcium channels have three allosterically coupled drug receptors. FEBS Letters 197:204–210

Subramanian BV, Lahiri A, Paramasivan R, Raftery EB (1980) Verapamil in chronic stable angina. A controlled study with computerised multistage treadmill exercise. Lancet i:841–844

Subramanian VB, Bowles MJ, Khurmi NS, Davies AB, O'Hara MJ, Raftery EB (1983) Calcium antagonist withdrawal syndrome: objective demonstration with frequency-modulated ambulatory ST-segment monitoring. British Medical Journal 286:520–521

Sugano M, Nakashima Y, Matsushima T, Takahara K, Takasugi M, Kuroiwa A, Koide O (1986) Suppression of atherosclerosis in cholesterol-fed rabbits by diltiazem injection. Arteriosclerosis 6:237–241

Suwa M, Hirota Y, Kawamara K (1984) Improvement in left ventricular diastolic function during intravenous and oral diltiazem therapy in patients with hypertrophic cardiomyopathy: An echocardiographic study. American Journal of Cardiology 54:1047–1053

Taeymans Y, Theroux P, Waters DD, Szeachcic J, Pelletier GB (1982) A prospective randomized study of propranolol versus diltiazem in patients with unstable angina. American Journal of Cardiology 49:896

Taira N, Wada Y, Satoh K (1985) Is antagonism by Bay K8644 of the negative dromotropic effect of nifedipine, pharmacological. Journal of Pharmacology and Experimental Therapeutics 232:244–250

Takahashi M, Ohizumi Y, Yasumoto T (1983) Maitotoxin, a Ca^{2+} channel activator candidate. Journal of Biological Chemistry 257:7287–7289

Takahasi M, Seagar MJ, Jones JF, Reber BFX, Catterall WA (1987) Subunit structure of dihydropyridine-sensitive calcium channels from skeletal muscle. Proceedings of the National Academy of Sciences USA 84:5478–5482

Taylor JE, DeFeudis FV (1986) Interactions of verapamil, D600, flunarizine and nifedipine with cerebral hitamine-receptors. Neurochemistry International 9:379–381

Terada K, Nakao K, Okabe K, Kitamura K, Kuriyama H (1987) Action of the 1,4-dihydropyridine derivative, KW-3049, on the smooth muscle membrane of the rabbit mesenteric artery. British Journal of Pharmacology 92:615–625

Thayer SA, Welcome M, Chabra A, Fairhurst AS (1985) Effects of dihydropyridine calcium channel blocking drugs on rat brain muscarinic and alphaadrenergic receptors. Biochemical Pharmacology 34:175–180

Theroux P, Taeymans Y, Morissetle D, Bosch Y, Pelletier GB, Waters DD (1985) A randomized study comparing propanolol and diltiazem in the treatment of unstable angina. Journal of the American College of Cardiology

Thompson LP, Bruner CA, Lamb FS, King CM, Webb RC (1987) Calcium influx and vascular reactivity in systemic hypertension. American Journal of Cardiology 59:29A–34A

Tilmant PY, La Blance JM, Thieuleux FA, Dupius BA, Bertrand ME (1983) Detrimental effect of propranolol in patients with coronary arterial spasm countered by a combination with diltiazem. American Journal of Cardiology 52:230–233

Tilton GD, Buja LM, Bilheimer DW, Apprill P, Ashton J, McNatt J, Kita T, Willerson JT (1985) Failure of a slow channel calcium antagonist, verapamil, to retard atherosclerosis in the Watanabe heritable hyperlipidemic rabbit: an animal model of familial hypercholesterolemia. Journal of the American College of Cardiology 6:141–144

Tosone SR, Reves JG, Kissin I, Smith LR, Fournia SE (1983) Hemodynamic responses to nifedipine in dogs anesthetized with halothane. Anesthesia and Analgesia 62:903–908

Towart R (1981) The selective inhibition of serotonin-induced contractions of rabbit cerebral vascular smooth muscle by calcium-antagonist dihydropyridines. Circulation Research 48:650–657

Towart R, Schramm M (1984) Recent advances in the pharmacology of the calcium channel. Trends in Pharmacological Sciences 5:111–113

Traube M, Hongo M, Magyer L, McCullum RW (1984) Effects of nifedipine in achalasia and in patients with high amplitude peristaltic esophageal contractions. Journal of the American Medical Association 252:1733–1736

Trautwein W, Pelzer D, McDonald TF, Osternieder W (1981) AQA 39, a new bradycardic agent which blocks myocardial calcium (Ca^{2+}) channels in a frequency- and voltage-dependent manner. Naunyn-Schmiedeberg's Archives of Pharmacology 317:228–232

Trautwein W, Kameyama M, Hescheler J, Hofmann F (1986) Cardiac calcium channels and their transmitter modulation. Membrane Control of Cellular Activity (ed HL Luttgau), pp 162–182. Gustav-Fischer-Verlag, Stuttgart

Trautwein W, Cavalie A, Flockerzi V, Hofmann F, Pelzer D (1987) Modulation of calcium channel function by phosphorylation in guinea pig ventricular cells and phospholipid bilayer membranes. Circulation Research 61 (Suppl 1), I-17–I-23

Triggle DJ, Janis RA (1984) The 1,4-dihydropyridine receptor; a regulatory component of the Ca^{2+} channel. Journal of Cardiovascular Pharmacology 6 (Suppl 7), S949, S955

Triggle DJ, Skattlebol A, Rampe D, Joslyn A, Gengo P (1986) Chemical pharmacology of Ca^{2+} channel ligands. New Insights into Cell and Membrane Processes (ed G. Poste), pp 125–143. Plenum Press, New York

Trimarco B, Deluca N, Ricciardelli B, Volpe M, Veniero A, Cuocolo A, Cicala M (1984) Diltiazem in the treatment of mild or moderate essential hypertension. Comparison with metoprolol in a crossover double-blind trial. Journal of Clinical Pharmacology 24:218

Tritthart H, Volkmann R, Weiss R, Fleckenstein A (1973) Calciummediated action potentials in mammalian myocardium: Alteration of membrane response as induced by changes of Ca or by promotors and inhibitors of transmembrane Ca inflow. Naunyn-Schmiedelberg's Archives of Pharmacology 280:239–252

Trost BN, Weidmann P (1987) Effects of calcium antagonists on glucose homeostasis and serum lipids in non-diabetic and diabetic subjects: A review. Journal of Hypertension 5 (Suppl 4), S81–S104

Tsien RW, Bean BP, Hess P, Nowycky MC (1983) Calcium channels: Mechanisms of β-adrenergic modulation and ion permeation. Cold Spring Harbor Symposia on Quantitative Biology 157:201–212

Tsien RW, Fox AP, Hess P, McCleskey EW, Nilius B, Nowycky MC, Rosenberg RL (1987) Multiple types of calcium channel in excitable cells. Proteins of Excitable Membranes. Society of General Physiologists Series, No. 41 (ed B Hille and DM Fambrough), pp 167–187. Wiley-Interscience, New York

Tsunoo A, Yoshi M, Narahashi T (1985a) Differential block of two types of calcium channel in neuroblastoma cells. Biochemical Journal 47:433a

Tsunoo A, Yoshi M, Narahashi T (1985b) Enkephalin and somatostatin block of calcium channels in neuroblastoma cells. Society for Neuroscience Abstracts 12:517

Tsunoo A, Yoshi M, Narahashi T (1987) Proceedings of the National Academy of Sciences USA in press

Twarog BM (1967) Excitation of *Mytilus* smooth muscle. Journal of Physiology *192*:857–868

Vaghy PL, Grupp IL, Grupp G, Schwartz A (1984) Effects of Bay K8644, a dihydropyridine analog, on [^{3}H] nitrendipine binding to canine cardiac sarcolemma and the relationship to a positive inotropic effect. Circulation Research *55*:549–553

Vaghy PL, Striessnig J, Miwa K, Knaus HG, Itagaki K, McKenna E, Glossmann H, Schwartz A (1987a) Identification of a novel 1,4-dihydropyridine and phenylalkylamine-binding polypeptide in calcium channel preparations. Journal of Biological Chemistry *262*:14337–14342

Vaghy PL, Williams JS, Schwartz A (1987b) Receptor pharmacology of calcium entry blocking agents. American Journal of Cardiology *59*:9A–17A

van Breemen C, Cauvin C, Johns A, Leijten P, Yamamoto H (1986) Ca^{2+} regulation of vascular smooth muscle. Federation Proceedings *45*:2746–2751

Vandaele S, Fossett M, Galizzi JP, Lazdunski M (1987) Monoclonal antibodies that coimmunoprecipitate the 1,4-dihydropyridine and phenylalkylamine receptors and reveal the Ca^{2+} channel structure. Biochemistry *26*:5–9

van Heereveld H, Wollersheim H, Gough K, Tltien Th (1988) Intravenous Nicardipine in Raynaud's phenomenon: A controlled trial. Journal of Cardiovascular Pharmacology *11*:68–74

Vanhoutte PM (1987) The expert committee of the World Health Organization on classification of calcium antagonists: the viewpoint of the raporteur. American Journal of Caridology *59*:3A–8A

Vanhoutte PM, Paoletti R (1987) The WHO classification of calcium antagonists. Trends in Pharmacological Sciences *8*:4–5

van Niekerk JLM, Hendriks Th, De Boer HHM, Vant Laar A (1984) Does nifidine suppress atherogenesis in WHHL rabbits Atherosclerosis *53*:91–98

van Zwieten PA, Timmermans PBMWM and van Heiningen PNM (1987) Receptor subtypes involved in the action of calcium antagonists. Journal of Hypertension *5* (Suppl 5), S21–S28

Verdonck F, Vereecke J, Vlengles A (1974) Electrophysiological effects of aprindine on isolated heart preparations. European Journal of Pharmacology *26*:338–347

Wagniart P, Ferguson RJ, Chariman BR, Achard F, Benacerraf A, Delanguenhagen B, Morin B, Pasternac A, Bourassa MG (1982) Increased exercise tolerance and reduced electrocardiographic ischemia with diltiazem in patients with stable angina pectoris. Circulation *66*:23–28

Walsh RW, Porter CB, Starling MR, O'Rourke RA (1984) Beneficial hemodynamic effects of intravenous and oral diltiazem in severe congestive heart failure. Journal of the American College of Cardiology *3*:1044–1050

Ware JA, Johnson PC, Smith M, Salzman EW (1986) Inhibition of human platelet aggregation and cytoplasmic calcium response by calcium antagonists: Studies with aequorin and Quin 2. Circulation Research *59*:39–42

Warltier DC, Meils CM, Gross GJ, Brooks HL (1981) Blood flow in normal and acutely ischemic myocardium after varapamil, diltiazem and nisoldipine (Bay K5552), a new dihydropyridine calcium antagonist. Journal of Pharmacology and Experimental Therapeutics *218*:296–302

Wartman A, Lampe TL, McCann DS, Boyle AJ (1967) Plaque reversal with MgEDTA, in experimental atherosclerosis: elastin and collagen metabolism. Journal of Atherosclerosis Research *7*:331–341

Washio H (1972) The ionic requirements for the initiation of action potentials in insect muscle fibres. Journal of General Physiology *59*:121–134

Watanabe A, Tasaki I, Lerman L (1967a) Bi-ionic action potentials in squid giant axons internally perfused with sodium salts. Proceedings of the National Academy of Sciences USA *58*:2246–2252

Watanabe A, Tasaki I, Singer I, Lerman H (1967b) Effects of tetrodotoxin in excitability of squid giant axons in sodium-free media. Science *155*:95–97

Waters DD, Theroux P, Szlachcic J, Dauwe F (1981) Provocative testing with ergonovine to assess the efficacy of treatment with nifedipine, diltiazem and verapamil in variant angina. American Journal of Cardiology *48*:123–130

Watts JA, Maiorano LJ, Maiorano PC (1985) Protection by verapamil of globally ischemic rat hearts: energy preservation, a partial explanation. Journal of Molecular and Cellular Cardiology *17*:797–804

Weber J, Krieglstein J (1985) Effect of gallopamil on energy metabolism of the isolated perfused rat brain in the postichemic period. Naunyn-Schmiedelberg's Archives of Pharmacology *329*:451–454

Weinstein DB, Heider JG (1987) Antiatherogenic properties of calcium antagonists. American Journal of Cardiology *59*:163B–172B

Weisblat DA, Byerly L, Russell RL (1976) Ionic mechanisms of electrical activity in somatic muscle of the nematode *Ascaris lumbricoides*. Journal of Comparative Physiology *111*:93–113

Weisfeldt ML (1987) Reperfusion injury. Clinical Research *35*:13–20

Weishaar RE, Bing RJ (1980) The beneficial effect of a calcium channel blocker, diltiazem, on the ischemic-reperfused heart. Journal of Molecular and Cellular Cardiology *12*:993–1009

Wellens HJJ, Bar FW, Lie KI, Duren DR, Dohmen HJ (1977) Effects of procainamide, propranolol and verapamil on mechanism of tachycardia in patients with chronic recurrent ventricular tachycardia. American Journal of Cardiology *40*:579–585

White RP, Cunningham MP, Robertson JT (1982) Effect of the calcium antagonist nimidipine on the contractile responses of isolated canine basilar arteries induced by serotonin, prostaglandin F2a, thrombin and whole blood. Neurosurgery *10*:344–348

Whittington-Coleman PJ, Carrier O (1970) Effects of agents altering vascular calcium in experimental atherosclerosis. Atherosclerosis *12*:15–24

Whittington-Coleman PJ, Carrier O, Douglas BH (1973) The effects of propranolol on cholesterol-induced atheromatous lesions. Atherosclerosis *18*:337–345

Wigley FM, Wise RA, Malamet R, Scott TE (1987) Nicardipine in the treatment of Raynaud's phenomenon. Arthritis and Rheumatism *30*:281–286

Wilcox RG, Hampton JR, Banks DC, Birkenhead J, Brooksby I, Burns-Cox C, Hayes MJ, Joy M, Malcolm AD, Mather HG, Rowley JM (1986) Trials of early nifedipine treatment in patients with suspected myocardial infarction (TRENT study) Proceedings of the British Cardiac Society for 1986, 506

Wilhelmsen L (1987) Is prevention of ischemic heart disease possible in hypertensives? Journal of Cardiovascular Pharmacology *10* (Suppl 2), S61–S63

Wilhelmsen L, Hagman M, Lore W (1982) Incidence, prevalence, and spontaneous variations in angina. What is Angina? (ed DG Julian, KI Lie, L Wilhelmsen), pp 30–37. AB Hässle, Mölndal, Sweden

Willis AL, Nagel B, Churchill V, Whyte M, Smith DL, Mahmud I, Pappione DL (1985) Antiatherosclerotic effects on nicardipine and nifedipine in cholesterol-fed rabbits. Ateriosclerosis *5*:250–255

Winship LC, McKenny JM, Wright JT, Wood JH, Goodman RP (1985) The effect of ranitidine and cimetidine on single-dose diltiazem pharmacokinetics. Pharmacotherapy *5*:16–19

Wood, JH, Kee DB (1985) Hemorrheology of the cerebral circulation in stroke. Stroke *16*:765–772

Woodman OL, Constantine JW, Vatner SF (1986) Nifedipine attenuates both alpha-1 and alpha-2 adrenoceptor-mediated pressor and vasoconstrictor responses in conscious dogs and primates. Journal of Pharmacology and Experimental Therapeutics *239*:648–653

WHO (1980) World Health Organization European Collaborative Group: Multifactorial trial with the prevention of coronary heart disease: 1. Recruitment and initial findings. European Heart Journal *1*:73–80

Wynsen JC, Shimshak TM, Preuss KC, Hartmann HF, Waritter DC (1987) Cardiovascular actions of a new dihydropyridine calcium antagonist, 8363-S: Comparison with nifedipine and nicardipine in awake, unsedated dogs. Journal of Cardiovascular Pharmacology *10*:30–37

Yamakado T, Oonishi N, Kondo S, Noziri A, Nakano T, Takezawa H (1983) Effects of diltizem on cardiovascular responses during exercise in systemic hypertension and comparison with propranolol. American Journal of Cardiology *52*:1023–1027

Yamamoto D, Waship H (1979) Permeation of sodium through calcium channels of insect muscle membrane. Canadian Journal of Physiology and Pharmacology *57*:220–223

Yanagishita T, Konno N, Geshi E, Katagiri T (1987) Alteration in phospholipids in acute ischemic myocardium. Japanese Circulation Journal *51*:41–49

Yasue H (1987) Effect of nisoldipine on variant angina. *Nisoldipine* (ed PG Hugenholtz and J. Meyer), pp 99–102. Springer-Verlag, Berlin

Yasue H, Touyama M, Kato H, Tanaka S, Akiyama F (1976) Prinzmetal's variant form of angina as a manifestation of alpha-adrenergic receptor mediated coronary artery spasm. Documentation by coronary arteriography. American Heart Journal *91*:148–155

Yasue H, Nagao M, Omote S, Takizawa A, Miwa K, Tanaka S (1978) Coronary arterial spasm and Prinzmetal's variant form of angina induced by hyperventilation and Tris buffer infusion. Circulation *58*:56–62

Yoon SB, McMillin-Wood JB, Michael LH, Lewis RM, Entman ML (1985) Protection of canine cardiac mitochondrial function by verapamil-cardioplegia during ischemic arrest. Circulation Research *56*:704–708

Yoshida A, Fujita M, Kurosawa N, Nioka M, Shichinohe T, Arakawa M, Fukuda R, Owada E, Ito K (1984) Effects of diltiazem on plasma level and urinary excretion of digoxin in healthy subjects. Journal of Clinical Pharmacology and Therapeutics 35:681–685
Yui Y, Hattori R, Takatsu Y, Kawai C (1986) Selective thromboxane A2 synthetase inhibition in vasospastic angina pectoris. Journal of the American College of Cardiology 7:25–29
Zachariah PK (1987) Quality of life with antihypertensive medication. Journal of Hypertension 5 (Suppl 4), S105–S110
Zahavi J, Hamilton W, O'Reilly M, Leyton J, Cotton L, Kakkar VV (1980) Plasma exchange and platelet function in Raynaud's phenomenon. Thrombosis Research 19:85–93
Zanchetti A (1987) Role of calcium antagonists in systemic hypertension. American Journal of Cardiology 59:130B–136B
Zanchetti A, Leonetti G (1987) Discussion on the natriurelic effect of calcium antagonists. Journal of Cardiovascular Pharmacology 10 (Suppl 1), S161–S164
Zatuchini J (1984) Verapamil-digoxin interaction. American Heart Journal 108:412–413
Zipes DP, Fischer JC (1974) Effects of agents which inhibit the slow calcium channel on sinus node automaticity and atrioventricular conduction in the dog. Circulation Research 34:184–192
Zuck D, Rao JJ (1985) Profound bradycardia with verapamil and halothane. Anesthesia 40:84–85

Sachverzeichnis*

8363-S **44, 51,** 58

Adenosin 134, **134**
adrenerge Rezeptoren,
−, α **192, 193,** 209
−, β **79,** 87
Adrenerge Substanzen 124 f
−, α-Blocker **165**
−, −, cAMP-Produktion 39 f
−, −, Kombinationstherapie 239 f
−, β-Blocker,
−, −, antianginöse Therapie **165, 166,** 172 f
−, −, Entzugssyndrome 255 f
−, −, Hypertoniebehandlung 189, **201,**
  203 f, 206
−, −, Kombinationstherapie 203 f, 240−243
−, β-Sympathomimetika 124 f
Äthanol
− mit Dihydropyridinen 245
Aktionspotentialstudien
−, zur Antagonismusdefinition 72 f
akuter ischämischer Insult 183, **187**
Alter
−, Hypertoniebehandlung 192, 206 f
−, Prävalenz der Angina pectoris 161
−, und Rezeptorenzahl 89
Alpha-Toxin 136
4-Aminopyridin **9,** 19
Amlodipin **44, 51,** 56, **101**
Anästhetika 15 f, **16**
−, Interaktion mit Calcium-Antagonisten
  246
Angina pectoris 159−173
Angiotensin 205, 209
Anipamil 48, 50
anorganische Calcium-Antagonisten 21, 23,
  43

Antiarrhythmika
−, Einsatz mit Calcium-Antagonisten 243 f
Arrhythmien
−, Antiarrhythmika 243 f
−, Einsatz von Calcium-Antagonisten
  175−179
Arteriosklerose 211−216
−, calcium-antagonistische Therapie
  216−221
ATP
−, Bildung 140 f
−, bei der Muskelkontraktion 68
−, postischämische Erholung **186**
Atrial-natriuretische Peptide (ANP) 205 f
Atrotoxin 121, **131,** 135
ATX11 17
AV-Überleitung
−, Effekt der Calcium-Antagonisten 70 f,
  101, 177
−, Kontraindikationen 256 ff
Azetylcholin 134
−, Rezeptoren **86, 102, 103**

Bariumionen 18
−, und Calciumkanäle 30, 34
Batrachotoxin **16, 17,** 17
Bay K 8644
−, Calciumkanalselektivität 30
−, Effekte 117 f, 123, **125**
−, Struktur **118,** 121
−, Wirkungsweise 125 f, 136
Belastungs-Angina pectoris,
  siehe stabile Angina pectoris
Benzothiazepine,
  siehe Diltiazem
Bepridil **51**
−, antianginöse Therapie **168, 171**

---

* Die halbfett gedruckten Seitenzahlen beziehen sich auf Tabellen, die kursiv gedruckten auf
  Abbildungen.

−, Effekte   60, **177**
−, Struktur   **45,** *61*
Bindungsstellen, für Calcium-Antagonisten
   79 ff
−, Dichte und Verteilung   80 ff, **109**
−, Klassifikation aufgrund der Bindungs-
   stellen   97 f
−, Weg der Antagonisten   111
Blutdruck, Senkung,
   siehe Hypertonie
Bronchialmuskelzellen   109 f

Cadmium
−, Calciumkanalselektivität   *28*
Calcium-Agonisten
−, endogene   137
−, natürlich vorkommende   134−138
−, synthetische   117−128
−, unterschiedliche Kanalempfindlichkeit
   28 f
−, zweifache Aktivität   **127**
calcium-aktivivierte ATPase   76
calcium-antagonistische Bindungsstellen,
   siehe Bindungsstellen, für Calcium-
   Antagonisten
Calciumionen   **34**
−, abhängige Vorgänge   211
−, Konzentration   **5, 34**
−, −, agonistischer Effekt auf die Konzentration   **124**
−, bei der Muskelkontraktion   65−70
−, −, Hypertonie   194 f
Calciumionenstrom
−, agonistischer Effekt   **124**
−, Hypertonie   196−198
−, Klassifikation aufgrund des Calcium-
   ionenstroms   91 f, 96 ff
−, Kriterien   21−23
−, postischämische Reperfusion   145 f
−, Techniken, basierend auf dem Calcium-
   ionenstrom   72−74
Calciumkanäle, ionenleitende   5, 21−41
−, bei der Muskelkontraktion   65 ff
−, rezeptorgesteuert   110, 208 f
−, Vergleich mit Natrium   24, **33,** 37
−, Wirkungsweise der Agonisten   125
−, Wirkungsweise der Antagonisten   65,
   79 f, 112
   siehe auch einzelne Typen
Calcium-Überlastung   206 f
Calmodulin   69
−, Effekt der Calcium-Antagonisten   69, **78**
cAMP-Spiegel
−, und antagonistische Bindungsstellen   87 f
Carbamazepin
−, Einsatz mit Verapamil   245
Caroverin   **51,** 60
CGP 28392   121, **122**

Chemie der Calcium-Antagonisten
−, Klassifikation   93 ff
Cholesterin, Plasmaspiegel
−, und Arteriosklerose   214, 216, 219
−, Effekt der Calcium-Antagonisten   **201**
Cimetidin
−, Einsatz mit Calcium-Antagonisten   244 f
Cinnarizin   **49, 51,** 62
−, Gewebeselektivität   **101**

Danshensu   130
Dauertherapie mit Calcium-Antagonisten
   88, 167
−, bei Hypertonie   193, **201**
Devapamil   **44,** *48,* **50**
Digitalis   224
Digitoxin
−, Einsatz mit Calcium-Antagonisten   237 ff
Digoxin
−, Einsatz mit Calcium-Antagonisten
   236−239
Dihydropyridine   52−59
−, Arrhythmie   175 ff
−, Behandlung der kongestiven Herzinsuffi-
   zienz   227 f
−, Behandlung des Raynaud-Syndroms
   230 f
−, Bindungsstellen
−, −, Alter   89
−, −, Interaktion mit Agonisten   126
−, −, Lokalisation   *83*
−, Empfindlichkeit der Calciumkanaltypen   **31**
−, Gewebeselektivität   110−114
−, Kombination mit adrenergen Substanzen
   242 f
−, Kombination mit Äthanol   245
−, Tachykardie   204
Diltiazem   59 f, **78**
−, antianginöse Therapie
−, −, instabile Angina pectoris   171
−, −, stabile Angina pectoris   **166,** *167*
−, −, Variant-Angina pectoris   **164**
−, antihypertensive Therapie   **191, 198, 201,**
   204
−, Arteriosklerosebehandlung   **212,** *217*
−, Behandlung der kongestiven Herzinsuffi-
   zienz   226 f
−, Empfindlichkeit der Calciumkanäle   **8**
−, Gewebeselektivität   69 f, 101, 112
−, Interaktionen mit anderen Rezeptoren
   103
−, klinische elektrophysiologische Effekte
   177
−, Kombination mit adrenergen Substanzen
   240 f, **241,** 242 f, **247**
−, Kombination mit Antihistaminika   244 f
−, Kombination mit Herzglykosiden   237 f,
   247

−, Kontraindikationen **256**
−, Lokalisation der Bindungsstellen 83 f
−, Myokardischämie **151, 152,** 153, 155
−, Nebenwirkungen **251**
diuretische Therapie bei der kongestiven
     Herzinsuffizienz 224
−, Nebenwirkungen **191,** 253 f
Dopaminrezeptoren
−, Interaktion mit Calcium-Antagonisten
     102 f
Dynorphin A 133 f

elektrische Aktivität
−, Bestimmung in den Calciumkanälen
     24−27
elektrophysiologische Techniken
ı−, zur Antagonismusdefinition 72−74
Emopamil 182, **186**
Empfindlichkeit gegenüber UV-Licht **50, 51**
endogene Calcium-Agonisten 137
endogene Calcium-Antagonisten 133 f
Endothelschädigung, durch Arteriosklerose
     219 f
Entzugssyndrome 255 f

Felodipin **51,** *53,* 55 f, **78**
−, Gewebeselektivität **101**
−, Hypertoniebehandlung **191, 200, 201**
−, Kombination mit Digoxin 238 f
−, Nebenwirkungen **251**
Fendilin 49, **49**
−, antianginöse Therapie **170**
Flunarizin **45, 51,** 62

Gallopamil **49, 50**
−, antianginöse Therapie **170**
−, Gewebeselektivität 101
−, Interaktion mit adrenergen Rezeptoren
     102, 103
−, klinische elektrophysiologische Effekte
     177
−, Kombination mit Digoxin 237
−, Schutzwirkung gegen zerebrale Ischämie
     185
Gastrointestinaltrakt 71
Gefäßmuskulatur, glatte 70
−, und Hypertonie 196, 207
−, Selektivität der Calcium-Antagonisten
     101, 104 f
−, −, Dihydropyridine 110−114
−, −, Phenylalkylamine **49**
Gehirn
−, Wirkung der Calcium-Antagonisten 208
−, zerebrale Ischämie 181−187
Gesichtsrötung 252
Gewebeselektivität der Calcium-Antagoni-
     sten **82,** 101−115
−, Klassifikation 95 f

Glatte Muskelzellen 109 f
−, arteriosklerotische Proliferation 219
−, Kontraktion 86 f, 107
−, Selektivität der Calcium-Antagonisten
     71, 104 f
−, Studien an isolierten Zellen 214 f
−, Typen von Calciumkanälen 112
     siehe auch Gefäßmuskulator, glatte
Grayanotoxine **16**

Harnsäure-Clearance 201
Herzfrequenz 204
Herzglykoside
−, Einsatz mit Calcium-Antagonisten
     235−239, **247**
Herzmuskel
−, Effekt der Calcium-Antagonisten 70,
     104 f
−, hypertrophische Kardiomyopathie **72,**
     89, 229 f
−, Kontraktion **23,** 66−70
Histaminrezeptoren
−, Interaktion mit Calcium-Antagonisten
     102 f
−, Kombinationstherapie mit Calcium-Anta-
     gonisten 244 f
Hydralazin 201, 225
5-Hydroxytryptaminrezeptoren
−, Interaktion mit Calcium-Antagonisten
     102 f
Hypertonie **72**
−, Bedeutung des Calciums 194−198
−, Therapie
−, −, Arten von Pharmaka 189
−, −, Calcium-Antagonisten 189−194,
     198−210
−, −, Nebenwirkungen 253 f
Hypertrophie
−, und Hypertonie 193, 201−203
−, kardiale 208
−, Kardiomyopathie **72,** 89, 229 f
Hypotonie 257

inotrope Reaktionen
−, negativ- 70, 71
−, positiv- 122 f, **125**
instabile Angina pectoris 170−173
International Society and Federation of
     Cardiology,
−, Klassifikationsschema **89**
ionenleitende Kanäle 5−8
     siehe auch einzelne Kationen
Ionenzusammensetzung der Flüssigkeiten
     5, 34
Ischämie 89, 179
−, myokardiale 139−157
−, zerebrale 181−187
ischämischer Insult, akuter 183, **187**

Isoprenalin   30, **125**
Isotopentechnik
–, Antagonismusdefinition   74
Isradipin   **49, 51,** 57
–, antihypertensive Therapie   **198**
–, Behandlung der kongestiven Herzinsuffizienz   **228**

Kaliumionen   **10, 34**
–, beim Aktionspotential   **73**
–, Konzentration in Flüssigkeiten   **5**
–, Selektivität von Natriumkanälen   8
Kaliumionen-leitende Kanäle   18 f
Kardiomyopathie, hypertrophische   **72,** 89, 229 f
KCl-gefüllte Mikroelektrode, Studien   26, 72
Klassifizierungen
–, Calcium-Agonisten   137 f
–, Calcium-Antagonisten   76, 91–100, 134
Klinischer Einsatz
–, Anforderungen   45, 259 f
–, Calcium-Agonisten   126 ff
–, Calcium-Antagonisten   **233,** 249 f, **260, 261**
–, Klassifikation   95 f
Kochsalzretension
   siehe Natriumionen
Kombinationstherapie   233–248
kongestive Herzinsuffizienz   223–229
Kontraindikationen gegen Calcium-Antagonisten   256 ff
Kopfschmerz   252
KW-3049   *59*

L-Typ der Calciumkanäle   28–32
–, Hypertonie   197
–, Skelettmuskel   28–32
   siehe auch L_m-Typ der Calciumkanäle; L_n-Typ der Calciumkanäle
L_m-Typ der Calciumkanäle   32–41
L_n-Typ der Calciumkanäle   32, 133
Langsame Kanäle, Definition   6–8
LDL-Rezeptoren   216, 220
Leberinsuffizienz   258
Lidocain   *15,* **16**
Lidoflazin   **51,** *62*
Linksherzinsuffizienz   257
Lipidstoffwechsel
–, Effekt der Calcium-Antagonisten   206
lipophiles Verhalten
–, Klassifikation   94 f
Lithiumionen   8, **10, 34**
Löslichkeit der Calcium-Antagonisten   **50, 51,** 58

Magnesiumionen   **5, 34**
Maitotoxin   121, **130, 131,** 135 f
Manganionen   8

MCI 176   **51,** 60
MDL 72567   **44, 51**
Migräne   232
modifizierter Rezeptor, Hypothese   109–111
Molsidomin   **45,** *61*
Muscarinrezeptoren
–, Interaktion mit Calcium-Antagonisten   **102 f**
Muskelkontraktionen
–, Rolle des Calciums   65–70
   siehe auch inotrope Reaktionen
Myokard   *243*
–, Ischämie   139–157
–, Selektivität der Calcium-Antagonisten   101
myokardiale Ischämie   139–157

N-Typ der Calciumkanäle   28–32
Natrium : Calcium-Ionenaustauschmechanismus   76, **78**
Natriumionen
–, Konzentration in Flüssigkeiten   **5, 34**
–, Radius   **10, 34**
–, Retention   199, 204 f
Natriumionen-leitende Kanäle
–, Bedeutung bei der Muskelkontraktion   66 f
–, Effekt von Calcium-Antagonisten   **49,** 77
–, langsame   7 f
–, schnelle einwärts gerichtete   8–19
–, Struktur des Rezeptorkomplexes   **86**
–, im Vergleich zum L-Typ der Calciumkanäle   24 f, **33 f,** 37
Natrium-Kalium-ATPase   **79, 86,** 224
natriuretischer Effekt   199–201
natürlich vorkommende Calcium-Agonisten   134–138
natürlich vorkommende Calcium-Antagonisten   129–134
Nebenwirkungen der Calcium-Antagonisten   250–254
Nervengewebe   11, 78, 114 f
–, Calciumkanäle   32, 133
–, Selektivität der Calcium-Antagonisten   **101**
Nicardipin   **44, 51,** *54*
–, Interaktion mit anderen Rezeptoren   **103**
–, Therapie der Arteriosklerose   *217*
–, Therapie der kongestiven Herzinsuffizienz   **229**
Nickelionen   35 f
Nieren
–, Effekt der Calcium-Antagonisten   200, 204 f, 208
–, –, mit Digoxin   236 f
–, Insuffizienz   258
Nifedipin   52, *56,* **78**
–, antianginöse Therapie

−, −, instabile Angina pectoris **171**
−, −, stabile Angina pectoris **168, 170**
−, −, Variant-Angina pectoris **164**
−, antihypertensive Therapie **191, 198, 201,** 204
−, Behandlung der Arteriosklerose **212,** *217*
−, Behandlung der kongestiven Herzinsuffizienz **229**
−, Gewebeselektivität **49,55, 101**
−, Interaktionen mit anderen Rezeptoren **203**
−, Ischämiebehandlung **151, 152,** 155
−, klinische elektrophysiologische Effekte **177**
−, Kombination mit
−, −, adrenergen Substanzen 240 f, **241**
−, −, Anästhetika **246**
−, −, Antiarrhythmika **247**
−, −, Herzglykosiden 238 f
−, −, Histaminrezeptorenblockern 244 f, **247**
−, −, Phenytoin 245, **247**
−, Kontraindikationen **256**
−, Nebenwirkungen **251, 252, 253**
Niguldipin **44, 51,** *58*
Niludipin **44,** *56*
Nimodipin **44, 51,** *182*
−, Behandlung der kongestiven Herzinsuffizienz **229**
−, Gewebeselektivität **49, 101**
−, Patch-clamp-Aufzeichnung *75*
−, Schutzwirkung bei zerebraler Ischämie 181 f, 184−186
Nisoldipin 54
−, antianginöse Therapie
−, −, instabile Angina pectoris **171**
−, −, stabile Angina pectoris **168**
−, −, Variant-Angina pectoris **164**
−, antihypertensive Therapie 196 f, 203
−, Behandlung der kongestiven Herzinsuffizienz **229**
−, Gewebeselektivität **49**, 101, 112 f
Nitrendipin **49, 51,** *55*
−, antihypertensive Therapie *199*
−, Behandlung der kongestiven Herzinsuffizienz **229**
−, Gewebeselektivität **101**
−, Patch-clamp-Aufzeichnung *120*
Nomenklatur 76 f
Noradrenalinspiegel 201

Obstipation 253
Ödem, peripher 250 f
Omega-Conotoxin **131,** 132 f

Palmitoylcarnitin 121, 126, 137 f
Patch-clamp-Analyse 25 ff, 30, 74 f

Perhexilin **45, 51**
pharmakologische Interaktionen 233−248
Phenylalkylamine 45−52
−, Lokalisation der Bindungsstellen 83−85
siehe auch einzelne Substanznamen
Phenytoin
−, Einsatz mit Nifedipin 245
Phoshorylierung der L-Kanäle 39 f
Piperazine **45, 51,** 62, 85
siehe auch einzelne Substanznamen
Plättchenaggregationshemmung *172*, 219
Plasmaspiegel
−, von Calcium-Antagonisten **77**
−, von Lipiden **201**
PN200-110 215, *217*
positiv-chronotrope Wirkungen **122,** 122 ff
Prenylamin **44,** 45, 46, *47,* **50**
Prinzmetal-Angina pectoris 161−165
Procain *15,* **16**
PY 108-068 *57*
−, antianginöse Therapie **168**

Quinoxaline **45, 51,** 60
Quinazoline **45, 51,** 60

(-)R-202-791 59
Radioliganden, Bindungsstudien
−, Antagonismusdefinition 74 f
−, Dichte der Bindungsstellen 80 f, 87
Radius, Atom- **10, 34**
Raynaud-Syndrom 230 f
Reninspiegel 205, 206 f
Reperfusion, postischämische 144 ff, 178 f
Rezeptoren
−, Interaktion mit Calcium-Antagonisten **102, 103**
siehe auch einzelne Liganden
Ronipamil **50,** 52
Rubidiumionen **10**
−, Kanalselektivität 8, 18

(+)S-202-791 *118,* 121 f, 126
Salizylat, Empfindlichkeit gegenüber 96 f
Saxitoxin *8, 14*
−, Bindungsstudien mit Radioliganden 11
schnelle Kanäle, Definition 7
Seeanemonentoxine **16,** 17
Sekretion
−, Effekt der Calcium-Antagonisten 126
Sick-Sinus-Syndrom 71, **256**
Skelettmuskulatur
−, Dichte der Bindungsstellen für Calcium-Antagonisten **81**
−, −, Struktur der Untereinheiten **84**
−, Kontraktion 65 f
−, Unempfindlichkeit gegenüber Calcium-Antagonisten 101, 106−109
Skorpiontoxine **16,** 17

Spannungsabklemmtechnik   24 f
Sperrmechanismen
−, Calciumkanäle   38 f, 125
−, Natriumkanäle   12 f, 16 f
stabile Angina pectoris   166−169
Strontiumionen   53 f
supraventrikuläre Tachyarrhythmien
−, Kontrolle   177 f

T-Typ der Calciumkanäle   28−31
Tachykardie   247, 252, 257
Tachyphylaxie   255
TaiCatoxin   31 f, **131**
Tanshinon   129, **130**
Terodilin   49
Tetraäthylammoninium-Ion (TEA⁺)
−, Hemmung der Kaliumkanäle   18 f
Tetradotoxin   8, *10*, 14, **16**
−, Bindungsstudien mit Radioliganden   11
Tetramethin   30
Tetrandrin   **63, 131**
Tiapamil   **49**, 50, **50**
−, klinische elektrophysiologische Effekte
177
Tierversuchsmodelle
−, bei Arteriosklerosestudien   213 f
TMB-8   60
Trachealmuskelzellen, glatte   109 f
Troponin, Bedeutung   68

Vasodilatation   46, 70, 104 f, **159**
−, und Arteriosklerose   219
−, und Hypertonie   200, **201**
−, Substanzen   **191**, 201, 224 f
Vasodilatatoren   **191**, 201, 224 f
−, Behandlung der kongestiven Herzinsuffizienz   224 f
Vasokonstriktion   122 ff, **159**
Verapamil   45, **78**
−, antianginöse Therapie
−, −, instabile Angina pectoris   170, **171**

−, −, stabile Angina pectoris   168 f
−, −, Variant-Angina pectoris   **164, 165**
−, antihypertensive Therapie   189 ff, **191,
198,** 203
−, Arteriosklerosebehandlung   **212,** *217*
−, Behandlung der hypertrophischen Kardio-
myopathie   229 f
−, Behandlung der kongestiven Herzinsuffi-
zienz   226 f
−, chemische Eigenschaften   **50, 51**
−, Effekte   46 ff
−, −, klinisch-elektrophysiologisch   70 f,
73, **177**
−, Gewebeselektivität   **49,** 101
−, Interaktion mit anderen Rezeptoren
102, 103
−, Ischämiebehandlung   **151, 152,** 153 ff
−, Kombination mit
−, −, adrenergen Substanzen   239, 240, **241,**
242 f, **247**
−, −, Anästhetika   **246**
−, −, Antiarrhythmika   **247**
−, −, Carbamazepin   245
−, −, Herzglykosiden   237−239
−, −, Histaminrezeptorenblockern   244 f
−, −, Phenytoin   249
−, Kontraindikationen   **256**
−, Nebenwirkungen   **251, 252, 253**
−, Plasmaspiegel   **77**
−, Tachyphylaxie   255
Veratridin   **16**

Wasserstoffionen   35
−, und Natriumkanäle   15
Wasserverlust   204 f
WHO-Klassifikation   *98*

YC-170   122

zerebrale Ischämie   181−187